BREATHLESS

爭分奪秒

The Scientific Race to Defeat a Deadly Virus

科學與病毒的玩命競速

David Quammen

大衛・逵曼

葉文欽　譯

獻給所有在這場疫情中失其所愛的人士

目次

CONTENTS

譯序
病毒：我們最熟悉的陌生科學

葉文欽

在新冠疫情之前，我們其實沒多少人了解什麼是病毒，甚至很多人無法區分細菌和病毒的差別。到了疫情高峰期間，我們抱著焦慮的心情不斷在聽取各種病毒相關資訊，新聞媒體每天都會告訴我們，國外的哪個科學家有了什麼新發現、新冠又有了什麼驚人的新現象；國內的醫生和專家們也不斷為大家科普醫學知識，以致於「氣溶膠」、「R_0」、「免疫逃逸」、「mRNA」、「變異株」、「群體免疫」等術語成了許多民眾的日常語彙。然而等到疫情消退，我們真的增加了多少對（新冠）病毒的認識嗎？也許在被苦苦折騰了許多年後（而且眼看著還有後話），我們是時候可以多認識一下這個奇妙的對象了。

想了解病毒並不是件簡單的事。病毒可以說是地球上最奇特的存在物之一，雖然通常都小到要用電子顯微鏡才能看見，而且沒有自己的「肉體」，只是一個非常「簡單」的DNA或RNA蛋白質構造物，但是它又是那樣的精巧，一旦讓它用寄生的方式控制住了宿主的細胞，就跟電影裡頭人被喪屍咬了以後也變成喪屍一樣，我們的細胞就成了病毒的生產工廠，成了我們自己最大的敵人。這個觀念並不難理解，但問題在於這裡頭的機制是怎麼運行的？不要說是專業的醫學教材，即便是一般的科普書也不容易把這些內容用簡單的話語講清楚，但大衛．逵曼這本《爭分奪秒》也許是少數的例外，作者用偵探小說的筆法，將病毒當成謎題，以新冠為一個案件，科學家們為偵探，把真實世界裡無聲的科研過程寫成了一本科學史詩，用我們再熟悉不過的「案件」（畢竟在這場「新冠奇案」裡，我們人人都曾軋上一角），讓我們在讀故事的過程裡連帶認識了科學和科研的本質，也學到了許多病毒的基本知識，甚至就連科學家怎麼研究病毒、科研是怎麼進行的、論文的立項和發表有什麼規矩等等，讀完本書之後都會有相當的了解。換句話說，這不只是一本好看的故事，也是一本很好的科普書，而且還有一般科普書所不具備的閱讀沉浸感——因為書中所寫的，是你自己親身經歷過的事。

《爭分奪秒》可以做到深入淺出，跟作者逵曼的經歷有很大的關係。逵曼本人並不是醫學專家，甚至不是理組出身，他是我們所謂的「文組咖」，甚至不時喜歡吊吊文學書袋，但是卻從事病毒領域的採訪寫作數十年之久，親身去過許多病毒研究的第一線，不只有實驗室，連樣本採集的野外現場他也常親身見證，書裡也記錄了許多他勇闖蠻荒的往事。而正是因為他有這樣的「文理二象性」，所以可以擔任普通人和科學界之間的橋梁，把太過技術性的科學內容省去，再把剩下的重要科學觀念用故事和譬喻傳達給大家。另一方面，作者數十年累積的學界人脈也不容小覷，本書受訪的近百位學者有不少都是大家，包括大家熟悉的美國官員，如安東尼．佛奇等。能把這些專家口中生硬的科學見解譜寫成一本科學與病毒競速的現代史詩，足見作者的功力深厚。

我跟作者一樣是文科出身的，但也對科學世界充滿好奇，在翻譯的過程裡不禁覺得本書其實也算是一本不錯的哲普書。病毒是很神奇的存在物，不僅科學家對它充滿好奇，就連哲學家也被病毒傷透了腦筋，光是最簡單的一個問題——病毒到底是不是生物？——就可以引出許多最根本性的哲思。二〇二四年剛過世的哲學家丹尼爾．丹內特（Daniel Dennett）就曾屢次以病毒為例，反向思考生命、人類、意向性（intentionality）、心靈的本質，因為病毒雖然看似沒有我們所熟悉的那種心智，但它藉助自然選擇的力量卻可以表現出最複雜的算計，它簡直就是「自私的基因」的最佳例證，而本書許多對於病毒的介紹，也都讓我聯想到了許多當代心靈哲學的重要問題。有趣的是，書裡也用了一些哲學論證最常用的工具，包括思想實驗，「孟買之豹」尤其精彩，類比效果堪稱妙到毫巔，是足以收入哲學教材裡的精彩之筆。

本書不僅講述的題材是科學與哲學共同關心的內容，在說理方式上也同時反映了科學和哲學該有的模樣。而本書最大的謎團就是「新冠病毒到底是不是人為設計出來的？」這早已是個有理說不清卻又偏偏人人都要插上一嘴的題目，雖然讀者可以很明顯看到作者其實有自己偏好的立場，但是他並沒有因為自己的偏好而不願意把兩造的意見說清楚。事實上，本書充滿著各式各樣對立的說法，從病毒防控的預測派和監控派、新冠的自然起源說與實驗室洩漏說，還有贊成與反對功能增益研究的兩種看法等，盡是這一類沒有標準答案的思辨問題，很多時候雙方的差異其實並不大，只是正常的學術見解之爭，但在有心人與旁觀者的攪和之下，病毒科學最終成了病毒政治學，而我們或許也曾在有意無意間，成了為偏見服務的反科學幫兇。

前面說過，本書在說故事的功力上相當高明，把科普書寫成了科學偵探小說，有時候我甚至覺得自己像是在讀科幻名家麥可．克萊頓（Michael Crichton）的暢銷書，充滿懸疑和緊張的氣氛。然而這本偵探小說的主角並不是福爾摩斯或白羅，他們是一群科學家，儘管聰明過人、知識豐富，甚至還有超強的行動力，但他們並不是所謂的「安樂椅神探」，其中沒有人知道謎題的真正答案，每個人都只能為解謎之路貢獻自己的一小部分心力，甚至後來回顧時還會發現他們其實是錯的。然而真正的科學探索本來就是如此，只有在虛構的小說和陰謀論的故事裡，我們才能在聽了一個簡單的說法後馬上一槌定音。科學就是一種應該錙銖必較的探究方式，本書裡有不少地方會讓我們自省自己從前有多麼容易人云亦云、不求甚解，例如疫情期間人人都朗朗上口的「群體免疫」，我們是否曾經認真思考它的成立條件和可能性，而這場疫情裡又有誰是靠這種方式（在沒有疫苗的情況下）撐過來的呢？看完本書，你應該會有自己的答案。

在這個時代，沒有人對新冠疫情不熟悉，這個小小的病毒可以說是永遠改變了世界格局，也改變了許多人的生命軌跡，我們至今仍未擺脫新冠的影響。而且當你看完本書時大概也會同意，我們永遠都無法擺脫新冠，只會跟不同版本的新冠繼續纏鬥，也只能祈禱它下一次的回馬槍我們還有辦法接得了招。不論是新冠或是別的病毒，它們都不光是過去式，也是現在進行式，更是未來會一直進行下去的事。這是與我們最切身相關的科學問題，從日常生活一直到我們的生命本質，無不與病毒息息相關，理解病毒可以說是理解自然與世界的一個上好切入點，希望各位讀者可以跟我一樣，因這本書而獲益良多。

作者說明

本書的研究方法：本書跟我其他寫過的書不同，出於大家都了解的原因，這本書的研究並沒有遠赴外地進行辛苦的田野調查、沒有跟隨著那些堅忍不拔的生物學家的腳步深入叢林，也沒有幹些什麼翻山越嶺穿洞的事，更沒有親眼看那些研究人員拿著麻醉槍尾隨在大猩猩身後，或是跑去抽蝙蝠的血。這本書如果讀起來會讓人覺得緊張的話，不會是因為上述那些情節的原因，畢竟我在新冠肺炎爆發後有兩年多的時間根本不敢去機場，甚至在二〇二〇這一整年我的車子都沒去加過油，對我寫這本書來說，最有用的東西乃是科學文獻，我之前行走四方所寫下的日記也幫上了一點忙，此外我最最想要感謝的，其實是遠端會議軟體 Zoom。

本書的引述方式：所有用引號標記的口述引文都是逐字照搬的，內容取自錄音記錄的譯寫文字或當時寫下的筆記，而且沒有在文法和流暢度上進行修正潤飾。人在講話的時候，不論用的是自己的第一語言還是第四語言，都不可能每句每段的文法完全不出問題，而我的目標是要重現真實人物的真實談話，所以我保留了其中不時會出現的文法錯誤，這不僅代表我對說話者的尊重，也顯示了我是真心想仔細聽他們要說些什麼，然後讓讀者諸君也盡量照著原樣來聽一聽。我在少數情況下會刪去一些無意識的發語詞，像是「嗯」、「你知道」、「好比說」之類的，但是這種情況也不多，除此之外也不會再多刪字。對於非虛構類的著作來說，口頭說出的文字就是我們的數據資料，而我也效法了科學家的精神，對數據資料的神聖性予以充分的尊重。

本書的人名寫法：中文習慣把姓放在前面、名放在後面，例如袁國勇、張永振等人名均是如此；可是當中國科學家在英文期刊上發表文章時，通常又會按照西方的慣例，把名放在前面、姓放在後面。為了簡便起見，加上我寫到的人主要都是科學家，而且也希望方便大家辨認那些出版文獻的作者名稱，所以本書都採用西方式的人名寫法。（譯註：由於中文版並沒有這個問題，因此依然使用中文寫法，另外再附上英文名字，以方便有需要的人查找英文論文資料。）

本書的稱謂寫法：幾乎每位在本書中有引述其說法的人物都有醫生或教授的頭銜，有些人還兩者兼具。為了不要讓本書顯得囉唆，所以我就直接省略了這些頭銜。

第一章

市民不用恐慌

1

對某些人來說，這場疫病鬧成了大流行病並不是什麼讓人驚訝的事，雖然發生的時候他們還是很震撼，但心裡知道這種事早晚都還是會來的。這批心中已經有底的人就是研究傳染病的科學家，他們在幾十年前就已經預見了這件大事將會發生，就像遙望到內布拉斯加州西方地平線上有一個小黑點，用難以預測的速度和力道向我們奔襲而來，也許那會是一輛失控的運送雞隻的中小型卡車，但也可有能是載送鋼材的十八輪大貨車。總之他們知道人類下一場大災難的元凶幾乎一定會是一種病毒，而不會是某種類似鼠疫的細菌，更不是什麼會侵蝕腦部的真菌，或是某種會引起瘧疾的複雜原蟲。不是這些有的沒的東西，就是病毒，而且更具體地說應該會是一種「新型」病毒，意思就是說這種病毒並不是新誕生在這個世界上的，不過卻是一種新發現會感染人類的病毒。可是既然說以前不會感染人類的話，那這種「新型」病毒又是從哪裡迸出來的呢？

這是一個好問題，畢竟什麼東西都總是要有個來歷才對，而侵襲人類的新病毒就來自於野生動物，有時還會透過家畜作為中間的媒介來傳播，而這種從非人類宿主傳播到人類身上的情況就叫做「溢出」（spillover）。這種病毒的例子有馬堡（Marburg）病毒、狂犬病毒、拉薩（Lassa）病毒和猴痘病毒等，所引發的疾病是人畜之間共通的，所以又被稱為人畜共通疾病。人類大多數的傳染病均為人畜共通疾病，其元凶就是動物身上的病原體，有的病原體會不斷感染到我們（例如立百〔Nipah〕病毒，這是從孟加拉的果蝠身上溢出的），有的病原體則只曾感染過我們一次（例如HIV-1的M組病毒，這個亞型的愛滋病流傳甚廣，當初就是從黑猩猩身上溢出的，而且只發生了一次）。也有些病原體是我們的老朋友了（例如鼠疫桿菌、黃熱病的病毒），跟我們既相熟又相殺；此外還有些病原體雖然剛出現，卻表現得凶猛異常（例如伊波拉病毒），好像電影裡到處獵殺人類的異形那麼可怕。

當一個新型病毒出現，如果我們找不到可以抵抗它的疫苗，而人類過去也沒有感染過類似的病毒，因而沒有對此獲得免疫力的話，所造成的疫情就會非常嚴重；而萬一人類又剛好不走運，碰上了利於某種新型病毒傳播的時機，此時該病毒就彷彿像一顆大口徑的子彈射穿雪花牛排一般，其勢將無可抵擋。

這些科學家們所預見的還不只如此，他們研習傳染病問題多年，對人畜共通疾病知之甚詳，所以知道下次會造成大流行的很可能會是某一種特定的病毒類型，這種病毒因為有特定的基因組所以可以快速演化，從而使它有快速產生突變和快速適應環境的能力。且這種病毒的基因組應該不是用DNA寫成的，而是用RNA寫成，也就是說它會是一種單股的訊息分子（informational molecule），而不是像DNA那種雙股螺旋結構，所以會比較不穩定。讀者們現在先不用去管RNA是什麼、如何發生作用，以及為什麼單股的RNA基因組會特別容易突變與適應環境等問題，只要先知道這種快速適應環境的病毒裡包含了流感病毒和冠狀病毒就行了，而這兩類病毒在人類歷史上都造成過很大的傷害。在二〇一九年以前，大多數人都對「冠狀病毒」一詞相當陌生，但是這名字聽在傳染病學家耳裡，早就已經讓他們感到了不祥之兆。

李懿澤（Henry Li）也是其中一位有此感覺的學者，這位出生在中國的病毒學家和免疫學家目前在坦佩市（Tempe）的亞利桑那州立大學擔任助理教授。李懿澤還是個年輕人，圓圓的臉上戴著一副很有型的方框眼鏡，前額上掛著一束黑色的瀏海，他的博士學位是在上海巴斯德研究所拿到的，指導教授是一位法國人，此後他就進入了英語和法語的學術圈子，而為了方便起見也改用了 Henry 這個名字。他在二〇一三年來到美國，跟著賓州大學佩雷爾曼醫學院（Perelman School of Medicine）的資深病毒學家蘇珊・魏斯（Susan R. Weiss）作博士後研究。魏斯是研究冠狀病毒的權威，包括嚴重急性呼吸道症候群冠狀病毒（SARS-CoV），也就是在二〇〇三年曾一度引起國際間爆發大恐慌的ＳＡＲＳ病毒，當時共約有八千人感染，其中有一成的患者不治身亡。魏斯的實驗室所研究的冠狀病毒還包括了ＭＥＲＳ（中東呼吸症候群），該病毒在二〇一二年時首度被發現有人類感染，當時在阿拉伯半島出現了不少的病例，而且ＭＥＲＳ的致死率比ＳＡＲＳ要高出許多，確診病例裡有大約三成五的患者死亡。李懿澤跟著魏斯研究的冠狀病毒不只有ＭＥＲＳ病毒，還有另一種致病情況比較沒那麼嚴重的，那是一種會讓老鼠罹患肝炎的冠狀病毒。

二〇一九年十二月下旬，李懿澤人當時在費城，他注意到上海有個叫「第一財經」的中國新聞網站上頭有一則消息，報導裡頭講到了一份官方的緊急通知，一般來說這都是機密資料，這份文件當時正在武漢一家醫院的員工之間到處流傳，而且大概不只一家醫院有這種情況。這份通知書據稱是武漢市衛生健康委員會發出來的，該網站的記者不知怎麼拿到了這份文件，於是就聯絡該衛健委，證實真的是他們發出的。通知書中警示武漢有部分醫療機構陸續出現了「不明原因肺炎病人」。李懿澤看完這個消息之後，馬上就做了一件大家看到趣聞時常會做的事——他把消息轉貼到了社群媒體上。

微信是中國一個全方位的手機應用程式，整合了臉書、Instagram、WhatsApp 和 Zoom 的功能，擁有十多億名活躍用戶，其中也包括李懿澤和上海巴斯德研究所的其他許多畢業生，他平時都用微信來跟人在中國的朋友聯絡，而當他在微信上提起了武漢的事情，有些微信聯絡人就告訴他：沒錯，這就是謠言無誤；但也有人說：沒錯，真的有這回事。然後其中有一個人就扔出了一份王牌證據，貼出了一份真實的基因組序列報告，裡頭有多個微生物的基因組片段，有細菌也有病毒，都是從幾個臨床樣本那邊取得的。這些樣本可能有的是用拭子從喉嚨採樣，有的從鼻腔採樣，反正大家也搞不清楚，但總之都有經過處理，先提取RNA，然後再轉成DNA（這樣比較穩定），接著把這DNA拿到某個實驗室裡用機器分析序列，這種情況下樣本通常已經「弄髒」了，上頭會有很多其他的基因組污染到我們所需要的樣本，這是因為人類的黏膜表面原本就存在著各式各樣的微生物。然而儘管有那麼多種微生物來攪局，其中還是有至少一個樣本裡找到了一部分有用的數據，這個基因組片段用了大約一千個字母進行線性排列而成，雖然只算是一小段基因組，但是要用來辨別病毒類型的話也夠用了。這個數據資料原本是不應該外流的，雖然在你我眼裡，這個序列只是一堆亂碼，就是一千個字母排出來的「attaaaggtttatacc」之類的東西，但是看在李懿澤或蘇珊．魏斯這些科學家眼中，裡頭透露的訊息卻清楚到讓人膽戰心驚。「我當時很是訝異，」李懿澤後來告訴我，他看到那個序列時，覺得它「非常非常像是SARS的冠狀病毒」。

那時候魏斯剛好在過學術休假期，人在加州的拉霍亞（La Jolla），每個禮拜會跟李懿澤等實驗室的成員用 Zoom 來開會。根據她勉力回想，應該是在十二月底某一次的視訊會議裡，李懿澤提到中國武漢「真的出事了」，我跟魏斯談起此事已是一年多之後，她回想當時的情況後說：「他應該是跟我說：『嘿，有這種冠狀病毒正在傳播。』」雖然他當時就說了「冠狀病毒」，但是在二〇一九年十二月的時候外頭所講的用詞並不是這個——至少在這一小撮病毒專家的圈子以外還沒有這樣。

魏斯在一月二日回到了費城，然後她的團隊就立刻開始訂購更多的N95口罩，這種口罩他們在研究MERS病毒（其正式名稱叫做MERS-CoV）的時候也一樣在用，而其他的個人防護設備（PPE）如手套和防護衣等已經宣告缺貨，但之後他們還會再添購多組動力淨氣式呼吸防護具（PAPR），這種設備看起來像是沒有太空衣的太空頭盔。他們開始備戰了，魏斯和她年輕的工作夥伴們當時就已經決定要研究這種新的冠狀病毒，而他們也知道自己需要有保護措施才行。

2

瑪喬麗．波拉克（Marjorie Pollack）是一個非常能夠見微知著、有如危險警報器一樣的人物，而她所任職的地方又是國際上首屈一指的傳染病警示單位，講得直接一點，意思就是她是新興疾病監測計畫（ProMED-mail）的副主編。

新興疾病監測計畫（一般都直接稱為ProMED）是一種電子郵件服務，訂閱者多達大約八萬人，其宗旨是要偵察、收集和傳播全世界每時每刻所發生的疾病事件的相關資訊。該計畫創始於一九九四年，一開始訂閱的人只有四十位，目前是由國際傳染病學會在負責管理，這是一個由科學家和醫療專業人員所組成的機構，所以訂閱這個電子報是完全免費的，而且運作獨立、不受政治力左右，也不講情面，其內容包羅萬象，有時甚至會讓人摸不清事情到底是什麼狀況。如果你訂閱了ProMED的話，也許某天早上醒來就看到它寄給你三到四封的電子郵件，一封是通知你寮國的水牛罹患了牛結節疹（一種病毒感染）；一封是告訴你有一些小孩子去了堪薩斯州某個野生動物園之後就染上了志賀氏病（一種細菌所造成的腹瀉）；第三封則是要更新伊波拉病毒的資訊，說明剛果民主共和國最新爆發的疫情狀況。早從一九九七年開始，波拉克就一直都在參與這個計畫，負責處理許多郵件的內容。

波拉克是一個土生土長的紐約客，而且還是紐約大學畢業的，當時一九六〇年代剛過，阿爾塔蒙特賽車場（Altamont Speedway）和肯特州立大學都剛鬧過大事不久。（譯註：一九六九年的阿爾塔蒙特音樂會因為暴力問題而造成了許多人的傷亡，一九七〇年時肯特州立大學有四名抗議越戰的學生遭到鎮壓射殺。）波拉克待人謙和，但是遇事時卻非常堅定，她受過醫生的專業訓練，至今在流行病醫學方面已經累積了四十五年以上的經歷，在做 ProMED 這份工作的時候，她那種懷疑一切的眼光簡直就像是芝加哥的老字號報紙主編一樣敏銳，這種人有句名言：「如果你媽媽跟你說她愛你，你也得去找第二個消息來源才能證實這個說法。」雖然我前面說過波拉克像是一個警報器，但是這種稱呼多少有些不太公道，因為她在報告情況的時候並不會大喊大叫或大肆渲染，她比較像是儀表板上的警示燈，你平時可能不太會注意到，直到它亮起紅燈，此時你才會強烈感覺到自己要多加注意，或甚至該要開始擔心狀況，然而她的職責依然不是要散播焦慮，她散播的只是資訊而已。

二〇一九年十二月三十日，在這個星期一的晚上，波拉克和丈夫在長島的週末居所用完晚餐後，她一如往常地回到了電腦前檢查郵件，然後就看到一位臺灣同行傳來的訊息，提醒她注意武漢市衛健委發布的一則聲明，這份聲明是從武漢市的社群媒體上抓下來的，很有可能就是李懿澤在第一財經網站上看到的那份緊急通知，也就是講到有「不明原因肺炎病人」的那一份。波拉克告訴我：「我從這位同事那裡收到的電子郵件，大致上就只是在問『我們知道有這回事嗎？』」然而他們並不知道，起碼當時還不知道，但是這已經大大引起了波拉克的好奇，所以她接著就花了兩個半小時上網，一方面到處找人聯繫，同時也搜索網路上的資訊。

「我們就是一起到處找資料啊，這個『我們』包括臺灣那邊的同行，還有同行的同行。」她說，「大家在媒體上找，看看是否有第二個消息來源。」然後有位同行就在新浪財經上找到了第二份消息來源，這是一個著名的中文媒體，上頭提到武漢衛健委發布了一份「不明原因肺炎救治工作的緊急通知」，[1]而且這種神祕的肺炎不是只有一名患者，是「多名患者」，用的是複數。這份報導還指出這些患者裡頭至少有一名跟華南海鮮市場有關，記者也撥打了衛健委的專線，確認過這份通知是真有其文。

我問她接下來怎麼樣了？「審稿編輯大概在美東時間晚上九點就都下班了，明天早上才會繼續。」波拉克告訴我，ProMED有一套層次分明的編輯作業系統，以確保其內容的客觀與準確，而她自己二十多年來在這裡一步步往上爬，從網路資料的搜索志工、主題專區的版主（譯註：ProMED的成員會針對不同的傳染病主題設立討論專區，讓該領域的專家進行交流，並設置版主來主持討論秩序，除了一般版主外，還有權限更大的「頂級版主」）、區域成員的聯絡編輯、助理編輯、定期輪調的頂級版主，一直幹到副編輯，所以大部分階層的職務她都做過，此時她的頂頭上司只剩編輯賴瑞・馬多夫（Larry Madoff），他是麻薩諸塞大學醫學院的教授，負責掌管這個設立在波士頓的聯繫網絡，搞定這些充滿批判質疑精神的專家會員。可是這時候已經是週一的半夜了，波拉克要做什麼幾乎都只能靠她自己。「我們通常不會急著發布未經審稿的內容，」她說，「可是偶爾還是會碰到那種『緊急，我們必須立刻進行處理』的狀況。」於是她跟馬多夫以及負責該主題的頂級版主聯絡，提醒他們此刻所發生的情況，然後她又發布了一篇貼文，標題上寫著大大的「請求提供相關資訊」，[2]裡頭把她目前手上拿到的資料提供給大家，還把新浪財經那篇文章用機器翻譯成英文附上去，包括那段「不明原因肺炎」的聲明文字，以及文中寫到某些病例跟武漢的市場有關的細節。在午夜的十一點五十九分，當波拉克交出了這份要發布的報告後，頂級版主立刻就按下了「發布」的選項，然後這則消息立刻就送到了八萬名訂閱ProMED的會員手上，包括我在內。

隔天就是跨年夜了，波拉克和丈夫按照往例到水磨坊（Water Mill）去過新年假期，那是一個位在長島東部盡頭處的小村子，一旁就是梅科克斯灣（Mecox Bay），他們在那裡有一間渡假用的房子，夏天的時候就把這個地方租出去，因為他們實在是受不了漢普頓在這個季節的人潮，所以只有冬天才會去住。他們的跨年慶祝活動通常都是去水磨坊當地一家他們很喜歡的餐廳「廣場小館」（Plaza Café），在那裡共進晚餐後再回家守著電視，看時代廣場倒數活動的水晶球降落儀式。可是這一夜跟平常不一樣，就算是跟跨年夜比，這一晚也非同尋常。

在上過前菜、主菜還沒上的時候，她的電話響了。「因為要接電話，所以我就走出了餐廳。」打電話的人是環境健康聯盟（EcoHealth Alliance）的主席彼得．達薩克（Peter Daszak），這是一個研究暨保育組織，其宗旨是要保護野生動物和人類都不要受到傳染病的侵害。達薩克和他的一些同事向來跟中國的某些科學家保持著良好的聯繫，雙方還曾在二〇〇三年後一起調查SARS病毒的來源，並在之後的這些年間繼續合作，辨識與警示其他野生動物身上的危險病毒。

在當天稍早的時候波拉克就曾先跟達薩克通過電話，那次達薩克就告訴她一個從中國友人那邊得到的重要消息：樣本已經過完整的基因組測序，不只是片段而已，已經確認那是新的病毒，「而且很像ＳＡＲＳ。」波拉克這樣跟我說。既然很像ＳＡＲＳ，那就意味著會人傳人，而且可能相當致命，這可真是一個不祥之兆。到了晚上這通電話的時候，波拉克頂著十二月夜晚的低溫站在餐廳外頭，耳際聽到的卻是達薩克再接著告訴她一個不好的消息，「我當時穿著毛衣，外頭是華氏二十六度（約攝氏零下三度），」波拉克回憶道，「我不停在來回踱步，因為我沒穿外套，我就這樣一直跟彼得講話，一直講一直講，根本不知道我在外面待了多久。」後來服務生還跑出來告訴她，說她的主菜已經上了，但是兩個人還是繼續講下去，她想知道更多資訊，也想問問看有沒有另一個消息來源，但是達薩克幫不了她，至少此刻不行。「彼得那時候跟我說了一些事，差不多就是說中國在此時已經全面封鎖消息，他們聯繫不上那邊的人。」這時她的晚飯已經涼掉了，她吃完之後就跟丈夫回到自家屋子裡，放下時代廣場的跨年表演不看，繼續回頭去工作，然後她在新浪財經上找到了另一篇報導，開頭寫的就是「武漢不明原因肺炎已做好隔離」，[3]後頭接著寫的就是用來安撫人心的內容：「不能斷定是網上傳言的ＳＡＲＳ病毒，市民也不用恐慌。」

3

在最初的這批肺炎患者之中，有一位六十五歲的送貨員在華南海鮮市場工作，這個地方在瑪喬麗．波拉克最早那份報告裡頭被機器翻譯成了「南中國海鮮市場」，但其實真正的全名是「武漢華南海鮮批發市場」，這地方如今已經算是惡名遠播，因為當初大家最早注意到的病毒傳播地點就在這裡。然而「海鮮市場」這個字眼不論翻成什麼語言、用於何種語序都會讓人產生誤解，因為這裡販售的商品可遠遠不只有海鮮而已，還有家禽、家畜的肉類，以及各式各樣的野生動物，有賣活的，也有賣死掉或冷凍的。前文提到的那位送貨員在二〇一九年十二月十八日住進了武漢市中心醫院，他的病況惡化得很快，到十二月二十四日那天，醫生從他的肺部抽取了體液樣本，然後送到廣州市的一家民間公司「微遠基因」去做基因測序。對微遠基因來說，他們面對的問題很簡單：這一小管液體裡到底有什麼小東西在作怪，折磨我們人類呢？這件事如果按照正常程序的話，該公司只要把檢測結果寄回醫院就好了，可是他們有人直接打了電話給一位叫做趙蘇的醫生，他是武漢那家醫院的呼吸與危重症醫學科的主任，趙蘇後來接受一家北京的媒體「財新網」採訪時表示：「他們打電話通知我們，說這是一種新的冠狀病毒。」[4]

微遠基因對此事的憂心並沒有因為打了一通電話就平息，據說幾天後該公司的高管不遠千里從廣州北上到武漢，專程去跟當地醫院和疾控部門的官員商討基因組測序的結果。根據網路一個帳號的說法（一般認為該社群媒體貼文是由一位匿名的微遠基因員工發布的），院方承認已經「有多名類似患者」，[5]而且也展開了「緊張、保密、嚴格的調查」。與此同時，那位送貨員也被轉往了其他醫院，但之後還是不治身亡。

在第一次進行基因組測序後不久，武漢市中心醫院的一名工作人員又從另一位病患身上用拭子採集了一批樣本，這次的病患是一位四十一歲的男性，而且根據調查他跟華南海鮮市場並沒有關係。這些樣本這次也送到了一家不同的機構，那就是北京的博奧晶典生物技術有限公司。一開始這家公司的檢測結果顯示該感染源是嚴重急性呼吸道症候群冠狀病毒，也就是大家在二〇〇三年看到的那個SARS冠狀病毒，其致死率為一成，然而儘管這次檢測顯示那就是SARS病毒，看起來極其準確無誤，但卻是偽陽性的結果，這可能是該公司測試工具的特異度不足，又或者是操作上的疏失所導致的，總之那其實只是跟SARS很像的冠狀病毒，而不是大家所熟悉的那個SARS病毒。然而就在這個錯誤還沒來得及修正之前，誤判的結論已經像閃電一樣飛速傳播，透過武漢幾家醫院醫護人員的私人聯絡管道到處流傳，接獲此消息的其中一人就是李文亮；他是武漢市中心醫院一位年輕的眼科醫師，你一定聽過他的大名，因為他後來成了一位壯烈犧牲的吹哨者，大家都知道他跟一些人提出了危險警示。在武漢時間的十二月三十日下午五點四十三分，李文亮在微信上向他醫學院同學的私人群組發布了一則訊息：「華南水果海鮮市場確診了七例SARS」，[6]然後不到一個小時他又獲得了更準確的消息，接著就更正說明那是「冠狀病毒感染」，說「正在進行病毒分型」，他告訴朋友要讓家人親人注意防範，雖然他並沒有打算要向全世界的大眾示警，他訊息裡甚至還吩咐「大家不要外傳」，[7]但這樣勇敢的行為還是招來了當局的訓誡。

到了隔天，就是上頭已經說過的跨年夜這天，武漢市衛健委在另一個社交媒體平台「微博」上發布聲明，承認爆發了病毒性肺炎疫情，已有二十七例在武漢住院，但同時也闢謠說這些病例並非SARS，「比較可能是其他的重症肺炎。」[8]

為了進一步對病患的樣本進行基因組測序，那些樣本被送往另一家民間測序公司，最後證實那並不是SARS病毒，之前搞錯了，不過基因組字母順序的相似度還是有八成左右，檢測結果回報給武漢市衛健委之後，省級單位隨即就介入了。到了一月一日，根據財新網的報導，湖北省衛健委下令要測序公司「不能再檢，已有的病例樣本必須銷毀」。[9]時至今日，大家仍然分不清這道命令的用意是要阻擋什麼，讓他們覺得危險的究竟是病毒呢，還是消息？

4

政府怎麼下令都一樣，這些傳言還是傳到了香港，速度有如電光火石一般。畢竟香港一直非常關注內地傳來的任何消息，尤其是壞消息。

香港是中華人民共和國的特別行政區，自從一九九七年英國的殖民統治結束之後，大家所說的香港已經不只有涵蓋香港島這個地方，位於內地海岸邊的九龍和新界也都算在裡頭。在民主派人士的抗爭活動之下，北京政府開始強化對香港的控制，讓「一國兩制」這個聽起來本來就很矛盾的想法逐漸走樣，而香港跟祖國之間的關係也變得一言難盡。雖然新界這邊還有許多山林綠地都被保留為公園用地，但是香港特別行政區依然是地球上人口最稠密的地區之一，這裡不僅有許多傑出的科學家，同樣也充斥著不肯放過新聞的記者，以及關係緊張的政治角力，外加大量的億萬富豪、繽紛多元的族群人種，還有龐大的人口數量。在十二月三十一日這天，當地主要的報紙之一《南華早報》刊登了一個消息，說香港的衛生當局已經開始進行緊急準備措施，以因應一千公里外武漢所爆發的不明肺炎疫情。

香港之所以會這麼緊張，是因為對之前的經驗還餘悸猶存，一次是一九九七年所爆發的禽流感，那次的疫情規模雖小，但情況卻很嚇人，有三分之一的感染者都不幸喪生；另一次則是二〇〇三年的ＳＡＲＳ疫情，這是科學界所發現的第一個殺手級冠狀病毒，當年出現在內地的廣東省，然後又傳播到了香港，繼而從這個城市擴散到全世界。如今這個新的病毒雖然還沒有來到香港，但是醫務人員已經收到警示，根據《南華早報》的說法，香港也已經做好了要隔離病患的準備。

《南華早報》還引用了香港大學資深的微生物學家袁國勇（Kwok-Yung Yuen）的話，他長年來一直在研究各種危險病毒，對相關細節知之甚詳，他指出了武漢的情況和一九九七年及二〇〇三年的疫情有某些相似之處，那就是都跟食品市場有牽連，而且感染率也都很高。「不過也不需要恐慌，」[10]他告訴《南華早報》，自從二〇〇三年之後對感染的監控已經有所改善，而且抗病毒的藥物也有了長足的進步。

可是這時大家能取得的資訊還是很少，就連人在北京的中國疾病預防控制中心主任高福（George Fu Gao），這位牛津畢業的病毒學家也只能上網看報導來判斷自己該怎麼做。「我是在十二月三十日的晚上聽到這件事的，」高福告訴我，「中國是很大的國家，如果有任何醫生——如果他們發現了任何所謂的ＰＵＥ病例，也就是『不明原因的肺炎』（pneumonia of unknown etiology），那他們都應該要向我的機構中國疾控中心報告才對，可是他們並沒有，打從一開始他們就以為這只是流感而已。」

高福本人不只是流感專家，其他像ＳＡＲＳ和ＭＥＲＳ的新冠病毒、屈公病毒（chikungunya virus）等人畜共通病毒他也是專家，他專門研究這些病毒會如何與人體細胞結合然後進到細胞之中，「這些病毒一開始看起來很像是流感。」確實很像，他認為醫院裡的臨床醫生的確會這樣看，就像那些在武漢第一線的醫生一樣，可是如果今天是讓分子病毒學家來看這個病毒的基因組，或是讓電子顯微鏡專家來看那個病毒粒子上帶有許多刺突的樣子，情況可就不一樣了。「外頭有些傳言，我也聽過一些，但是三十日那天我是在網路媒體上看到那則消息的。」所以就算他注意到了網路上對這個疾病的討論，一樣還是沒辦法得知多少事情。由於武漢市和湖北省官員的過分謹慎，導致中國疾控中心拖了幾天才獲得直接通報，而這個失誤之後必須要付出巨大的代價。

高福向部長級的上司通報了此事，「然後隔天我們就把所有的專家團隊都派到武漢去，到這時候我們才發現不妙，可能真的出問題了。」

截至一月一日為止，世界衛生組織都還沒有收到任何通知，但日內瓦的世衛總部有一批專門應對疫情爆發的人士，他們已經看到了 ProMED 發布的訊息以及其他網路上的報導，所以就主動聯繫了中國的國家衛生健康委員會，問問「情況到底怎麼樣了」。可是等了兩天世衛這邊還是沒有得到回音，之後才從中國傳來一個令人沮喪又不甚清楚的新消息：我們出現了四十四例的不明肺炎，現在已經不只有二十七例了。

同樣是在一月一日這天，武漢當局關閉了華南海鮮市場，說是要進行「衛生整治」。[11] 消毒工作由一家民間清潔公司的技術人員來執行，同時另外有一批政府派出的科學家前往採集環境樣本，其中包括高福所帶領的中國疾控中心團隊，從市場的下水道、攤位、出入口，乃至於匆忙撤離的商家所留下的一些動物冷凍屍體都在採集之列。自市場封閉這天的一大早開始，這些工作陸陸續續進行了兩個月的時間，採集樣本的範圍也擴張到垃圾桶、推車、動物的籠子、公共廁所的表面，連流浪貓身上都沒有放過。至於市場到底「整治」了什麼，就只能留給大家自行想像了。

兩天後，有另一組樣本送到了另一位病毒學家張永振（Yong-Zhen Zhang）的手上，他是上海公共衛生臨床中心和復旦大學公共衛生學院的教授，這批拭子樣本裡頭有一份是來自於一位四十一歲的患者，他與華南海鮮市場並未發現有什麼連結。這些樣本當初是裝在試管裡，再放入裝有乾冰的金屬箱子中，然後用火車從武漢送過來的，張永振的團隊一直不停工作了整整兩天兩夜，先是提取出RNA，再將之轉成DNA，然後將基因組分成多個區段進行測序，最後再把這些數據資料拼湊成一個完整的冠狀病毒基因組序列，此時這個病毒的基因組還沒有名字，只是一份大約三千個字母排列出來的資料而已。張永振後來難得接受了一次《時代》雜誌（*TIME*）的採訪，「我們只花了不到四十個小時的時間，算是非常非常快了。」[12]他告訴記者，「然後我發現這個病毒跟SARS很有關係，大約有八成的相似度，所以當然也會非常危險。」

張永振馬上打電話給武漢市中心醫院呼吸與危重症醫學科的主任趙蘇，他之前也曾接到民間定序公司的電話，對方通知他發現了令人不安的初步結果，然後這次張永振又告訴他千萬要小心，因為這是一個很像SARS的冠狀病毒，雖然並不是當年那個致死率為十分之一的SARS病毒，但是兩者屬於同一個病毒群（group），所以會比流感更加危險。然而當大家開始用「類SARS」的這個類比來形容這個病毒的時候，再看看有那麼多病例都跟華南海鮮市場有關，這都意味著同一件事，只是當時還沒公開說出來而已——這個病毒很有可能已經會人傳人了。現在可能出現了一個凶惡的新病毒，而且是透過呼吸道傳播的，又會人傳人，這些條件相加在一起就大大增加了疫情大爆發的可能性。打完這通電話沒多久，為了進一步強調事情的嚴重性，張永振就親自跑到了武漢去找當地的衛生官員，建議他們要採取緊急措施來保護市民，而且還要動手開始研究抗病毒的療程。

想研究抗病毒的療程，先進行基因組定序是很重要的一件事，因為這樣才知道是要研發新的抗病毒藥物還是可以沿用舊藥，而且也可以用來準備之後的診斷測試，這樣才知道誰有感染、誰沒有感染。張永振和他的團隊手上已經得到了病毒的基因序列，而且他們還悄悄地把成果提交給一個開放的國際資料庫「基因銀行」（GenBank），只是相關內容還沒有對外公開。

根據外界傳聞，中國國家衛健委曾祕密下令，禁止各實驗室未經官方批准就發布對病毒的研究結果，然而現在中國至少還有其他兩組團隊也拿到了基因組序列，或者說他們各拿到了其中一種版本，只是大家用的方法不太一樣，所以得到的結果跟張永振的數據有一點差別。這兩組人馬裡有一組是武漢的，由一位叫做石正麗（Zhengli Shi,）的科學家帶領；另一組則是由高福在北京帶領的中國疾控中心團隊。「我們拿到了很多研究材料，也做出了整個基因組的定序。」高福告訴我，「三天後，也就是一月三日那天，我們就拿到了完整的基因組序列，然後發現那是一個新的冠狀病毒。」他們另外也用電子顯微鏡來進行觀察，看到了由棘蛋白形成的冠狀外型，跟烤火腿上的丁香一樣呈現一粒粒的突起，所以這種病毒才會有冠狀之名。「我們看到病毒了！」他說，「看起來就像是冠狀病毒沒錯，因為你可以看到表面上的冠狀型態。所以到一月七日的時候，事情就已經確定了。」高福直接將此事告訴了世界衛生組織的祕書長特沃德羅斯・阿達諾姆・蓋布雷耶蘇斯（Tedros Adhanom Ghebreyesus），也就是大家所稱呼的譚德塞博士。「然後當天譚德塞博士就跟我們的國家衛健委主任通話了。」接著高福開始統合這幾路團隊，到了（世界協調時間，也就是我們從前所說的格林威治時間）一月九日深夜，據說高福手下的副主任寄了一封電子郵件（我有另一個不同的消息來源也證實了這個說法），把三個樣本做出來的完整基因組序列傳送到了總部設於慕尼黑的全球共享流感數據倡議組織（GISAID）的資料庫，而根據該消息來源的說法，這些數據很快便進行了整理，然後其中兩組基因序列就公布到了該組織的網站上，任何在該組織註冊、擁有用戶資格的人都可以取得。此時雖是世界協調時間的深夜，但在北京的時間已經是隔天的一大早，所以已經算是一月十日了，高福告訴我在這一天「世衛組織，以及所有的人，都知道這是冠狀病毒了」。確實有很多科學家是知道沒錯，可是畢竟基因組序列還是沒有直接公開發布，所以高福這話到底對不對，要取決於你覺得怎樣才算「公開」。

到了隔天早上，也就是一月十一日，張永振去了上海虹橋機場要搭機飛往北京，他在那裡跟一些政府的高級官員碰了頭，包括高福在內。然而就在他準備要登機的時候，電話響了。

5

電話是從澳洲雪梨打來的，打電話的是愛德華・霍姆斯（Edward C. Holmes）。

霍姆斯是英國的演化生物學家，人在雪梨大學任教，他也是張永振團隊裡唯一的非中國籍成員，負責對新病毒的基因組進行測序、拼裝及分析的工作。他本身的專門領域是研究病毒分子的演化，尤其是RNA病毒，說得更精確一點就是那些已經會感染人類的病毒，包括愛滋病、流感、痲疹、伊波拉、C型肝炎、登革熱、黃熱病，還有就是冠狀病毒。在每次人類發生大流行的疾病裡，都潛藏著一段用RNA編寫而成的密碼，而霍姆斯就是一位解開這種密碼的能手。

在介紹霍姆斯之前，我應該要先稍微說明一下RNA這個不太好懂的分子，因為這並不僅對於了解這些病毒而言非常重要，而且這跟霍姆斯的研究工作、張永振及其團隊的研究也都很有關係。RNA是核糖核酸（ribonucleic acid）的縮寫，這是一種大分子，在細胞或病毒之中都會發揮多種功能，例如進行基因訊息的編碼、傳遞寫在ＤＮＡ裡頭的密碼資訊，還可以調節基因表現，這些都是將這些基因資訊轉化為分子物質的過程。ＲＮＡ的主要結構成分是一個由四種不同「次單元」（subunit）所組成的鏈條，這些次單元叫做核苷酸鹼基（nucleotide base），分別是腺嘌呤、胞嘧啶、鳥嘌呤和尿嘧啶，而每種核苷酸都是由一個鹼基加上兩種其他分子構成的，不過我們這裡談的是遺傳編碼，所以你可以不用管其他兩個分子，剩下的這個鹼基就是我前面一直用「字母」來表示的編碼元素，因為每個鹼基分別是以字母Ａ、Ｃ、Ｇ、Ｕ來代表的，而這些鹼基排列出來的順序就會構成基因。如果有三個鹼基以特定的順序排成了某種三聯體密碼（triplet code），此時這種三聯體密碼就會對應到特定的一種氨基酸（在生物學裡頭，氨基酸一共分為二十種），而彼此相連的氨基酸又會形成蛋白質，生命就是這樣建構出來的。除了ＲＮＡ，ＤＮＡ也是由鹼基以線性方式組合而成的，其不同之處在於ＤＮＡ的其中一個鹼基從尿嘧啶換成了胸腺嘧啶，而且通常是由兩股鏈條纏繞在一起，盤旋成一種類似螺旋的狀態。雖然兩者都是基因組，但是ＲＮＡ通常比雙螺旋結構的ＤＮＡ更常發生突變，也就是說ＲＮＡ比較缺乏穩定性，這也是為什麼ＲＮＡ病毒會如此多變且容易適應環境的原因之一。從以下開始，我會交替使用「鹼基」和「字母」來指稱基因組序列的構成內容，意思上並沒有什麼不同。總之，ＲＮＡ是一種很有意思的分子，對霍姆斯這樣的人來說，因為他們很熟悉ＲＮＡ密碼裡的「單字」與「文法」，所以它就成了一套意義非常深刻的語言。

霍姆斯在他這一行裡非常受到敬重，這一方面是因為他會提供很多想法給那些向他諮詢意見的人，所以有很多重要的期刊論文都找他當共同作者，另一個原因是他在二〇〇九年出版了《ＲＮＡ病毒的誕生與演化》（*The Evolution and Emergence of RNA Viruses*），這本書雖是權威之作，但是卻寫得簡明而扼要，很多人都感嘆，這本書明明對分子演化學的諸般細節介紹得那般深入，讀起來卻又顯得清楚易懂、鞭辟入裡。霍姆斯給人的最大印象有兩個，一個是他那完全光溜溜的頭頂加上圓滾滾的腦袋，這幾乎已經成了他的金字招牌，另一個就是大家都用親近的暱稱叫他「艾迪」，不論你在全世界的什麼地方，只要跟分子病毒學家講話時提到「等一下喔，艾迪不是說過嗎……」，後面不管你接的是什麼內容，對方也許未必會同意你的話，但是他們肯定知道你說的是誰，總之在這一行裡講到艾迪就是他，除此之外別無分號。

我第一次見到艾迪．霍姆斯是在十多年前，當時他在賓州大學任教，他招呼我到他那個又小又空的辦公室，裡頭只有一張桌子、一台電腦、兩把椅子和幾本書，除此之外幾乎別無他物，牆上也只掛著兩張海報，一張是「病毒圈」（The Virosphere）的宣傳品，意思是地球就是一個由病毒構成的浩瀚國度；另一張海報是仿效愛德華．霍普（Edward Hopper）的畫作〈夜遊者〉（Nighthawks）的卡通畫，畫中的一位顧客變成了荷馬．辛普森，正在狼吞虎嚥吃著甜甜圈。我問他為什麼要掛荷馬．辛普森的畫，艾迪回答我：因為他看起來跟我很像啊。

自從二〇一二年搬往雪梨之後，霍姆斯就開始跟中國同行合作進行多項研究計畫，除了張永振領導的團隊之外，還有其他高階人士的團隊也在合作之列，由於他跟上海及北京只相隔了兩個時區，所以雙方互動起來也稍微方便了一些，畢竟電子郵件就是電子郵件，不論你人在哪個時區都可以等到你覺得方便的時候再回覆，信上的文字不免讀起來讓人覺得冷冰冰的，相較之下很多中國科學家就比較喜歡用微信的語音功能，包括張永振在內，他們覺得語音聯繫更具即時性和私密性。就因為這樣，在二〇二〇年一月五日這個週日的早上，當霍姆斯跟家人準備要去海邊遊玩的時候，他收到了張永振寄來的電子郵件，裡頭寫的是：「馬上打電話給我！」因為就在幾小時前張永振的實驗室剛把完整的病毒基因組拼湊出來，發現了這個危險的新玩意居然是一種類SARS冠狀病毒。

六天前，霍姆斯注意到了一件很多其他人也注意到的東西，那就是瑪喬麗·波拉克在ProMED的新年貼文，裡頭直指許多不明原因的肺炎病例都跟華南海鮮市場有關。他心想：「哦，該死，這下子有意思了。」這件事引起了他的注意，因為他在二〇一四年的時候親自去過那個市場，當時是跟張永振以及一些武漢市疾病預防控制中心（一個地區性的控制中心，雖然跟北京的中國疾控中心是不同單位，但是在業務上有關聯）的同行去進行實地考察，他看到狹窄的走道上擠滿了人，野生動物被關在籠子裡，大家就在市場裡宰肉殺魚，露天排水溝裡漂著血水和內臟。「你根本就想像不出有什麼地方更適合鬧出人畜共通的疫情了。」霍姆斯不久前對我這樣說，他當時馬上就回想起一個攤商殺某種野生哺乳動物的樣子，也許是狸貓吧，他就站在旁邊看著，然後又想到了，這個市場就座落在一個擁有一千一百萬人口的城市之中。

看到文章的隔天，也就是一月一日，霍姆斯分別對張永振和高福都發送了電子郵件，「我剛看到這個」，他告訴兩人，「你們現在在處理這件事嗎？我幫得上什麼忙嗎？」高福此時可能已經忙到不可開交了，所以就簡短地回了一句：「我們正在處理，新年快樂。」而張永振則回答沒有，他並沒有在處理這件事——這時候確實還沒有。一個禮拜就這樣過去了，霍姆斯忙著做別的事情所以就沒有再多想，然後到下一個禮拜天的早上就收到了張永振的緊急傳書：「馬上打電話給我！」霍姆斯也照做了，他在開車載家人去海灘的路上跟張永振通了話，他們一家沒有出車禍簡直就是奇蹟。

我們得要寫篇論文講這件事，張永振說，這是一種新型的冠狀病毒，看起來幾乎就像是

ＳＡＲＳ又回來了一樣，這可是科學上的大新聞啊。等一下，這可不行，霍姆斯表示，現在還有一件比寫期刊論文更要緊的事，「張，你現在得要做的第一件事，」霍姆斯對我複述他當時的話，「就是你必須要告訴公共衛生當局，馬上，你得告訴他們那到底是什麼東西，然後你要盡可能公開越多資訊越好。」他這段話裡提到的資訊不只包括病毒的基因組，還有病毒跟ＳＡＲＳ很相似的這個分析結果，以及病毒有可能會藉由呼吸道傳染的這件事。張永振答應了，而他也立刻跟國家衛健委通報。

霍姆斯向我強調，「所以在他拿到病毒基因組序列的當天，他就告訴當局發生什麼事了。」霍姆斯很清楚知道外界有人指控中國科學家——而不僅是中國官方——隱瞞了實情，沒有即時做出反應，所以他要幫他們說話。

在接下來幾天裡，他們真的飛速寫出了一篇論文，兩邊用電話討論內容、用電子郵件傳送草稿，霍姆斯除了負責校對英文內容外，也對病毒基因組提供了自己的看法，此外他還聯絡了《自然》（*Nature*）期刊的一位編輯，這是全世界最頂級的科學期刊之一，問問看對方是否有意想要刊登，《自然》這邊的意願確實很高，但是他們要求要把基因組序列跟論文一起發表。張永振在一月七日這邊把論文的初稿寄給了《自然》期刊，速度堪稱驚人，畢竟這篇文章的內容實在相當複雜且精細，然而張永振得要顧慮到中國那邊的情況以及他周圍面對到的壓力，加上其他的一些原因，讓雙方在公布基因組序列這件事情上相持不下。等到又過了兩天，有些基因組測序的結果報告陸續出籠，大家開始清楚掌握到了一些消息，連張永振的團隊也看到了：這個東西是一種冠狀病毒，而且跟ＳＡＲＳ有些相似。《自然》期刊這邊還是想要刊登出基因組的資料，連同論文一起登出來，此時就連霍姆斯自己都還沒看過完整的基因組序列，而他也依然在催促張永振，要他把手上的東西全部公諸於世。

接下來就到了一月十一號這天的早上，也就是張永振在機場接到霍姆斯電話的這天，雖然這是個星期六，但是這個週末霍姆斯一家可沒有要去海邊玩了。「我打電話給張永振，他人在飛機上。」霍姆斯告訴我，「然後我就說了：『張，我們必須公布這個！我們必須公開基因組序列，好嗎？所有人都想要這個啊。』」

他們交談了幾分鐘，此時張永振已經坐上飛機的位子了，「我告訴艾迪給我一分鐘的時間考慮一下，」[13]張永振向《時代》雜誌的記者回憶當時的狀況，「然後我就同意了。」講完這通電話後，他指示手下的其中一位博士後研究員把基因組序列寄給了霍姆斯，接著飛機就起飛了，張永振到了中國東北方三萬五千英尺的空中上，在這兩個小時的飛行時間裡，霍姆斯終於收到他們寄出的東西了。

博士後研究員用電子郵件寄送的基因組序列收到了，對方把一個 FASTA 格式的檔案放在信裡的附件上，這是一種可以用來方便表示基因組序列的文本格式。「一句話都沒寫，就只放了那個 FASTA 檔案，」霍姆斯告訴我，「沒錯。」連句客套話都沒有，這是速度最快同時也最謹慎的作法。他打開檔案，稍微瞄了一下那組序列就列印了出來，紙上的每一行分為六小段，每小段有十個字母，然後一行接一行，一頁接一頁，算下來總共將近有三萬個字母，代表著將近三萬個鹼基，全部由ａ、ｔ、ｃ、ｇ四個字母排列組合而成，這一看就知道是ＤＮＡ序列的寫法，因為ＲＮＡ實在是太不穩定了，所以ＲＮＡ的基因組一般都會轉換成相對應的ＤＮＡ再進行測序。「我根本就沒有去檢查那到底是什麼鬼東西，搞不好是該死的什麼螢火蟲ＤＮＡ。」這個人明明光憑肉眼就可以直接看懂這些基因組，只要他點下幾個按鍵調出一些比較資料，他就能看出別人看不到的隱情，可是他卻沒有這麼做。「我當時覺得壓力實在是好大，只想著要盡快把東西整理出來。」接下來要做的就是例行流程了，而他也立刻就著手進行。

在愛丁堡這邊，有個人一直在等著霍姆斯完成工作，那就是另一位優秀的演化病毒學家安德魯·蘭鮑特（Andrew Rambaut），他不僅是霍姆斯三十年的老朋友，同時也是一個叫「病毒學」（virological.org）的網站的創辦人兼資深指導員，該網站是一個專業平台，讓各種評論、回應與想法在還沒寫成正式期刊論文前能有個交流的地方。「艾迪打電話給我，我想那是在前一天早上吧，」蘭鮑特之後回憶道，「也沒多說什麼，就是啊，說他正在跟張永振合作，希望很快就能拿到基因序列。」雪梨的時間比愛丁堡早了十一個小時，當霍姆斯和張永振這邊已經是早上的時候，蘭鮑特那裡還是大半夜，「我記得差不多是在十一日早上一點的時候，他總算寄了電子郵件給我，然後說：『可以了，我們發布吧，已經取得同意了。』」那封信的附件上有同一個 FASTA 文件，基因序列就寫在裡頭。

在蘭鮑特的建議下，他們寫了一份簡短的介紹性聲明，除了說明這些是中國那邊提供的資料，提到張永振是主要負責人，還加上了一句：「請隨意下載、分享、使用和分析此些資料」，[14]雖然兩個人都知道「此些資料」（this data）有單複數不一的問題，但他們急著要發布所以沒有時間理會這種錯誤。這篇貼文現在到「病毒學」網站上還看得到，標題是「二〇一九新型冠狀病毒基因組」（Novel 2019 coronavirus genome），發表時間寫的是「二〇二〇年一月十日」，但按照霍姆斯和蘭鮑特的記憶，他們都說即使用愛丁堡時間來算當時也已經是十一日的凌晨一點了。其實這個小差異並不重要，只不過這可以反映出他們當時急著想要公布基因組，爭分奪秒到幾乎要窒息的那種感覺。「我有在計時，」霍姆斯告訴我，「從我收到電子郵件、拿到資料開始，一直到把東西放上網，我想只用了五十二分鐘的時間。」

6

「在二〇二〇年，你所做出的最重要的決定是什麼？」我問安東尼・佛奇（Anthony Fauci）。「最重要的決定？」他想了一會兒，「是有一個科學上的決定，還有一個是政策上的決定。」雖然幾十年來他一直都在擔任美國國家過敏與傳染病研究所（ＮＩＡＩＤ）的所長，經常到國會去為健保政策和研究計畫提供證言辯護，對這方面早已有豐富的經驗，不過此時他已經成為唐納・川普的白宮冠狀病毒工作組的一員，所以在政策上的著力也變得更深入、更顯眼了。至於他二〇二〇年所做的最大的政策決定是什麼？答案是「公開跟總統唱反調，後來還因此鬧出了很多事情」，包括收到死亡威脅、有人騷擾他的家人，社群媒體上還興起了一波標註「開除佛奇」（#FireFauci）的風潮。如果你跟我最近一樣，上谷歌去搜尋了「佛奇反對川普」（Fauci contradicts Trump）這幾個字，也許你也會看到有五萬八千四百項搜尋結果，畢竟佛奇這個人就是不管政治、有話直說，大家比較早看到的例子是發生在二〇二〇年三月二十日的白宮記者會上，那次的情況還不算太嚴重，當時川普吹噓說羥氯奎寧（hydroxychloroquine）這個藥物可以治療新冠肺炎，然後佛奇就指出這種案例只能當成「奇聞軼事」，不能當成科學說法。他告訴我：「我可一點也不喜歡公開跟美國總統作對。」不過他接著又說，要是他不這樣做的話，他不只會損害自己的誠信，更會釋放出錯誤的訊息，傷害到一個重要的信念：科學依然是我們要走的路。

我接著問他，那科學上的最重要決定又是什麼？

「是立刻表示我們要開發疫苗，而且會給我的團隊一切所需的支持來做這件事。」他講的這個「立刻」，指的是張永振和霍姆斯公布第一個病毒基因組序列後的那一刻，而他的「團隊」在這方面則有兩員大將協助，一位是疫苗研究中心（Vaccine Research Center）的主任約翰．馬斯科拉（John Mascola），該中心原本就隸屬於美國國家過敏與傳染病研究所；另一位是疫苗研究中心的副主任和資深科學家巴尼．葛拉漢（Barney Graham），他多年來一直在努力嘗試一種大膽的想法，要用ｍＲＮＡ（或稱信使ＲＮＡ，這是細胞內一種帶有基因訊息的分子）來製作疫苗，而其原理驗證的工作也已經做得差不多，足以上陣應用了。

當十二月聽到中國傳出了不明原因肺炎的消息，佛奇和他的同僚們就發現情況跟ＳＡＲＳ那次有許多相似之處，「我們大家都說『那個樣子看起來就像是冠狀病毒』。」佛奇告訴我，「可是我們並不確知那是什麼，我記得巴尼．葛拉漢還說：『好傢伙，快把序列給我，我們都準備好要開工了。』」（巴尼．葛拉漢也記得這件事，不過他印象中的措辭不太一樣，「我才不會講『好傢伙』這種話，」他告訴我，「我會說的大概是像這樣：『如果我們可以拿到序列就好了，我們知道該怎麼做。』」）而在美東時間一月十日的晚上，拜張永振與霍姆斯之賜，他們真的拿到病毒基因組序列的資料了。

不只佛奇這些人，其他人也已經準備就緒了，而且一樣知道接下來該怎麼做。妮可・盧里（Nicole Lurie）是一位醫生兼公衛專家，在政府的疫情工作上擁有豐富的經驗，很了解疫情發生前的準備與疫情發生後的應對之事宜，她任職於流行病預防創新聯盟（Coalition for Epidemic Preparedness Innovations），這是一個相對比較新的組織，設立於奧斯陸，盧里在此擔任策略顧問，也負責規劃預防準備工作。她的職責內容很多，其中一項就是要設法跟其他開發單位合作研究新的疫苗，所以早在張永振公布病毒基因序列的前四天，她就已經讓流行病預防創新聯盟開始研究這個新病毒了。「到了一月七日，我們似乎已經可以很清楚知道，這是一個很可能會造成大流行的病毒。」盧里告訴我，「外頭有很多傳言在四處流傳，那些跟中國疾控中心有聯繫管道的人，還有其他的人，都在說這是一個新型冠狀病毒。」於是流行病預防創新聯盟就開始接觸一些疫苗開發專家，包括一些牛津大學的人，他們當時正在研究ＭＥＲＳ的疫苗，他們採用了一種新的不同方式（但也不是ｍＲＮＡ，是另一種方法）來做疫苗，而這在後來就成為了牛津－阿斯特捷利康疫苗，簡稱ＡＺ疫苗。盧里回憶當時的情況後告訴我，流行病預防創新聯盟向這些疫苗開發專家提出了緊急請求，說他們已經準備好要改弦易轍對付新的病毒，一切只等病毒的基因組序列公布就會馬上進行，而他們也不用再等多久，後來很快就跟人簽約並開始了工作。

艾瑪・霍德克羅夫特（Emma Hodcroft）是瑞典的一名博士後研究員，她參與了一個叫做「下一株」（Nextstrain）的共同研究計畫，由瑞士的巴塞爾大學和西雅圖的福瑞德・哈金森癌症研究中心（Fred Hutchinson Cancer Research Center）攜手，一起建立一個線上平台來追蹤病毒和細菌這些病原體的基因突變情況，因為只要追蹤到基因如何突變，流行病學家們就可以繪製出疾病傳播的路徑；

而只要繪製出了疾病傳播的途徑，就會有助於讓科學家及公共衛生當局對該傳染病的特性及造成的疫情有更多一些了解，從而避免它以後再次危害人間。追蹤這種變異還可以讓研究人員觀察到病毒在發生哪些突變後會變得更厲害、在人群裡散播得更廣，甚至是有時候還會同時出現多種突變，結合成我們所說的「變種病毒」。如果出現變種病毒，就代表病毒正在演化，有時候速度還很驚人，使我們對抗病毒所做的種種努力都變成是在做白工。不過霍德克羅夫特告訴我，在二〇二〇年之前，她和工作夥伴們所做出的大多數研究成果其實都沒有重大到會上頭條新聞的程度，「我們做的就是，看看那些病毒會怎麼變化，又會怎麼跑到人類身上，以及怎麼依照人體的條件產生變異，這種事情也不一定會讓大部分人覺得有必要關注。」總之，以前大家確實是用不著關注他們的。

但這回的新病毒就不一樣了，「我記得基因組測序結果是什麼時候出爐的，因為這件事實在鬧得很大。」霍德克羅夫特說，「『病毒學』網站的貼文一出，馬上就傳遍了她的圈子，搞得人心惶惶，眼見危機就在眼前，當時激動的情緒依然難忘。「對於一個完全未知的病毒，我們之前從來沒有看過這樣的情況，」她說，「從有人提起病毒到基因組序列出爐，居然只隔了這麼短的時間。」接下來幾天裡，有更多基因組測序的結果公布了出來，眼見有了這些成果，他們這個「下一株」研究計畫也著手開始繪製病毒的譜系樹（family tree），至於這棵樹到底會長出多少枝幹與枝條，沒有人能夠事先知曉。

7

袁國勇在十二月三十一日還告訴《南華早報》說「不需要恐慌」，然而等事情過了十二天，到了一月十一日，他自己反倒覺得越加憂心了，只不過他的憂慮並非來自於愛德華．霍姆斯所發布的基因組定序，因為他自己有更私人的管道，而那邊傳來了令人不安的消息。

袁國勇是香港大學醫學院微生物學系傳染病科的主任，平時不僅要應付研究與教學，還得在香港和內地之間來回跑，在不到二十英里遠的廣東省深圳市有個香港大學深圳醫院，他在那裡擔任高階主管並肩負教職，人脈相當雄厚。正因如此，在一月十日那天，香港大學深圳醫院發現有一個家庭的兩名成員罹患了不明原因的肺炎，而且很快該家庭又有另外兩人也發病了，而他們之前才去過一趟武漢回來，這個消息很快就從私人管道傳到了袁國勇這邊。

這些人都沒有去過華南海鮮市場，而且留在深圳沒有一起去武漢的祖母也跟著生病了，得要住進醫院。包括祖母在內的這五人，進行病毒檢測後均呈現出陽性反應，袁國勇立即意識到，這代表該冠狀病毒正在擴散，而且不只會人傳人，還在城市之間進行傳播。更讓人擔憂的是，其中一名檢測結果為陽性的十歲孫子並沒有感覺自己出現任何症狀，可是電腦斷層掃描卻顯示他的肺部已然受損。袁國勇的團隊很快就在兩週內寫好了一篇論文，並透過網路發表在英國的重要期刊《柳葉刀》（*The Lancet*）上，裡頭寫道：「這種外表看不出來的肺炎病患會到處跑，也許會成為疫情爆發的可能傳播源。」[15]

袁國勇原本接受的是外科醫生的訓練，後來才當了傳染病和病毒學的專家，二〇〇三年時他所屬的團隊還曾率先辨識出SARS病毒，並發現其特性。平常私底下跟人來往時他習慣用自己名字的首字母「K.Y.」來自稱，這個人很直來直往，有時候甚至可以算是莽撞，所以他在那兩週裡頭也不是悶著頭寫論文而已，「我告訴政府：『我們得要戴口罩才行！』。」袁國勇告訴我，「全民配戴口罩這一點很重要，因為有些人外表沒有症狀卻會散播病毒！」從那個十歲小男孩的病例上就可以看出此事大有可能，而且很快就會出現進一步的證據。

「你當時就是這樣子跟香港政府說的嗎？」我問道，而香港政府後頭當然還有一個更大很多的山頭，也就是中國政府。

「對啊，」他說，「沒錯。」「那他們有採納你的意見嗎？」「並沒有！」

儘管意見沒被採納，不過袁國勇身為一位傑出科學家，他還是很快就被招入了全國性的諮詢團隊。一月十九日那天，他所屬的高級專家小組飛到了武漢，小組的成員裡還有高福與鐘南山（一位廣受敬重的資深肺科醫生，他在二〇〇三年SARS疫情裡的應對方式被大家視為抗疫英雄）等數人，大家一起前往疫情的原發地點去作現場評估。到了武漢，當地疾控中心的官員告訴他們病例數已然遽增，當時已有一百九十八例，其中三十五人為重症、九人病危，更糟的消息是武漢一家醫院裡有十四名醫護人員都被同一位神經外科的病患給傳染了。此時武漢疾控中心的疫情調查人員把這個疾病稱作是「NCIP」，也就是「新型冠狀病毒感染之肺炎」（novel coronavirus-infected pneumonia）的縮寫，[16]並將此病毒編號為「2019-nCoV」，這兩個稱謂取得都不高明，不久之後就被其他稱謂給取代了，只不過那些新名字雖然用得比較久，但其實也沒高明多少。

武漢的狀況只要待一天就夠清楚了，袁國勇跟其他高級專家顧問們又去了北京，然後在一月二十日於國家衛生健康委員會的衛健委大樓召開記者會，一起向大家宣布，沒錯，現在病毒已經會人傳人了，而且已經傳出了武漢，傳到了北京、上海、深圳，乃至於傳到了泰國、南韓和日本。

回到香港後，袁國勇面見了當地的行政長官，建議她應該對香港特別行政區的邊界實施管控，強制對入境旅客進行十四天的隔離，而且又再次提出了跟之前一樣的建言，力主要讓大家都戴上口罩。到了一月二十四日，他與香港大學以及香港大學深圳醫院的一群同事在《柳葉刀》期刊上發表了一篇重要論文（然而並沒有獲得足夠關注），文中寫道深圳已有家庭群聚的病例出現，並明確指出這些病例已經提供了疾病會人傳人的證據。這篇論文裡還藏著另一個更讓人不安的消息，那個十歲男孩的病例隱隱透露著不祥之兆，因為他不但在病毒檢測後呈現為陽性，而且在電腦斷層掃描後發現有肝損傷，然而他「外表沒有症狀卻會散播病毒」。如果真的可能有這種無症狀感染的情況，那麼自然也可能會出現無症狀傳播病毒的情況，這麼一來這個新型冠狀病毒就會變得非常危險，遠遠危險過當初的SARS病毒，或是任何大家還有印象的病毒。

二〇二〇年一月二十五日，曆法上是朔月到來的日子，也是中國的農曆新年，整個春節為期一共長達十五天，中國各地的人都會在這個假期裡返鄉探親，這種回家團圓的人流叫做「春運」，大家會一起迎接鼠年，會有一大群人聚在一起，熱熱鬧鬧一同過年，一起吃火鍋、吃餃子、吃臘鴨、吃麵條，連帶也一起吃下了病毒。這根本就是病毒傳播的最好環境，要是這病毒剛好就喜歡感染人的呼吸道，甚或是還具備了無症狀傳播的能力，那它就可以侵入到人們的氣管和肺部。袁國勇可以預見之後會發生什麼樣的狀況，而且他也明白，恐慌乃是無濟於事的。

第二章

前車之鑑

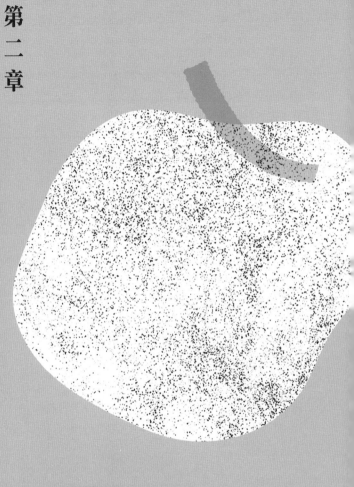

8

對於這次疫情的前車之鑑，有的人會回看二〇〇三年的經驗，那次ＳＡＲＳ傳到了新加坡、多倫多、北京和河內等地。不過若是再看更早之前，當然也還是有別的疫情可供借鑑，例如十四世紀的黑死病，其禍首是老鼠身上跳蚤所攜帶的細菌，疫情沿著貿易路線從東方傳到了歐洲；還有一九一八到一九一九年的那場大流感，此時的人類甚至還無法觀察和辨識病毒，這也是我們掌握這個能力之前所出現的最後一次病毒大流行，奪走了共約五千萬人的性命；到了一九七六年時，薩伊共和國的亞布庫宣教醫院（Yambuku Mission）首次發現有伊波拉病毒的疫情爆發，其源由一直未明，而其病況則相當慘烈，我們至今依然不知道病毒是從什麼動物身上傳給人類的；再或者還有HIV-1的Ｍ組病毒，它導致的病勢表面上看起來比伊波拉病毒來得輕微而緩慢，但後續致死的人數卻多了非常多，雖然人們到一九八一年才逐漸注意到它，但早在此前幾十年，就已經有黑猩猩把該病毒傳染給了某個人類，地點也許是在喀麥隆共和國的東南部附近。以上這些事件都很重大，縱然各有不同特點，不過都很值得我們警惕，即便在發生當時人們還搞不清楚是怎麼回事，但依然為將來的人們提供了重要的教訓。

其他還有一些前車之鑑，不過其狀況比較特殊，也比較沒有驚動到大眾。其中一個發生在一九九七年十一月，有一名叫做唐納·柏克（Donald S. Burke）的人應邀到亞特蘭大的美國微生物學會分會去發表演講，這是查普曼·賓福德（Chapman Binford）紀念講座的活動，講座名稱得自於一位傑出的醫師兼病理學家，專攻於痲瘋病的研究。其實柏克這個人跟賓福德根本說不上有什麼相同之處，頂多就是兩人都曾幫美國政府進行過傳染病研究，賓福德是在公衛部門做事，而柏克則在軍方工作。這次柏克專程從巴爾的摩來到亞特蘭大演講，他是不久前才搬過去的，因為他以民間人士身分在約翰霍普金斯大學接下了一份教授的工作，此前他在美國陸軍裡服役了幾十年的時間，負責研究ＨＩＶ和其他的病原體。關於他那天演講裡所說的話，如今我們可以知道個大概，因為他把內容寫了下來，並放在隔年所出版的一本書裡，成為該書的其中一章，標題是「新興病毒的演變能力」（Evolvability of Emerging Viruses），[1]書裡還有很多其他人寫的章節，只不過那本書沒什麼人知道就是了。

柏克在文章裡寫道，要大家小心ＲＮＡ病毒，因為它們演變的能力非常高強，不只變得快，適應的速度也快，他還在文中表示，這裡他所指的是基本的生物性機制，從突變、適應到「溢出」都包括在內。要知道，病毒只可以在活的細胞之中進行自我複製（病毒本身並不是細胞），而所有的病毒在自我複製時都會產生突變——也就是說，它們在複製自己的基因組來產生新一代病毒時，都會發生一些小差錯，然而ＲＮＡ病毒的突變速度比地球上幾乎所有其他生物都還要快。事實上，按照柏克在文中所述，ＲＮＡ病毒的突變速度差不多是動物的一千倍；大概就是基因組的每一萬個鹼基裡就會有一個出錯，所以雖然ＲＮＡ病毒的基因組相對上比較短，只有幾千乃至於兩三萬個鹼基（相比之下，人類的基因組共有三十億對鹼基），可是它們的出錯率還是夠大，大到足以讓典型ＲＮＡ病毒的每個新病毒粒子（或稱病毒體）都至少會發生一次突變，如此一來的結果就是，每一個新的病毒粒子都很可能跟上一代的病毒粒子並不一樣，因為它們都至少發生過一次突變。

雖然突變的結果並不見得會讓病毒更加適應環境，但突變依然是形成環境適應能力的根本契機，至於會變成什麼模樣就交給自然選擇來決定。突變所造成的變化是隨機的，對於病毒要繁衍後代而言，大多數的變化到頭來都是有害的，不然就是根本無足輕重，而且要是這害處夠嚴重的話，導致病毒沒有後代，結果是這條突變的傳承鏈條至此就被打斷了；然而還是有某些突變，在機緣巧合之下剛好就是有益處的，接著就在病毒粒子裡代代相傳，然後每一個這樣的突變匯集在一起，讓病毒的後代變得越來越強，而由於這些傳承下來的世代是最能適應環境的，它們也因之存續了下來。這些差不多都是達爾文演化論的基本觀念，讀者大概也都很清楚。

然而有的ＲＮＡ病毒還會玩另外一招，並藉此進一步增加自身的演化能力，那就是它們能夠重組。就像火車會在行駛鐵路側線時調換車廂一樣，這些病毒也會把基因組的某些區塊跟另一個病毒基因組進行交換（例如冠狀病毒就會重組，流感病毒也是各有各的版本，這種情況叫做基因重配〔reassortment〕，其斷點會出現在基因組各個分段的固定位置上），這是一種在分子級別上出現的突發狀況，當不同病毒在同一個細胞裡複製自己的基因組時就會發生。按照柏克的解釋，重組「一方面會把高度適應環境的各個變種病毒進行雜交，同時也會替換掉那些有缺陷或能力不佳的基因」，[2]如此一來，那些空空如也的鐵路貨車廂就被扔掉了，列車上改掛豪華的普爾曼（Pullman）高級車廂。換言之，重組給了病毒大大的良機，可以清除掉某些基因殘骸，讓病毒既可以在大區塊的範圍中一舉進化，同時又能繼續在小範圍裡一點一點地累積突變。

如果你還記得高中上過的生物課的話，也許會對上面這些機制感到依稀有點熟悉，因為包括人類在內的動物身上也會發生重組的現象，只是類型上不一樣罷了，我們是在產生卵子與精子時進行重組的，簡單來說（所以在此就不幫大家複習什麼是減數分裂了），意思就是複雜的生物在繁衍的關鍵時刻也會交換部分的染色體，把父母雙方所提供的基因加以裝配重組，以此來產生後代的新基因。這樣的過程叫做有性生殖，從演化的角度來看，這麼做的好處在於可以產生出不同基因的後代，而且不僅是跟父母不同，跟兄弟姊妹之間也不同（除非是同卵雙胞胎）。換句話說，這會增加群體中的個體差異，而這種差異會讓該物種產生演化。相較之下，RNA病毒無法進行有性生殖，所以就改採另一種重組方式來達成一樣的目標；它們在複製基因組時會跟其他病毒交換一些RNA片段，這種生殖方式也跟動物一樣堪稱精巧，而且直接了當。

柏克之所以要講這些，不論是在演講或在其後出版的文章裡，都是希望向大家介紹一項在人工智慧與機器學習領域上的新發現，這是他自己跟一些同樣受僱於軍方的夥伴們的研究成果，其他幾位乃是美國海軍人工智慧應用研究中心（Navy Center for Applied Research in Artificial Intelligence）的電腦科學家，柏克本人比較擅長構思發想，而另外幾位則是建模鬼才，他們平常在海軍從事的工作很多，包括要教導自家的魚雷如何去追趕其他的魚雷等等。他們這夥人合作要達成的目標之一，就是要教導病毒如何演化與生存，如果用更精確的話來描述，就是要打造出一個成功的模型，看看病毒要怎麼演化和生存下來，如此我們就可以知道病毒的演變大概是怎麼一回事了。於是柏克跟這群聰明的海軍研究員設計出了一種「虛擬病毒」，這是一種計算出來的模型，利用反覆在電腦上產生各種基因與環境的變化來模擬病毒的演化歷程。

他們是怎麼辦到的？答案是編寫了很多不同版本的虛擬病毒，並且讓病毒在三項關鍵要素上互有差異，一是突變速度的快慢、二是有無重組能力，最後一項則是在病毒可進行重組的前提下，設定病毒會完全隨機重組，或是會進行基因組區塊的交換——意思是說交換各自基因組的同類型區塊，這些基因區塊雖然從功能上來看都差不多，但是細節上卻相當不同，這就好比把原本的火車頭換成別的火車頭，或是把原本最後一節的守車車廂換成別的守車；相較之下，如果是隨機重組的話，那麼你可能就會看到火車的前後兩端都是守車，根本沒有火車頭，這對於開動火車來說可不是什麼好事。然後柏克他們發現，這種電腦病毒的最理想型態，不只要在突變速度上跟RNA病毒一樣，其重組方式也會跟RNA病毒相似，這樣它們就會「以近乎最有效率的方式」[3]進行演化，尤其在一個新的環境裡，這兩種屬性的組合堪稱完美，可以讓病毒快速演化。至於什麼叫做「新環境」，你不妨把它理解為一個新的宿主，甚至是一整個物種都成了新宿主的情況。

柏克從這個研究成果中發現了重要的結論，他迫不及待想告訴那些亞特蘭大的聽眾以及後來的書籍讀者們，告訴大家新型的RNA病毒很容易就會造成疫情大流行。為什麼會這樣？因為它們可以適應新宿主這種生存環境，因為它們可以發生大躍進，可以快速發展茁壯。柏克認為預測和預防這類的大災難乃是重要的大事，因此他又提出了三項指標，以此可以幫助我們判定不同科（family）的各種病毒的風險，看看哪一科的病毒對全體人類的風險最大。

第一個指標是最清楚明確的：這一科病毒的病原體裡頭有沒有哪一種是惡名昭著、曾在近期的人類歷史上引發過疫病大流行？舉例來說，如果這科病毒裡頭有流感病毒，那就算是符合這項標準；如果這科病毒裡有人類免疫缺乏病毒，那也符合標準。

第二個指標，看的是某一科的病毒裡頭是否有在人類以外的動物身上廣泛引發疾病。所以如果這科病毒裡頭有流感病毒，那就會再次符合這項標準，畢竟能夠殺死鳥禽的可不只有禽流感病毒而已，新城病（Newcastle disease，一種很容易在雞群中傳染的疾病）或犬瘟熱（canine distemper，通過噴嚏傳播，不只會殺死犬隻，也會殺死非犬科的哺乳動物，如雪貂、臭鼬、浣熊、獾等）也會致命。喔，對了，冠狀病毒科也在此列，包括牛冠狀病毒、貓冠狀病毒、犬冠狀病毒、鼠冠狀病毒、大鼠冠狀病毒、馬冠狀病毒、火雞冠狀病毒，還有一個有點搞笑的，叫做豬流行性下痢病毒（porcine epidemic diarrhea virus），這種病毒會攻擊豬隻的小腸細胞，染上此病毒的新生豬仔大多都難以存活，而其主要傳播途徑為糞口傳染，就跟人類的小兒麻痺症一樣，不過有時也會透過糞鼻途徑傳染，藉由空氣將病毒從一隻豬傳播到另一隻身上，甚至可能從一個養豬場傳播到另一個養豬場，無怪乎這個疾病的名稱裡頭帶著「流行」這樣的字眼，就是在告訴我們它很容易傳染。

柏克的第三個指標得仰仗他進行的這個人工智慧計畫，以此來預判病毒本身的演變能力，換句話說就是要看一個病毒的突變速度有多快，而它在交換基因組片段時又有多穩定與流暢。柏克指出，如果該病毒的演變能力高強，那就特別有機會從原本的動物宿主那邊轉戰到人體這裡，繼而造成疾病的大流行。如果你想看實際的例子，那可真是族繁不及備載，像是流感病毒科、HIV科、造成腦炎和腦膜炎的病毒科，接著他還提到了冠狀病毒——再次跟大家強調，他在亞特蘭大演講那時可才一九九七年啊！

二〇一一年時，我有一次跟唐納·柏克聊到了上頭所說的這些事，包括他用電腦建模、他對演化能力的看法，以及他對病毒危險性的三項指標等等。從他的亞特蘭大演說到我那次打電話給他，這些年裡也出過一次大事，就是二〇〇三年的SARS，這個致命的冠狀病毒，不論是其疫情爆發狀況，或是在國際間傳播的超快速度，都跟他多年前對大家的警告若合符節。

「如果要預測下一場疫情大流行，成功機會有多大？」我問他，「我是指到時候疫情會從哪裡開始，之後又會變成什麼模樣。」
「我也只是瞎猜而已啊」，他這樣說。[4]

9

柏克在傳染病這一行的從業生涯相當曲折，不過類似情況在他們這輩科學家身上倒也不算罕見，畢竟事情涉及到美國軍方。他從小就是個聰明孩子，在克里夫蘭長大，不僅高中成績優異，還打籃球、當班長，大學時進了西儲大學（Western Reserve University），在指導教授的指引下開始涉足於生物學的研究。在一九六〇年代中期那時候，蘇聯史普尼克（Sputnik）衛星搶先升空的餘威依然還在眼前，美國政府急著想增進美國在科學與工程方面的實力，於是美國國家科學基金會的一個培訓計畫便資助了他的學業，有一年暑假他還去了伍茲霍爾的海洋生物學實驗室（Woods Hole Marine Biological Laboratory），在那裡研究水螅（一種有許多觸手的小型海中生物，跟水母算是遠親）的電脈衝。後來他去讀了哈佛醫學院，不過一直以來他的目標都是要做研究工作，並不想要當執業醫生，然而等到一九七〇年代初期他當實習醫生的時候，越戰正打得如火如荼，他也面臨被強制徵召入伍的風險（因為軍隊裡需要戰地醫生），於是他乾脆先發制人，主動加入了國防部的一項計畫，這樣他至少還有一些事情可以由自己來選。「我很清楚自己想做的是傳染病方面的研究，」他告訴我，「我也知道自己不想跑到華楚卡堡去幫人檢查疝氣。」他這裡所說的華楚卡堡（Fort Huachuc）只是一個代稱，泛指美國陸軍的一般部隊，因為那個古老的軍事基地位在亞利桑那州東南方的沙漠中，可謂是荒涼到了極點，還有人說你就算想當逃兵，從那個營區跑出去三天以後，守門的警哨還是可以看到你逃跑的身影。

柏克躲掉了被分派到華楚卡堡去幫人檢查疝氣的命運，改由自己驅車前往馬里蘭州的迪特里克堡（Fort Detrick），還成功說服了美國陸軍傳染病醫學研究所（USAMRIID）給他一個職位。這份職務是出了名的正經研究工作，裡頭的陸軍的研究人員得要關在封閉到最大限度的實驗室裡，負責研究一些棘手的熱帶疾病，像是玻利維亞出血熱（Bolivian hemorrhagic fever）和拉薩熱（Lassa fever）等等。「我連基本的受訓都沒有就上工了，」柏克告訴我，他先前只有在波士頓市立醫院當了一天的住院醫師，「然後隔天我人就到了迪特里克堡」，接著他就開始學習實驗室裡頭的病毒學工作。他後來又被派駐到泰國六年，擔任整個美國陸軍軍方的HIV和愛滋病研究的負責人，加上他先前待在美國陸軍傳染病醫學研究所的這段時間，還有每次冒出一些新的疾病威脅時就開始進行的研究工作，算起來他在軍方一共待了二十三年，最後才晉升為一名上校。

以上是柏克的第一段職業生涯，他接下來的第二段職涯是從匹茲堡大學公共衛生學院的流行病學教授開始的，後來又當上了院長，我就是在他當院長時認識他的，這兩段職涯都讓他學習到對於病毒的大量相關知識。他畢生研究的重點項目之一，就是探究RNA病毒的重組能力跟它們快速適應並轉換宿主的能力之間有何關聯。「事實上，那些最重大的新興傳染病，全部都具備高強的重組能力，」柏克表示，「所以我們很有理由假定，新興傳染病最重要的特性其實不光是病毒會突變而已，重點在它們可以進行基因交換。」他當年只是隨口講了這些話，縱然心裡清楚，卻也沒有特別提到病毒交換的只是部分的基因，不是把全部的基因一口氣換掉，而是一部分一部分慢慢交換。至於冠狀病毒，就他所知，可以說是重組的箇中高手。

「我不會假裝自己可以預見未來的情況，」柏克補充道，「預測這個字眼太沉重了，」他喜歡用一個比較沒那麼戲劇化的用語，「就說是『強化科學基礎，以此強化應變能力』吧，用這樣去想可能會比較好。」

「那我們現在有這樣做嗎？現在就在做了嗎？」

講這些話的時候是二〇一一年的十一月，小布希政府已經改由歐巴馬政府接任，而這前後任的政府都意識到美國有需要為疫情大流行預作準備，於是美國國際開發總署（USAID）便啟動了一項兩億美元的計畫，這個專案的名稱縮寫就叫做「預測」（PREDICT），專門用來研究和辨識有哪些動物身上的病毒可能會危害到人類。除了這個以外，國防高等研究計畫署（DARPA）也把自己的疾病研究計畫名稱冠上「預知」（Prophecy）這樣的字眼，專門用於預測病毒突變的速度、方向和結果。此外還有一個在此前剛成立不久的聯邦機關，名字叫美國生物醫學先進研究與開發局（BARDA），這是因應〈大型流行病及全災害防備法案〉（Pandemic and All-Hazards Preparedness Act）通過而設立的單位，負責開發和儲藏疫苗，以及研究藥物治療、診斷工具和其他公衛緊急情況的應對措施。除了上述機關，世界各地的科學家也努力在做動物病毒的田野調查和實驗室研究，看看有哪些病毒可能危害到人類。值此時刻，不論是從政治上或科學上的歷史來看，柏克都覺得答案是肯定的，沒錯啊，我們對可能出現的疾病大流行所做的準備工作，「真的進步了很多。」

他還指出了一項當時與以往不同的分別，其實那時候我還不太能理解他的意思，不過這件事在之後這些年來的確成了疾病科學家們彼此針鋒相對的議題，說到底其實就是面對疾病大流行的威脅時，其應對方略和資金要以哪一方為優先的問題，看是要著重於預測和預防，還是要著重於監控和應對。上頭說到的那個「預測」計畫，光看名字就知道一定是選擇支持前者；但也有一些響噹噹的病毒學家是支持後者的，愛德華．霍姆斯就是其中一位，他們認為預測只不過是空談，新興病毒根本不可能讓你預測得到，經費應該要花在監控和應對上才會有用（其實霍姆斯對於柏克在病毒重組的觀點上也有不少異議，不過這話題太大了，不在此細述）。在這些人看來，想預測哪一種病毒會從哪一個宿主身上跑來侵襲人類，這種事情實在太難辦到了，這可不像預測小行星的路徑那麼容易，只要在幾百萬英里外拿個望遠鏡看一看，就知道它們會不會撞到地球。那為什麼疾病的出現會如此難以預測呢？因為小行星的路徑只要用牛頓力學就可以算得出來了，然而生態學所研究的事件，像是「溢出」之類的，裡頭涉及到了一個比小行星更複雜也更不可測不知道多少倍的對象，那就是生物個體的行為。而如果我們採取的是監控和應對的路線，那就不必再強行預測了，只要針對狀況做出因應就好，但重點是要能做出快速且有力的反應，這也意味著要建立完整連結網絡，不論是在城市裡頭或偏遠地區，每個地方都要有受過相關訓練的人，這些人要可以用電子郵件或微信等快速傳遞的方式對外通報，把消息傳給病毒學專家、通訊中心、公共衛生系統和國際監管機構，這樣才能及早發現疫情，在星星之火剛冒出來時就迅速採取強力措施，把疫情控制好並消弭於無形。

「我認為朝著預測和預防的方向去做才是對的，而不是只想著要監控和應對，」柏克當時告訴我，「現在有越來越多人認同了這個看法。」他接著又補充說，如果能兩頭兼顧當然永遠都是最好的，難就難在我們的資金有限，所以問題在如何求取平衡、怎麼安排孰先孰後。然後他又主動提了一項建議，從今天的眼光來看，這個提議可真是讓他彷彿成了一位先知。

「如果我是國王的話，我會把錢花在冠狀病毒的診斷研究上，」柏克說，「我會花錢來加強研究冠狀病毒的疫苗。」

10

當時看到地平線上出現了一個小黑點的人還有一位，他叫阿里．可汗（Ali Khan）。我在二〇〇六年認識他的時候，他在人畜共通、蟲媒傳染暨腸道疾病國家中心（NCZVED）裡頭當副主任，這個單位隸屬於美國疾病控制與預防中心（CDC），他的職責就是設想疾病大流行的種種可能慘況，所以可以整天胡思亂想。可汗跟唐納．柏克一樣，都是受過正規訓練的醫生，也都選擇當一位傳染病學專家，此外他還是個真誠坦率、愛開玩笑的人。我第一次在美國疾病控制與預防中心辦公室裡見到他的時候，他穿的毛衣制服肩上還有個徽章，因為他當時還有一個身分，就是美國公共衛生局的一名少將，因為這個機關的組織架構是按照海軍軍階來排序的，然而在這毛衣軍裝底下，卡汗可不是一個愛講規矩的頑固之人。

這個人畜共通、蟲媒傳染暨腸道疾病國家中心（其縮寫NCZVED讀起來很像是一位俄羅斯棒球運動員的名字，音節是「NC Zved」）位在亞特蘭大市中心以東六英里處，疾控中心在那裡的克利夫頓路（Clifton Road）上有一個建築群落，該機關就位在其中一棟外表很不起眼的灰色建築裡，不過裡頭卻是布滿了重重關卡和上鎖的門。那一年我在那裡參訪了兩天，沿著走廊把每個地方都跑了一遍，採訪了許多科學家，其中有幾位對伊波拉病毒及馬堡病毒同時都瞭若指掌（沒錯，這種人不只有一位），因為馬堡病毒不僅非常要命，其基因上也可以說是伊波拉病毒的近親。至於其他受訪的科學家，有的在研究布朗克斯出現的西尼羅河病毒（West Nile virus）以及亞利桑那州出現的辛諾柏（Sin Nombre）病毒（譯註：辛諾柏病毒又叫做「無名病毒」，屬於漢他病毒的一種，上個世紀末曾在北美肆虐，因為當時並不了解這個病毒，所以就取了「無名」來指稱，「Sin Nombre」一詞就是沒有名字的意思。）；有的人研究峇里島寺廟中在遊客身上亂爬的猴子的猴泡沫（simian foamy）病毒，並且也研究了從甘比亞巨鼠寵物傳入伊利諾州的猴痘；有的人研究在阿根廷出現的鳩寧（Junín）病毒，以及引發玻利維亞出血熱的馬秋波病毒（Machupo virus）；還有的研究西非的拉薩病毒，乃至於馬來西亞的立百病毒、澳洲的亨德拉（Hendra）病毒，以及各地的狂犬病等等。這種種病毒都疑似會從動物傳染給人類，有些甚至已經確認會傳染，此時所引發的疾病就叫做人畜共通疾病，而這裡頭的大多數病毒一旦進入人體後都會造成嚴重的破壞（只有一個例外，那就是猴泡沫病毒，雖然名字取得很形象化，但並非那個意思，其實猴子一直都沒有把這個疾病傳給人類）。上述病毒裡有一些一直在人群裡頭傳播，還在爆發疫情的地點奪走了數百人的生命，而且這裡頭的每一種病毒問世都還不算太久，之前也都一直被當成「新病毒」看待。

不論是科學界還是對人類的免疫系統來說，這些病毒相對上都算是新登場的角色，它們的出現讓人意外，而其治療又很是困難。人畜共通、蟲媒傳染暨腸道疾病國家中心裡頭有一個部門在負責研究這些病毒，從該部門替這些病毒取的名號，就知道它們並不簡單——它們叫「特殊病原體」。但也正因為這樣，有一些科學家和公衛專家反倒覺得這些病毒有難以抗拒的魅力，覺得格外想要挑戰它們，阿里．可汗就是其中之一。

「因為它們會讓你時時感到惴惴不安啊，」他這樣告訴我。

在我進去參訪的第二天，行程表上列著滿滿的簡報活動，讓人看了就覺得悶，於是在兩輪簡報會中間的空檔，可汗帶我去了一家壽司餐廳吃午飯。他表現得非常活潑隨和，其程度甚至讓我吃了一驚。然後他對我說，達曼啊，你聽我們這夥人講了那麼多，講到的哪個疾病讓你覺得最有意思？

我覺得有意思？好吧，我對他說，伊波拉病毒確實很是有趣，這個答案很普通，算是菜鳥的標準回答，就好像有人要我推薦一位才華橫溢卻不被看重的恐怖小說家給他，然而我的答案卻是史蒂芬．金那樣。

可汗嘆了口氣，表現得頗不以為然，還說雖然自己也跟大家一樣喜歡伊波拉（這句話其實可以說是個地獄梗，因為一九九五年伊波拉疫情在薩伊共和國爆發時，他人正在該國的基奎特市〔Kikwit〕從事流行病學的第一線工作，負責調度疫情防控措施與調查病毒傳播情況，他的疫情調查做到一路追蹤出了第〇號病人，可以說是冒著自己的生命危險，幫助當地人終結了一場充滿死難的災變），可是如果從個人的角度來看，他說自己會選ＳＡＲＳ。

ＳＡＲＳ？我大概只知道這是一種嚴重的病毒性疾病，二〇〇三年的時候從中國的南方開始爆發，後來在多倫多等各城市奪走了好些人命；然後我還知道ＳＡＲＳ一詞其實是「嚴重急性呼吸道症候群」的首字母縮寫，是一種可能會引發致命肺炎的可怕疾病。此外我也知道一些疫情相關的數字，例如一共有八千人左右染疫，約有八百人死亡，然後不知道什麼原因疫情就忽然停止了，病毒就此消失，一切結束。這個故事聽起來沒有伊波拉那麼嚇人，其後果也不像大型流感那麼嚴重，所以我就問他，你為什麼要選SARS呢？

因為它傳染性那麼強，同時又那麼致命，他告訴我，我們能擋住它實在可以說是非常幸運。講這些話時我們在吃午飯，我把筆電放到了旁邊沒有記錄，而且事情已經過了十五年了，所以我無法保證可汗是否還有提到跟SARS關係最大的另一件事——SARS是由冠狀病毒所引發的。

11

阿里．可汗現在已經是奧馬哈的內布拉斯加大學醫學中心的公共衛生學院院長，不過他移居到奧馬哈幾乎算是不可能的任務。他在布魯克林區出生和長大，父母是巴基斯坦移民，長大後就讀的也是紐約市立大學布魯克林學院（Brooklyn College），接著又再到紐約州立大學南部醫學中心（SUNY Downstate，也在布魯克林）讀醫學院。「然後我做了一件很瘋狂的事情，就是離開布魯克林，」他最近這樣告訴我，還說反正在他家人眼中這樣做就是很瘋，「因為我們家族有些叔叔阿姨那一輩的，他們一輩子沒有離開過布魯克林區，沒有到紐約市區去走一趟。」而從布魯克林到曼哈頓（也就是那個「市區」）只要搭半個小時的地鐵就到了。

他的父親古拉布．丁．可汗（Gulab Deen Khan）是個白手起家的人士，其發家故事堪稱傳奇，他也比可汗的那些叔叔阿姨們要更有冒險精神多了，在十幾歲還是個小農夫的時候，古拉布就從喀什米爾徒步走到了孟買，然後他又謊報年紀上了船，負責引擎的潤滑工作。他的朋友們都叫他「迪尼」（Dini），意思是說個子小，因為他確實很矮小。移居美國後，迪尼．可汗就在布魯克林到處幫人用鍋爐燒煤來為公寓大樓增溫，一直做到自己存夠了錢，就買了一棟公寓。他當時是真的賺到了錢，甚至算是一筆不小的財富，卻在日後一次投資中失去了財富，而當這些錢還在他手上時，他就決定讓自己年紀還不大的孩子阿里返回巴基斯坦去上初中和高中，因為他覺得阿里應該要學習自己家族的文化、宗教和語言才行。可是阿里的父母此時選錯了學校，老可汗選中的竟然是一所位在拉哈爾（Lahore）的標準英式寄宿學校，小可汗在這種地方只能學到怎麼打板球，卻學不到烏爾都語和伊斯蘭教義。現在阿里．可汗已經五十多歲了，當我跟他通話補問一些事情的時候，他把這些故事說給我聽，而且是邊說邊笑。此時我從電腦螢幕上可以看到，他那頭黑髮和黑鬍子已經摻入了些許灰白，不過他的體態保持得不錯，聲音也很清朗。他談起奧馬哈時簡直就像是個商會組織的推銷員一樣，滿口稱讚那是個很棒的城市，環境安全而且人心樸實，滿街都是像華倫．巴菲特那樣的億萬富翁，而且都還住在自家的古宅裡頭，開著別克汽車，不時還會寫張百萬美元的支票捐給社區。

「我也很喜歡當院長，」他說，「真是太好玩了。」

他這樣說，可能是因為這裡的工作比他之前在亞特蘭大的職務要來得輕鬆一些。他是在二〇一四年卸下原職搬到奧馬哈的，當時他是美國疾控中心的公共衛生防備與應變辦公室的主任，那是他一步一步升上去的職位，其職務必須監管國家戰略儲備系統裡的緊急醫療物資，手底下有八百名員工歸他管，平時還得協助制訂全國的生物性防衛戰略，以對抗疾病大流行時出現的威脅，其他林林總總的工作內容還有很多。「我在疾控中心的職涯結束時，手頭上抓著高達十五億美元的預算，所以整天忙的都是些管人和管錢的事。」

在還沒當上高階官員之前，他也曾在世界各地跑，一下子在懷俄明州，一下子又到了孟加拉國，四處去研究要怎麼應對疫情，所以不時還有人會笑他是「疾病牛仔」。有一次他受命前往智利南部去調查漢他病毒的疫情，為了走訪一些地處偏遠的村莊，他有時還得騎馬，然後到村裡抓捕各種齧齒動物，看看有哪些身上帶有漢他病毒。「我們很快就發現，原來齧齒動物居然有這麼多種。」他這樣說道。

二〇〇一年，他在沙烏地阿拉伯處理完裂谷熱（Rift Valley fever）疫情後，沙國的衛生部長送給他一把用壓克力製作的斷頭刀複製品，以此表示他們的感謝。還有一次他在危機時刻去了薩伊共和國的中部，因為那裡爆發了猴痘疫情，他和他的團隊得到消息，說有兩派在內戰中殺紅了眼的武裝人馬正往他們那裡去，其中一組人馬是洛朗·卡比拉（Laurent Kabila）的游擊隊，另一組則是莫布杜（Mobutu）總統旗下的敵對勢力。「他們大概會搶走你們的車輛和裝備，」一位美國大使館的聯絡人員透過衛星電話告訴他們，「不過應該還不至於會殺掉你。」可汗的團隊只好迅速收拾行裝，搭乘一架小型飛機倉皇逃離，可是那輛飛機卻又徑直飛進了一場猛烈的大雷雨之中。可汗後來在二〇一六年出版了一本書叫《下一場大流行病》（*The Next Pandemic*），裡頭寫滿了形形色色的野外冒險經歷，以及各種嚴肅的警世之言，他在書中回憶到這段往事，說「坐在我左邊那個人一直在祈禱，然後我環顧四周，看到坐我旁邊的法國醫生正在寫要給家人的訣別信，這讓我陷入了沉思。」[5]而他想的是：這一行太危險了，這份工作還真的值得人拿命去拚才行。

既然他願意在疾控中心一直待上二十多年，顯然這工作是值得玩命的。一九九五年他在薩伊共和國的基奎特市跟伊波拉病毒拚搏，隔年又去了阿曼蘇丹國幫忙對抗克里米亞－剛果出血熱（Crimean-Congo hemorrhagic fever），然後二〇〇一年在烏干達再次對抗伊波拉；還有查德，都已經到了二〇〇八年卻還在努力消除小兒麻痺，可汗也前往了當地。然而在他這麼長時間的經驗看來，最重大的一次疫情還是二〇〇三年的SARS，當時他的工作地點在新加坡。

當可汗在疾控中心的職務任期即將屆滿時，他已經是個高級官員了，平常只負責調和鼎鼐，不用再自己做調研工作，科學在他的工作裡只占了很小的一部分。「現在啊，做的幾乎都是科學了。」他從奧馬哈那頭開心地這樣告訴我，現在圍繞著他的都是病毒學、流行病學、生態學，以及方方面面跟疾病科學相關的學問，這些科學就是他的職責的實質內容，而他要負責的就是那句有名的口號：「教育下一代的公共衛生人才。」

在螢幕這邊的我，對於他現在的生活環境很是好奇，於是就請他拿著筆電四處走走讓我瞧一瞧。他現在辦公室採用的是一種折衷主義的布置風格，裡頭掛著各種病原體在電子顯微鏡下的影像，看起來像是壞蛋們的通緝榜；房裡有兩個像烏鴉一樣大的蚊子雕塑、一個《星際大戰》（*Star Wars*）的時鐘、一個《大英雄天團》（*Big Hero 6*）的機器人玩具，還有許多世界各地的孩子們寄給他的卡片，以及他在過往旅途中得到的禮物與紀念品，包括剛果的香爐，以及前面說到的那把阿拉伯刀。房裡還有個白板，上頭寫著一些他稱為「我的指標」的內容，而他最重視的指標除了有本校的學術目標，還有自己的科學目標、慈善目標，他全都以具體方式評估其進展程度。對此他解釋道：「我這個人做事就講證據，而且我的動力就來自於追求確實的證明。」

然後我問了他關於這次新冠肺炎的事情，到底是哪裡出了差錯才把疫情搞得那麼大？他以前在疾控中心監管的那些公共衛生因應手段怎麼不見了？為什麼大多數的國家——尤其是美國——會如此措手不及？這種情況缺的到底是科學資訊，還是缺錢？

事。

「缺的是想像力，」可汗說道。而且呢，要先了解過往，才知道如何想像，想像就是這麼一回事。

12

SARS最早出現的紀錄是在二〇〇二年年底，地點在中國東南方的珠江三角洲，這一帶包括廣州在內有許多大城市，是全球聚居人口數量最多的都會圈之一，此時這裡開始出現了一種「非典型肺炎」，其來源不明、致病原因也不明，而且逐漸蔓延開來。到了二〇〇三年一月，廣州的醫院裡有一名體型壯碩的廚師罹患了這種肺炎，導致嚴重的呼吸困難，隨即被轉診到了別處的呼吸治療中心，由於這位廚師在這兩家醫院裡不斷咳嗽、喘氣、嘔吐和噴出口水，尤其在插管時更是劇烈，導致有數十名醫護人員被他感染，這讓他成了廣東醫療界的名人，被稱作是「毒王」。如今再回顧這段歷史，疾病科學家們幫他換了一個不一樣的稱號，改稱他為「超級傳播者」。

那家醫院裡有一位被感染的腎臟科醫生，他先是出現了類似流感的症狀，不過之後覺得好些了，於是就搭了三個小時的巴士到香港去參加姪子的婚禮，並入住於九龍的三星級維景酒店的九一一號客房，然而此時這位醫生又再次發病，還把這個疾病散布到九樓的走廊上。接下來的幾天裡，九樓的房客紛紛飛回家去了，有的回到新加坡，有的飛回多倫多，而且連帶把疾病一起給帶了回去，於是這些城市的染疫病例就跟著蔓延開來，河內也是其中之一，這些地方的醫護人員尤其受害最重，而從這點就已經可以看出警訊，因為不管致病原因是什麼，這個疾病就是肯定已經會人傳人了。到了三月十二日，世界衛生組織發出了對這種新型重症呼吸系統疾病的全球警示；等到了三月十五日時，世衛組織報告全世界又出現了一百五十名新病例，而且直呼這個疾病為ＳＡＲＳ。

事件發展到此有兩個待解之謎，一個十萬火急得要搞清楚，那就是「疾病的病因為何」；第二個謎團則是會讓人忍不住一直想：「這算是新病毒嗎？如果是的話，那又是哪一種病毒呢？」第一個問題的答案很快就揭曉了，其中裴偉士（Malik Peiris）所領導的團隊有不小的功勞，他是一位斯里蘭卡的醫生，擁有牛津大學微生物學博士學位，後來去了香港大學任教。裴偉士的團隊專攻流感研究，他們一開始懷疑流感病毒是這次疫情的病因，而且很擔心會不會是Ｈ５Ｎ１，這是一種禽流感，對禽鳥造成很大的威脅，雖然只曾對極少數人類個例造成感染，而且人類染疫後通常都會致命，不過迄今還沒有發現出現人傳人的情況。剛好就此前一個月的時候，香港有一名三十三歲的男子死於這個疾病，因為他在農曆新年期間去中國大陸時曾抓起某隻禽鳥，大概是雞或鴨子之類的，總之可以證明他有過直接接觸，而如果現在到處傳播的病原就是Ｈ５Ｎ１，或者說如果它已經演化成可以在人與人之間傳播，那麼這個疾病的致死率可能會非常駭人。

想要確認清楚這個ＳＡＲＳ病毒是什麼，方法之一就是直接培養它，也就是說把病毒放在實驗室常用的細胞之中，看看病毒會如何摧毀細胞，問題在於一開始所進行的每一次培養都沒有成功。當時袁國勇也是裴偉士團隊的成員，他是該團隊的協同領導者，也剛好就是他在十七年後警告了香港政府，叫他們注意那個引起新冠肺炎的新病毒的強大傳染力。「我們原本以為那可能是Ｈ５Ｎ１，」袁國勇當時這樣告訴一名記者，而且正因如此，所以他們團隊也採用了該病毒專用的培養技術，「因而我們也就沒能培養出真正的ＳＡＲＳ病毒，導致錯失良機，這是我們得要坦白承認的。」他們之前一直沒有發現自己在找的是一個新病毒，而不是從前那些，這一錯就花掉了幾個禮拜的時間，而這對流行病的早期階段來講乃是黃金時刻，但他們一直拖到三月中旬才改正了這個錯誤。當時他們從兩名病患身上採樣後找到了一種病毒，然後又把其中一個樣本拿去測序，得到一個特定的基因組片段，這才確認那其實是冠狀病毒；另一方面他們也利用了其他技術，證實有四十五名病患體內都有該病毒存在，這是相當有力的證據，可以證明它就是SARS的病因。按照從前的習慣，通常新病毒出現時都會用跟當地有關的名稱來取名，例如伊波拉原本是薩伊共和國一條河流的名字、馬堡是德國的一個城市、立百是馬來西亞的一個村莊，而亨德拉則是澳大利亞的一個郊區，可是後來大家對於污名化這件事變得比較敏感了，於是這個病原體的名稱就稱作「SARS-CoV」。

此時第二個謎團還沒有解開：病毒是從哪裡來的？既然是新病毒，而且大家認為應該是從動物身上來的，如此一來就很容易鎖定誰是儲備宿主（reservoir host），意思就是病毒在傳到人類身上之前是棲息在哪個生物身上。大家從一開始就懷疑一種叫做喜馬拉雅果子狸的雜食動物，體型跟貓差不多大，跟獴算是近親，這種動物不幸被中國南方的人看中，會被抓捕來當成食物販售。之所以把目光集中在野生動物交易上，是因為最初的幾個SARS病例都發生在深圳及一旁的中山市，最先染疫的乃是這些地方的餐館員工，而他們所準備的食材裡就有野生動物，包括果子狸在內。於是有人就去了深圳的一個市場，把籠子裡關著的各種動物一一進行採樣，結果發現有四隻果子狸和一隻狸貓測出了陽性反應。

光是找到這樣的證據，好像無法確認懷疑得對不對，不過到了二〇〇四年一月時，原本全球的

SARS疫情已經都結束好幾個月了，卻又在廣州爆發了一次小規模的疫情。這次染疫的有四個人，而他們所感染到的是變種病毒，跟第一輪疫情所有病毒的基因組序列都不一樣，這就意味著病毒從野生動物身上發生了又一次的「溢出」現象，也許這次又是果子狸或狸貓造成的。於是北京、廣州、香港大學的科學家們一起出動調查，重點就放在廣州新源動物市場所販售的果子狸和狸貓上，因為這裡是一個大型市集，有十幾個省的養殖果子狸都會集中到這裡販賣。新源市場是一個擁擠而混亂的地方，許多動物擠在一個小籠子裡，一隻堆在另一隻身上，牠們一起沾染到的不僅有恐懼的情緒，還有各自的體液，與此同時市場裡有成百上千的人在這個混雜的環境中工作、生活和進食，幼兒在此穿梭來回奔跑，身旁是宰殺好分切下來的動物內臟，還有一些家庭直接就在商舖上頭擁擠的閣樓中睡覺。這次的報告裡發現有九十一隻果子狸和十五隻狸貓檢驗出陽性反應，然後研究人員又走訪了二十五個商品來源農場，再檢測了一千隻果子狸，卻發現裡頭完全沒有病毒的蹤跡，這就意味著問題出在運送的過程，在整個活體動物運送到城中市場的供應鏈裡，果子狸一定是在這時候以某種方式感染到病毒的，很有可能是因為被迫接觸到了其他種類的生物才會這樣。

可是這樣的新發現並沒有拯救那些果子狸，廣東省政府此時依然下令要全面撲殺，這樣才能保護所有消費者免於接觸到可能的病毒來源，於是在二〇〇四年一月六日上午，一群穿著工作服、戴著口罩的動管單位人員就走進了市場，從商販手上沒收那些果子狸。一名官員告訴《紐約時報》（*The New York Times*）的記者：「這些今天都會全部撲殺。」[6]跟著這些被帶走的果子狸就被淹死或電擊而死，然而之後出爐的研究報告證實了果子狸只是運氣不好，剛好成了病毒的「中間宿主」，牠們也是被其他動物感染的，之後才感染了人類。然而那又是什麼動物呢？可能的選項太多了，而且想要採樣也不容易。於是乎，第二個謎團一直沒有解開，直到再等上十三年。

13

時間拉回二〇〇三年，此時第一輪ＳＡＲＳ疫情已經遍及全球，雖然規模不大但是威力驚人，在二月二十三日這天，一位七十八歲的女性把病毒從香港帶回了多倫多，她和丈夫在香港待了兩週，最後那幾天都住在維景酒店的九樓，所以她大概就是在那裡染疫的，感染源就是那位把病毒帶進香港市區的腎臟科醫生。這位女士發病後在三月五日這天於家中去世，陪伴在側的家人們，包括她的其中一個兒子，很快也都出現了症狀。那個兒子在開始覺得呼吸困難後一週才去掛了急診，在沒有隔離的情況下，他在急診室裡用了霧化吸入器來服用藥物，也就是用機器把藥水化為蒸汽，然後再灌入病人的喉嚨裡頭。「這種方法會有助於打開你的呼吸道，」阿里·可汗告訴我，這個裝置對於防止氣喘發作來說可謂是既有效又安全，可是如果碰上了高傳染力的病毒，用這個裝置可就不太明智了。「當你把吸進去的氣體呼出來時，其實就等於是把你肺中的所有病毒都一併呼出到了空氣中，呼出到了你接受治療的那個急診室裡頭。」結果急診室裡有兩位其他的病患被感染了，其中有一位又因為心臟病發作而很快被送進了冠心病的加護病房，以致於有多位人員，包括八名護理師、一名醫生、三名其他病患、兩名醫院員工，還有該病患自己的太太，以及兩名技工等多人一併染疫。他算得上是超級傳播者，因為那婦人的兒子去了一趟急診室，結果導致一百二十八位該醫院的相關人士染疫，其中還有十七位喪命。

在新加坡出現的第一個SARS病患也是一個剛從香港返國的人，有兩位空服員飛到香港後就在那裡購物兼度假，同樣也住進了維景酒店九樓的房間，返國後有其中一位就逐漸出現病徵，開始發燒、呼吸窘迫，於是就去了陳篤生醫院，這是新加坡全市最具規模的醫療機構之一，而她被送進了一個開放的病房，打過抗生素之後並沒有用，幾天後她在痛苦中被送進了加護病房。可是在此時，大概就在她要被送進去之前，剛好有人來探病，結果這些訪客們有幾位就又變成了患者，這讓醫生不禁懷疑他們是否罹患了什麼很容易傳染的疾病，又想起前陣子聽大家在說中國那邊出現了一種奇怪的肺炎疫情，搞不好跟那個有什麼關係。接下來那位年輕女性的病房裡，忽然有四名護理師在同一天都請了病假，此時該院負責感染管控的一位醫生洪思平（Brenda Ang，中文名為拼音音譯）注意到了這個異常現象。六年後我在同一家醫院見到了洪思平醫生，她是一位身材嬌小、性格直率的女士，她告訴我：「那時候真是我人生的決定性時刻，所有的事情都發生得好快。」[7]而她所說的那個決定性時刻發生在二〇〇三年的三月十二日，當天是星期三，世衛組織就在同一天於日內瓦發布了對這個「非典型肺炎」的全球警示，而在此之後大家就都稱之為SARS。

世衛組織在裴偉士和他的團隊夥伴們找出病毒種類後就立刻發布了警示，並提醒大家該疾病似乎並不是所謂的「禽流感」，而是別的疾病，是一種此前未見但確定會人傳人的疾病，因此呼籲要對病患進行仔細的隔離。於是新加坡的衛生部長接著就成立了一個SARS工作小組，並且在陳篤生醫院裡設立了指揮室來作為SARS問題的決策中樞。

也差不多是在這個時候，阿里・可汗到了新加坡，此次他是以（從美國疾控中心調派的）世衛組織顧問的身分前來協助組織疫情的調查與應對工作，所以每天要跟衛生部的首席流行病學家蘇國啟（Suok Kai Chew，中文名為拼音音譯）醫生等人開會，大家一起制訂抗疫的戰略與戰術，而政府方面也會透過SARS工作小組這個管道來跟他們合作。以公共衛生的角度來看，其常見的應對策略就是隔離和檢疫（quarantine），「然而在這次SARS疫情之前，」可汗告訴我，「檢疫和隔離其實並不常用來對付傳染病的疫情。」至少在近年來是這樣，但如果回到中世紀歐洲瘟疫流行的時期，那檢疫和隔離就不算罕見了，因為剛靠港的船隻常常都會接到要求，叫他們要先停泊四十（「quaranta」這個數字就是「quarantine」一詞的由來）天之後才能上岸；而地中海的海港拉古薩（Ragusa，位於今日的杜布羅夫尼克）也推行了一個「trentino」，意思就是「三十」，也就是說從疫區來此的人都要進行三十天的隔離。類似的情況還有十九世紀晚期和二十世紀初期的美國，當時因為有天花疫情，因此長出痘子的人就有可能會被關進隔離營（如果剛好這人是窮人或有色人種的話就更會如此），被人用高高的鐵絲刺網禁錮起來，還有更可怕的是被關進「疫病所」（pesthouse）裡頭，因為當時進去那種地方不是為了接受治療，而只是為了保護外面大眾的安全。「不過，」可汗直言，「這樣的觀念有點過時了。」雖然他和蘇國啟及團隊夥伴們重新啟用了這個措施，但也相應地調整成了比較符合人道的作法。

此時陳篤生醫院成了SARS的專責醫院，只收治SARS病患，其他病人全都轉至新加坡總醫院，而每一位疑似感染或可能感染SARS的人都得進到陳篤生醫院進行隔離，至於此時「疑似感染或可能感染」的定義，也已經隨著世衛組織所發布的指示而擴大了適用範圍，任何人只要有發燒或呼吸困難的症狀都算。此外還規定，所有醫療機構裡的工作人員都必須穿戴全套個人防護裝備，尤其N95口罩更是嚴格規定要一律使用，而且這些人員每天還得要進行三次自我檢測，看看是否出現了發燒等相關症狀。另一方面，各醫療人員都被限制只能進出同一家醫院，這樣才不會把病毒帶到別家醫院去。如果病患需要進行插管這一類有高度傳染風險的醫療措施，醫護人員必須配戴動力淨氣式呼吸防護具（PAPR），這是一種用來呼吸的頭盔，送進裡頭的空氣都會經過過濾。至於罹患其他疾病的住院病患，出院後也要進行十天的居家隔離。

在社區方面，政府也採取了嚴格的措施來控制疫情的傳播力。從三月二十七日開始，所有學校停課；而如果有染上SARS致死的患者，也必須要在二十四小時之內火化；每次只要出現一個新病例，疫調人員必須在二十四小時內追蹤到跟該病患近距離接觸過的人，並強制要求這些人自行隔離。「而且我們會在你家裡安裝監視鏡頭，還會提供電話，確保你有真的待在家中。」可汗細數當年頒布的那些規定說道，「我們隨時都可能會打電話給你，此時你必須打開鏡頭，出現在畫面之中。」當時已有八百多人在進行隔離，要是你敢無視居家隔離禁令，就會被裝上電子腳鐐這類的追蹤器。然而在政府進行鐵腕隔離的同時，這種作法其實對於後勤工作來說也是巨大的挑戰，可汗告訴我，「我們有個說法：『只要你一綁住了誰，你就要對他負全責。』」所以你得要供應這些人的三餐，要照料他們身上的一切健康問題，還要確保他們都有地方住、有衣服穿。「那誰來照顧他們呢？誰來替他們支付費用呢？既然你是政府部門，是你強迫人家自我隔離的，那自然是要交給你負責啊。」

「而且新加坡是一個非常特別的地方，」我接下他的話說，「我的意思是，如果你當時是在剛果的金沙薩這樣做，結果會怎樣？」

「是啊，沒用，這種作法會根本沒用。」

新加坡是個秩序井然的國家，法規嚴格、人民富裕。到了四月二十四日，死亡人數已經達到二十二人，所以此時又加重了違反隔離規定的罰則，不只要罰更多錢，可能還得坐牢。除了計程車司機每天都要量體溫，樟宜機場的入境旅客全都會以電子掃描設備顯示體溫，連搭乘巴士或私家汽車的人也都要符合這些規定。從執行力度來看，光是五月二十日一天，就有十一個人因為吐痰而各被開罰了三百美元。幸而這些方法奏效了，在二〇〇三年七月十三日這天，最後一位罹患SARS的病患走出了陳篤生醫院，疫情終於結束了。有些搞不清楚情況的人，總愛說什麼SARS在全球奪走七百七十四條人命後就「自己消失」了，但它其實不是自己消失的，按照可汗的說法，它是被擋下來的。

二〇〇九年時，我去採訪了洪思平，那時她是一位感染管制單位的官員，我問她：「你現在最擔心的是什麼？」

她無奈地笑了笑，回答我：「是自滿，還有冷漠。」危機過去了，有一些重要的傳染防控措施，像是勤洗手、用酒精擦拭門把等等，可能就會跟著被人拋到腦後。「大家變得太有自信，總覺得身邊不會出現新病毒。」然後我又問她，這次的SARS疫情，如果不只是關注原本的爆發地點，也不只看新加坡這裡，我們有沒有學到什麼更大的教訓呢？我們在這次冠狀病毒疫情裡學到的東西，在下次還適用嗎（當時並不是想問她這次的新冠疫情，畢竟我不能未卜先知）？洪思平回答：「光是守住自家地盤是沒有用的，疾病的傳播已經太過全球化了。」

這跟阿里·可汗對我說的話如出一轍，他告訴過我，「一個地方爆發疾病，就等於所有地方都會爆發。」

14

ＳＡＲＳ帶給世人的教訓還有另一個，雖然那並不是ＳＡＲＳ獨有的情況，而且在阿里．可汗看來也不是什麼新鮮事——在病毒傳染給大眾的過程裡，某一個病患或單一個事件的狀況會扮演特別重要的角色，其重要性會顯得不成比例；換句話說，會出現某個重要的病例，許多其他的病例都是被他傳染的。如今這個概念大家已經相當熟悉了，我們常會聽到流行病學家和公共衛生官員談到某些超級傳播者或超級傳播事件，所以這已經算是老生常談，而且這種現象至少從「傷寒瑪麗」的那個時代就已經有許多人認識到了。這位瑪麗的本名叫瑪麗．馬龍（Mary Mallon），是位在愛爾蘭出生的廚師，二十世紀初她在紐約工作時造成五十一個人感染了傷寒，然而她自己卻沒有出現病徵。雖然早有這樣的先例，不過可汗告訴我，「超級傳播者」一詞應該是比較後來才開始用的，最初大概是用來指稱非常會傳播結核病的人，例如一九九二年在明尼亞波利斯的一間社區小酒吧裡，據說有一位遊民傳染了四十一個人。對於可汗來說，自從他在一九九五年去薩伊的基奎特市加入伊波拉疫情的因應團隊，並負責追蹤病患的接觸者時，這個詞彙就已經是很常用了，他在那次任務結束五年後曾寫過一篇期刊論文，裡頭就有講到這個現象。

當時可汗曾對兩位患有胃腸出血的伊波拉患者進行其接觸者的疫調追蹤，發現很多其他病患都表示跟此二人接觸過，這很可能代表著這兩個人扮演了某種串連傳播鏈的角色，因為光是他們兩位就傳染給了至少五十多個人，至於傳染力會這麼強的原因，或許跟他們的出血性腹瀉有關，但是實情到底如何也沒人知道。可汗和另一位共同作者在一九九九年的一篇文章裡寫道：「『超級傳播者』或『多次傳播者』的概念，對於這種出血熱疫情來說還很少見，而這種多次傳播現象的發生機制，至今也依然未明。」[8]所以他們並不是硬套一個「超級傳播者」的標籤或概念在病患身上，不過兩人也確實讓這個詞彙的用法變得更為人所知。

其實除了他們之外，該詞彙在之前也是有人這樣用的，而且不只是結核病或傷寒，連病毒性出血熱也會用到這個詞彙，甚至在可汗的論文裡就曾引述過這些病例，像是一九七〇年在奈及利亞爆發的拉薩熱疫情，在一家醫院的某個病房裡頭，光是一個病患就傳染給了其他十四個人；還有一九七一年在安地斯高原上的科洽班巴（Cochabamba），這裡鬧出了由馬秋波病毒引發的玻利維亞出血熱，有一名染病的旅客傳染給了四個人，奇特的是不論該病毒本身，或是病毒的儲備宿主（是一種低地的囓齒類動物），其實全都是從外地來的。細菌的情況也可能會如此，以引發咽喉炎和猩紅熱等疾病的禍首鏈球菌來說，有研究證據表明，如果感染者的鼻腔裡帶有特別高濃度的細菌數量的話，其傳播效力會比鼻腔裡細菌只有中等濃度的人要好上非常多，就算後者本身的體內早已充滿細菌也一樣。

令人難過的是，從廣州最初那幾個禮拜的情況來看，超級傳播者在這場SARS疫情裡的重要性變得格外明確，除了那位毒王，還有後來那位前往香港並住在維景酒店九一一號房的腎臟科醫生都是明證，甚至可汗和其團隊夥伴們也在新加坡看到了類似的病例。「他們一開始只是說要我前去新加坡協助進行疫調，」他對我說，「在我抵達之後才對來龍去脈清楚了許多。」他要我回想一下那位跑去香港購物的空服員，還說自己不得不承認這個病例從一開始就讓他覺得很困惑，「為什麼會有人明明住在新加坡卻要跑到別的地方去買東西呢？這個國家本身就是一個大型的購物城啊，至少我看到的樣子是這樣。」也許是因為價格會比較便宜吧，總之這下子她和朋友都感染到了病毒，然後把病毒帶回了新加坡。「你很快就會發現，社會上就是會有一些人特別有辦法把病毒傳播給許許多多的其他人。」相較之下，大部分染疫的人並不會造成其他人的感染。「事實就是這樣，病毒在其他病患那邊一直擴散不出去，可是偏偏這一小群人就是很有辦法把病毒傳播給其他人。」那位空服員的名字叫莫佩詩（Esther Mok），她感染後傳染給了自己的媽媽、爸爸、外婆、舅舅，還有她所屬教會的神父（他去探病時還一起祈禱），這些人全都成了陳篤生醫院收容的病患，而且除了外婆無一倖存。莫佩詩雖是無心之過，但卻陷入深深的自責，因為她還傳染給了那四位因同時請病假而被洪思平注意到的護理師，而她自己卻活了下來。

不過如果要對這些病患的情況持平而論，可汗指出有一點我們得要格外注意，那就是生物環境的自然規則。他的意思是說，會造成這種病毒傳播現象的因素有很多，不論是個人和環境的狀況、人際互動方式，乃至於生理條件本身都有關係，而其中最危險的情況之一就是有重度染疫的病人進了醫院，可是卻沒人發現他具有傳染力。對於負責照料病患的醫護人員來說，最危險的互動之一就是幫病人插管，尤其是那些呼吸道出現重症的病患，另一個危險項目則是幫病人用霧化吸入器來服藥。所以那位廣州的「毒王」，還有那位從香港帶著SARS回多倫多的老婦人，大家對他們的情況也許要更寬容看待一點，不該說他們是超級傳播者，改稱他們是超級傳播事件的核心人物就好。當年傷寒瑪麗隱瞞了自己的病況，還換了好幾份工作，甚至刻意改名，但是上面提到的那些病患並沒有這樣做，他們只是運氣不好，其個人條件比較容易傳播病毒而已，可汗又舉了莫佩詩為例，她純粹就是因為自己很受歡迎，所以才會有一大堆訪客去探病，殊不知這項個人條件卻成了疫情傳播的危險因素。

可汗之所以會注意到超級傳播事件與超級傳播者的差別，主要是受到一位名為彼得・基爾馬克斯（Peter Kilmarx）的人所影響，他是可汗在疾控中心的同事，一九九五年在基奎特的伊波拉因應團隊裡頭也擔任過傳染病醫生。「彼得是一個大好人，」可汗告訴我，基爾馬克斯很看不慣有人因為不知道當下情況而被外界批評，他認為這種污名化是不公平的，那位「毒王」住院的時候是如此，所有其他類似的緊急求醫情況也是如此。「那個環境是不是本來就會發生這種情況？」可汗問過自己，現在也問了我，「病毒是不是本來就會造成這種情況？」天底下沒有不會出差錯的時候，你當然可以對人體進行檢測，評估上呼吸道裡頭藏著多少病毒在等著噴濺而出，而下呼吸道裡又有多少病毒在引發人體不適；環境也可以檢測，每台機器、每個物體表面都可以一一加以檢測，可是病毒總會有一些你搞不清楚的地方，任何病毒都是如此。

然而，二〇〇三年那次不過只是場演習而已，「我們躲過了ＳＡＲＳ這個要命的一劫，」唐納・柏克告訴我，因為有超級傳播事件的發生，大大拉高了疫情的慘烈程度，表面上看好像已經讓病例數和死亡人數飆升了，但其實事情本來有可能會變得更糟。在當時的那些病患和環境裡，如果病毒在整體上更具有傳染力的話，哪怕只是更強一點點，他表示「很可能就會出大問題了。」不過ＳＡＲＳ的冠狀病毒有一個特點，或者也可以反過來說是它缺了一個特點，所以它始終沒能跨進一步，在二〇〇三年成為全球共同的夢魘。「那個特點就是，絕大多數的無症狀感染者並不會傳播該病毒，要發病後才有傳染力，所以你可以有餘裕做好準備。」如此一來就可以確認病例、追蹤其接觸者，然後進行隔離檢疫。也就是因為這些緣由，所以這股疫情可以擋得下來，而我們也真的就擋下來了。萬一這個病毒稍有不同的話，「不論是更容易傳染，或是病徵更多變難測，還是更難分辨出誰是無症狀感染者，那我們當初就絕對控制不住SARS疫情的擴張。」

這些話是他在二〇一一年時跟我說的，不是最近的採訪內容。這到底要算是他的先見之明，還是他的建模有用，抑或是他又剛好猜中了一回呢？

15

到了二〇一二年，又有一種不同的冠狀病毒在阿拉伯半島出現，這顯示SARS並不算是特異的事件。第一個確診的病例是一位六十歲的沙烏地阿拉伯男子，他在六月十三日那天前往一間私人診所求醫，病徵有發燒、咳嗽、多痰和呼吸困難，而其胸部X光的影像也有問題，於是隔天他就被轉入加護病房，又因為呼吸困難而進行了插管。在採集他的血液和痰的樣本進行檢測後，發現他的血液裡並沒有檢測出細菌，而且痰裡也沒有檢測出H1N1（流感病毒的亞型，從二〇〇九年開始流傳到了世界各地）的反應。然後從第三天開始，他的其他檢測數據顯示他的腎功能正在下降；八天後又出現呼吸衰竭和腎衰竭，病患就這樣過世了。然而醫院並沒有進行屍檢，這代表院方並不認為他的死因不明，但事實並非如此。

幸好該院中有一位叫阿里．穆罕默德．扎基（Ali Mohamed Zaki）的醫生，這位埃及的病毒學家對這個病例感到好奇，他一方面按照法規將採集的檢體和檢測結果呈交給沙烏地阿拉伯的衛生部，同時又留下了足夠的檢測材料來進行進一步的測試，因為他懷疑這個男子是感染病毒而死的，他猜也許是某種副黏液病毒（paramyxovirus）。副黏液病毒是一種ＲＮＡ病毒，所引發的病徵有麻疹、流行性腮腺炎，以及一系列跟支氣管炎、肺炎相關的其他疾病，這種病毒跟流感病毒及冠狀病毒一樣，都是必須高度警戒的病毒。然而結果並未如他所料，那個男子對黏液病毒的檢測呈現出陰性反應，而由於ＳＡＲＳ的前車之鑑，所以扎基接著就想到了冠狀病毒。當時已知會感染人類的冠狀病毒共有五種，但其中四種只會引發輕微的感冒症狀，而第五種就是ＳＡＲＳ，也許該名男子就是死於這個，又或者是死於某個跟ＳＡＲＳ一樣致命的冠狀病毒。於是扎基就設法在自己的實驗室裡用該患者的痰來培養病毒，此外又聯絡了一個荷蘭的實驗室，把樣本送了過去，然後跟對方的科學家一起合作，最後他們鑑定出這是一種全新的病毒。扎基見狀趕忙就通知了新興疾病監測計畫ProMED，甚至來不及先跟荷蘭那邊一起發表他們的新發現，所以在紐約這頭ProMED的副總編輯瑪喬麗．波拉克立刻得知了此事，她正是多年後警示全世界要注意新冠肺炎的那個人，而她也在二○一二年的九月二十日發布了扎基的報告。

很快大家就發現，那位六十歲的男子只是第一個病例，後面還有其他人患病。三天後波拉克又發布了另一篇報告，裡頭講到倫敦一家醫院裡有一位四十九歲的卡達公民罹患重症，該病患是從卡達搭乘醫療飛機送過去的，目前已經進了加護病房，而其對這個新病毒的檢測結果為陽性反應。這位病患跟前一個病例至少都有一個共通點，那就是他們最近都去過沙烏地阿拉伯。在發出卡達病例的那篇報告後不久，波拉克就又接到了消息，一位在國際ＳＯＳ（一間健康風險管理公司）那裡工作的ProMED訂戶告訴她，說自己想起在五個月前看過一則類似的疫情報導，一樣是不明的嚴重呼吸道疾病，發生地點在約旦的加護病房裡，共感染了十一人，並造成兩人死亡。根據媒體報導，之後那兩個死亡病例的檢體也進行了檢測，發現對此新病毒呈現陽性反應，然而這個檢測結果卻拖了好幾週後才獲得確認，而在這等待的期間又出現了五個新的病例。截至二〇一二年的十一月底，這個新病毒與新病症一共出現了九名患者，可是不論是病毒還是病症，此時連個名字都還沒有取。

瑪喬麗・波拉克很快就跟三位共同作者一起發表了一篇論文，除了彙整這些病例的諸般細節，同時也指出，在當前此刻大家對於該病毒的未知內容比已知結果還要更多，例如這個病毒跟這些發生疫情的國家有什麼關係？約旦出現的那些病例是否有前往沙烏地阿拉伯的旅遊史？而為什麼這些病患主要都是男性呢？

此外，波拉克等人也在論文中指出了一點，這九個確診病例裡有五人在最近都曾經接觸過動物，於是他們又接著問道：「他們接觸的是哪些動物？」[9]

16

二〇一二年十月底，生態健康聯盟（EcoHealth Alliance）聘僱的一位獸醫兼生態專家喬恩・埃普斯坦（Jon Epstein）在他皇后區的家裡過週末，此時他接到了一通電話。距此不久前中東地區才剛剛傳出第一波的新病毒疫情報告，不過這時候還只有瑪喬麗・波拉克等其他一小批人知道這消息。電話是伊恩・利普金（Ian Lipkin）打來的，他是哥倫比亞大學梅爾曼公共衛生學院感染和免疫中心的主任，同時也是一位既聰明又有人望的分子生物學家，他說自己的工作就是努力在「發現病原體」，而埃普斯坦也常常跟他合作進行新病毒的鑑定工作，尤其是蝙蝠身上的病毒，因為這是埃普斯坦最拿手的。這兩人的合作方式，如果用最簡單的話來說，就是由埃普斯坦跑去一些偏遠的地方，爬過洞穴、越過房頂，到處去抓些大大小小的蝙蝠來進行取樣，他的處理手法溫柔得像是好心的獸醫在對待小貓咪一樣，大多是用拭子採集一些血液、唾液和糞便，然後把樣本交給利普金進行檢測及鑑別病毒。「我永遠都不會忘記那一天，」埃普斯坦告訴我，「他當時跟我說的，是我原本覺得最不可能從他嘴裡說出的話。」

「你明天有打算幹什麼嗎？」利普金問道。

「我還不知道，問這幹嘛？」

「我們去搭飛機吧，去沙烏地阿拉伯。」

因為工作的關係，埃普斯坦確實常跑世界各地，不過通常不會在這麼晚才收到通知，然而利普金這邊真的是十萬火急，沙烏地阿拉伯的衛生部剛剛聯繫了他，希望他可以去幫忙，而利普金則希望埃普斯坦可以去幫忙，因為他懷疑這個最新出現的冠狀病毒有可能跟蝙蝠脫不了關係。

為什麼懷疑蝙蝠？因為這些年來大家已經發現一個固定的模式，那些危險的新病毒往往都是從蝙蝠身上來的，包括一九九四年在澳洲發現的亨德拉病毒、一九九八年在馬來西亞發現的立百病毒，連在烏干達發現的馬堡病毒也在二〇〇九年發現溯源於蝙蝠。而且馬堡病毒還有個更惡名昭彰的親戚伊波拉病毒，雖然當時（其實到現在也還是）沒有找到確切的證據，但大家也認為它應該原本存在於蝙蝠體內。別忘了還有狂犬病，雖然已經是老病毒了，但依然非常危險，它也一樣是從蝙蝠那裡來的。然後還有SARS病毒，它也同屬於是冠狀病毒，根據埃普斯坦所屬團隊的研究結果，也已經有相當可信的證據顯示它跟蝙蝠有關。如今利普金就是希望埃普斯坦幫忙到沙烏地阿拉伯去找證據，看看這個「蝙蝠就是儲備宿主」的常用假設會不會在這次發現的新玩意上頭又再次猜對了。埃普斯坦可以去指示病例（index case，就是在吉達的醫院裡過世的那位六十歲男子）的住家那邊，針對那附近的蝙蝠設計一套現場採樣計畫。

「想要在二十四小時內入境沙烏地阿拉伯，需要辦什麼手續？」我問埃普斯坦。

他聽完之後笑了，說如果對方的衛生部對你發出緊急邀請，然後哥倫比亞大學又幫你打點簽證的話，那這事其實並不難辦。於是他們就搭機去了利雅德，也見了沙國衛生部的官員，接著就轉機前往麥加的門戶城市吉達，然後繼續搭了六小時的車到東南方一個叫做比沙（Bisha）的城鎮，指示病例生前就住在那裡。這次同行的隊伍裡還有其他成員，一位是埃普斯坦在生態健康聯盟的同事凱文・奧利瓦爾（Kevin Olival），他也同樣擁有豐富的蝙蝠處理經驗；有一位是利普金實驗室裡的技術人員，由他來負責處理樣本；此外還有一位衛生部的獸醫，叫做沙姆蘇丁・法博（Shamsudeen Fagbo），他會幫忙進行動物採樣，那可是個細活，此外他也會充當地陪。比沙是一個農業地區的集散中心，附近農地的土質與水質良好，此處棕櫚樹所產的水果相當知名，一行人在此找到了該指示病例的住家，他生前原本是此地的商人。說到這裡，埃普斯坦更正了自己的話，其實他們發現該男子有三個不同的住處，裡頭各自住著不同的家庭成員，於是團隊一一檢查這些屋子，希望能找到有蝙蝠出沒的證據。此外他們也跟那名男子的兄弟們見了面，還在其中一片土地上看見了許多駱駝和綿羊。

「有駱駝啊，」我說，「可是這時候駱駝還不是你們懷疑的對象吧？」

「完全不是。」他跟利普金在那之前確實曾討論過，病毒是否可能有其他跟人類會直接接觸的中間宿主，畢竟想到SARS的前車之鑑，當時病毒就是透過果子狸傳染給人類的。「我們不清楚實情如何，什麼動物都有可能是宿主，而我們只能專心對付眼前的蝙蝠。」不過為防萬一，他們還是從綿羊和駱駝身上採集了樣本。除了住家以外，他們也走訪了那名男子開的一家五金百貨行，發現店門口有一片花圃和一片椰棗果園，埃普斯坦很快就警覺到，這之中有一條可以串連起椰棗、水果蝙蝠和病毒的關係鏈條，之所以會這樣聯想，是因為在孟加拉研究立百病毒時曾有過相關經驗。孟加拉那次的病毒源頭是一種「果蝠」屬（Pteropus）的大型水果蝙蝠，一般稱之為狐蝠（flying fox）。雖然孟加拉的椰棗果實不能直接食用，不過這種樹木的樹液很甜，可以抽出來用，原理跟佛蒙特州的人從楓樹上取糖漿差不多，而且這種新鮮的樹液在街邊就有賣，買了以後可以直接拿來喝。問題是蝙蝠也會受到這種樹液吸引，當人們用採集器劃開樹幹後，會在採集器下方掛著一個小瓦罐來承接上方開口流出的樹液，如果蝙蝠飛過來從開口處舔食流出來的樹液，牠們的排泄物就可能會落入罐中，而蝙蝠所排出的糞便和尿液裡頭又帶有病毒，有人直接喝新鮮樹液的話就可能會造成感染。對埃普斯坦和生態健康聯盟來說，找出這種隱形的關聯並警告大眾，設法阻斷危險病毒的傳播鏈條，這本來就是他們分內的工作，問題是這次的情況不一樣，在比沙當地乃至於周邊地區，他根本就沒看到有任何蝙蝠與人接觸的證據，事實上，他根本幾乎連一隻蝙蝠都看不到。

此地附近是一望無際的沙漠，只有些許棕櫚林穿插其間，地勢偶爾有幾個起伏的地方也都是些岩石丘陵，這跟埃普斯坦過往比較熟悉的熱帶雨林非常不同。沒辦法，團隊只好開始找當地居民來問，由地陪法博來充當翻譯：這附近有蝙蝠嗎？埃普斯坦記得阿拉伯語裡的蝙蝠發音就像「哈發費朽」，於是這一行五人，包括埃普斯坦在內（他個子很高，留著短髮，當時還穿著卡其褲，很容易會被人認作是美國海軍陸戰隊的少校），他們在比沙到處亂走，然後逢人就給對方看蝙蝠的照片，希望能找到線索。埃普斯坦甚至還爬上幾個丘陵的高處，用望遠鏡四處搜尋，找找看是否黃昏時刻有蝙蝠在飛，但法博卻警告他：「不要用望遠鏡對著別人的住家，因為對方會立刻認定你是在窺視他們家，你明白吧。」最後他們終於遇到一個坐在車裡的男子，他說自己見過，上來吧，我帶你去找牠們。

他們幾乎想都沒想就跳上了那個人的車子，不過事後看來似乎有些不妥。「這簡直是教科書等級的負面示範，告訴你在別的國家千萬別這樣做。」埃普斯坦笑著告訴我，說他當時太沒有戒心了，「沒去過那個地方，也不會講人家的語言，然後聽到有個完全不認識的人告訴你『好啊，我帶你們去有蝙蝠的地方，牠們就在城外那邊』，這種情況你就不該上車！」更何況他看起來很像是一個在進行偵察工作的美國海軍軍官，那就更不該上車了。話說回來，那位男士後來把他們載到了六英里外的地方，那是一個深藏在沙漠中的荒鎮，裡頭有一大群古建築，但屋子的邊角都開始塌了，其中有些居然已有近千年的歷史（這是埃普斯坦事後聽說的），所以人們稱此處為「比沙遺跡」。在其中一棟建築的地下室裡，他們看到了有幾百隻蝙蝠安安靜靜地棲息著，「我立刻湧起一股感覺，好像我身在一個考古遺址裡頭，真的是太不可思議了。」埃普斯坦說道。

即使沙漠熱氣逼人，他和奧利瓦爾還是穿上了全套防護裝備，意即包括了全身的泰維克（Tyvek）防護衣、呼吸器頭盔，還有靴子和手套，然後才爬進那個低矮的房間。儘管房裡悶熱難耐，但畢竟大家對這個新病毒所知甚少，搞不好它會以氣溶膠的方式懸浮飄散在房裡那刺鼻的空氣中，所以保險起見還是得戴著呼吸器，至少他們希望這樣可以保護得了自己。此時有一大群蝙蝠已經受到了驚擾而飛動，開始在他們的頭頂上盤旋，這些並不是大型的狐蝠，而是小型的食蟲蝙蝠，所以不會吃椰棗樹液，其中大部分屬於一種俗稱鼠尾蝠的品種，肢體纖細、手指短小，尾巴則又細又長。鼠尾蝠原產於非洲、中東和南亞的乾燥地區，喜歡棲息於洞穴、岩縫和墓穴中，包括埃及的金字塔。埃普斯坦和奧利瓦爾在房間的地板鋪設了一塊塑膠的防水布，用來承接蝙蝠落下的糞便；然後又在唯一的出口處架了一個豎琴網（harp trap），這是一種捕捉蝙蝠的標準工具，上頭有許多縱向的細線，蝙蝠要穿過的時候就會被輕輕地纏住，然後便會掉入下方的布袋裡頭。這票人在第一天晚上就抓到了三四十隻蝙蝠，馬上就在一個機動實驗室裡進行採樣，採集了血液、糞便和喉嚨的樣本，然後就把蝙蝠放了回去。

對埃普斯坦的團隊來說，這一晚算是相當走運，既沒有空手而回，又沒有被人綁架，只不過此刻他們還無從得知自己是否白忙一場，收集到的會不會單純只是一些蝙蝠的糞便、唾液和血液而已。這些樣本都得送回利普金在紐約的實驗室去進行分析，因為沙國的衛生部門尚未有能力檢測這種新型的冠狀病毒。利普金不僅掌管著一間實驗室，也很懂得怎麼進行科學外交，所以他雖然沒辦法在洞穴或是惡臭的地下室裡爬行，但卻有辦法在首都利雅德舉行的會議上搞定運送事宜，然後他就搭飛機回去了。

埃普斯坦和他的田野團隊一共待了三個禮拜，他們在之前那個遺跡以及現在比沙城裡的一些廢棄建築裡到處設陷阱，最後總計抓到了九十六隻蝙蝠，並一一進行採樣。這裡頭大概有三分之一是鼠尾蝠，還有三分之一屬於一個名字很形象化的品種，叫做埃及墓蝠（Egyptian tomb bat）。此外他們還從塑膠防水布上採集了幾百件蝙蝠落下的糞便樣本，全部算起來的話，個別樣本數量共有一千多件，全都裝在貼有標籤的小瓶子裡，然後放進液態氮中冷凍，並在利雅德進行了清關手續後送回紐約。

運抵紐約後，美國海關的檢查員把貨櫃給打開了，糟糕的是他們把樣品空放在室溫中長達四十八小時，然後才放行送往利普金在哥倫比亞大學的實驗室，這對研究來說相當不利，樣本已經解凍了，這會減損所提取的RNA的用途（因為可能很快就會產生降解），而且也不容易進行測序，不過也不至於完全不能用。利普金的團隊還是在這些樣本裡檢測出不同冠狀病毒的兩百多個基因組片段，在進行過比對後，勉強可以看出這些都是已知的冠狀病毒，其中大部分是別的蝙蝠身上就有的，但是有一些卻是犬冠狀病毒，也不知道比沙的蝙蝠是去哪裡沾染到的；還有一個特別讓人印象深刻的是豬流行性下痢病毒，這種病毒會引發豬隻的傳染病。從這些結果我們可以見識到病毒是何其不安分的生物，它們絕不會放過任何擴散的機會，冠狀病毒可能尤其是如此，因為它們跟陸地上的哺乳動物太有親和性（affinity）了。在這次從比沙附近採集的上千件樣本中，只有一件對於該團隊正在尋找的新病毒測試呈現陽性反應，而這件樣本來自於一隻埃及墓蝠的直腸裡頭，牠是在比沙遺跡裡被抓到的。雖然那只是一個很短的RNA片段，只有一百九十個鹼基，但是拿來跟那位身亡的比沙男子身上取得的病毒一比對，其基因組裡有一處關鍵的基因，是用來生成關鍵的酶的，兩者竟完全相同。

於是利普金的團隊、埃普斯坦的田野團隊，以及沙國衛生部的部分成員，大家一起聯名發表了這一項發現，而此時這個新病毒也已經有了正式名稱，叫做中東呼吸症候群冠狀病毒（MERS-CoV），疾病名稱則是中東呼吸症候群（MERS）。從二十一世紀迄今為止，一共出現過三種會在人類之間相互傳染的冠狀病毒危症，而這只是第二種。

17

按照世衛組織在二〇一四年一月公布的數據，從比沙那位男子過世一直到公布那時，MERS一共感染了一百七十八人，其中有七十六人死亡。大部分的病例都發生在阿拉伯半島或是從那裡返國的旅客，還有部分病例出現了其病毒會人傳人的現象，例如在沙烏地阿拉伯東部，光是一家醫院裡就鬧出了九名洗腎患者相互傳染的疫情。除了這種人傳人的病例之外，病毒的來源依然並不清楚，不過很快就在幾項研究結果看出了一點線索，這些研究發現在一種人工飼養的動物體內有MERS病毒的抗體，而在此之前這種動物從未跟人畜共通疾病有過什麼關係，那個動物就是單峰駱駝，一種只有一個駝峰的阿拉伯駱駝。

進行研究的隊伍中，有一個是由幾位荷蘭科學家與國際夥伴合組的團隊，他們對阿拉伯半島和加那利群島等地的多種家畜（牛、綿羊、山羊、駱駝）的血清進行了檢測，其中只有駱駝的血清裡有測出針對MERS病毒的抗體。在機緣巧合下，該團隊巧妙利用了一個發生在阿曼的檢測良機，他們發現有一群從跑駱駝比賽裡退役的單峰母駱駝，牠們分屬於不同的主人，此時都已經被用來繁殖育種，而為了注意牠們懷孕期間的健康狀況，這些母駱駝會定期接受血液檢測，看看是否罹患了布氏桿菌病（brucellosis），這是一種傳染性細菌疾病，可能致使牛隻和綿羊等動物流產。由於駱駝是一種很容易受到感染的動物，因此需要進行布氏桿菌病的篩查，而篩查時會從駱駝的頸動脈取血，但流出的血量很多，可以用來進行不只一次的檢測。於是那個由荷蘭主導的團隊就拿到了阿曼這些退役競速駱駝的血液，結果還真的有所發現，整整五十頭駱駝體內全部都測出了MERS病毒的抗體，而且陽性反應非常強烈。

對於四處搜索病毒何在的各方人士來說，駱駝忽然間成了關注對象，而且相關研究還一篇跟著一篇出籠，其中有一篇就是伊恩．利普金統籌進行的，那是在沙烏地阿拉伯做的後續研究，實際在場主導研究過程的是沙國一位叫做阿卜杜勒齊茲．阿拉蓋利（Abdulaziz N. Alagaili）的科學家。他們發現了一些血清學上的證據，除了證實許多單峰駱駝感染了MERS病毒或其他類似MERS的冠狀病毒，又或是至少曾經暴露在有這些病毒的環境裡，而且這種狀況遍布於沙烏地阿拉伯全國至少將近十個地區。所謂的血清學證據其實看的就是抗體，而在他們檢測的兩百多頭駱駝裡，將近百分之七十五都出現陽性反應，阿拉蓋利的團隊甚至連在一九九二年留存的血清樣本裡都測出了該抗體，這表示MERS病毒至少已經在駱駝之中相互流傳了二十年，然後才出現第一個人類的確診病例。但這是否代表駱駝就是中間宿主，或者說病毒就是從駱駝傳給人的嗎？會不會有另一種可能，其實是人類先感染了病毒卻沒有被查出來，然後由人把病毒傳給駱駝的？這個問題的答案，還得另外再行研究。

發表成果的研究團隊中，有一組是香港大學的研究人員，其中幾位還曾在當初的SARS疫情裡有過密切合作，而他們採集樣本的那些駱駝情況也有點特殊，因為那都是在埃及的屠宰場裡待宰的駱駝。研究人員找了一百一十頭單峰駱駝，雖然不久後就要宰殺了，不過外表看來都很健康，然後從這些駱駝的鼻腔中用拭子採集樣本，發現牠們不僅有抗體，而且其中有四頭的樣本裡甚至有

ＭＥＲＳ病毒的ＲＮＡ片段，於是研究團隊從這四個樣本裡挑了一個看起來最有成功希望的來重組基因片段，結果組出了一個幾乎完整的基因組，而且跟導致比沙那位男子死亡的病毒有百分之九十九的吻合程度。這項發現支持了駱駝是中間宿主的說法，也就是說儘管ＭＥＲＳ的冠狀病毒源頭大概就是蝙蝠，但是實際造成人類感染的卻很可能是駱駝。

到了二〇一五年時，ＭＥＲＳ已經被人戲稱是「駝流感」，[10]然而它根本就不是流感，此時有一名六十八歲的韓國男性到阿拉伯半島出差後返國，同時也帶回了一種非常相似的病毒株。這位韓國商人去了巴林、卡達、沙烏地阿拉伯和阿聯酋，沒人知道他是在這些地方接觸到了駱駝的飛沫，還是從人類那邊感染到病毒的，不過這個問題其實並不重要，重要的是他把病毒帶回南韓後一共直接或間接感染了一百八十六個人，更重要的是，一共造成了三十八人死亡。

這波疫情的推動者是一樁超級傳播事件，就像ＳＡＲＳ那時候也有許多超級傳播事件在推波助瀾，但韓國醫療體系的某些現象卻讓疫情加劇了許多。由於韓國有一套醫療保險方案可以讓全體民眾獲得便宜的醫療服務，而且鮮少規定大家只能去哪些醫院看病，所以民眾就常常把醫院當商場在逛，這名商人在發病後跑了三家不同的醫院看診，最後被轉往位於首爾的第四家醫院收治，並在該醫院被診斷出罹患了ＭＥＲＳ。診斷之所以會延誤，也有部分是因為他一開始沒有通報自己近期內在中東的旅遊史，結果他傳染了快四十個人，其中有兩個也同樣變成了超級傳播者，又再傳染了一百零六個人。此外，醫院的病房裡有時會有四張甚至更多的病床，而且病患也可以讓外頭的人來探病，這又提供了病毒傳播的管道，再加上室內通風不良、感染控制不力，以及隔離的標準太過狹隘等因素，在在都讓那些以非正式接觸方式感染到病毒的人成為了防疫破口。

阿里・可汗告訴我，「他們到這時候才認識到原來冠狀病毒會造成這種效果，讓人從醫院感染病毒後帶進社區，然後再從一家醫院傳播到另一家。」這種情況叫做「院內傳播」（nosocomial spread），而南韓的MERS疫情就是這種重大失誤的經典案例，意即病毒傳播的途徑並不是出現在院外，而恰恰是因為醫療環境在傳播病毒。五年後，新冠疫情洶洶而來，可汗對我說：「我猜他們這次應該會痛定思痛了。」

二〇二〇年的一月三日，在中國這邊一傳出消息時，南韓隨即做出了迅速反應，對來自武漢的旅客實施了檢疫和隔離措施，也多虧有這些措施，該國的第一個病例才會在二〇二〇年一月二十日被發現出來，那是一名從武漢飛至首爾仁川國際機場下飛機的女性，然後南韓政府就將危機管理警示層級從藍色提高到了黃色，並於一週後從黃色再拉高到橙色。除此之外，衛生官員也在一月二十七日這天召集了二十間醫療公司的代表，大家一起在首爾火車站開會討論要如何開發應對疫情的醫療工具，包括讓民間來研發診測方法，並保證這些診測方法會快速獲得監管批准。大韓民國的官員們從一開始就很認真看待這次的疫情，其因應方式跟美國形成了強烈對比，就拿第一個發現的病例來看，美國這裡是出現在一月十九日，還比南韓早一天，但是後續的因應作為卻是天差地別。

美國的首個確診病例是一位從武漢搭機飛回西雅圖的男子，他因為出現症狀而去了華盛頓州的斯諾霍密什（Snohomish）的一個急診診所，隔天他做的拭子樣本就被送到了疾控中心，在此經檢測證實為陽性，並在一月二十一日時採集了他的血液樣本。「從一月二十二日開始的每一天，美國政府竟然都無所作為。」可汗語帶沮喪地告訴我，一月二十二日是禮拜三，美國衛生機關的高層們大可以打電話給必帝公司（Becton, Dickinson and Company，一家大型的跨國醫療科技公司，其總部設在紐澤西），告訴他們「我們希望全國在下禮拜都可以具備檢測能力」，但是這些人並沒有這麼做，因為他們沒有遠見。「連檢測都做不到，我們之後的疫情會怎麼樣自然也可想而知。」南韓可以預想到最壞的情況，然後做出最快的行動，這是因為他們還記得SARS和MERS的教訓。

可汗說：「南韓是值得我們借鑑的一個好例子。」這些話是在二〇二〇年三月說的，此時韓國剛剛挺過了第一波疫情，確診病例也剛剛跨過六千人，但只有不到一百人死亡，以該國人口將近五千兩百萬來算，其死亡率約只有美國的千分之一。雖然後來韓國也出現了封城疲勞的問題，以致於造成了第二、三、四波的疫情，更何況後續還有變種病毒接踵而來，但至少他們起步良好，其開頭因應疫情大流行的舉措免去了許多悲劇與死傷。「他們採用了非常不同的作法，」可汗說，「我們只要看看人家在做什麼，然後說『我們也要做一樣的事』就行了，可是我們沒有這樣做。」科學家可以告訴大家疫情的風險，公衛官員也可以制訂因應辦法，但是公家機構的官僚和國家的領導高層卻沒有想想疫情可能會有多嚴重，甚至造成大流行。而就在我跟可汗聊完這些預警的十天之後，唐納・川普就在電視上說：「這根本完全沒人料想得到。」[11]

18

二〇〇三年時SARS對美國的傷害很輕微，只出現了二十七個疑似病例，也沒有超級傳播事件，更無人死亡，然而影響之所以會小到這種地步，非常可能只是因為運氣好而已。說起這段過往，阿里・可汗打了一個比方，跟唐納・柏克告訴我的說詞竟然一模一樣：「我們躲過了要命的一劫。」不同的是他又繼續說道：「我們躲過了SARS這要命的一劫，但說到底這也許反而是壞事，因為如果我們當初沒有躲過那一劫的話，我想也許這次我們就會做出更好的準備了。」他還說加拿大就學到了教訓，因為當年多倫多有人因此死亡，這讓他們比美國更認真看待新冠疫情，而且是從第一天開始就這樣了。

同樣地，南韓也沒忘了MERS的教訓，還有他們在二〇一五年損失慘重、處置失當的過往經驗，這又是一堂美國沒有類似機會可以學到的課，因為MERS對美國人的生活和意識所造成的影響甚至比SARS還小，二〇一四年時只有兩個病例，都是從沙烏地阿拉伯結束工作返國的醫療人員，而且也沒有對其家人或其他接觸者造成再次傳播，雖然疾控中心有在監控那次的狀況，但幾乎沒有其他人注意到這個消息。

對於單股RNA病毒的潛在危險，有些其他的科學家曾發出警告，而且世界各地發生的一些事件也可以佐證。有些人聽進去了這些警告，有些政府吸取了從前的教訓，但也有很多根本就無動於衷。流感一向都很危險，所以最好的流感研究人員會時時保持警惕，注意是否有全球性的災情發生。我之前提過，一九九七年時有一種非常致命的禽流感傳到了香港，病毒從禽鳥身上傳給了人類，造成了十八例感染，其中有六例死亡。香港政府當時做出了大動作的反應，直接撲殺了一百五十萬隻雞，並且一連七週停止了活禽交易（這種買賣在香港非常重要，因為不是每個人都有冰箱），七週之後雖然重新開放了家禽的販售，但是接下來幾年裡，香港都強制規定雞隻必須接種疫苗。

二〇〇九年曾有一波傳遍全球的流感疫情，病毒源自墨西哥中部的豬隻，由於那次流行的是一種H1N1病毒，所以格外受到大家關注，因為這跟一九一八到一九一九年間的大流感病毒屬於同一亞型。還有伊波拉病毒，這對那些整天都在擔心會爆發恐怖傳染病的人來說，一直是他們最愛提到的材料，所以當二〇一三到二〇一六年間伊波拉出現流行現象時，其後果不只是造成西方三個小國家的巨大苦難以及一萬一千條人命的損失，同時也引發了美國等地的恐懼與排外情緒，雖然疾病科學家們不會這樣想，但普通人和口無遮攔的公共評論家們卻會，他們不肯靜下心來了解實情——那就是伊波拉病毒雖然很致命，但是傳染性並不高，因為該病毒只存在於血液和排泄物等液體中，並不會以氣體的方式傳播，不會在患者呼吸時排放到空氣中。類似的例子還有茲卡病毒（Zika virus），在二〇一五年以前除了病毒學家以外幾乎沒有人聽過這個名字，但是它一直悄悄地跟著蚊子的版圖擴張而在世界各地緩慢擴散，讓人類被叮咬後感染上此病毒，直到後來有大量的新生兒在巴西發生了出生缺陷問題，才開始為世人所知。然而茲卡病毒其實一直並沒有像某些其他病毒那樣引發全球性的焦慮情緒，因為二〇一五年那次雖然疫情的風險急遽升高，但面臨風險的僅限於特定地方的人群，主要是一些在新熱帶地區（neotropics）生活或旅遊的年輕孕婦。在經歷過上述這些警醒世人的疫病事件後，相關的專家們大致上都接受了唐納・柏克早在一九九七年就給出的建議：小心流感及冠狀病毒等所有ＲＮＡ病毒，它們可能寄居在禽鳥或一些哺乳類動物身上，而且演化速度飛快。

如果疫情大流行會是什麼模樣？ＳＡＲＳ可以說提供了最切實的殷鑑，而且有一位科學家也注意到了這條理路，她叫做石正麗，一位中國的病毒學家，任職於武漢病毒研究所。她致力於研究冠狀病毒及其宿主長達數十年之久，但究其淵源卻是始於大學時期的一次偶然機會，但這最終讓她不僅在該領域中享有國際性的聲譽，而且在新冠疫情期間成為了焦點人物。

一九六四年石正麗在河南省的一個小村莊裡頭出生，家裡世代都是農民，雖然看似沒有什麼前途，但是卻依然還有一項值得關注的優勢，那就是她的父親識字，所以可以有興建水電站這樣的工作機會，同時也把家人一起帶進了縣城裡過上了城市生活。石正麗有兩個哥哥，他們也都有讀完了中學，不過大哥很早就過世了，時年才僅二十一歲；而二哥雖然有心想上大學，可是高考並沒有考上。等石正麗到了年紀時，她過了高考這關，上了三百英里外位於河南下方省分的武漢大學，並獲得了遺傳學的大學學位。她在畢業後沒有返回河南，而是選擇跟男友一起留在武漢，而且還臨時決定要考考看研究所。「我準備得很匆忙，」石正麗告訴我，「所以就挑了一些對我來說考試稍微容易過關一點的研究所和學校。」說罷她笑了一聲，似乎是在笑自己年少的輕率和人生的偶然，「然後我就決定要報考武漢病毒研究所的入學考試。」接著她順利考上，在那裡取得了碩士學位，她研究的是一種跟農業相關的病毒，這種病毒會感染那些危害茶農的昆蟲，這種研究的題目常常都是由導師依據實務需求來指派的，她只能一廂情願地想，也許這種病毒之後可以用來抑制茶蟲，繼而拯救茶樹。她的碩士讀了三年，而她在這期間也幫自己找到了一份工作，那就是在該所內擔任研究助理。

幾年後，她升職成了研究員，轉而研究一種跟經濟領域相關的病毒，這種病毒會引發一種白點症，對蝦類養殖造成了相當影響，所以一般就直接稱之為白點症病毒（white spot syndrome virus），它的傳染力和致死率都很高，可以在短短十天裡殺光養殖池裡所有的蝦子。這種病毒不只會在動物的甲殼各處產生出讓人看了發毛的白色斑點，而且還會攻擊鰓、腺體、神經組織、蝦膏、腸道黏膜和身體的其他部位，導致細胞死亡和分解，所以如果你覺得黑死病和伊波拉病毒很可怕，那你應該慶幸自己不是一隻蝦子。在一九九〇年代初期，白點症病毒對蝦子的養殖戶來說算是一種新的病毒，不久前出現在臺灣，從而又傳播到了中國大陸的養蝦場，幾乎毀掉了整個產業，畢竟這個病毒實在是太新了，甚至新到了要讓病毒分類學家幫它創設一個新的科別才行。

石正麗成為了白點症病毒的專家，當時正好中國政府願意提供給她和其他有潛力的年輕科學家出國攻讀博士學位的機會，這反映出的是一種急於想要追趕上西方的焦慮，就如同當年美國對蘇聯史普尼克衛星的焦慮一樣，而逢此良機的石正麗依然選擇了繼續原本的研究方向，她之所以選擇就讀法國的蒙彼利埃大學（University of Montpellier），就是因為那裡有一位法國科學家在研究白點症病毒。她博士論文中所進行的計畫裡，有一項是白點症病毒的基因組測序，完成論文後她返回了武漢病毒研究所，獲得了更高的職位，不僅成了資深研究員，還擁有自己的實驗室，此時的她無疑可以靠研究白點症來獲得長期而穩定的職業生涯，甚至可能找到解決問題的辦法，從而獲得天底下的養蝦人的感激之情。可是接著ＳＡＲＳ就來了，不論是從流行病或經濟的角度來看，這場疫情都讓中國心驚膽戰，根據一項研究數據來看，這場疫情共造成了中國兩百五十億美元的經濟損失，其中大部分都是旅遊業的損失。

石正麗並沒有參與二〇〇三年因應ＳＡＲＳ的工作，她加入的時候時候已經是二〇〇四年，此前世衛組織已派團前往中國，並與中國科學家建立了合作計畫來尋找病毒的來源。雖然當時已經確定果子狸一定在病毒散播的過程中扮演了某種角色，牠們在深圳或廣東其他城市的市場或餐館裡頭的某處把病毒傳給了人類，然而從基因學的證據來看，果子狸應該只是中間宿主而非該病毒的長期宿主。甚至也許有一種可能，果子狸是ＳＡＲＳ病毒必不可少的中間宿主，又或者叫增幅宿主

（amplifier host），病毒會在這種宿主身上大量複製，一直累積到足以感染人體的巨大數量；或者也可能果子狸是病毒的過渡宿主，病毒在牠們身上不斷進行演化，最終改變成能夠感染人類的版本。如果是以上狀況的話，那麼病毒的儲備宿主原本又是什麼動物呢？

二〇〇三年訪華的世衛組織代表團成員中有幾個重要成員，一位叫王林發（Linfa Wang），他是出生於上海的分子生物學家，在加州拿到博士學位，專攻人畜共通疾病的病毒研究，現在在澳洲一個大型的高防護級別實驗室裡工作；另一位叫休姆・菲爾德（Hume Field），他是澳大利亞農漁林業部（Department of Agriculture, Fisheries, and Forestry）的獸醫、環境科學家及流行病學家。關於病毒如何與宿主的細胞產生交互作用，王林發對其中諸般基因方面的細節非常熟悉；而在解答亨德拉病毒的儲備宿主及傳播方式之謎上，菲爾德也有很大的功勞。亨德拉病毒是寄居在澳大利亞果蝠身上的一種病毒，不僅會對馬匹造成嚴重傷害，有時還會從垂死的馬兒身上傳染給試圖拯救此馬的訓練師或獸醫，而這兩個人合作了將近十年，除了一起研究澳洲的亨德拉病毒，也研究馬來西亞的立百病毒，菲爾德負責跑實地的現場工作，而王林發則埋首於實驗室，另外還有一位保育醫學聯盟（Consortium for Conservation Medicine，即環境健康聯盟的前身）的組織成員彼得・達薩克（Peter Daszak）也會跟他們一起合作；至於中國這邊，與之合作的科學家是張樹義（Shuyi Zhang），他是一位在北京工作的動物學家，也是中國蝙蝠的專家。在這些科學家通力合作的過程裡，希望能夠再找一位病毒學家來幫忙他們，於是找上了石正麗，讓她自此踏入了對蝙蝠及其所攜病毒的研究領域之中。

二〇〇四年三月，這支國際團隊開始進行田野調查的研究工作，團隊成員裡頭還多了喬恩・

埃普斯坦和他的上司彼得・達薩克，以及一位也是從澳洲農漁林業部來的克雷格・史密斯（Craig Smith），由他來代表手術後尚未復原的休姆・菲爾德。他們出發後一起去抓捕蝙蝠以採集樣本，希望能找到跟SARS病毒相似的病毒，順便也希望能達成一個目的，那就是讓這些外國訪客幫忙訓練中國的夥伴，讓這些新手學習要怎麼進行捕捉和採樣這一類的工作。他們先將目標放在棲息於廣東和廣西這兩個南方省分洞穴中的果蝠身上，因為學界已經發現果蝠身上有立百病毒和亨德拉病毒，所以按理來想，冠狀病毒也可能是從牠們那裡來的。

回憶起這段遙遠的往事，石正麗覺得就好像要回憶自己當初是怎麼學會騎自行車一樣，「我第一次做這些事是在廣西，」她告訴我，「我是頭一回走進洞穴。」我問她覺不覺得奇怪，或者是刺不刺激，她說：「我想其實是覺得有點害怕。」因為她之前從沒有觸碰過蝙蝠，而且她和其他人都只有戴著口罩和手套，並沒有穿上全套的防護服，然而後者才是當時在對蝙蝠採樣時的標準預防措施，一般認為如此才能提供足夠的保護，然而他們之所以沒有全副武裝，除了有經驗不足的問題，也是因為那裡距離大城市並不遠，算是一個人來人往的觀光洞穴，所以有人擔心如果科學家們穿著全套防護裝備可能會嚇到遊客（這種荒謬的情景在蝙蝠研究的歷史中一再出現，不只發生在中國，也發生在非洲等地，你會看到研究人員穿著防護裝備在抓捕動物，可是同一個洞穴裡卻有遊客穿著T恤和夾腳拖在亂晃，又或者是有一批鳥糞礦工穿著被汗水濕透的工作服在搬運東西。要知道這景象有多荒謬，不妨請你想像一下自己在二〇二一年年初時戴著N95口罩走進一家餐廳，而裡頭擠滿了拒絕接種疫苗和認為新冠是騙局的人群）。

研究團隊除了在洞穴內設置固定網捕捉到蝙蝠外，他們在洞穴外也有捉到，因為這些動物晚上會飛出來覓食。捉到蝙蝠後他們先是用拭子進行取樣，接著再抽血，之後就把蝙蝠放生。處理果蝠有時候是很困難的事，因為有些果蝠體型較大而強壯，身上還有鋒利的牙齒和巨大的爪子，而且牠們理所當然都會掙扎著想要逃脫，所以如果你抓著牠們的方式不對，蝙蝠就會從你的手臂一路爬到你的臉上。然後你再想像一下，在這種動物的前肢上或是與後肢連接的皮膜上有一條非常細小的靜脈血管，要從裡頭抽幾滴血出來會有多困難，這個工作一次得要兩個人一起進行，而且需要一次掌握大量的技巧，對蝙蝠和人來說都是很危險的事，萬一不幸被咬了，你還得立即補打狂犬病疫苗才行。

「可是等到第二回之後，」石正麗說，「我處理蝙蝠時就完全不會害怕了，甚至還覺得有些蝙蝠很美。」她接著又更正道：「我覺得大部分的蝙蝠都很美。」這讓我不禁想知道，如今在經過近二十年的蝙蝠病毒學研究後，如果這位女士眼中還有蝙蝠長得不算美，那這隻蝙蝠該會長成什麼德行？

然而幸運之神並沒有眷顧他們，第一個和第二個洞穴的採樣都做了白工，事實上一連九個月裡，他們在現場採樣和實驗室的篩查中都一無所獲，這些動物的血液與唾液中確實有很多東西，糞便裡也存在大量特殊物質，可是沒有任何一樣測出的東西可以證實與SARS病毒有關。「我們終於發現，自己走錯了方向。」石正麗說，他們找來採樣的蝙蝠種類一直都是錯的，會選果蝠是因為牠們會被人拿到傳統市場裡頭販賣，包括發現SARS病毒的那些市場，所以犯這種錯也算有道理，只不過他們連檢測病毒的方式也出了錯。出錯的地方在於他們想找到非常吻合SARS病毒特徵的RNA片段，而他們採用的檢測方式叫做 RT-PCR（意思是「反轉錄聚合酶連鎖反應」，但是我們在此先不多加解釋，直接繼續說下去），這種作法可以把病毒的RNA轉換成相應的DNA（以保持穩定性），接著再將這些少量的DNA（使用PCR）放大到可以進行檢測工作的量，然後以之進行測序。然而這種作法會有失敗風險，因為RNA片段在宿主體內時，隨著病毒數量的增減，有可能很快就會消失（譯註：作者的意思是這些RNA片段可能會被宿主的免疫系統或其他反應迅速加以清除或降解，尤其是當病毒在宿主體內的數量下降時，RNA片段的濃度也會相應降低。因此在進行檢測時如果不及時收集樣本並進行分析，就可能錯過檢測到RNA片段的最佳時機，導致無法檢測到病毒的存在）；另一種失敗的可能原因是他們所用的分子探針過分針對人類發現的SARS病毒，而蝙蝠體內的原始病毒卻與之大不相同；又或者，以上兩種可能原因都同時發生了。「我們檢測不到任何陽性反應，」石正麗告訴我，這是他們工作了整整八個月以來士氣最低落的時候，「我們得要做出決定，看是要繼續做下去，還是就此停手。」而她決定繼續努力，只不過方法要變，他們要試試看另一種叫做「ELISA」（酵素連結免疫吸附分析法）的檢測方式，這種作法的檢測對象是抗體，而抗體在宿主體內停留的時間通常比較久，不像RNA片段那樣通常很快就會消失。而如果抗體檢測的結果依然都是陰性的話，「那我們大概就會放棄這項研究了。」石正麗說道。

他們犯的錯誤不只一個，另一個就是幾乎只對果蝠進行採樣。趁著更換新作法的時機，他們也把目標轉向了體型較小的食蟲蝙蝠，包括一個類型很多的品種，叫做馬蹄蝙蝠，這種蝙蝠跟其他食蟲蝙蝠一樣都會使用回聲定位來追蹤獵物，之所以俗稱為「馬蹄」，則是因為牠們鼻孔周圍有馬蹄形的巨大肉質結構，據推測這些結構會有助於牠們集中接收到回音定位傳來的尖銳聲響。這一次，團隊所做的調整總算有了回報，二〇〇四年底石正麗和她的團隊夥伴們終於在三種不同的馬蹄蝙蝠身上發現了他們要找的抗體，這種病毒抗體與ＳＡＲＳ病毒的抗體非常相似，而且他們還使用ＰＣＲ（聚合酶連鎖反應）的方法來對這些陽性樣本進行交叉測試，同樣也呈現出了陽性反應。儘管他們並沒能夠從這些樣本裡培養出活體病毒，但是光看這些抗體和ＰＣＲ的結果就已經非常有說服力，證明有「類ＳＡＲＳ」冠狀病毒寄居在馬蹄蝙蝠體內。接下來他們又發現一隻蝙蝠的糞便樣本中有特別多的冠狀病毒ＲＮＡ，於是就用這個拼出了一個完整的基因組，並且把那一小塊立下大功的蝙蝠糞便樣本附加了個「Rp3」的標記，代表這是他們從一隻皮氏菊頭蝠（Rhinolophus pearsonii）（譯註：「菊頭蝠」和「馬蹄蝙蝠」其實指的是同一種蝙蝠，這兩個中文名字都是描述此類蝙蝠特殊的鼻葉結構，稱其為菊頭蝠是因為鼻上的皮膚褶皺看起來像菊花；稱其為馬蹄蝙蝠則是因為鼻子從正面看像馬蹄鐵的形狀，這兩種譯名都是常見的用法，但在學名上比較常用「菊頭」而非「蹄鼻」，因此採取不同譯法，讀者只需要知道兩種其實是同一回事即可）身上取得的第三個樣本。這個研究所發現的基因組，在拿來跟多倫多一名ＳＡＲＳ患者的樣本進行比對後，發現病毒的相似度高達百分之九十二。

這是一項重要的發現，重要到足以在一流學術期刊上發表，但是發現這件事的並不只有石正麗和她的團隊。她說：「其實有兩組團隊都發現了。」另一組人馬是香港那邊的，袁國勇也是其中一員，這位有話直說的微生物學家在這段防疫歷史中的重點時刻反覆出現，而這回我們又看到了這位老熟人。

其實在採訪石正麗之前不久我也問過袁國勇，怎麼會剛好兩邊同時完成這項重大發現，這兩組人馬有聯合作業嗎？還是彼此在競爭，又或者是各自完全獨立進行呢？「是獨立啦，獨立進行。」他這樣堅稱道，「我根本沒有覺得在跟她爭什麼。」袁國勇說他們團隊在做這些工作時，壓根就不知道石正麗他們那個團隊在做什麼，而石正麗的團隊也同樣對香港這些人並不清楚。石正麗和埃普斯坦等人採集馬蹄蝙蝠樣本的地點是廣西和湖北兩省，而袁國勇的團隊雖然也是在採集馬蹄蝙蝠的樣本，但其地點卻是在香港的新界地區。袁國勇他們是在二〇〇五年九月於《美國國家科學院院刊》（*Proceedings of the National Academy of Sciences*）上發表論文，這是一份學術地位很高的美國刊物；而石正麗他們則是在那一個月後才在《科學》期刊上發表論文，共同列名的作者還有埃普斯坦、達薩克、休姆．菲爾德、克雷格．史密斯及張樹義，王林發則列名在最後資深作者（senior author）的位置。有趣的是，石正麗等人發表在《科學》期刊上的論文名稱為「蝙蝠是類SARS冠狀病毒的自然宿主」，[12]其實直接用來當袁國勇他們論文的標題也毫無違和。

在兩份主要學術期刊上幾乎同時發表了如此相似的研究結果，由此可以看出三件事：其一是他們的研究結果很重要；其次是有很多科學家都亟欲解開病毒的儲備宿主之謎；至於最後一點，就是有很多類SARS的冠狀病毒潛伏在中國東南部大片地區的馬蹄蝙蝠體內。

19

以上這些，對石正麗的冠狀病毒研究之路來說只能算是剛剛開始，她在此後一年內又拼出了兩個完整的病毒基因組，所用的材料來自於另外兩種馬蹄蝙蝠的樣本，而這兩個基因組跟SARS病毒的重合度也都在九成左右，有這種程度的相似性，差不多已經足以證明進行比對的兩者在不算太久之前有共同的祖先，至於這百分之十的差異，則代表兩者後來有了數十年左右的演化分歧。這些發現讓石正麗又跟其他人發表了一篇新論文，這次的共同作者裡頭一樣有王林發和張樹義，他們在該文中指出馬蹄蝙蝠體內似乎有種類非常多的類ＳＡＲＳ病毒，而這些病毒都跟ＳＡＲＳ有著共同的祖先。這篇論文發表在《普通病毒學期刊》（*Journal of General Virology*）上頭，用基因比對的方式進一步分析了這些類ＳＡＲＳ基因組過去可能的演化路徑，而這一次掛名資深作者的人變成了石正麗。

石正麗已經成為了一位蝙蝠冠狀病毒的專家，她在許多國際會議上發表演說，還同時獲得了中國和美國政府機關的資助（美國這邊是透過合作來提供資金，其中一個合作對象就是環境健康聯盟），而且在接下來的十幾年裡頭，她的名字也以共同作者的身分出現在四十多篇冠狀病毒的論文中。以二〇〇八這年為例，她主導了一項研究，比較人類的ＳＡＲＳ病毒和某些蝙蝠身上的類ＳＡＲＳ冠狀病毒，看看兩者各自是如何附著並進入其宿主的細胞之中的。這項研究涉及到了一個關鍵問題，那就是這些蝙蝠的類ＳＡＲＳ病毒，不論是石正麗的團隊或其他人發現的，它們是否有辦法感染人類細胞，繼而跟ＳＡＲＳ病毒一樣從蝙蝠那裡溢出到人類身上，最後造成了人類的疫情爆發。為了探究這個問題，石正麗的團隊利用這些病毒的部分基因組在實驗室裡進行改造，打造出一套叫做偽病毒系統（pseudovirus system）的東西，也就是一大批可以像病毒一樣進入到細胞內部的粒子，但這些粒子不會進行自我複製，所以也不會爆發感染，這種作法有一個好處，就是這種偽病毒相當溫馴乖巧，它無法增生，所以也就不會造成連鎖感染，因而可以安心在實驗室中使用，以之代替原本的病毒來研究其某些特性。

這項工作所關注的是負責製造棘蛋白的基因，棘蛋白就是病毒球體表面上那些複雜的突出物，使得病毒看起來有點像是一頂毛茸茸的皇冠，所以這一科的病毒才會叫做冠狀病毒。這些棘突會從病毒的套膜（外層的包覆物）上突起，而每個棘突都是由固定的三種蛋白質綑綁組合而成，看起來像是一個倒過來放的三腳架，其實這是一種相當巧妙的分子特徵，三者形成的立體結構可以讓病毒牢牢抓住細胞外部的受體分子，把病毒的套膜和細胞膜交融在一起，這樣病毒的RNA基因組就可以進到細胞裡頭了。這種情況有個很常聽到的比喻，簡直可以說是陳腔濫調了——棘突跟受體的配對方式，就像是把鑰匙放進一把鎖那樣，剛好搭配得上時就可以打開細胞，然而這樣的比喻太過簡化了，因為棘突其實既複雜又多變，不過這個比喻至少還是有一件事說對了，就是只要棘突剛好可以跟某細胞的受體完全相配，那麼這種冠狀病毒就可以對該宿主的細胞造成感染。所以說棘突和受體能不能配得上，會決定病毒是否有辦法轉換宿主，或者說直接一點，就是病毒可不可以「溢出」。

從二〇〇三年開始陸續出籠的這些研究結果來看，我們已經可以確定會被SARS冠狀病毒利用的受體是ACE2（血管收縮素轉化酶2，至於為什麼叫這個名字，在此就不多談了），這種受體懸掛於某些人體細胞的外層，例如血管壁細胞、小腸細胞，以及心臟、腎臟等器官的細胞，還有上呼吸道細胞（最要命的就是這個）。之所以某些細胞上面會有ACE2，是因為那是一種可以讓人體進行新陳代謝的酶，其中一個功能是幫助調節血壓，然而剛好它會為某些病毒提供入侵的機會，於是成了細胞的防禦破口。SARS病毒的棘蛋白常常會直接簡稱為「S蛋白」，而石正麗團隊真正最感興趣的只有棘突上的一小部分，就是那個會跟受體結合的區塊（簡稱ＲＢＤ，即「受體結合區域」），雖然這只是一小段氨基酸（組成蛋白質的基本單位），但卻是棘突之所以可以附著到ＡＣＥ２細胞受體上的關鍵所在。這裡如果要打比方的話，用鑰匙和鎖不太適合，也許比較像魔鬼氈，因為魔鬼氈不能只有鉤狀的那一面，還得要有一種特定規格的絨毛來搭配才行。

然而現在的問題在於，這個小小的受體結合區域可以決定哪些類ＳＡＲＳ冠狀病毒能夠感染哪些宿主嗎？研究人員測試了蝙蝠身上的類ＳＡＲＳ冠狀病毒的Ｓ蛋白，在這些Ｓ蛋白上加入偽病毒，使病毒靠到人體細胞的ＡＣＥ２受體上，卻發現病毒無法利用這些受體來進入細胞；接著他們做了另一種測試，讓ＳＡＲＳ病毒的棘突靠到蝙蝠的ＡＣＥ２受體上，結果還是不能組配在一起，於是他們乾脆把某種蝙蝠病毒棘突上的受體結合區域切掉，然後用ＳＡＲＳ病毒的受體結合區域來替換，試試看這樣做是否會產生重大差異（受體結合區域和ＡＣＥ２的相關內容也許有點細碎，但講清楚還是有必要的，因為過幾頁之後會講到新冠病毒的起源之爭，所以必須先了解這些技術細節才行）。這一回，病毒成功進入了細胞裡頭，他們終於在實驗室的細胞培養中找到了證據，向世人展示蝙蝠病毒在經過如此修改後很可能就會對人體造成感染。

問題是，這樣一來他們是不是反而創造出了一種危險的新病毒？並沒有，因為他們用的是偽病毒。那他們有發現什麼重要的事情嗎？確實有，石正麗的團隊得出結論，蝙蝠體內的其他那些冠狀病毒「日後也可能感染得了人類」，[13]只要這些病毒交換基因組時替換了原本的受體結合區域就行，而且這種情況我們已經可以想像得到。至於為什麼會發生這種事，答案就出在重組上，畢竟冠狀病毒的重組能力之高，那可是出了名的。

又過了五年，石正麗的團隊又實地走訪了更多地方，到處去抓蝙蝠來採樣，然後每一回都再花上幾個月在實驗室裡進行實驗與分析，此時他們再次發表了一項新發現：有一種蝙蝠病毒可以直接附著人體的ACE2受體上。這個病毒的來源是雲南省省會昆明附近一個洞穴裡的某個糞便樣本，位置大約在武漢西南方一千英里處，人稱此處為石頭洞，裡頭盤據著一大群中華菊頭蝠，石正麗的團隊曾多次前往此地進行採樣，在一年多的時間裡每一季都去一次，總算收集並復原了足夠的RNA片段，可以再拼出兩個不同的冠狀病毒基因組序列，其中有一個採集到的樣本尤其有用，那一小塊蝙蝠糞便可謂是資源寶庫，他們從中不僅復原了RNA，而且還分離（在此的意思就是培養）出了活體病毒。

想從蝙蝠的糞便裡培養出病毒是很困難的事，而且這還是有史以來第一個培養成功的類SARS冠狀病毒，他們將之命名為WIV1，其中的WIV就代表武漢病毒研究所。該病毒的基因組跟感染人類的SARS病毒有百分之九十五的相似度，使之成為已知最接近原初SARS的同宗病毒；而且如果單看受體結合區域這一小部分的基因組，或者說只看棘蛋白上頭那一小塊重要的魔鬼氈的話，它跟感染人類的SARS病毒的相似度更是高達百分之九十六左右。石正麗他們的研究，光看以上這一點其實就已經可算是重大發現了，不過如果想把論文發表在世界上也許最有聲望的科學期刊《自然》上頭，那他們的新論文大概還要有更多東西才行，於是他們寫了這次研究發現的另一件事：WIV1這個新的蝙蝠病毒不僅可以在石正麗實驗室的細胞培養過程裡滲透進入蝙蝠細胞之中，而且它也可以利用人類的ACE2受體來抓住人體細胞，繼而滲透到細胞裡，這就代表該病毒也許不用再透過果子狸或其他動物當中間宿主，它自己就已經直接可以感染人類了。

石正麗的團隊在論文中寫道：「我們的實驗結果所提供的證據是迄今為止最有力的，證明了中國的馬蹄蝙蝠就是 SARS-CoV 的自然宿主。」[14]此外他們也證明了類SARS病毒想從蝙蝠身上傳給人類不見得需要中間宿主，「這些證據也表明了制訂各種病原體探索計畫的重要性，我們應該多加注意新興疾病熱點地區中的高風險野生動物族群，以此來防範大流行病發生。」也就是說，早在新冠疫情大流行之前六年，石正麗就已經在告訴大家：朋友們，要做好準備啊。

20

二〇一二年，大約跟他們去昆明附近的石頭洞進行作業的同一時期，石正麗的團隊也去了石頭洞以南大約三小時車程的一個廢棄礦坑中採集了蝙蝠樣本，這個礦坑位在雲南省墨江縣的通關鎮，由於這裡過去有一段特殊的歷史，因此逐漸引起了石正麗的注意。這其中的細節對於之後要談的新冠疫情來源問題相當重要，因為在某些陰謀論的說法中，「墨江礦坑」將占據重要的地位。

根據石正麗的記憶，她差不多是在二〇一二年夏天七月左右聽說了墨江礦的事情，一開始還只從其他的研究員那天聽到一些不太清楚的傳言，說是有昆明醫院裡頭的人傳出消息，墨江礦坑中的六位礦工生病了，其中五位病得很重，而他們罹患的是嚴重的呼吸道疾病，已經被送往醫院治療。這些工人都是受僱去清理蝙蝠糞便的，等清理完之後礦坑就可以重新啟用來開採銅礦，所以他們多日來都在地底下工作，不斷剷除蝙蝠糞便的堆積物，但這些堆積物揚起的塵埃也被他們吸了進去，連帶一起吸進去的還有懸浮在礦井空氣中的其他物質。在石正麗聽聞這個事故的時候，已經至少有一名工人過世了，之後還有兩人死亡，一位是在住院後四十八天過世，另一位則是在住院後一百零九天過世，而醫生們在治療時也只能以摸索的方式來進行，因為這些人的致病原因一直不明，有可能是真菌感染，但也可能病毒感染。其中一位過世的時候，醫生的死亡診斷上記載著「嚴重肺部感染、敗血症、敗血性休克、腹部感染、呼吸及心跳驟停」。[15]無可奈何之下，醫院只能從四名患者體內提取了血清樣本，並交給享有盛名的石正麗，請她來檢測這些樣本是否含有蝙蝠病毒。

「他們把血清樣本送來了，」石正麗跟我講這些話時，用的還是「sero」這個簡稱來指代「血清檢體」。而其實她收到的是四名患者的十三個血清樣本，可是卻沒有糞便樣本，也沒有用鼻咽拭子採集的樣本，「我們拿到的就只有血清而已。」接著她的研究室人員就用這些樣本進行了各種病毒的檢測，立百病毒、伊波拉病毒、SARS病毒，可是全都一無所獲，然而這樣的結果反倒激起了石正麗的好奇心。

於是她帶著團隊去了墨江，並開始捕捉蝙蝠進行採樣，此後墨江就成了他們的第二研究據點，接下來這四年她曾斷斷續續地回到了那裡。「那個洞穴，我們一共去進行了七次採樣。」她告訴我一共有六種蝙蝠混居在該礦坑之中，兩種是馬蹄蝙蝠，剩下的四類則分屬不同品種，而石正麗的團隊在這六種蝙蝠身上都找到了有冠狀病毒的證據。他們一共採集了一千三百二十二件樣本，從檢測出來的RNA片段來看，這些冠狀病毒彼此之間的差異相當巨大，一共有兩百九十三種病毒，其中又有兩百八十四種屬於甲型冠狀病毒，這一屬的病毒裡頭迄今都沒有發現會對人類造成威脅；至於另外的九種病毒，在進行測序後就可以從其中一個關鍵基因來加以辨識，最後發現它們屬於乙型冠狀病毒，而SARS病毒和MERS病毒就是這一屬的病毒，也就是說，這九種病毒跟SARS病毒更加近似，這一點引起了石正麗莫大的興趣。

在這九個石正麗團隊發現病毒樣本裡，有一個特別值得注意，因為後來很多事情都跟它有關，該樣本的標號是「四九九一」。必須說明的是，除了原本的樣本編號之外，樣本上還有一個用來標註基因組序列的標籤，然而樣本跟它測出來基因組完全是兩回事，就好比一個是小黃瓜，一個是拿小黃瓜做成的西班牙冷湯；此外，一個病毒的基因組序列也跟所有培養出來的活體病毒是兩回事，前者就好比一頭獅子的基因組序列，後者則有如一頭可以走進實驗裡頭的活獅子——雖然這兩者的區別極大，但是後來有許多人在批評石正麗的研究時，卻沒把這兩者區分清楚。這個四九九一號樣本的來源是一隻中菊頭蝠（Rhinolophus affinis），在採集的兩年後石正麗的團隊有了更好的設備，該樣本裡頭的素材剛好可以派上用場，他們重新測序後獲得了一個幾乎完整的基因組序列，並將這個基因組命名為 RaTG13，其中的R a代表中菊頭蝠的學名 Rhinolophus affinis，而T G代表發現地「通關鎮」，13則是代表樣本的採集時間為二〇一三年。講這些要幹什麼？因為雖然這些替變種病毒取名的細節其實算不上複雜，可是日後卻會為石正麗招來外界的指控，說她無端混淆編號。至於RaTG13，在日後對於新冠病毒起源的諸般爭端裡，它也會成為最重要又最被誤解的一份資料。

上述這些石正麗團隊的研究成果是在二〇一六年時發表的，但當時文章裡最引人矚目的並不是四九九一號樣本跟其中的基因組材料，大家最先注意到的是居然有那麼多不同的冠狀病毒在同一個礦坑裡共存，然後又在六種不同的蝙蝠身上交互傳播。按照該論文的作者們的說法，當多樣化的病毒和多樣化的蝙蝠有了如此深度的結合，「這種現象就是在推動基因的重組，促使新的病毒株不斷出現，從我們的這些發現可以看出蝙蝠的重要性，因為牠們不僅是冠狀病毒的自然宿主，同時也是締造人畜共通疾病的病毒潛在來源。」[16]

石正麗團隊的最後一篇相關論文發表於二〇一七年，裡頭總結了他們這五年來的研究工作內容，包括發現新病毒，以及在實驗室裡頭進行病毒感染性試驗。雖然他們之後依然繼續在中國各地找不同種類的蝙蝠來採集樣本，但這篇研究報告概括陳述了他們在昆明近郊石頭洞的所有發現，而且這裡棲息的主要都是馬蹄蝙蝠。利用這些樣本裡包含的RNA片段，他們一共拼出了十一種新型冠狀病毒的完整基因組序列，每一個都跟SARS病毒頗為相似，而從這十一個基因組中最令人矚目的發現是，它們幾乎已經準確囊括了SARS病毒本身所有的基因組要素，不只是有一個又一個如出一轍的基因區塊，連受體結合區域也差不多，而且在進一步對這些基因組進行分析後，還可以看到某部分的基因組跟另一部分發生過摻混和配對的情況，可以說其中處處充滿了重組的痕跡。在世界各地的科學家看來，這差不多已經可以說是二〇〇三年SARS病毒來源的鐵證，那就是從馬蹄蝙蝠身上的病毒重組而成的，即使不是來自石正麗他們採樣的那個洞穴，也一定是另一個條件差不多的蝙蝠洞，甚至連《自然》期刊上的一位評論人都直接說那是「鐵證如山」。[17]這樣看來，這個起源之謎在疫情發生之後十四年應該算是解開了，然而裡頭至少還有一個問題沒有看到答案，正如另一位中國病毒學家在《自然》期刊上發表的評論意見：如果SARS病毒就是從昆明附近的蝙蝠身上來的，那它怎麼能夠大老遠跑了一千多公里到隔壁省的廣州去，卻又在一路上沒有形成感染人類的傳播痕跡呢？

如果你覺得這個問題好像在哪裡聽過，那是因為有人也曾對「SARS-CoV-2」（譯註：SARS-CoV-2 就是新冠病毒，換句話說SARS病毒和新冠病毒兩者的正式名稱只有編號上的差別，前者是「SARS-CoV」，後者是第二型的「SARS-CoV」）提出過幾乎一模一樣的質疑。對於這個質疑有許多可能的答案，但沒有任何一個能讓所有人滿意。

二〇一七年，石正麗和幾位共同作者在一篇論文中寫道：「這項研究對SARS-CoV的來源與演化過程提供了一種嶄新的說法，同時也凸顯了預作準備的必要性，以因應未來會出現的類SARS疾病。」[18]這樣的警鐘至此已經敲響了很久，雖然聲音宏亮而綿長，人們卻依然漠不關心，乃至充耳不聞。

第三章

瓶中信

21

上一章提到的那些前車之鑑，在大方向上來看都是一次又一次的警示，告訴世人大禍將要臨頭，不過還是少了具體內容，而且時間跨度超過二十年。然而從二〇一九年十二月底開始出現的，可都是極其明確的疫情警示，例如瑪喬麗．波拉克在 ProMED 上發布的消息就是如此。可是就算警示發布了，接下來各方的應對卻大不相同，有的根本不當一回事，眼睜睜看著這個新型冠狀病毒襲來，也就是如今我們全名為「SARS-CoV-2」（嚴重急性呼吸道症候群冠狀病毒二型）的新冠病毒。

十二月三十日晚上，石正麗正在上海參加一個會議，此時她接到了上司的電話，武漢病毒研究所所長打了她的手機號碼。「大概是在晚上十點左右吧，」石正麗後來告訴我，「在那之前，我從未聽說過有什麼不明原因肺炎。」不過此時她聽到了，武漢市有多處零星出現了一種非典型肺炎的病例，其原因當時尚且未明，不過從實驗室的初步分析結果來看，可能跟冠狀病毒有關。而就在剛剛，有些病患的檢體樣本已經送到了武漢病毒研究所，所長希望石正麗的實驗室著手進行相關研究。

「是的，我被要求著手開始檢測。」石正麗說，他們希望能夠更明確判定那是什麼病毒。由於上海的時間比紐約早了十三個小時，所以算起來當時波拉克在 ProMED 的第一篇消息還沒有發布，也就是說，彼時全世界對這個消息都還一無所知，只有極少數人例外，像是蘇珊．魏斯在費城實驗室的團隊成員李懿澤，他們是用微信這一類的社群媒體直接從武漢那裡聽到消息的；至於在武漢裡頭，風聲已經傳出來了，不過能聽到的也是有特定關係的少數人。石正麗接到指令後馬上打電話回自己的實驗室，發現還有三名學生在那裡當夜貓子，於是就叫他們不要回家，不管到幾點都得在那裡守著，因為有別的實驗室已經說好會送東西過去，隨時都可能會到，他們得要負責收件，裡頭是從醫院檢體中萃取出來的病毒ＲＮＡ。她還指示學生們先做兩種ＰＣＲ的測試，以判定那到底是何種病毒，第一種是廣效的ＰＣＲ，只要是冠狀病毒都可以測得出來；第二種則是比較特定性的ＰＣＲ，可以檢測那是否是跟ＳＡＲＳ有關的冠狀病毒。

隔天早上，也就是十二月三十一日，石正麗在上海還有一個會議，不過會議一結束她就搭火車趕回武漢直奔實驗室，去看學生在這天早上做出來的ＰＣＲ檢測結果。「機器讀取到了數據，」她說，從數據上來看，「我們得知那是跟ＳＡＲＳ有關的冠狀病毒。」其實這時石正麗的團隊還來不及自己做一遍完整的基因組測序，不過他們已經拿到了其他實驗室做出來的部分序列資料。她說：「我看到這些的第一反應，就是要比對基因組序列。」也就是說，她自己實驗室以前也曾從蝙蝠樣本中檢測出冠狀病毒基因組，她想要把那個拿來跟新病毒的基因組比對，看看這回是否真是倒了大楣，兩者竟是同樣的病毒。「這樣做很正常！」她帶著一些激動的情緒對我說，畢竟在此之後批評她的聲浪就沒有斷過，而她的反應就是如此。會有這種情緒，是因為有媒體說她曾「瘋狂」察看自己的數據，又說如果真有此事，那是不是就意味著她心裡有鬼，知道這個新病毒很可能就是從自己的實驗室裡洩漏出去的呢？然而她認為這樣的推論根本就不對，因為如果你研究的東西很重要，再三檢查本來就是正常該做的工作；更何況，那個新病毒根本並不雷同於她過往所有的基因組序列紀錄，不過這還是取決於你覺得她是否可以相信（我覺得自己可以相信她，只是我提不出什麼有力的證明）。「所以在十二月三十一日下午的時候，我已經知道新病毒跟我們在自己實驗室裡研究過的病毒並沒有關係了。」得知此事讓她大大鬆了一口氣，然後那天晚上她就去見了武漢市當地衛健委的官員，向他們報告自己實驗室的檢測結果。

之後她的團隊又再次投入工作之中，並在兩天內幾乎完成了基因組序列的完整草圖，即使未必算是拔得頭籌，率先測出近乎完整的基因組，至少也一定是最早完成此事的幾組人馬之一。那為什麼他們不馬上發表成果呢？因為比起拼速度，他們更在意的是準確度。畢竟回頭看看二〇〇三年時第一個發表的ＳＡＲＳ基因組結果，裡頭是有錯誤的，這一方面是由於當時的測序技術沒有那麼精確可靠，但也是因為太過匆忙而顧不上查核工作，所以這一次不應該再發生這種事了。為此中國的衛生健康委員會還另外找了兩個機構來進行測序，而且包括石正麗的實驗室在內的三組人馬各自都是獨立作業，最後大家再把彼此的成果拿來比較，解決技術上的分歧問題。所以即使在一月六日時她已經拿到了一份完整的基因組報告，而且確認過正確無誤，但是石正麗還是繼續秉持著謹慎態度而遲遲沒有發表，正因如此才會讓別人搶下這份頭功，包括（世界協調時間）一月九日深夜高福團隊上傳到全球共享流感數據倡議組織的那份，還有（世界協調時間）一月十一日一大早由張永振團隊交給愛德華・霍姆斯上傳到「病毒學」網站上的那份，這些因此成了大家最早拿到的新冠病毒基因組測序結果。只不過石正麗縱然眼睜睜錯失了先機，她似乎也並不太在意。

一開始有些人質疑這個新型病毒會不會是從石正麗的實驗室裡洩漏出來的，對此她也同樣不怎麼在意，對這項質疑還表示：「我覺得這很正常。」因為人們本來就會猜測和指控些什麼，但那也只是因為他們不了解冠狀病毒的複雜程度，不過她自己看得出病毒之間的差別，因為裡頭有一大堆複雜的特徵，以此就能斷定新冠病毒並不同於她當年測序過的所有蝙蝠病毒，至於她培養出來的病毒就更不用說了。「一開始的時候，我以為沒問題，不用解釋太多。」也許吧，然而即便暫時不需要多加解釋，這種風平浪靜的情況也持續不了多久。

22

接下來的幾個星期裡，石正麗和她的團隊一直埋首於實驗室的工作之中，除了把PCR檢測出的基因片段拼組成完整的病毒基因組序列外，他們也把拼出來的序列跟SARS病毒的序列進行比較，發現兩者有百分之七十九點五的相似度，所以這不是原本的SARS病毒，只能算是另一種類SARS病毒，因為這百分之二十的差異代表這兩種病毒經歷了數十年的分頭演化。他們另外還從四位病患的樣本中拼組出了四個完整的基因組，每一組都跟他們拼出來的第一組幾乎一模一樣，這也再次佐證了他們先前的觀察結果。然後他們為自己這份病毒取了一個暫時性的名稱，叫做nCoV-2019，雖然這與當時世衛組織已經開始使用的名稱稍有不同，不過這時一切都才剛發生而已，名字換來換去也很正常。接著他們又透過武漢金銀潭醫院的同僚之助（疫情之初的數十名病患中有許多都送到了這家醫院），取得了一名病患呼吸道深處的病毒樣本，並以此培養出了活體病毒。然後他們把病毒用培養出來的特殊細胞進行測試，發現這個病毒跟SARS病毒一樣都可以利用ACE2這種受體來進入細胞內部，而且還不只如此，該病毒可以利用的ACE2有很多種，包括馬蹄蝠的、果子狸的、豬的，還有人的ACE2它都能用，由此可見這個病毒似乎已經廣泛適應了多種宿主的傳染條件。

在二〇二〇年初的那幾個禮拜裡，石正麗的實驗室還有一項成果是一直特別引人矚目的。我用這樣的字眼算是比較婉轉的說法，事實上這項發現後來可以說就跟羅夏克墨漬（Rorschach inkblot）的測驗結果一樣，很容易出現各種極端不同的主觀解讀，有些人的解讀甚至還充滿情緒。（話說赫曼・羅夏克〔Hermann Rorschach〕設計的第五號卡看起來實在是有夠像蝙蝠的，這算是巧合嗎，還是只有我覺得像？）因為他們發現這個新的病毒基因組有一個地方看起來非常眼熟，而且相似到讓人心驚，於是就仔細比對了這個相似之處，拿出了從前墨江礦坑裡蝙蝠病毒的完整基因組序列資料，也就是編號為 RaTG13 的那個病毒，然後跟現在從金銀潭醫院那裡拿到的病毒比對一下基因組，兩者的相似度竟然高達百分之九十六點二。這樣的結果，代表 RaTG13 跟造成這場大流行的病毒是親緣上最相近的一個，至少在當時已知的病毒中是如此。

到了二〇二〇年一月二十三日，石正麗和她的團隊夥伴們一起把這些發現告訴了全世界，而他們選擇的發表形式是「預印本」（這是一種未經同儕審查也尚未在正式期刊上發表的論文草稿，直接就先發布到了網站上給大家看），所選的發表平台則是「bioRxiv」（其讀音為「bio-archive」），這個預印本典藏庫的管理者是一家紐約長島上的機構，那就是大名鼎鼎的冷泉港實驗室（Cold Spring Harbor Laboratory）。他們另外也向《自然》期刊投了稿，而對方很快就安排了同儕審核程序，並於二月三日時刊出了論文。然而就在這段期間裡，中國的新冠病例正在快速增加，原本在一月二日時金銀潭醫院裡只收治了四十一位實驗室確認過的病患，到了一月十九日時全國多地都爆發了疫情，等到一月三十一日時全中國的病例數已經暴增到一萬一千七百九十一例了，而且病毒已經藉由旅客擴散出了中國邊境，泰國在一月十三日就已經通報出現了一個確診病例，那是一位從武漢到曼谷旅遊的女性。兩天後，日本也有一人確診；接著到了一月二十日這天，南韓和美國也各自通報了第一個確診病例。前面說過，從武漢市衛健委早期所做的報告中來看，有很多病例都跟華南海鮮批發市場有關，而那又是一個販售野生動物的市場，所以大家從這條線索很快就把事情串連起來，想出了一條說得通的理路，認為也許這個新型病毒感染人類的途徑與來源就是這裡，可是因為武漢官方在一月一日這天就已經把市場給關了，整個地方也都清理過了，所以人們自然也就無法進行徹底的調查研究，挖掘它當初在病毒傳播上可能扮演著怎麼樣的角色。接下來的日子裡，人們終於逐漸意識到這個小小的微生物可能會演變為全球性的大問題，世界各地的焦慮感也因而跟著越來越高，而當大家看到一些零碎的數據、聽到那些博版面的小道消息後，又再助長了各種臆測的亂象，紛紛急著做出各種過度的假設與過早的結論，各方說法顯得混亂不堪，在病毒來源這一點上尤其嚴重。這病毒是從哪來的？它是怎麼變成這樣的？又是怎麼傳染人類的？整個一月份都充斥著焦躁與熱議。

當時有部分的科學家急昏了頭，一心只想要講述些引人矚目的故事，這種心態從兩篇早期的研究論文裡就可以看到。第一篇論文的作者是一個中國團隊，其成員集結了北京大學和廣西中醫藥大學等多家研究機構，他們在文中指出這個新病毒的基因組和蛇的基因組之間有某些相似之處，而這些相似之處又跟所謂的「密碼子使用」（codon usage）有關，因為基因組中的字母都是以三個字母為一組（這就是「密碼子」），而這些密碼子會在人體製造蛋白質時指定裡頭的某處要放進哪些氨基酸，換句話說，密碼子的使用就是一種拼字母的方式（譯註：具體一點來說，人體製造蛋白質時都會有一個「轉譯」（translation）的過程，核糖體會讀取mRNA上的密碼子，並根據密碼子指定將特定的氨基酸加入正在合成的多肽鏈〔即未完成的蛋白質〕，所以密碼子就像是蛋白質的建築指令，而且每種氨基酸都可以由多種不同組合的密碼子來編碼，例如白胺酸〔leucine〕可以由六組不同的密碼子來轉譯，例如UUA、UUG、CUU、CUC、CUA、CUG，所以作者才會說這就像color和colour一樣，拼法不同但意義相同，不同拼法的密碼子也可以拼出相同的氨基酸）。就我們此處要說明的內容而言，你只要知道一個觀念就好：每個氨基酸在拼字母的時候都有不只一種方式，就好像英文裡的「color」這個字也有不只一種拼法，而如果你看到這個字拼成「colour」的話，那就意味著這或許是英式用法。那些中國研究人員也差不多像是這樣，他們聲稱在該新型冠狀病毒的密碼子拼法裡看到了些許「蛇」的特徵，而既然病毒裡的密碼子使用方式似乎跟某些蛇類的密碼子拼法雷同，那是否就意味著該病毒已經長期感染了蛇類呢？這種推論是很不牢靠的。

然後這些科學家們比對了兩種蛇，原生地都在武漢附近的湖北省，一種是雨傘節，一種是中華眼鏡蛇，他們發現這兩種蛇的部分氨基酸密碼子字母拼寫方式，跟這個新冠狀病毒的密碼子拼法頗為相似——至少跟鳥類、刺猬、土撥鼠、人類或蝙蝠比起來確實更為相似。作者另外也指出，「華南海鮮批發市場裡頭也有賣蛇的。」[1]問題是他們好像不太清楚裡頭實際上賣的是什麼蛇，只知道市面上確實有人在賣雨傘節和中華眼鏡蛇，因為這兩者都是傳統粵菜美食「蛇羹」的常用食材。不過這些研究人員也很小心，沒有直接下判斷，只說他們這個對密碼子拼法的分析「為（病毒的）野生動物宿主問題提供了一些說法，後續仍有待於動物實驗研究的進一步驗證。」[2]例如以實驗來測試看看這個新病毒是否可以存活在蛇類體內等等，也就是說，這些研究人員連這種實驗都沒做就直接寫論文了。這篇論文後來發表在《醫學病毒學雜誌》（*Journal of Medical Virology*）上，這份月刊上的論文必須經過同儕審查，而科學界對此文的態度，講好聽一點也只能說是「不太友善」。雖然這個消息上了一些八卦小報的頭條，甚至連CNN都有報導，吸引到了科學圈子以外某些喜好探討奇聞軼事的人，但這個假設性的說法來得快去得也快，因為其他的科學家們看了他們提出來的證據，發現不過是如此而已，然後就告訴大家：根本就是鬼扯。

那個月還冒出了另一篇蠱惑人心的論文，作者是一群新德里的科學家，他們在一月三十一日這天把預印本論文發表在 bioRXiv 上。這些作者聲稱發現新冠病毒的棘蛋白中有四處「獨特」的氨基酸序列，[3]而這每個序列的長度都有六到十二個氨基酸，以此對照 HIV-1 病毒（包括流傳甚廣的那個亞型的愛滋病毒），兩者相應的蛋白質中的氨基酸排列方式竟然有「驚人的相似性」，而且他們還宣稱這樣的相似性「不太可能是自然界裡偶然出現的結果」。接著他們又把這些序列說成是「插入」冠狀病毒的東西，意思就是說這病毒是在實驗室裡組裝出來的，也許是用了 HIV-1 的部分基因組，這樣會讓病毒更容易感染人體細胞。然而很快就有專家指出這種說法的問題：這個「驚人的」巧合其實一點都不驚人，因為他們所說的「插入」也根本不是什麼人為的插入，只是很常見的現象，類似的序列在很多其他生物身上都能看到（包括 RaTG13 這種蝙蝠病毒），整篇論文都是在胡扯，就好比說自己在莎士比亞全集裡頭找到了一些諸如「戲謔」、「演員」、「索價過高」、「同胞」之類的詞彙，然後就大喊這怎麼可能、真是太可疑了云云（這種事你我也都辦得到）。即便他說的話是真的，但那就代表這位來自亞芬河畔史特拉福的聰明劇作家真的用了一種狡猾的方式在吹噓說他那些搞怪的演員們對自己的國人多收錢嗎？這說法很讓人懷疑，而同樣讓人懷疑的還有那篇論文的說法：新病毒居然用了某種令人難以置信的重組方式來從 HIV-1 病毒那裡獲取到某些基因組。

很快這篇論文就被下架了，如果你現在在網上看到這篇論文，每一頁上頭都會有一個大大的灰色印記寫著「撤回」（WITHDRAW），作者們還發表了一份聲明表示：「為了避免讓全世界造成更多的誤解和混淆，我們決定撤回目前這份預印本論文，並在進行重新分析後另行提出一份修訂版，以此來回應各方的評論與關切。」[4]然而他們似乎一直沒有這麼做。

「我非常生氣，」石正麗告訴我，那個拿蛇來做文章的論文，還有那個說有「驚人的相似性」的論文，其實都只是冰山一角而已，二〇二〇年初的網路上到處都充斥著各種不相干、誤導、誤解的說法，其中有一些還明裡暗裡針對她的實驗室來攻擊。「所以我就盡量不要理會這種消息，或者說這些錯誤的消息。」她說自己就直接屏蔽掉了這些聲音，讓耳根子清靜，才好專心致志，「回頭繼續工作。」

23

在加州的拉霍亞這邊，克里斯提安．安德森（Kristian Andersen）一直密切關注著事態發展，把一切都看在眼裡。他告訴我：「那時候一月才大概過了一個禮拜左右吧，我想差不多是這樣，然後我就開始對此變得憂心忡忡，而且自此之後啊，那股憂心還只增不減。」

安德森是一位計算基因學家，也就是說他會利用深潛（deep-dive）技術建立數學模型，並以電腦進行分析與模擬，藉此來探究基因組裡頭的祕密。他的體型修長而結實，臉上掛著淺淺的微笑，原本在丹麥出生，後來去了劍橋和哈佛唸書，現在是斯克里普斯研究所（Scripps Research Institute）的教授，所肩負的研究使命是要了解病毒的演化過程，看看病毒為何在演化後會出現於我們的生活環境裡，然後又再繼續演化，終而在人類的世界裡造成問題。之前他也去過西非研究拉薩病毒和伊波拉病毒，包括在二〇一三年到二〇一六年伊波拉病毒肆虐期間前往獅子山共和國，幫忙開發診斷檢測技術，並利用基因組測序來追蹤病毒的感染途徑，這門學科就是大家所說的基因組流行病學（genomic epidemiology）。

關於「基因組流行病學」一詞，安德森向我保證，那絕對不是他發明出來的，因為這門學科早在二〇〇三年就興起了（而那時他只是一名在丹麥奧胡斯唸書的大學生），當時就是因為有了這門學問，科學家才能以溯源的方式追蹤SARS病毒的傳播路徑，發現它如何跨出廣東省，然後再透過香港傳到世界各地。直到二十世紀晚期，基因組測序都還是艱鉅而緩慢的任務，後來雖然改成自動化作業了，但是卻所費不貲（第一套完成的人類的基因組花了二十七億美元）；幸好後來技術日新月異，所需的費用漸漸變少，同時測序的速度也提升了。在二〇一三到二〇一六年那次恐怖的伊波拉疫情期間，基因組流行病學首次能夠在傳染病危機出現時派上重大用場，當時安德森在帕爾迪斯・薩貝提（Pardis Sabeti）的實驗室做博士後研究員。薩貝提本人也非常出色，她是伊朗裔美國人，同時在哈佛和布羅德研究所（Broad Institute）任教，彼時的安德森就在薩貝提及其他幾位資深研究員共同指導的大型團隊裡擔任帶頭領導工作，而愛丁堡大學的安德魯・蘭鮑特正好是其中一位指導人員。身處在這樣一場混亂不堪的公衛災變之中，要能夠從瀕死的病人身上採樣來進行伊波拉病毒株的測序，這種人不只腦袋要好，還得要夠善良、夠無畏才行。這樣值得信賴的人，自然會是大家想要結交的朋友，這兩人也是如此，所以在二〇二〇年初又出現了新一波重大疫情時，安德森很自然地就又再次聯絡了蘭鮑特，這有一部分是出於過往的情誼，然後安德森表示希望兩人可以合寫一篇論文，一起對新病毒進行基因組分析，這也許會為病毒的來源提供一些可能的線索。

「等到我們從武漢那邊拿到大約十個還是十五個基因組時，很快就發現它們基本上都是相同的。」安德森說，他意識到有些不太對勁，因為這些基因組的來源都是一月中旬之前出現的早期病患，可是這些基因組之間幾乎沒有任何變異，看到這種情況讓他很是擔心。那他在擔心什麼呢？「因為這等於是在告訴你，這個病毒很可能是由人傳人來散播的。」如果一個病毒一直藏在動物宿主體內，跟著宿主一起被帶進城裡的市場，那麼寄居在不同動物身上的病毒通常會因為突變而多多少少產生一些差異；而如果病毒發生了多次的溢出現象，每次都傳染給不同的人，那麼從人體採得的病毒樣本就會顯現出這種分化，可是現在看不到病毒的分化，很可能就意味著病毒的溢出並不常見，也就是說很少病例是由動物把病毒傳給人的，而是在病毒溢出後，由幾乎一模一樣的病毒株在人與人之間快速造成傳染。安德森雖然有注意到早期的病毒基因組裡頭並沒有出現分化現象，然而他不知道的是，這時候其實已經出現病毒會人傳人的證據了，例如深圳那個一家五口群聚染疫的病例，當時正讓袁國勇感到憂心忡忡。

「就是因為這樣，所以我、愛德華、安德魯和鮑勃才會開始研究這種病毒的來源是什麼。」安德森說道。

他說的那個「鮑勃」叫做羅伯特．蓋瑞（Robert F. Garry），是紐奧良杜蘭大學（Tulane University）的一位病毒學家，因為跟安德森一起在獅子山共和國研究拉薩病毒和伊波拉病毒而結識，當時蓋瑞正與一家政府醫院進行長期合作，在當地從事病毒研究和培訓工作。蓋瑞是結構生物學的專家，專門研究病毒的蛋白質會如何折疊、如何運作，只要把病毒的基因組序列拿給他看，他就能直接推斷出其中許多蛋白質的機理。蓋瑞出身於印第安納州的特雷霍特（Terre Haute），本人雖已年過七旬，但仍有一頭棕黃色的頭髮，只有鬢角和濃密的八字鬍逐漸開始變白。他是一個老派的病毒學家，在ＨＩＶ剛問世時他就開始研究這個病毒，他還記得當年所用的電腦是什麼老古董，然而還是得靠它來運算模型，不過他一直堅守崗位，現在也用上了更好的機器和更新的技術，繼續在結構生物學的第一線奉獻其一己之力。「像我們這種人已經不多了，」蓋瑞說，「我瞧一眼蛋白質序列就可以看出那個蛋白質大概是用來做什麼的，你懂我的意思吧，我們一看就知道什麼地方會有危險。」

而當他在網站上看到霍姆斯所張貼的新冠病毒基因組序列後，蓋瑞馬上看出了其中一個地方可能有危險。「我一眼就看到了裡頭有一個弗林蛋白酶的切割點（furin cleavage site），」他告訴我，「然後我就知道，自己那天晚上一定沒法好好安穩睡覺了。」

弗林蛋白酶切割點是冠狀病毒的棘蛋白（或是其他病毒相對應的蛋白質）裡頭的某種觸發裝置，它可以增加病毒附著及進入細胞的能力。當病毒與細胞接觸時，病毒的棘突會先抓住細胞外部的受體蛋白，此時弗林蛋白酶切割點就會發揮作用了，它位於棘突兩個主要部分之間的連接處，只要一經觸發就會讓棘突的形狀發生改變——就像是變形金剛機器人一樣，會忽然變形成為一輛卡車——這樣棘突就會被「切割」然後裂開，這種變形方式讓棘突可以跟細胞膜融合在一起，而這就讓病毒的基因組得以衝入細胞之中，然後開始進行自我複製。弗林蛋白酶切割點之所以會被觸發，是因為它接觸到了弗林蛋白酶分子，至於弗林蛋白酶這個東西呢，讀者只要知道它是一種有很多重要功能的酶就好，總之我們的體內充滿了這種酶，所以病毒利用弗林蛋白酶切割點可以說是很合適的選擇，只要一經我們體內的弗林蛋白酶將之觸發，它就可以幫助病毒穿透細胞。

有一些病毒擁有弗林蛋白酶切割點，這是它們侵入細胞的手段之一，可以說只要有了這些切割點，病毒對人類的傳染力就會很強。以SARS病毒為例，幸好它沒有這種切割點，所以傳染性並不算是很強。然而新冠病毒裡頭卻有弗林蛋白酶切割點，這自然會讓羅伯特．蓋瑞感到擔心，因為這可能代表該病毒會更容易傳播。

「於是我就開始找一些業界的病毒學家討論。」蓋瑞告訴我，他找的其中一位就是安德森，然後就聽到安德森說，他自己先前已經跟蘭鮑特及霍姆斯商議過此事了。其實蓋瑞先前就已經猜到一定會發生這種事，但凡病毒的基因組裡只要出現一點顯著的特徵或明顯的異常，都一定會引起大家的好奇（這算是正常的），然後就會出現一大堆的猜疑和理論，正常或不正常的都有，例如猜測這個病毒看起來是不是人為設計出來的，或是說病毒的弗林蛋白酶切割點有沒有可能被人安放進去的，而不是由突變和重組（跟其他病毒自然交換部分基因）所產生的正常演化結果。「有時候，病毒學似乎很難跟政治分開，」蓋瑞說，「可是就算如此，這次是從一月初就已經開始了，我的意思是說，那時候就已經有人在問『這個疫情我們該怪誰』的問題了。」

當時愛德華．霍姆斯正在瑞士參加一個病毒學會議，他也那裡也聽到有人表達了類似的憂慮，那人是霍姆斯的老朋友傑瑞米．法拉爾（Jeremy Farrar），他是一位醫學研究員，手底下還掌管著一個總部設在倫敦的健康研究基金會「惠康信託」（Wellcome Trust）。「傑瑞米．法拉爾寫了封電子郵件問我：『有人在討論說病毒也許來自某個實驗室裡頭，你可以去察看一下序列嗎？』」雖然霍姆斯確實曾幫忙轉發了病毒的基因組序列，但他自己還沒來得及仔細研究，收到信後他去找了石正麗當初的預印本論文，裡頭所記錄的蝙蝠病毒 RaTG13 跟新冠病毒有百分之九十六點二的相似度，然後快速查看了一下裡頭一個對基因組不同部分的比較圖表，但並沒有看到什麼讓他覺得奇怪的東西，於是他就搭飛機回到了澳大利亞。「然後呢，差不多就在隔天，克里斯提安．安德森也寄了一封電子郵件給我說道：『我看到那個序列裡頭有些地方很奇怪，你可以看一下嗎？』」此時安德森已經注意到弗林蛋白酶切割點了，而且他還發現有一個地方可能也有異常，那就是病毒的受體結合區域，也就是我們前面介紹過的「棘突上的魔鬼氈」，這也是病毒一開始能否附著在細胞上的關鍵所在。換句話說，病毒要附著於細胞需要兩方面的配合，受體結合區域負責抓住細胞，然後弗林蛋白酶切割點再幫病毒侵入細胞裡頭。從這個新病毒的基因組編碼中可以看出，它的受體結合區域恰好很適合用來抓住ACE2，也就在人類及雪貂等動物體內常見的那種受體。然而如果跟SARS病毒或石正麗的蝙蝠病毒 RaTG13 相比，新病毒的受體結合區域又長得幾乎完全不一樣，那它到底是從哪兒冒出來的啊？聽聞這些消息後，「我心想『這下完蛋了』，」霍姆斯告訴我，「我們接著就通報了有關當局。」

這個「有關當局」裡的其中一員就是前面提到的傑瑞米．法拉爾，他請霍姆斯整理一下自己對基因組相關情況的看法，以及從基因組裡頭可以看到哪些關於病毒來源的線索，然後把這些觀點公諸於眾，「總之你就直接寫成一份報告。」到了這個時候，有另外兩位官方人士也開始參與此事，一位是美國國家過敏與傳染病研究所所長安東尼．佛奇，另一位是美國國家衛生研究院（National Institutes of Health）院長法蘭西斯．柯林斯（Francis Collins），其中前者是後者的轄下單位。到了二月一日這天，在法拉爾的安排下進行了一次加密的電話會議，與會者除了安德森、霍姆斯、佛奇、柯林斯，另外還精選了幾位身在世界各地的科學家，大家齊聚一同討論一個問題：從基因組的內容來看，病毒可能源自何處，而它又是如何產生的。

在這段期間裡，安德森和霍姆斯兩人也一直在跟安德魯・蘭鮑特討論這個問題。蘭鮑特告訴我：「克里斯提安和愛德華他們跟我聯繫後告訴我：『我們正在研究這個病毒，想看出一些它源於何處的端倪來，現在已經發現它有許多很有意思卻又頗不尋常的特性。』」他們希望蘭鮑特可以加入這個行列，因為他對病毒的演化深具洞見，應該加入的還有羅伯特・蓋瑞，因為他不僅在病毒的結構建模方面學有專精，而且還知道病毒的哪些地方可以或不可以用人為方式設計出來。

二〇二〇年一月三十一日，當上述這些工作正開始進行時，《科學》期刊上出現了一篇文章，作者是這份刊物內部一位很受大家信賴的撰稿人喬恩・科恩（Jon Cohen），文章講的是他們平常所從事的工作，裡頭提到他們也正在做一樣的研究。那篇文章的標題叫「探查冠狀病毒基因組，尋找疫情來源之線索」（Mining Coronavirus Genomes for Clues to the Outbreak's Origins）[5]，文中不只介紹了石正麗那篇關於蝙蝠病毒 RaTG13 的論文，還提到了西雅圖一位名叫崔弗・貝福德（Trevor Bedford）的電腦生物學家的說法，他的團隊對該新病毒的不同病毒株進行譜系分析（然後繪製成譜系圖），可以證明蛇類是中間宿主的說法根本是無稽之談。此外該篇文章也引述了一位分子生物學家理查・埃布萊特（Richard Ebright）的意見，他長年來一直批評某些病毒研究，認為它們的風險高到不可接受，有可能會讓病毒從實驗室裡傳播到外頭的世界，文中所引述的意見大抵是說這個新病毒固然可能真的是自然溢出的，也就是從人類以外的動物直接傳染給人類，但是它也可能是一場實驗室裡的意外造成的。埃布萊特的研究專長是細菌內部的轉錄過程（也就是基因製造

mRNA的過程，那是蛋白質結構的設計藍圖），而科恩這邊則引述了環境健康聯盟的彼得・達薩克的話來回應埃布萊特：「人類似乎總愛吵來吵去，也抗拒不了這些無稽的狂想，可是如今病毒已經出現在眼前盯著我們的臉了。野生動物身上的病毒具有不可思議的多樣性，我們現在所知的也還只是一點皮毛而已。在這琳瑯滿目的病毒裡頭，只有一些會感染人類，而這裡頭又只有一部分會致病。」[6]科恩此言等於是直接把埃布萊特和達薩克放在了對立面，事實上這兩人對新冠病毒的來源問題確實意見相左，而且從那時候到我成書的此時都一直是如此。

二〇二〇年一月三十一日，在這個週五的晚上，安東尼・佛奇寫了一封電子郵件寄給克里斯提安・安德森和傑瑞米・法拉爾，提醒他們要注意一下科恩那篇文章，還說：「這是今天剛發表的，你們可能還沒看過，如果沒有的話（就看一下），這跟我們現在討論的東西很有關係。」[7]這裡頭說的「討論」，就是隔天要在電話會議裡進行的內容。很快安德森就回了信，說自己其實之前已經讀過這篇文章了，他還以不失禮的方式向佛奇指出，自己和霍姆斯的說法也都被科恩的文章裡引用了（佛奇是個大忙人，未必有注意到這件事，就算注意到了，他也可能是想確保這兩人在該文發表後都有讀到內容而已）。接著安德森又提到，對於一種來源不明的冠狀病毒來說，要想評估它一些微小而又不尋常的特徵其實是很困難的，畢竟重組的時候會插入什麼東西原本就不一定，雖然這個病毒看起來像是蝙蝠病毒，但是目前可以用來進行比較的蝙蝠冠狀病毒基因組數量也相對較少。然後他又約略提到了受體結合區域和弗林蛋白酶切割點，新冠病毒這兩個地方跟其他病毒不太一樣，這能算是「不正常」的現象嗎？「如果放到譜系樹（phylogenetic tree）上頭來看的話，那這病毒看起來就再正常不過了。」因為蝙蝠病毒相近的分支都是如此，他認為這也許說明了蝙蝠很有可能就是宿主。

「但是呢，」安德森那些話的後頭又加了一個但書，「即使病毒出現了一些不正常的特徵，那其實也只占了整個基因組的很小一部分而已（安德森說連百分之零點一都不到），所以必須非常仔細地查看所有序列，才能看出某些特徵（可能）看起來有人為設計的跡象。」

到了隔天二月一日星期六，他們舉行了電話會議，用世界協調時間來算的話是晚上七點開始（法拉爾人在倫敦，這是他的時間），華盛頓這邊的話則是下午兩點開始（這是佛奇和柯林斯的時間），至於加州則是早上十一點（安德森的時間），而人在雪梨的霍姆斯這時候已經是週日清晨六點了。其他在線上的人除了蘭鮑特及蓋瑞，還有馬莉恩·庫珀曼斯（Marion Koopmans，一位傑出的荷蘭病毒學家，人在鹿特丹）、克里斯提安·德羅斯騰（Christian Drosten，柏林一間病毒學研究所的所長）、派翠克·瓦蘭斯（Patrick Vallance，英國政府的首席科學顧問）及其他幾位科學家。安德森和霍姆斯先簡短介紹了他們在基因組中發現的東西，然後整個群組就開始交換意見，把病毒到底是怎麼感染人類的所有可能情況都考慮了一遍——是從野生動物那裡自然溢出的，還是從實驗室裡洩漏出來的，甚至是人為設計而成的病毒。按照法拉爾所云，庫珀曼斯和德羅斯騰認為自然溢出是最有可能的解釋，他在之後出版的《棘突》（*Spike*）一書中對兩人的說法是這樣看的，而庫珀曼斯也向我證實了這件事，還說她這樣判斷是因為其他自然環境裡的冠狀病毒也會有弗林蛋白酶切割點，此外還有其他幾項證據。只不過法拉爾自己的看法反倒沒有那麼篤定，那次的電話會議後不久他就說自己算是站在「自然派」和「實驗室派」兩種立場之間（不過之後他又看到了進一步的數據，因而又認為源於自然才是最合理的說法）。這次的電話會議共進行了一個小時，在接下來這幾天裡，安德森、霍姆斯、蓋瑞和蘭鮑特又進行了更密集的討論，然後就著手開始寫論文。

他們先是拋出各種想法來交換意見，幾個人不斷用電話或視訊來進行討論，然後開始寫下一些句子和片段的文字，或者是一整段暫時性的內容，然後放進谷歌的共享資料夾裡。他們商定要以客觀的態度來考慮眼前的各種可能情況，要保持開放的心胸，只憑證據來引導結論，用蓋瑞的說法就是「設法對整件事保持中立」。此時他們認定自己要寫的是一篇科學論文，而不是什麼寫給某些不特定人士看的那種「報告」，而且也決定先試試看能否在《自然》期刊上發表，所以就先聯絡了編輯，而對方也表示很有興趣看看這篇論文。

在這四個人剛寫完論文初稿的時候，認為受體結合區域這裡似乎並不合於常理。從蓋瑞所建構出來的那個模型中可以得知，這個病毒的受體結合區域一定非常適合用來跟人類細胞的ACE2結合，雖然還算不上是天衣無縫，但搭配程度看起來也未免太好了一點，而且只有新冠病毒是這樣。「我們先前看過的其他病毒都沒有跟這個一樣的受體結合區域，」安德森告訴我，「老實說，這一點確實相當令人疑慮。」然後又說他們確實仔細考慮過了「這個病毒從實驗室裡產生的可能性」，接著在統整意見後就把這些想法告訴了一些同行。

在此我們有必要多注意一下安德森和佛奇在會議召開前一天來往的那封電子郵件，因為後來這封信按照《資訊自由法案》（Freedom of Information Act）的要求被公開了，成為所謂的「佛奇郵件」之一，然後就有人在去掉前後脈絡的情況下說這封信裡可以看出某些陰謀。那些支持陰謀論的人聲稱這封信證明了安德森和佛奇其實相信新冠病毒是從實驗室裡設計出來的，只是兩人偷偷隱瞞了此事而已，而且安德森在這封郵件後面還對佛奇多說了一句話，這個意見對於那些陰謀論的指控來說更是火上加油，因為安德森說他在跟分析團隊討論過後，其中至少有一部分人「認為這基因組不符合演化論的正常情況」。

他這句話是什麼意思？這樣說吧，在演化論的正常情況下，新冠病毒的受體結合區域和弗林蛋白酶切割點不應該跟ＳＡＲＳ病毒（或迄今所見任何蝙蝠身上的類ＳＡＲＳ冠狀病毒）中看到的東西差別那麼大，那差別已經大到幾乎沒什麼相似之處。然而安德森在郵件結尾也說了：「不過這一點我們還得要更仔細研究才行，有些進一步的分析還沒有做，所以上述的那些意見也有可能會出現變化。」當科學家在新出現的現象裡頭看到一些熟悉的地方時，就像當年查爾斯·達爾文第一次看到加拉巴哥象龜那樣，覺得外型很熟悉，但其實卻是新物種，此時就得要進行更仔細的研究，並且更換一套新思路才行。

對於各方的批評說法，安德森後來在推特上回應道：「我們在這封郵件裡看到的，就是科學如何實際運作的一個清楚的例子。」[8]科學家要考慮各種可能性，包括實驗室洩漏病毒在內，也包括病毒是人為設計出來的這種情況，還有自然溢出也一樣，他們也很渴望能得到更多數據，這樣就可以進一步支持或否定掉其中的某些可能選項。「科學就是這樣，就是很無聊，我也知道。」安德森寫道，「可是在事情還不確定的時候，這樣做是相當有用的。」大家拿到基因組已經有三個禮拜，還是沒有找到解決疑難的辦法，拖到了二月還在努力找方法，然後穿山甲就出現了。

24

「這對我們來說可是天大的證據啊，」安德森告訴我，因為那證明了病毒是自然產生的，他們看到了有自然環境裡的冠狀病毒的受體結合區域跟新冠病毒相當近似。之所以會突然拿到這樣的新證據，得要感謝由三位中國科學家在昆明組成的團隊，也要感謝有人在看到昆明這些數據資料後又進行了重新分析。這種新病毒是在一些馬來穿山甲身上找到的，牠們在二〇一九年初的時候被走私到廣東，遭到野生動物部門的官員查扣，而後休士頓有一批科學家從公開的資料庫進行檢測比對，發現其受體結合區域跟新冠病毒很相似，然後就在二〇二〇年一月三十日把消息發布在「病毒學」網站上，幾天後安德森和他的團隊夥伴們發現了這個資料，這讓他們在正式發表前即時更新了論文的內容。安德森告訴我，他們一看到這些資料後，馬上就意識到「我們以為不尋常的事情，其實早就已經存在於大自然的環境裡了。」

穿山甲是一種奇特且迷人的動物，西半球的大多數人從未見過這種動物，甚至在動物園裡也看不到。牠們常被當成是有鱗甲的食蟻獸，因為牠們的外皮有如盔甲般厚實，而且確實會吃螞蟻，加上牠們頭部長長的、嘴裡沒有牙齒，所以這樣稱呼牠們也勉強算對，不過從血緣上來看穿山甲跟食蟻獸其實算不上親戚。目前世界上存活的穿山甲共有八種，四種原產於非洲、四種原產於亞洲，而馬來穿山甲（學名為 *Manis javanica*，也有人稱之為巽他穿山甲〔Sunda pangolin〕）的天然棲息地在爪哇島和婆羅洲等東南亞地區，也有極少數在中國境內的雲南省出沒。這八個物種形成了一個非常獨特的種群，屬於鱗甲目（Pholidota），在哺乳類各目的動物中算是最奇特的類型之一，從演化譜系上來看，牠們與食肉目動物頗為相似，但是因為趨同演化（convergent evolution）的緣故又跟犰狳長得很像。穿山甲不只會吃白蟻，也吃螞蟻，除此之外牠們幾乎不會傷害任何其他生物，即使會也都是為了自衛而已。

穿山甲那種溫溫吞吞的習性，使得牠們極易被人類捕獲，而且就算遭到攻擊或威脅時，穿山甲最常見的防衛方式也只是把自己捲成球狀而已，此時其外表看起來很像是一隻球潮蟲，將鱗片朝外，柔軟的部分藏在內側。穿山甲這個名字（pangolin）來自於馬來語裡的「peng-goling」，意思是「捲曲的物體」，雖然這種捲曲方式可以抵禦獵豹之類的獵食者，可是如果碰上了有雙手雙腳、大腦更發達的敵人就不管用了，他們照樣會拿東西把穿山甲敲開，或是直接帶回村子裡。為什麼人類要這樣打穿山甲讓牠鬆開呢？因為想吃牠的肉；那又為什麼人類要把牠帶回村子裡呢？多半是要拿去賣，因為不管是穿山甲的殼還是肉都被某些文化視為珍寶，是以這種野生動物商品在國際的非法貿易市場上流通量很大，大到成了穿山甲的災難。

穿山甲習慣獨來獨往，每隻都會自行覓食，成年的穿山甲只有在繁殖期間會短暫相處一陣子，而雌性穿山甲每次也只生一胎，生下來後的幾個月內會背著幼崽行走，睡覺時會把身體捲起來輕輕地包著小穿山甲，用自己的外殼來保護牠。雖然現在穿山甲已經很難看得到了，但其實牠們似乎曾經也到處都是，然而根據一位德國生物學家莎拉．海因里希（Sarah Heinrich）的說法，她跟她的團隊引用了《瀕危野生動植物國際貿易公約》（簡稱為ＣＩＴＥＳ，是一項多國協定）的數據庫資料，在一九七五到二〇〇〇年之間約有七十七萬六千頭穿山甲成為了國際市場上合法交易的商品，這些商品裡頭光是穿山甲皮就有將近六十一萬三千張，主要出口地為印尼、泰國和馬來西亞。

穿山甲的鱗片也是一種被單獨拿來銷售的商品，因為傳統醫學認為它很有療效所以才被特別看重。從一九九四到二〇〇〇年這段期間，馬來西亞出口了將近十九公噸的穿山甲鱗片（大約等於四萬七千隻穿山甲的量）到中國和香港提供傳統中醫使用。根據一些古文獻的記載，中國傳統上認為把穿山甲的鱗片磨成粉或燒成灰之後，可以用來治療五邪驚悸、婦人鬼魅悲傷、山嵐瘴瘧、惡瘡疥癬、蟻瘻痔漏，還可以促進女性泌乳。然而科學並不支持這些說法，畢竟穿山甲鱗片的成分就只是角蛋白而已，跟人類的頭髮和指甲的材質並沒有什麼不同。

「大家都喜歡指責別人的文化。」[9]莎拉・海因里希人在位於波茲坦附近的家中，她告訴我，手指別人的時候別忘了其他地方也有一樣的問題，因為在一九七五到二〇〇〇年期間出口的穿山甲皮大部分都賣到了北美洲，接著被製成了手提包、腰帶、錢包和酷炫的牛仔靴。穿山甲做成的皮革之所以特別受到青睞，是因為這種動物的皮膚上有一種菱形格紋，跟爬蟲類動物很像，看起來特別搶眼，所以像是盧奇斯（Lucchese Boot Company）這種為林登・詹森總統等人製作高檔皮靴的公司，在二〇〇〇年以前也是有在生產穿山甲皮靴的，在那之後由於《瀕危野生動植物國際貿易公約》的規定，亞洲穿山甲的出口配額完全歸零，這才真正讓穿山甲的國際貿易成為非法行為。可是這時候中國和東南亞各地的穿山甲數量已經急遽減少，牠們不僅被用來製成牛仔靴讓美國人穿著裝模作樣，當地的使用需求也很大，曾有一度中國每個月都要宰殺大約十五萬隻穿山甲，然後把肉拿來吃，把鱗片拿來當成中藥。倫敦有一位穿山甲專家丹尼爾・查蘭德（Daniel Challender）曾與其他三人合著一本書，他們在書中寫道：「這樣大規模的濫用動物資源，當然會導致中國本土的穿山甲在一九九〇年代中期因為商業活動而遭到滅絕。」[10]自從那之後，既然本地的穿山甲已經剩沒幾隻了，那麼就乾脆直接進口比較實在。

查蘭德在做博士論文的田野調查時有部分工作是在越南進行的，他做了市場調查、收集穿山甲鱗片的價格數據，還親自走訪賣穿山甲料理的餐館。他跟我說，「如果你走進胡志明市的餐館，想吃穿山甲的話每公斤要付三百五十美元。」[11]烹調方式可能是做成燒烤，或是放薑蔥煮成火鍋。他還記得在二〇一二年時曾坐在一家餐館裡，看著眼前的三位顧客享用一頓要價七百美元的穿山甲大餐，有一名服務生把一個舊布袋裡的活穿山甲扛到餐廳裡，穿山甲已經蜷縮起來形成防禦姿勢，外表上只看得到鱗片和爪子而已。「然後他們拿出了一根很大的擀麵杖，把穿山甲給打昏了。」查蘭德接著又說，「再來就拿出剪刀，用剪刀刃割開喉嚨。」把血放出來之後，摻進酒裡給客人喝，然後肉就拿去煮了。

隨著亞洲穿山甲數量的不斷減少，非洲穿山甲開始大量流向東方。撒哈拉沙漠以南的非洲地區有許多民族自古就一直都有抓捕穿山甲的習慣，有的是設陷阱捕捉，有的是用狗來追蹤，有時就只是剛好在森林裡撞見了穿山甲。一直以來，獵人或許會自己把獵物吃掉，又或者會賣給當地的野味市場，結果這種肉也漸漸在非洲的一些城市裡流行起來，像是加彭的自由市（Libreville），還有喀麥隆的雅溫德（Yaoundé）等，而這也導致了這裡穿山甲的價格大約在二十一世紀初逐漸上漲。

以我自己來說，這輩子只看過一隻活的穿山甲，就是在喀麥隆東南方一個叫做約卡杜馬（Yokadouma）的偏遠小鎮，要走一條通往剛果民主共和國的泥土路，開上幾小時的車才能抵達。那隻待死的小動物被一位年輕人抓在手上，他是我當時入住的大象飯店（Hotel Elephant）的廚房員工，剛剛才從鎮上的市場買回這隻穿山甲，他抓著穿山甲的尾部，垂掛狀態下的穿山甲顯得既無神又無助。穿山甲身上的顏色跟高速公路兩旁的路樹是一樣的棕紅色，而兩者變成這種顏色的原因也一樣，其表面都覆蓋著一層紅土，這種土灰瀰漫在約卡杜馬周遭的空氣裡，因為那些從剛果森林北上的運木卡車在碾過路面時都會激起這些塵土並擴散開來。穿山甲的鱗片從頭部、身體一直長到尾巴上，看起來像是生鏽的金屬羽毛。然後那位廚工把穿山甲放進雨水的排水道裡，用水把牠沖醒，接著放牠下來走個幾步看看，我觀察牠的口鼻部位，看起來尖尖的，基本上算是一種瞄準裝置，讓牠可以精準地伸出牠那有如麵條一般的長舌；再看看牠的眼睛，好像黑色的小珠子，縱然閃閃生輝卻看不到什麼神采；牠的肚子上沒有鱗片，呈現淡淡的乳黃色，所以這是一隻白腹穿山甲，是非洲四種穿山甲的其中一種，而這四種裡頭有三種的原生地都在喀麥隆南部。那隻穿山甲一直想要躲起來，把自己的頭擠進飯店牆邊地面上的一個小洞裡，可是牠縱然有強大的力量與前爪，還有長於挖洞的本能，但想要挖出一條生路依然是不可能的事情。我問那位年輕人要怎麼處置這頭穿山甲，對方告訴我，牠會成為盤中飧。

當時是二〇一〇年的五月，在接下來的幾年裡國際交易的力道變得越發強勁，像這樣的一隻穿山甲可能會被帶往更遠的他方，例如到雅溫德或更遠的其他地方，但對牠同樣都是一趟亡命之旅。有時候穿山甲的肉可能是被當地人吃掉的，走私出去的只有比較方便運輸的鱗片；有大量非洲穿山甲的鱗片經由喀麥隆和奈及利亞的港口及機場銷往亞洲，尤其是越南和中國。

「我知道我們被人家當成了轉運點。」奧拉朱莫克・莫里尼克吉（Olajumoke Morenikeji）這樣對我說。[12]她是一位動物學家，也是奈及利亞穿山甲保護協會的創辦人，她告訴我，光是看海關查獲了幾千公斤的鱗片就知道，「單單奈及利亞一個地方是不可能有這麼龐大的數量的。」

盧克．埃沃納．恩博羅（Luc Evouna Embolo）是野生動物貿易調查委員會（簡稱TRAFFIC）的工作人員，他人就在雅溫德，而其說法也跟上述的差不多，有越來越多的中間商付錢給當地人到野外抓捕穿山甲，然後再賣給城市裡的商人，由他們來非法出口這些動物。捕到穿山甲的村民也許只能拿到三千非洲法郎左右的金額（約等於五美元），可是等賣到喀麥隆經濟中心杜阿拉（Douala）這邊就變成了三十美元，而之後賣到中國的售價更是遠遠超過這個數字。在二〇一七年的時候，警方曾經一次就查獲了五公噸以上的鱗片，並逮捕了兩名中國的走私犯。

二〇一六年底，《瀕危野生動植物國際貿易公約》決定要把所有野生穿山甲及其身體部位的國際貿易都列為非法行為，可是這並未能杜絕走私，我們甚至不知道實際的走私狀況，只能從海關官員等國家執法單位所查獲的那冰山一角，以及非官方的調查人員所測算的數字，綜合起來推算實際的銷售規模有多大。據一項估計顯示，過去二十年裡走私販賣的穿山甲大約有將近九十萬隻，有些是賣活的，而有些死掉的會先取下鱗片，剩餘的身體在冷凍後顏色會變灰暗，接著再把鱗片藏在袋子或箱子裡頭用貨櫃船運輸，貨櫃上標記的貨物也許是腰果、牡蠣甚至是塑膠廢棄物等等。按照那些一直在追蹤這些貿易活動的人士，例如查蘭德和海因里希所言，穿山甲很可能是全世界走私運量最大的野生動物。

中國城市裡有些餐廳喜歡標榜「野味」，因為有些人認為野生動物的肉既健康又滋補，有些消費者還把吃穿山甲的老觀念推崇為中國固有傳統，可是這種觀念近年來已經屢遭質疑。二〇二〇年初時，一位叫做余物非的中國記者在《紐約時報》上寫了一篇專欄文章，他引用古籍裡的內容，勸告大家不要食用某些野生動物的肉，尤其是蛇、獾、穿山甲。余物非發現在六五二年的唐朝時期，一名叫做孫思邈的方士曾經告誡大家「腹內有宿病，勿食鯪鯉魚肉（譯註：鯪鯉是穿山甲的古名，而有些人會因穿山甲的形狀而稱之為「魚」），害人。」[13]又過了約一千年後，在《本草綱目》這本今日視為中醫基礎的醫藥典籍裡，醫生李時珍也曾警告世人，食用穿山甲可能導致腹瀉，繼而驚風狂熱，雖然他確實同意穿山甲的鱗片可以入藥，但是食用其肉必須小心。

此外，中國著名的保育人士，同時也是中國生物多樣性保護與綠色發展基金會祕書長周晉峰，他在北京這邊也說了一些對於舊觀念的尖銳批評，他告訴我：「這根本不是什麼傳統，其實就是錢的問題。」[14]

話說回頭，隨著穿山甲在中國的走私猖獗，現如今又引發了新的安全顧慮——會不會把某些病毒也一起走私進來了呢？其實在二〇一九年時就已經出現了一次警訊，只是當時沒人注意到。在那一年的三月二十四日，設在廣州的廣東省野生動物救護中心收容了二十一隻由海關人員查獲的馬來穿山甲，這批穿山甲的健康情況多半都不好，多有皮膚潰爛和呼吸困難等問題，之後一共死掉了十六隻。經解剖後發現牠們的肺部腫脹，裡頭還有許多泡沫狀的液體，其中有幾隻的肝臟和脾臟也出現腫大的現象，於是廣州市動物園和廣州市政府的一個實驗室就聯合派出了三位科學家組成團隊，由陳金平（Jinping Chen）負責帶領，他們從十一隻穿山甲的屍體中採集了組織樣本，從中尋找是否有病毒基因組的相關證據。他們看到樣本裡有感染仙台病毒（Sendai virus）的跡象，該病毒雖然對人體無害，但是已經證實會引發齧齒動物的疾病。此外他們也發現裡面有冠狀病毒的ＲＮＡ片段，可是當陳金平的團隊把這件事寫在論文裡，然後在二〇一九年的十月二十四日發表出來，那依然算不上什麼大事——畢竟那是新冠疫情爆發之前的事。這幾位科學家在文中指出，不論是仙台病毒或冠狀病毒都可能導致這些穿山甲死亡，如果再進行進一步的研究，對於穿山甲的保育工作將會有所幫助，此外他們更指出這些病毒也有可能傳染給其他的哺乳動物。儘管都已經講到了這一步，不過他們並沒有表達任何警告之意，沒有像石正麗在二〇一九年之前的論文裡那樣想要急切地警示大家，告誡冠狀病毒的出現有可能會造成什麼後果。

又過了三個月之後，此時「冠狀病毒」這個詞彙帶給世人的已經是完全不同的感覺，這個新病毒已經被辨認出來，而且完成了測序，全球已然進入警戒狀態，光是中國的新冠肺炎病例就已經有一千兩百八十七位，另外還有九個國家（此時已包括法國、越南和新加坡）也紛紛出現了首位確診病例，而石正麗的團隊剛剛又發表了一篇論文，裡頭提到蝙蝠病毒 RaTG13 與新冠病毒有百分之九十六點二的超高相似度，這可以說是一份強有力的證據，說明新冠病毒很可能就來自於蝙蝠，只不過兩者的基因組依然有百分之四的差異，遠遠說不上是一模一樣，因為那意味這兩種病毒已經分頭演化了幾十年——也許是二十年，也許是六十年，這取決於你採用的計算方式和你設定的突變速率。問題是在分別演化的這段時間裡，新冠病毒究竟是在哪裡度過的，是在哪一種蝙蝠身上，還是在其他動物身上？還有就是在這段時間裡，它到底是如何進行演化的？而後它又是如何溢出，感染了第一個人類宿主？

當上述這幾個問題還沒有得到解答時，忽然又出現了一串新的假設。二月七日這天，華南農業大學校長劉雅紅在廣州召開了一場記者會，宣布該校有一個團隊在尚未發表的研究中找到了新冠病毒可能的中間宿主，補上了蝙蝠和人類之間的那片空白，而他們找到的就是穿山甲。

根據中國官方通訊機構新華社的報導，這些團隊人員所研究的那種穿山甲病毒跟人體感染到的新冠病毒相似度高達百分之九十九。其實這個說法誇大了研究團隊的發現內容，不過也成功收穫了大量的頭條報導，就連位在日內瓦的《瀕危野生動植物國際貿易公約》祕書處也遙相應和了這個說法，還在隔天發推特寫道：「也許是#穿山甲將#冠狀病毒傳給了人類。」然後又添油加醋地在推文裡頭附上了一段穿山甲的可愛影片，裡頭是一隻穿山甲媽媽背著一隻小穿山甲在樹幹上爬來爬去找尋螞蟻的畫面，這等於是要告訴大家：這些可愛的動物身上帶有致命的病毒，最好離牠們遠一點。結果等到華南農大的研究報告公布到網路上的時候，雖然裡頭放了許多表格和圖表，所用的文詞也精心挑選過，讓內容顯得比較有戲劇性，但總之並沒有像劉校長當初宣傳的那麼勁爆。這些研究人員從上述於廣東省野生動物救護中心裡頭死去的那一批可憐的穿山甲身上採集了一些肺部組織的樣本，然後拼組出裡頭的冠狀病毒基因組，發現確實跟新冠病毒的基因組有百分之九十九的相似性，但其實兩者只有某些相同部位的基因是這樣，其整體的相似度並沒有那麼高。該論文的研究人員表示，也許這兩種冠狀病毒曾經一起出現在同一隻動物身上，然後就交換了彼此的基因組，也就是說發生了重組。雖然這看起來是一件小事，但從已經看到的情況來說，發生這種事也許真的是很要命的，因為穿山甲冠狀病毒的部分基因組可能會跟蝙蝠冠狀病毒進行交換，重要的是，那個交換的部位剛好就在受體結合區域。

此時世界各地的其他研究團隊也都急著從相同的線索往下找答案，他們也並非只是在瞎忙而已，就算沒辦法像華南農大團隊那樣直接拿到穿山甲的檢體樣本，但是在如今這個基因組研究已經全球化的年代，這一行的研究人員已然意識到，把自己手上的基因組數據快速且免費地告訴其他人，而且甚至在自己論文發表之前就先這樣做，這其實對自己和對整個科學界而言都是很有價值的事。因此學者們會把基因組序列的資料上傳到公開資料庫，有的人只上傳一部分，有些人則會上傳完整的基因組，這種資料庫是由各國政府所資助，算是一種科學服務，分子生物學和基因組學的學者們對這些資源都已經很熟悉，常常會用一些簡稱來標註這些資料庫，像是GenBank、GISAID、SRA和RefSeq等等。這裡頭有幾個資料庫是由美國馬里蘭州貝塞斯達（Bethesda）的國家生物科技資訊中心（NCBI）來全權或合作負責維護工作，各方的科學家都可以從這裡自行下載到完整或部分的基因組資料，然後再用自己的計算工具、演算法和理論假設來加以詳細研究。

在尋找答案的隊伍中，有一組團隊來自於休士頓的貝勒醫學院（Baylor College of Medicine），其領導者叫約瑟夫・佩特羅西諾（Joseph F. Petrosino），他們就是從上述的資料庫裡拿到了原先由陳金平團隊在廣州死去的穿山甲體內採集到的病毒基因組序列。該團隊之所以會參與新冠病毒的基因組研究，是因為佩特羅西諾的實驗室裡有一位叫做馬修・黃（Matthew Wong，姓氏為音譯）的成員，他是個年輕有幹勁的生物資訊學家（負責處理和分析數據），而且對許多本行工作以外的事也很感興趣，因此他對這個來自武漢的新冠病毒很是好奇，想知道它會跟其他哪些病毒相似。雖然他所問的是「它像什麼」，但這個問題一定會導向其他更根本的問題，也就是「它來自何處」以及「它是如何形成的」。

25

約瑟夫・佩特羅西諾是貝勒醫學院分子病毒學暨微生物學系的系主任，一開始他做的是生物安全防衛方面的研究，利用基因組科技研發疫苗來對抗可能出現的生化武器，例如炭疽熱和兔熱病細菌等。幾年過後，佩特羅西諾把他在基因組學的研究重心轉到了人類的微生物體（microbiome）上頭，微生物體指的是所有聚居在人體內的微生物整體，其中有些微生物可能對人體有害，有的無害，還有的對人體幫助很大。到了二〇〇七年，美國最大的醫學研究資助機構國家衛生研究院啟動了一項「人類微生物體計畫」（Human Microbiome Project），按照佩特羅西諾告訴我的說法，這是因為他們認識到了這些微生物「對人體健康與疾病預防的方方面面來說都極為重要」。佩特羅西諾接著又告訴我，微生物影響到的疾病不只有傳染病，其他上至癌症、下至唐氏症和糖尿病也都有關係，我們自己的身體就是一套環境系統，這裡頭來來去去的客人不少，不只有種類極其繁多的細菌，還有各種病毒、原蟲、真菌和古菌（archaea，一種類似細菌的單細胞生物，但與細菌仍有區別，直到一九七七年才被人類發現），可以說就是一鍋大亂燉。而為了要分辨清楚裡頭有什麼，然後研究某某微生物群為什麼可能會引發或預防某某疾病，佩特羅西諾的實驗室採用了一套很強大的軟體工具，不論是正常採集的血液樣本或只是一團糞便，它都可以從雜亂無章的內容裡提取出相關的基因組數據，換句話說他是用電腦來掌握和解釋各種生物數據，包括基因組序列在內——這就是所謂的生物資料學，而佩特羅西諾的實驗室裡有一整組的生物資料學家和基因組分析師，馬修．黃也加入了其中，負責開發一個軟體工具，以從數不清的基因組片段中篩選出所需的相關數據。

馬修．黃並不是在學的研究生，他對讀博士沒有興趣，這多多少少是因為讀博士就會被困在某一項研究計畫裡頭，不能到處都去嘗試看看，此時他的身分相當於是個傭兵，從他在加州大學戴維斯分校大學部獲得生化學學位以來，這已經是他的第三份實驗室工作了。他說自己在加大戴維斯分校唸書的時候「順便修了很多程式編輯課程」，然後就「算是偶然踏入了生物資訊學這一行」成了業內人士，之後又在二〇一二年的時候加入了佩特羅西諾的實驗室團隊，而且一幹就是八年，期間外界根本也不知道有他這號人物。

「你會怎麼形容自己的角色？」我用 Zoom 跟馬修通話時問了他這個問題，當時他的人並不在休士頓，而是去拉斯維加斯玩了幾天，對此他還做了一番解釋，說是因為他在老家那邊加入的撞球隊贏了當地的比賽，而獲勝獎品就是一趟免費入住里約飯店（Rio Hotel）的旅程。

「我寫了一些管道（pipeline）來分析從因美納（Illumina）的機器上取得的 FASTQs。」他先是這樣回答我的問題，然後才解釋那些鬼東西到底是什麼意思。所謂的管道呢，就是驗證和分析數據的一系列步驟；因美納的機器則是一台測序儀；至於 FASTQs 嘛……這個你不用管它啦。

佩特羅西諾這邊也跟我解釋了馬修的工作內容，他說的話還算比較容易懂一點，總之就是負責打造「可以從複雜紛亂的數據中挖掘出病毒基因組資料的電腦工具」。他還打了個比方，不妨想像在乾草堆裡有一根針，那個乾草堆就是生物樣本，而乾草就是各式各樣的ＤＮＡ，有細菌的、有微生物的，也有人類宿主自己的ＤＮＡ，有時還會有各種病毒的ＲＮＡ；至於那根針，就是我們想要找的那個病毒，而馬修幫忙開發的這套工具就相當於一個強力磁鐵，可以把針從乾草堆裡吸出來。

接著佩特羅西諾又打了另一個比方，他說在二〇二〇年初的時候，他的實驗室原本一如既往在研究微生物體，畢竟他們拿了政府的贊助資金在研究這個，可是這時武漢忽然冒出了個新冠病毒，這樣新奇的事件很容易讓大家偏移注意力，馬修更是往往都會如此（不過佩特羅西諾也承認，其實他共事過的很多其他生物資訊學家都會這樣）。佩特羅西諾說：「他就好像獵犬一樣，聽到人大喊一聲：『有松鼠！』然後就馬上衝過去了。」聽到這個比方我不禁心有戚戚焉，松鼠真的會讓人忍不住去看，我每天早上都會帶著一隻年幼但聰明的俄羅斯獵狼犬去散步，牠也會對那些樹棲齧齒類動物很感興趣。

當時是二〇二〇年一月，佩特羅西諾剛好不在實驗室裡，因為他出差到貝里斯去跟一群微生物學系的系主任開會，於是馬修就寫電子郵件問他：「嘿，你有辦法弄到武漢那個病毒株的基因組嗎？我想拿來試試。」他跟佩特羅西諾都不知道，其實此時愛德華．霍姆斯已經把那個基因組公布到「病毒學」的網站上了。但那並不重要，因為馬修已經決定要著手去幹了，他就像是一頭追逐松鼠的獵犬，興奮地直接衝進樹叢裡。「我只是想試試看，如果我的資料庫裡事先完全沒有那個基因組的資料，此時我那個『管道』所產生的基因組能有多厲害。」他決定要挑戰一下自己。「我的意思是說，反正現在已經有人組建出完整的基因組了，那我倒想看看自己是否可以在不知道那是什麼樣的基因組的情況下，也辦到跟他們一樣的事。」此時他手頭上的東西，或者說他在休士頓的電腦上查得到的資料，也就只是一堆跟乾草堆一樣的原始數據而已，表面上看起來也就是一大堆短短的基因組編碼片段，而且根本分不清那是人類的、病毒的，還是微生物體或其他東西的，總之就是一堆從液體樣本中獲取的雜亂數據，至於樣本則是以灌洗技術從武漢首批患者的下呼吸道中採集到的，這種基因組片段常被稱為一個個的「讀長」（read），這些讀長資料會存放到一個叫做ＳＲＡ的線上資料庫之中，而這個ＳＲＡ的全稱其實就是「序列讀長資料庫」（Sequence Read Archive），它是美國國家生物科技資訊中心一項國際合作計畫的成果，由歐洲及日本的同類官方機構共同參與。馬修利用從ＳＲＡ上拿到的讀長資料，加上他自己設計出來的方法和工具（也就是他所說的那個「管道」），自行拼裝出了一套新冠病毒的基因組，然後他又在網上的資料庫裡找到了一個新冠病毒的基因組序列，上頭標記著「武漢海鮮市場肺炎病毒」，也就是張永振、愛德華・霍姆斯和他們的中國團隊夥伴們上傳的那個基因組，經過比對後發現跟馬修的基因組非常近似。然而這對馬修來說只是牛刀小試一下，他後頭還有個更大的任務。

不過就在這時候，在一月二十六日這天，有一架直升機在加州卡拉巴薩斯（Calabasas）附近的一座山坡上墜毀了，機上包括機組員與乘客在內共有九人罹難，退役的籃球運動員科比・布萊恩和他十三歲的女兒也在其中。這則新聞深深烙印在馬修的心裡，即使每週例行的實驗室會議報告這次剛好輪到他做，他在準備時也想著此事。「科比・布萊恩就這樣死了，然後我就一直在想，想那些我的人生到底在做什麼，大致這是這類的事。」看來這次的松鼠比以往更大、更驚人，也更讓他分心，好像是一頭雪豹看到了齧齒動物一樣。他告訴我：「直到那個時候，我其實根本完全不了解冠狀病毒。」因為他之前從來沒有研究過冠狀病毒，也從未探討過冠狀病毒的基因組在發生什麼變化後可以具有感染力，更未曾想過它們來自哪裡，不過現在他有動力了。

跟其他大多數人相比，馬修在二〇二〇年一月這時聽到的消息也說不上比較多，大抵也就是這種新病毒很可能是從蝙蝠傳給人類的，中間也許還有別的動物轉了一手，然後他就想：「也許我可以試著幫忙找出中間宿主。」於是他開始下載可能存有相關內容的各種數據包，他想要拿到的基因組片段不只有新冠病毒的，中國南方各種進行過採樣的動物他也不肯放過，包括各種果蝠、馬蹄蝙蝠和穿山甲，就連石正麗在雲南一隻蝙蝠身上發現的冠狀病毒序列 RaTG13 也都一併蒐羅了進去。他找了這麼多基因組片段資料，簡直亂得像是一鍋粥，或者像是把兩百個拼圖碎片放到洗衣機裡攪過一樣，而其中有一份資料就是廣東省野生動物救護中心裡死掉的那些穿山甲的部分冠狀病毒序列，那是陳金平的團隊在前一年採集到的樣本數據。「光是抓下這些資料包，還不足以查出事情的真相。」馬修告訴我，接下來得要把這些資料包裡的原始資料跟已知的病毒數據結合起來，同時還得考慮到病毒會發生突變，致使某些基因組片段出現些微的改變，然後再評估一下那些測序結果的可靠程度，可謂有重重難關。「幸好啊，」馬修說，「我已經寫好了一個管道，它就是專門用來負責這種任務的。」他相信自己那個快如閃電的軟體工具，以及他那個高超的科技宅男技術，於是就用軟體整理了手上這些數據，組裝出許多的基因組，然後一一跟那個「武漢海鮮市場肺炎病毒」進行對比，「看看哪些相似度很高，而哪些不高。」

結果整體相似程度最高的是 RaTG13，也就是石正麗從馬蹄蝙蝠中得到的基因組序列，不過另外還有一組的相似度也很高，這個異常現象立刻吸引了馬修的注意，發現穿山甲病毒的基因組裡頭有一小塊區域跟新冠病毒在同一區域的相似度特別高，如果你把序列中的氨基酸替換成它們各自所代表的RNA字母，這個區域的氨基酸字母大約有兩百個左右，而整個序列的字母總數約為一萬個。後來他在實驗室會議上大致講述了這件事，不過並沒有對此現象做出什麼強有力的結論。「我當時的想法差不多就是：『哇，這蠻酷的耶，我在一個穿山甲的數據包裡隨便找到了一個冠狀病毒，而且它跟這個疫情裡的病毒株還蠻相近的，可是看看那些中國科學家找到的病毒，人家那個還比我的更相近，所以你也知道，這就表示那個病毒確實應該是直接從蝙蝠那裡傳給人類的吧。』」

總之團隊的夥伴們對他的報告都沒什麼太大的反應，都覺得他也就只是看到了一件怪異卻又不太重要的事，頂多算是「很酷」罷了。可是在報告過後不久，馬修自己反而開始好奇了起來，「會不會，那個區域其實有某些重要的意義呢？」

科比．布萊恩去世了，人生苦短，所以他想追求更大的意義，於是就一頭栽進文獻裡頭，跑去下載了研究冠狀病毒的「一大堆論文」，然後閱讀其中講到基因組結構及其功能的相關內容。很快他就看到，原來自己發現的那個異常區域就位在所謂的棘蛋白上，「棘蛋白啊，這名字聽起來感覺就挺重要的。」他說印象裡自己當時就是這樣想的，「然後我就接著讀一些跟棘蛋白結構有關的東西，讀著讀著就忽然發現，等一下！竟然還有這個受體結合區域！這感覺起來就真的很重要了！」他意識到這個區域跟人體免疫反應的關係，甚至還可能關係到疫苗的開發，因為如果受體結合區域無法發揮作用的話，那這個病毒就根本感染不了人體細胞了，「這樣一來病毒就變得無害了。」

而且這跟病毒的來源也有關係，如果病毒真的是從蝙蝠身上來的，那為什麼它的受體結合區域會跟穿山甲身上的病毒那麼像？

隔天早上，馬修寫了一段簡短的陳述，大概就只是用一段話說明自己發現的事情，然後附上了兩張圖表，裡頭比較了新冠病毒跟 RaTG13 以及他發現的穿山甲病毒在受體結合區域的基因組序列，圖表顯示 RaTG13 跟武漢那個病毒在受體結合區域的相似度為百分之九十，而他那個穿山甲病毒的基因組片段相似性高達百分之九十七，於是他寫下了這樣的論斷：「這樣的結果表示病毒可能發生了重組。」[15]而新冠病毒就是由這個重組產生的。馬修把這些東西放到了「病毒學」網站上，署名時只寫了一個看起來不知所云的用戶名稱「torptube」，這是他從小就很愛用的名字。「病毒學」的創始人安德魯．蘭鮑特曾經說過，這個網站就是為了這種發文內容而存在的，蘭鮑特從來沒有想要讓這裡只能發表一些寫完的論文初稿，要發表那種東西的話可以去找其他網站，例如 bioRxiv 之類的。對蘭鮑特來說，「病毒學」就是一個論壇，科學家們可以在此自由交換意見，或是發表一些假設性的看法，分享一些不完整的數據、有意思的圖表、忽然冒出來的點子等等，就好像是大家聚在一個飯店的酒吧裡開會，來上一場腦力激盪。「我很不想要讓它變成一個預印本的發表平台，」蘭鮑特這樣告訴我，然後又打趣地說，「也許這個平台上發表的是『預印本的預印本』吧。」

發表完自己的「預預印本」後，馬修就去了另一個實驗室開會，剛好碰到自己的老闆佩特羅西諾，他在那裡跟系上的其他人討論事情。按照馬修的印象，當時有個人問佩特羅西諾說他的實驗室有沒有在進行任何跟新冠病毒相關的研究，這個問題其實很平常，畢竟這時候全世界的實驗室都在調整研究計畫的優先順序，其他的工作可以先放一放，現在好好對付眼前這個威脅巨大的新病毒就好了。結果佩特羅西諾的答案是沒有，他的實驗室對此沒有進行什麼重大的研究，只是馬修這邊的研究計畫順便做了一點小東西而已。這時候馬修忍不住插話說，其實他有在做一些東西，還發現了一些有意思的事情，今天早上才剛剛發表到「病毒學」網站上而已。

「我很確定老約當時真的拍了一下自己的額頭，」馬修回憶道。這也難怪，自己實驗室裡的生物資訊學家，沒有博士學位，只是個負責處理數據的，剛剛居然在世界上最多聰明人聚集的病毒學網站上發言，講的還是世界上最可怕的新病毒？要是他寫的東西完全搞錯了怎麼辦？要是內容看起來很糟糕怎麼辦？「唉啊，不用擔心啦。」馬修告訴佩特羅西諾，「我沒有用我的，呃，我的本名。」所以這不算是約瑟夫・佩特羅西諾實驗室發布的文章，那只是 torptube 這個人寫的一點參考消息。不過在佩特羅西諾的印象裡，當時沒有覺得事情有那麼複雜，他就只是給予了馬修充分的肯定而已。

無論實情究竟為何，總之克里斯提安．安德森在「病毒學」上看到了這篇貼文，而這剛好是他研究的關鍵時刻，有了這篇文章的幫助，讓他相信新冠病毒真的是自然演化出來的。

佩特羅西諾也看出了馬修的發現有怎麼樣的價值，於是在接下來幾天裡，他和馬修及其他兩人一起寫了一篇論文，除了說明該受體結合區域的相似性，也講述了它可能造成的影響。然後他們馬上就把論文以預印本的形式發表在網路上，同時向一家重要的美國期刊投稿，不過當時那份期刊的編輯已經被無數關於新冠肺炎的論文所淹沒，所以就擱置了他們的論文，只優先處理那些跟臨床相關的文章，可是就在這段時間裡，其他科學家也注意到了穿山甲跟這次疫情的關聯，於是開始在其他的重要期刊上發表論文。等大家看到馬修和佩特羅西諾的這篇論文時，新鮮感早已經過去了，這件事情也已經沒有那麼要緊，所以他們這篇論文就一直都沒有刊登出來。不過 torptube 在「病毒學」上那篇短短的文章還是很有影響力的，至少它影響到了安德森等人寫的論文，讓他們改變了初稿中對於病毒來源的看法。

安德森告訴我：「我記得自己跟羅伯特、愛德華及安德魯幾個人說了些類似這樣的話：『天啊！找到我們要的東西了。』」看到那則貼文後他們就斷定，新冠病毒的受體結合區域並不是在某個實驗室裡設計出來的，而且也看不出有某位壞心或魯莽的科學家把它插入病毒基因組的跡象，那就是自然選擇所設計出來的產物，也許是因為重組才插入這些東西的。總之這個機制本來就存在於自然環境裡，它還讓冠狀病毒感染到了穿山甲，也許還有別的動物，這一點已經被 torptube 發現了。

接著他們繼續修改論文的草稿，而且這時候又加進了一位共同作者，那就是哥倫比亞大學的伊恩．利普金。這篇論文很快就以預印本的形式出現在「病毒學」網站上（儘管蘭鮑特本人的理念更希望這裡成為一個發表「預預印本」的地方），到了二月十六日，雖然比網站的速度慢，但這篇文章也登上了一本重要期刊的編輯台開始作業，其標題是「SARS-CoV-2 探源」（The Proximal Origin of SARS-CoV-2）[16]。然後這篇論文就成了吵翻天的話題焦點——相較於實際情況，我這已經是很客氣的說法了。

26

他們的說法很直接，大意如下：在武漢出現的這個新冠病毒，其基因組編碼中有兩個值得注意且需要解釋的特徵，這兩個特徵看起來之所以不尋常，是因為之前在其他已知的類SARS冠狀病毒中都沒有發現這種情況（不過如果把範圍放大到所有的冠狀病毒來看，這兩個特徵就不算獨特了，而且其他病毒也會有類似的現象）。兩個特徵都出現在棘蛋白上，也就是病毒用來抓住細胞的部位，第一個是受體結合區域，第二個則是弗林蛋白酶切割點，後者在接觸到宿主體內的弗林蛋白酶時會產生反應並將棘突割裂，這樣病毒就可以與細胞膜融合。作者們接下來指出，由於這兩處特徵的功能都是讓病毒更容易感染人類，所以科學界乃至社會上已然對病毒來源的問題產生了「相當多的討論」[17]（然而等這篇論文發表後，之前那些討論相較之下只能算是喃喃細語而已），為此作者們仔細審視了這兩項特徵，並對其出現的可能原因提出了四種情況來加以討論。

第一種可能，病毒是在實驗室裡進行基因操作的產物，安德森等作者已經排除了這項可能性，因為與過去所有已知用於病毒設計工程的病毒骨架（virus backbone）相對照，新冠病毒基因組的主要部分與之並無相似之處；另一方面，受體結合區域雖然看似異常，但它本身是一個複雜的混合體，進行人為設計時並無法預見會產生什麼結果，如果要用反覆試錯的方式來產生這樣的受體結合區域，作者們認為，只有一種作法可以辦到，那就是永無休止、不設方向、持之以恆地試錯下去，而這就是演化裡的自然選擇。

第二種可能，在病毒尚在動物體內、還沒溢出感染人類之前，自然選擇就已經把病毒變成這副模樣了。這種假設有一個很重要的證據，就是穿山甲身上的冠狀病毒，它可以證明野生動物身上可以演化出受體結合區域跟新冠幾乎一模一樣的病毒，因為那真的已經演化出來了。由於肉類與藥物方面的需求，穿山甲一直有跨境活體貿易的現象，數以千計的穿山甲在貿易商、買家、屠戶及消費者之間經手，這無疑也為穿山甲病毒提供了許多機會，令其可以溢出及感染人類。至於弗林蛋白酶切割點的問題，這裡並不用討論，因為穿山甲病毒裡並沒有發現這項特徵。

第三種可能，是新冠病毒在很久以前就已經以別種形式從動物宿主的身上溢出，並感染一個或多個人類，然後在人群中歷經了一段緩慢、低效且無人關注的傳播期，並在此期間通過演化的步驟獲得了如今這種弗林蛋白酶切割點，因而大大提升了它的傳染力；而且上述這段悄悄進行的人類感染期可能是發生於二〇一九年的十月和十一月，甚至還有可能更早。這種疫情早在大流行之前就已悄然出現的說法，雖然目前還看不到有任何證據，不過將來也未必不會找到。因此作者們建議，應該檢查上述那段期間為其他用途所抽取的血液樣本，看看其中是否有新冠病毒的抗體。這項建議後來馬上就被其他科學家採納，可惜檢驗的結果依然無法釐清實情（我之後會回頭講一下這些剪不斷理還亂的研究結果）。目前大家所進行的這些研究只能算是個開頭，還沒真正一探存檔樣本裡頭留有什麼樣的線索，幸好那些血清已經進行了冷凍處理，其好處之一就是可以讓病毒存在的證據保留得更久，這樣說吧，跟門把手、電梯按鈕乃至於傳統市場裡的砧板相比，冷凍血清的證據保留效期要長上太多了。

第四種可能是最複雜的，大家要想像有某個科學家團隊在對類SARS冠狀病毒進行「傳代」（passaging）實驗，也就是說他們故意讓一系列實驗室裡的動物陸續感染病毒，而且每一隻動物所接種的病毒都是來自於前一種動物身上，這樣病毒就會在一次次的傳播過程裡越來越適應這些動物的體內環境；又或者病毒也可能不是在活體動物中傳代，而是在人工培養的各個細胞之間進行，從一個培養皿換到下一個培養皿，使用的都是之前從人體（或起碼從靈長類動物）身上取下保存在實驗室裡的細胞，如此就可能會讓病毒的受體結合區域演化為如今新冠病毒的模樣（只是在發現穿山甲的受體結合區域這項證據之後，這種設想就顯得不切實際了），然後也許這個病毒意外感染了實驗室裡的工作人員，然後剛好那人又咳嗽傳給了另一個人，終而導致病毒外傳。這種設想的問題在於必須出現一連串可能性極低的事件，你只要把這些機率相乘一下，就像幾分之一乘以幾分之一的情況一樣，分母乘得越多分數就變得越小，其可能性也跟著一直縮減。更何況幾位作者在論文裡也提到了，如今已經發現自然環境裡有病毒的受體結合區域產生了跟新冠病毒相似的演變，還感染到了穿山甲，「對於 SARS-CoV-2 要怎麼透過重組或突變來獲得這樣的受體結合區域，現實已經提供了一個更強大且更簡潔的解釋。」[18]

對於傳代養毒這種假想來說，弗林蛋白酶切割點的問題會比上述那些地方還要更加難以解釋。從當時的實驗結果（有些已經發表了，後續還會出現更多）來看，弗林蛋白酶切割點的結構實在太過複雜與罕見，光是用培養皿裡的細胞來傳遞病毒是產生不出來的，不管這些細胞跟人體細胞有多相似都一樣。且不說別的，光是其中一個問題就是根本無解的：弗林蛋白酶切割點本身具有一種特徵，就是它似乎會遮擋住宿主身上抗體的攻擊，而這可能就意味著光靠細胞沒用，「要有免疫系統才行」。[19]換句話說，是自然選擇的壓力造就了這樣的防禦機制，以動物圈的演化為例，要不是有獅子和獵豹在，羚羊根本就不會跑得那麼快；烏龜也一樣，要是不用抵禦狐狸和土狼，牠根本就不會有甲殼。病毒的情況也是如此，用培養皿裡頭的細胞來為病毒傳代，這樣根本就不會出現自然選擇的壓力，也就無法產生抵禦抗體的機制，而現實中的新冠病毒似乎並不缺這樣的能力。

〈SARS-CoV-2 探源〉一文在二〇二〇年三月十七日正式發表，這已是該論文最終定稿，但卻沒有為它探討的主題立下定論，作者安德森等人也承認，他們寫的這篇論文只能適用於當下的情況，就跟所有的科學解釋一樣，不論有多麼強大的證據在支持，永遠也都只能看到眼前的東西。他們認為比起其他理論，自然起源的說法要來得更加「簡潔」，也就是說更簡單，沒有那麼多難以站得住腳的脆弱假設，而簡潔本身也是科學非常看重的價值。總之時候還很早，他們心裡明白這點，等到日後出現更進一步的研究，事情也許會變得更清楚，他們在文中寫道：「更多的科學數據出現後，也許證據就會倒向另一種說法。」[20]至於大眾的意見，有時也會隨著更多爭論的出現而倒向另外一邊，不過那算是另一種問題了。

27

更多的科學數據確實很快就出現了，只不過跟病毒的來源無關，而是關於病毒的表徵，尤其是在一艘航行於中日兩國水域的郵輪「鑽石公主號」（Diamond Princess）上頭，這艘船後來簡直成了研究新冠病毒的感染和傳播方式的海上實驗室。

鑽石公主號是美國的船隻，隸屬於公主郵輪（Princess Cruises）旗下並由該公司營運。這艘船在二〇二〇年一月二十日從日本的橫濱出發，沿著中國、越南和臺灣的海岸航行，它不僅是艘大型豪華郵輪，同時也是世界上最大的客輪之一，專門提供遊客在日本和東南亞海域的度假服務，其主力客群（跟大多數的豪華郵輪一樣）是六十歲以上的老年人。啟航這天船上共載著三千七百一十一個人，其中兩千六百六十六位是乘客，一千零四十五位是工作人員，乘客中還有一位是來自香港的八十歲老翁，他特地提早了好幾天先飛到日本在啟航時登船，然而在等待的這幾天裡他開始出現咳嗽症狀，但他還是照樣上了船。五天後船隻在香港靠岸，這位老先生就縮短遊程提早下了船，很顯然是因為身體不適之故。之後又過了七天，他因發燒被送進了醫院，經檢測新冠病毒後顯示為陽性，根據媒體報導，這位男士在前往橫濱的前一週先去過了中國大陸的深圳，報導裡雖然沒有寫他在深圳的具體活動，但是文章內容卻暗指他是在那裡感染病毒的，只是方式不明而已。

接下來幾天鑽石公主號往南到了越南，然後回頭往北，在一月三十一日到了臺灣北部的基隆港，此時之前那名香港老翁尚未被測出陽性反應，時間還差一天，而且基隆是一座有歷史風味的城市，距離首都臺北也只有半小時的車程，因此船上大部分的乘客都下岸進行了一日遊。臺灣是在一月二十一日發現第一個新冠肺炎病例的，立刻就啟動了疫情指揮中心，負責某些邊境防控和檢疫工作，並在一週後對來自病毒流行地區的外國人實施入境限制，不過這些措施顯然沒有涵蓋到鑽石公主號乘客的岸上活動。在隔天的二月一日，香港衛生署在官方網站上宣布這位發燒的八旬老翁確診新冠肺炎，接著在次日通報給日本方面，而當時那艘郵輪正在返往日本的路上。按照臺灣一些科學家的說法，當這個消息傳回臺灣時，引起了「大眾害怕造成社區傳播的一陣恐慌」[21]，然而此時鑽石公主號船上的遊客依然不知道這個消息，有的則是覺得無所謂，大家繼續開開心心擠在一起跳舞、進賭場，放心吃著自助餐。

鑽石公主號在二月三日晚上返抵橫濱，比原定時間還早了一天，可是卻未被允許靠岸，只好停泊在港口外海上。當晚日本厚生勞動省的檢疫隊就上船開始清查，發現其中有二百七十三人（大多數是乘客，少部分是工作人員）有染疫的疑慮，他們有的已經出現類似新冠病毒的症狀，有的曾跟那位八旬老翁有過密切接觸，於是衛生官員開始用咽喉拭子對這些乘客和船員採樣，並送交進行PCR檢測，可是由於實驗室的能力有限，所以拖了很久才知道結果。在首批檢測的三十一人裡，居然有十人呈現陽性反應，可見該船已經滿布著新冠病毒，於是日本政府宣布終止這次的郵輪航程，船上所有人都必須隔離檢疫十四天。可以想見，這時候船上沒有人會想跳舞了。

兩百七十三人的全部檢測結果一直到二月七日才出爐，其中有六十一人出現陽性反應，占比為百分之二十二，這個結果嚇到了大家，讓衛生部門決定在接下來的十天內對所有人進行檢測。新冠病毒會人傳人，這件事差不多在一個月前大家就都已經知道了，問題是傳播的方式依然不清楚，大家不知道它是在什麼情況下（室內、室外、日常接觸或密切接觸）用什麼方式（呼吸道的飛沫、空氣中的病毒顆粒、門把、握手）及何種模式（是均勻擴散開來還是有超級傳播事件）造成傳染的。而且還有一個非常重要但是大家不太敢細想的問題：有沒有無症狀的患者在散播病毒？有沒有一些「隱形」的傳播者，他們還在四處亂走，還覺得自己沒事，可是卻把病毒散播到自己去過的每個地方？

到了二月十七日，日本政府修改了之前的檢疫命令，允許其他國家帶回本國公民，讓他們搭機返國另行檢疫。美國政府馬上就派出兩架包機，載著三百多人飛回美國，其中有一部分的人被飛機載到了奧馬哈，送進普拉特河畔（Platte River）一個國民警衛隊基地的隔離設施，然後交由內布拉斯加大學醫學中心的阿里・可汗教授及其團隊負責進一步的隔離、篩查和照護工作。香港這邊也安排了兩架包機接回香港居民，這些人被送到了一處新建成且尚未有人入住的公共房屋區，那個公屋樓群叫做駿洋邨，邨內共有五座大廈，矗立在新界的山林之中，袁國勇和他的團隊成員也進駐了此地，開始對這些隔離的人進行研究。

袁國勇在看到鑽石公主號的事情後，覺得這是一個進行科學研究的好機會，因為船上的環境就像是在進行某種自然實驗，而且其接觸、傳染和無症狀傳播的情況都在掌控之中。袁國勇告訴我：「當時我們已經看到一些資料，讓我們開始思考無症狀或症狀前期造成的感染問題。」他所說的資料其實數量很少，但是卻極為重要，其中也包括了袁國勇在深圳醫院的同事早期檢測到的家庭群聚感染案例，他們全家到武漢去玩的時候，家裡一個十歲大的孩子不肯戴口罩，雖然他身上沒有出現臨床症狀，可是檢驗後依然呈現陽性反應。袁國勇在一月二十四日的時候就已經向上通報了這個群聚感染的案例，同時也發出警示要求務必「隔離病患、儘早展開疫調追蹤，因為可能會有無症狀的感染者出現。」[22]可是當時他們看到的都只能算是零星個案，難以斷定是否屬實，相較之下，鑽石公主號的情況就不同了，每個人在下船前都接受了日本衛生部門人員做的新冠檢測，「所有人的情況都受到了嚴格的掌控。」袁國勇這樣表示。

鑽石公主號上的香港居民有將近四百人，占船上人數的十分之一左右，而其中有七十六人在船上篩查時就檢測出了陽性反應，因而被送到日本的醫院進行隔離治療，之後這裡頭有兩名病患不幸過世。其餘將近三百個檢測結果為陰性的香港人獲准下船，有些人留在日本，其餘的都被送回香港去駿洋邨進行隔離，而這其中又有兩百一十五名成年人願意接受科研人員的調查，於是就開始對他們全員再次進行檢測，而且在這兩週的隔離期間中還要每四天重測一次。這次研究人員採用的檢測方式有好幾種，其中包括了PCR和抗體測試，結果這些人裡頭有九人出現陽性反應，也就是說他們的體內有新冠病毒，而且被他們的免疫系統發現了，開始出現反應。結果等到兩個禮拜過去，這九人裡頭居然有六人一直都沒有出現染疫症狀。

「如果我們把郵輪上的傳染情況看成是社區疫情的縮影，」袁國勇等人在之後發表的研究報告中這樣寫道，「那麼患者不管有沒有肺炎都有可能長期帶有病毒，而且一直不出現任何症狀。」[23]何況他們可不只是帶有病毒而已，他們還可能會散播病毒，所以袁國勇對我說：「這個發現非常重要，因為這說明了為什麼我們根本控制不住疫情的流行。」也就是說，這次的疫情是怎樣都控制不住的。「因為有那麼多無症狀的病患在到處散播病毒，造成他人感染。」接著他又說大家不妨想想看，我們從鑽石公主號上發現了九個陽性病例，裡頭竟有六個是無症狀的感染者，光是拿這個例子來簡單算一下，當你憑藉症狀來找出一個確診病患的同時，「另外至少還有兩名漏網之魚，」這些人會不著痕跡地散播病毒，把病毒散進你的船上，散進你的城市，散進你的國家。而且就算不是全無症狀，等到症狀出現時患者的鼻子和咽喉裡頭的病毒量已經達到了最高峰，這時候再行動也已經來不及了。

「你是什麼時候發現這一點的？」我問。

他說是三月底，不過在月底的哪一天已經記不起來了。我又問他，那你告訴了誰？

「喔，當然是馬上告訴政府啦。」所以香港特首也知道了箇中的危險，而任何人只要看過袁國勇等人在網路上發表的預印本論文的話也都會明白此事，只不過其他地區的政府首長和公衛官員還是在照著舊章辦事，還是繼續只檢查人們有沒有發燒，有咳嗽的話就檢測看看，然後其他人應該都沒問題了。

這是全世界第一次對無症狀傳播現象發出警示嗎？

袁國勇說並不是，「第一次警示其實在一月就出現了。」就是深圳那個無症狀的患者，那個去到武漢時不肯戴口罩的小孩，袁國勇的團隊在一月二十四日發表的文章裡頭就已經言明，那個孩子的出現乃是對於大眾的首次警示，等到鑽石公主號出了事，才又再次警示大家有無症狀傳染者的存在，雖然一月就有先例，然而很多人就是得要看到第二次警示才肯接受事實。

28

「當你是名病毒學家，而人又在微生物學界的圈子裡，」安東尼・佛奇對我說，「你就會想要……」他頓了一下，以謹慎的口吻斟酌著說出接下來的字眼，「……把病毒給『擬人性化』（anthropomologize）吧，我想是這樣的。」這是他自己從「擬人化」（anthropomorphize）修改而成的新詞，不過我懂他的意思。然後他又告訴我：你應該也算是做過一樣的事，從你以前寫的那些跟病毒有關的書就知道了。

「沒錯。」

「你在書裡把病毒比擬成人來看。」「確實如此。」

「所以如果我們把病毒想成是一個極其陰毒的人，那它就會問自己：『我想要做些什麼呢，要怎麼做才能造成最大的破壞呢？』嗯，首先啊，『我得要以極高的效率來複製自己，不過我也不想直接就害死所有的人。』」佛奇沒有講為什麼病毒不想害死所有的人，因為他此時設想的只是演化上的成敗。身為美國最受大眾信任疾病科學家，安東尼·佛奇用他那鎮定而誠懇的態度，配上布魯克林的口音，把自己當成是陰狠的病毒，想出這樣的黑暗兵法——我只能說還蠻厲害的。我眼前這位男子雖然身形瘦小，但卻有一副錚錚鐵骨，還有不動如山的氣概，他成長於布魯克林區的本森赫斯特（Bensonhurst），父親是一位藥劑師，長大後的他從一九八四年起就一直擔任一個龐大的聯邦研究機構（美國國家與傳染病研究所）的所長，也因此有非常多到國會參與聽證會的受難經驗，可謂是百戰老兵，要不是他這麼有道德感，簡直就可以直接去當甘比諾犯罪家族（Gambino crime family）的老大了，不過他這樣其實也蠻適合去耶穌會擔任總會長的。總之他是一個意志堅定而有雄心的人，這點從他高中的經歷就可以看出來，雖然他身高只有一百七十公分左右，卻可以當上籃球隊隊長。「我想要當一個非常不同尋常的壞蛋，」他接著繼續假想下去，用病毒的口吻說話，

「所以我希望情況變成這樣：有四成的人都被我感染了，而且我甚至希望他們不知道自己已經被我感染，我希望他們可以完全沒有症狀。」

這時他彷彿已經代入病毒的角色，所說的話不是在引述他人的心聲，而是直抒自己的胸臆。「我希望感染的情況可以擴散，」佛奇說這樣的話「也許有五成的感染是由那些沒有症狀的人傳播出去的，所以啊，這些年輕的無症狀感染者呢，我是根本不會在乎他們到底怎麼樣的。」他這句話的意思是說病毒並不想殺人，殺不殺人對它根本就無所謂，它要的只是有很多生物一直容易被它感染，讓它一直有地方可以去。「我並不想消滅所有的人，我只要造成大量的傷害就可以了。」

「嗯，嗯。」拜託請繼續說下去吧，我只是輕聲應和，不願打斷他的思路。「包括那些老年人，還有慢性病患者。」對病毒來說，這些人的傷亡只是無意間造成的傷害，它在意的始終只有自己對外傳播的任務，它只想著要繁衍、傳播、存活。「嗯，嗯。」

「所以啊，這時候呢，」他說這句話的口氣很有耐心，像是一位高中生物老師在對程度普通的國中生講課——然後就忽然又入戲變回了病毒的角色：「我就是一個雙面人，我這個病毒只會造成很少很少的傷害，不會讓很多人都出現症狀。」也就是說要有強大的傳染力，要讓大多數感染的人都只有輕微症狀，甚至讓很多人根本看不出來已經被感染了，這樣就可以讓當宿主的那群人，還有他們那些愚鈍頑固的領導者都自我感覺良好，「可是從另一方面來看，對於那一大群剛好身體狀況很脆弱的人來說，我又是極其致命的殺手。」

「沒錯。」我的語氣裡顯得很是佩服。

「病毒的本性就是這樣，既陰毒又狡詐。」

29

當然，上述的「陰毒」、「狡詐」都是從人類視角來看的，都是「擬人性化」的用語。新冠病毒是一種可怕的人類病原體，大大有害於我們的健康與安樂，我們自然將之視若寇讎，對我們來說它們就是既陰毒又狡詐。可是它其實就「只是」個病毒而已，它所做的都是病毒的正常作為，遵循著我所說的達爾文三鐵則，而且任何在繁殖時基因組會產生變化的生物也都會依循這些鐵則，不管那是病毒、茴香、老鼠、蒲公英或袋鼠都一樣。這三項鐵則分別是：（一）盡量複製自己，數量越多越好。（二）擴展自己的地理空間。（三）延長自己的生存時間。多數人往往會認為所有的病毒都很可恨，覺得這一塊塊不斷自我複製的微型DNA及RNA就只會危害人類，讓我們打噴嚏、咳嗽、出血、窒息、受苦和死亡，除此之外它們在地球上根本毫無用途。有些病毒確實是這樣沒錯，尤其大部分有名的病毒都是這樣，而且也正因如此它們才會那麼有名。可是如果你想了解新冠病毒到底是什麼、它是哪裡來的、如何發生作用，甚至是為什麼它會以這種方式發生作用的話，那麼不妨可以從更寬廣的視角來看看病毒——我的意思是要比安東尼·佛奇那個「扮演病毒」的視角更加寬廣，這對於認識病毒會很有幫助。接下來，我們先從想像一個沒有病毒的地球開始吧。

現在我們來揮一揮魔杖，好啦，病毒已經全部消失；狂犬病毒忽然不見了，小兒麻痺病毒不見了，伊波拉病毒也不見了，或者說清楚一點：六種伊波拉病毒，包括蘇丹病毒、塔伊森林病毒、本迪布焦病毒、雷斯頓病毒在內，都不見了。其他像是麻疹病毒、腮腺炎病毒和各種流感病毒也消失了，如此一來人類的死亡和苦難就大大減少了；HIV-1 消失了，如今它從來沒有出現過，連 HIV-2 也一樣不見了；立百病毒、亨德拉病毒、馬秋波病毒、辛諾柏病毒，也帶著它們造成的可怕災害一起消失了；登革熱病毒消失了，所有的輪狀病毒消失了，這對發展中國家裡每年成千上萬死於腹瀉和脫水的兒童來說真是一大福音；茲卡病毒消失了，黃熱病病毒消失了，猴子身上的皰疹病毒B如果傳染給人類的話往往相當致命，現在也一樣消失了。以後不會再有人罹患水痘、肝炎、帶狀皰疹，甚至是普通的感冒。你說天花病毒？那早在一九七七年就已經在自然環境裡消失了，只剩一些樣本還存放在嚴格管控的冷凍庫裡，不過現在這些可怕的玩意兒也消失了；ＳＡＲＳ病毒消失了，ＭＥＲＳ病毒消失了，至於其他五種已知會感染人類的冠狀病毒，像是ＯＣ４３之類的，雖然只會引起輕微的症狀，但還是一起消失了；還有那些蝙蝠身上的冠狀病毒、會感染穿山甲的冠狀病毒，也通通都消失了；當然還有新冠病毒，這個陰毒狡詐又害慘我們的東西，也一樣消失了。好了，你現在有覺得舒服一點了嗎？

其實並沒有。

真實的情況其實比你想像的更好壞難分。事實上，我們原本就住在一個充滿病毒的世界裡，世上的病毒類型多到我們根本無法想像，數量也多到無法計算，而它們所造成的影響更是有好有壞，就算你從人類的健康與安樂來考量的話也是這樣。光是算算海洋裡頭的病毒粒子，其數量很可能會比可觀測宇宙中的恆星數量還要多；看看哺乳動物，牠們身上至少帶有三十二萬種不同類型的病毒；然後你再把那些會感染非哺乳動物的病毒加進去，再加上會感染植物、陸上細菌和所有其他可能宿主的病毒，總數會是……總之很多就是了。而且病毒不光是數量龐大，病毒消失的話還會造成一個我們意想不到的重大惡果，因為這些病毒對地球上的生物而言，包括人類在內，其帶來的乃是好處而非壞處，我們還得靠它們才能適應環境。

沒有病毒我們根本活不下去，沒有病毒，我們也不能從原始世界的那種環境裡走到今天。舉例來說，人類等靈長類動物的基因組裡頭有兩段DNA是從病毒那裡繼承而來的，驚人的是，如果沒有這兩段基因，我們這種生物根本無法成功受孕；陸地上的各種動物也是這樣，基因裡都藏有病毒的DNA，這些DNA可以幫我們把記憶打包起來，儲存在小小的蛋白泡泡裡。其他從病毒那裡借過來的基因還有很多，分別對胚胎生長、免疫系統調節、抗癌等方面很有幫助，諸如此類的重要影響，其實我們人類也是才剛剛開始了解而已。如今我們回過頭去看，會發現在我們演化過程裡發生的幾次重大轉變，其實病毒都扮演了重要的發動角色，所以如果按照我前頭的思想實驗把所有的病毒都消除掉，那我們這個星球上繽紛而豐富的生物多樣性就會跟著崩潰，就像是一間美麗的木屋忽然被拔掉了所有釘子一樣。

病毒就像是寄生蟲一樣嗎？沒錯（但更準確地說，是一種基因上的寄生蟲，會利用其他有機體的資源來複製它自己的基因組），但有時候這種寄生蟲跟我們毋寧更像是一種共生關係，主客之間相互依賴而共同得利。儘管新冠病毒給人類帶來了恐慌、苦難與悲傷，但是我們應該要認識並謹記一點：病毒就跟火一樣，其本身只是一種自然現象，不會在任何情況下都一定是好或是壞，而是既可以帶來好處也可以造成破壞。病毒就是演化的黑暗天使，既可怕又可畏，所以它才會那麼值得我們好好了解，而不該只是對之感到恐懼與厭棄。

要想了解病毒的多樣性，你首先得要認識它們的基本特質，弄清楚它們到底是什麼、不是什麼，而說清楚它們不是什麼相對比較容易一點，畢竟我之前已經提過了，病毒並不是活細胞。細胞這個東西，不論是構成你和我的身體，或是章魚、櫻草的身軀，都是大量組織起來後形成一套精巧的裝置，這樣就可以合成蛋白質、儲存能量或執行其他特定功能，具體細節取決於該細胞到底是肌肉細胞、木質細胞還是神經元。細菌也是一種細胞，同樣具有類似的屬性，只是構造上簡單得多；古細菌也一樣是細胞，它比細菌要更複雜一些，雖然一樣沒有細胞核，不過已經可以進行新陳代謝和繁殖了。但病毒並不是上述這些東西。

接下來換到要說說病毒是什麼了，這一直不是件簡單的事，畢竟在過去這一百二十幾年裡病毒的定義也不斷在變動。一八九八年，荷蘭植物學家馬丁努斯・貝耶林克（Martinus Beijerinck）在研究菸草嵌紋病毒（tobacco mosaic virus）時首度提出假設，他認為病毒是一種具有感染性的液體，此後病毒有一度主要是根據其粒子大小來定義的，大家認為病毒是一種比細菌還小的東西，而且小到無法用孔洞極小的陶瓷濾網來攔截它們，然而即使那麼小卻還是可以致病。後來人們才開始明白，病毒是一種亞微觀（submicroscopic）尺度下的作用因子，裡頭只有非常小的一點基因組，必須要進到活細胞裡頭才能進行複製——這樣的理解方式確實是對的，但是要想搞懂病毒這玩意兒，這才只是跨出第一步而已。

一九五七年，法國微生物學家安德烈・勒沃夫（André Lwoff）發表了一篇很有影響力的文章，其標題為「病毒的概念」（The Concept of Virus），他在文中寫道：「我要捍衛一個看似自相矛盾的觀點：病毒就是病毒。」[24]這種定義好像對於我們的理解沒什麼幫助，只是換個方式來說「它就是它自己」而已。不過那句話只是開場白，他後面馬上就開始了長篇大論。

勒沃夫知道，比起為病毒下定義，直接描述病毒還比較簡單。他知道每個病毒顆粒都是由一段

（以ＤＮＡ或ＲＮＡ的方式寫成的）基因指令所組成，這些基因指令被包裹在一個蛋白質的外殼裡頭，一般稱之為殼體（capsid），有時候殼體周圍還會有一層薄薄的套膜（就像糖葫蘆外頭的糖衣），這層套膜不只可以保護病毒，還能幫病毒抓住細胞。病毒必須進入細胞之中，或至少要把自己的基因組注入細胞，然後劫持裡頭的３Ｄ列印裝置，它會負責把基因資訊轉化為具體的蛋白質，然後病毒才能進行自我複製。

如果宿主細胞不走運，裡頭就會製造出許多新的病毒粒子，等到這些病毒粒子破繭而出的時候，剩下的細胞就會變成一個殘骸，由於病毒會造成這一類的傷害，就像新冠病毒會對人體的上皮細胞造成損害，這便是病毒會被視為病原體的一部分原因。

而如果宿主細胞走運的話，也許病毒只是在這個舒適的據點棲身，有一種可能是它進入了休眠狀態，再不然就是它逆向把自己的基因組插入宿主的基因組裡頭，然後就靜候時機到來。這第二種招數就是逆轉錄病毒（例如 HIV-1）在用的，這種方式對於基因組的混合、對於演化，甚至對於我們身為人類的自我認同都會造成很多影響，人類的基因組裡頭有百分之八是以這種方式插入的病毒ＤＮＡ，在過去幾百萬年的時間裡以這樣的模式改造了我們的血統，這跟佛奇那招「扮演病毒」的思路是非常不一樣的想法，因為照這樣來看，不論是你或我，連同佛奇和所有其他人在內，我們的基因組裡都有百分之八屬於病毒，更何況還有好多病毒存在於人體裡的微生物體之中，遍布於我們的肚子裡、皮膚上等各個地方，只差沒有像逆轉錄病毒那樣把ＤＮＡ塞進我們的基因組裡而已。

把病毒視為百分之百的壞東西，覺得它們永遠只會造成傷害，這種觀念其實不只是普通人才會有，著名的英國生物學家彼得．梅達沃（Peter Medawar）也是如此。他在一九八三年的時候跟自己太太合寫了一本暢銷書，裡頭是這樣說的：「已知的病毒裡沒有一個是會幹好事的，有句話說得好，病毒就是『包在蛋白質裡頭的壞消息』。」[25]然而這兩位作者搞錯了，甚至當時很多科學家也一樣錯了，因為一九八三年還是早了一點，人們還沒有在基因組裡找到病毒的蹤跡，也還沒有分辨清楚各種病毒的功能。可是很多人至今依然抱持著這種觀點，這也可以理解，畢竟這些人認識的病毒就只有那些「壞消息」，像是新冠病毒、愛滋病毒、流感病毒等等。然而時至今日，已經有很多已知的病毒是會幹好事的了，包裹在蛋白質殼體裡頭的是一紙基因密件，就像是一封瓶中信那樣，寫的內容可能是好消息，也可能是壞消息，要看實際的情況而定。

下一個問題，世上的第一批病毒是哪來的呢？要想回答這一題，我們必須跳回到將近四十億年前，當時地球上才剛剛出現生命，而這些生命的出處原本只是一堆亂七八糟的大雜燴，裡頭除了有長分子、也有比較簡單的有機體化合物，另外還有能量。

我們假設一下，當時有一些長分子（大概是ＲＮＡ）開始自我複製，它們以自身為模版，從周邊環境裡頭攫取小分子後再放到對的地方，終而開始複製自己，而當這些分子（也就是第一批基因組）進行了繁殖、突變和演化，達爾文所說的自然選擇也跟著在它們身上展開了。接著為了獲得競爭優勢，有些分子或被動或主動地出現了一層可以產生保護作用的膜壁，此時最早的細胞終於出現了。然後這些細胞開始靠分裂來衍生後代，每次分裂都會從一個變成兩個，漸漸地這分裂也不只是個體意義上的，類形上也分裂成了細菌與古菌，這便是三大細胞生命形式的其中之二，至於第三個真核生物（eukarya）要等到晚一些才會出現。在真核生物這個類別底下的，除了我們人類以外，還包括所有其他較複雜的生物（動物、植物、真菌，甚至是一些像阿米巴變形蟲和矽藻之類的微生物），總之只要是生物體內的細胞具有複雜的結構，例如細胞裡有個攜帶基因組的細胞核等等，那就都是真核生物。在人類如今繪製出來的生命樹（tree of life）圖像裡，上述這三者就是樹體的三大分枝：細菌、古細菌和真核生物。

等一下，那病毒在哪呢？它們算是這三大分枝裡的哪一種？難道它們算是第四大分枝嗎？還是說它們像寄生在樹上的槲寄生一樣，是從其他地方跑到地球上的寄生性附屬物？確實，大多數版本的生命樹裡頭都沒有把病毒放進去，因為不論要把病毒放在哪裡都等於是對另一個大問題表達了明確的立場，而那個問題可比生命樹這東西還要更為複雜。

有一派的說法認為，病毒根本就不應該被放進生命樹裡頭，因為它原本就不是活物。這種說法其實是一個循環論證，靠的只是你怎麼定義「活著」而已，並沒有真的解決問題。比較有意義的作法還是把病毒納入「生命」這個大範疇裡，然後再想想為什麼它會算在其中。

對於病毒起源的解釋，目前有三種主要假說，在這一行裡頭分別稱之為「病毒居先說」、「逃逸說」和「縮減說」。病毒居先說認為病毒在細胞出現之前就已經存在了，在那鍋原始物質的大亂燉裡，當那些分子在進行自我複製的時候，從中也剛好拼拼湊湊形成了病毒；逃逸說則認為病毒是從細胞裡洩漏出來的基因或基因組片段，然後又被包進了一層蛋白質殼體裡頭，從此成了流氓惡棍，靠著打家劫舍的寄生方式找到了活路；而在縮減說的設想裡，當初有一些細胞在競爭壓力之下體積開始逐漸變小（因為變得更小更簡單的話會比較容易複製），不斷放棄原本擁有的基因，直到縮減成病毒這樣的極簡狀態，只能靠著寄生在細胞裡頭才能複製自己，才能延續自己的世代。

這三種假說都各有一定道理，但是在二〇〇三年時有一些新證據出現了，讓專家們的意見開始傾向於贊同縮減說，那個證據就是巨型病毒（giant virus）。

最早發現的巨型病毒，是存活（如果你喜歡的話也可以說是「存在」）於阿米巴變形蟲體內的，而找到這些阿米巴變形蟲的地方是英國布拉福（Bradford）一個冷卻塔的水中，在其中一些阿米巴變形蟲體內發現了這種神祕的斑點狀物質，其體積大到在光學顯微鏡裡都看得到（病毒通常都太小，只能用電子顯微鏡來看），外觀上像是小型細菌，於是科學家就試著檢測裡頭有沒有細菌的基因，結果一無所獲。

最後，有一個法國馬賽的研究團隊用這個東西去感染其他阿米巴變形蟲，然後對其基因組進行了測序，從而確認了它的身分，並將之命名為「擬菌病毒」（Mimivirus），因為它很像細菌，至少在體積上是這樣。這種病毒的直徑很大，甚至比最小的細菌還要更大，而其基因組的量對病毒來說也很大，大概有將近一百三十萬對鹼基（譯註：擬菌病毒的基因組是雙鏈DNA，因此其基因組長度應該用「鹼基對」〔base pairs〕來表示。也就是說，通常描述DNA時會使用「對」，而描述RNA時使用「個」，因為DNA是雙鏈的，每個鹼基對是由兩個互補的鹼基組成；而RNA是單鏈的，每個核苷酸都是單獨存在），隨便比較一下的話，流感病毒只有一萬三千個、冠狀病毒只有三萬個，就連天花病毒也才只有十九萬四千對。看起來這根本就是一種「不可能存在」的病毒，它雖然具有病毒的特性，但是又體積過大，就好比我們剛剛在亞馬遜發現了一隻蝴蝶，但牠展開翅膀時居然有一公尺多那麼寬。

讓－米歇爾．克拉維里（Jean-Michel Claverie）是那個馬賽團隊裡的高階組員，他告訴我，那個擬菌病毒的發現「帶來了很多麻煩」。

怎麼會呢？因為在進行基因組測序後，發現裡頭有四個令人意想不到的基因，而這些基因編碼所產生的酶，過去被認為只存在於細胞之中，之前從來都沒有在病毒裡發現過。克拉維里解釋說，基因編碼的訊息會轉譯成指令，讓氨基酸在生物體內組成蛋白質，而這些酶就是遺傳密碼轉譯過程中的一個重要部分。

「所以問題在於，」克拉維里說，「病毒到底要這些東西做什麼？」畢竟這些高檔的酶通常只有在細胞裡才會能運作，「但病毒原本就已經搶占到細胞可以利用了啊，不是嗎？」那它怎麼還會需要這些酶？因此我們似乎可以做一個比較合理的推論：擬菌病毒之所以會擁有這些酶，是因為它曾經也是細胞，而在基因組縮減後依然留下了這些東西。

擬菌病毒的發現並非偶然，很快在馬尾藻海（Sargasso Sea）中也檢測到了類似的巨型病毒，於是一開始取的專名變成了一個屬名：「擬菌病毒屬」，裡頭涵蓋了好幾種巨型病毒。之後馬賽團隊又發現了兩種巨型病毒，而且又都是寄生在阿米巴變形蟲身上，一個來自於智利海岸附近的淺海沉積物，另一個則來自澳大利亞的一個池塘，而且這些病毒的體積是擬菌病毒的兩倍大，這顯得更加怪異了，於是它們就被歸類為另一個單獨的群體裡，克拉維里的團隊在二〇一三年發現時將之取名為潘朵拉病毒（Pandoravirus），取意自希臘神話裡的潘朵拉魔盒，他們解釋這是因為「預計未來對這些病毒的研究將會帶來許多驚喜」。[26]

克拉維里這篇論文有一位資深共同作者叫做尚塔．阿貝蓋爾（Chantal Abergel），她是一位病毒學家和結構生物學家，同時也是克拉維里的太太。講起那些潘朵拉病毒時，阿貝蓋爾帶著疲憊的笑意告訴我：「它們非常具有挑戰性，可以說就像小孩一樣難搞。」然後她開始說明潘朵拉病毒有多麼難以辨認，這種生物不但跟細胞的差異極大，也跟一般的病毒非常不同，裡頭有很多基因甚至完全不像以前見過的任何東西，「這種種怪異的特性讓它們顯得既迷人又神祕。」她曾一度稱之為NLF，意思是「新生命形式」（new life form），可是後來發現它們並不會像細菌和古菌一樣透過分裂來進行自我複製，於是她和團隊夥伴們意識到這終究是一種病毒，是迄今為止所發現最大又最難解的病毒。

這些發現讓馬賽團隊提出了一種大膽的新假說，算是縮減說的變化版：也許病毒確實是從以前的細胞縮減演變而來的，但那種細胞已經不復存在於地球上了，也就是說那種細胞並不是某種細菌或古菌，甚至跟這兩者並沒有共同的祖先，而是從屬於某個未知的微生物譜系，只不過這個譜系裡的生物都滅絕了，只留下一種殘存的生物形式，那就是病毒。這種說法有點像是古生物學家不時會很興奮地告訴大家：「其實恐龍並沒有完全滅絕喔，牠們還活著，只是現在我們改叫牠們是鳥類而已。」不過阿貝蓋爾和克拉維里所用的字眼並不是什麼「未知的微生物譜系」，他們在論文裡說那是某種「始祖級的原初細胞」，[27]而且這種細胞跟我們今日所知的所有細胞並沒有共同祖先，當初甚至還相互競爭，而也許這種原初細胞當時在競爭中落敗了，於是就遭到淘汰，不復存在於今日我們看得到的所有以自由方式生存的生命型態之中，然而它們也許還是以寄生其他細胞的方式存活了下來，靠著縮減自己的基因組變成了我們所說的病毒。在那個已經消失的細胞類型裡，也許病毒就是唯一個倖存者，就像是樹上的烏鴉，在牠們基因的深處裡依然留有暴龍的遺澤。

30

當克里斯提安．安德森等人所寫的〈SARS-CoV-2 探源〉一文刊登在《自然醫學》（*Nature Medicine*）期刊上，此前六天世衛組織才剛正式宣布新冠肺炎為大流行病，只要稍有注意新聞的人都已經知道了此事，而且這時候中國通報的確診病例已經多達八萬一千一百一十六人，確診人數第二多的義大利有兩萬七千九百八十個病例，其中有兩千五百零三人死亡；至於此時的美國，經計算「只有」三千五百零三人確診，其中五十八人死亡。毫無疑問的是，已經遭受感染卻沒有通報為確診的病患人數一定比上述數字高出許多，只不過因為診斷測試能力不足，所以到底高到什麼地步我們也無從得知，有些地方的檢測機制甚至已經癱瘓了，尤以美國最為明顯。在其他國家方面，巴貝多已經通報出現了頭兩個確診病例，而且都是剛剛從美國過去的人；衣索比亞也出現了五例病患，烏茲別克則有四例。總之不論是有檢測出來還是沒檢測出來的，病毒已經四處蔓延開來了。

安德森等人寫道：「從我們的分析可以清楚看到，SARS-CoV-2 並不是實驗室構作出來的產物，也不是人為蓄意設計的病毒。」[28]雖然病毒的基因組一開始看起來有兩個地方（受體結合區域和弗林蛋白酶切割點）顯得有些異常，但他們已經提出推論和證據來解釋其合理性。此外，在看過馬修．黃的研究成果後，他們也發現自然環境裡確實有病毒的受體結合區域跟新冠病毒很相似，尤其是那些感染了穿山甲的冠狀病毒，因此這些特徵是自然選擇設計出來的，而新冠病毒的受體結合區域看起來也不再有什麼好覺得奇怪的。

弗林蛋白酶切割點的問題稍微比較複雜一點，因為穿山甲身上的冠狀病毒並沒有這個機制，就連跟新冠病毒非常相似的蝙蝠病毒 RaTG13 也沒有看到這個，但作者們仍然表示質疑，認為這種切割點並無法在實驗室裡設計或培育出來，而他們所提出的幾項理由較為複雜，雖然對於大多數分子病毒學家來說已經很有說服力，但是絕對無法讓每個人感到滿意。如此一來一定會有批評的聲音出現，會有人高喊說就算這個病毒不是人為設計的，依然有可能是在某種可怕的事故中從實驗室裡洩漏出來的，不過安德森和其他科學家之後也將會對這些喊叫的聲音做出有力的回應。總之，新冠病毒的來源爭議，並不會因為二〇二〇年三月十七號發表了這篇論文而就此平息下來。

後來有其他團隊也對穿山甲病毒跟新冠病毒的關聯進行了進一步的研究，發現 SARS-CoV-2 的受體結合區域跟廣東穿山甲病毒的也很像，那這又意味著什麼呢？難道有一頭穿山甲剛好同時感染了兩種冠狀病毒，然後這兩株病毒在自我複製的過程裡進行了重組，而有一個病毒借用了對方部分的受體結合區域？有沒有可能穿山甲身上其實原本就帶有這個重組後的病毒，而且早從幾百上千年前就一直是這樣，由於這段時間夠長，足以讓病毒與穿山甲之間演化出一種相互適應的和平關係，所以穿山甲就成了這病毒真正的儲備宿主，成了一個真正可以讓這病毒在此安穩度日的家園呢？之前會不會有某一隻或某一批倒楣的穿山甲，曾經在病毒的自然宿主與人類之間扮演過中間的傳遞角色？又或者也有可能穿山甲病毒跟這個蝙蝠病毒 RaTG13 其實有個共同祖先，而這個祖先原本也是蝙蝠病毒，帶有這樣的受體結合區域，可是後來 RaTG13 在重組的過程裡丟失了這個受體結合區域，反倒是穿山甲病毒還一直保留了下來。關於這個問題，在接下來兩個月裡許多頂尖期刊上出現了不算少的研究論文，大家紛紛提出一些很有意思的數據資料，也做了各種內行的猜測。順帶一提，這些論文都比馬修和佩特羅西諾的論文還要更早被刊登出來，而後者一直被當成一篇草稿壓在另一家期刊裡（我不想點出刊物的名字以免造成尷尬），然後不知道是不是就弄丟了，或是被埋在一堆文件底下，又或者被誰家狗給吃了也說不定。

我之前已經提過華南農業大學的論文，就是在二月初被該校校長在記者會上大肆宣揚的那篇，結果該校團隊確實有在穿山甲身上發現一種類SARS的冠狀病毒，但是它跟新冠病毒的相似度並沒有百分之九十九那麼高，整體相似度其實只有百分之九十而已，而其棘突部分（包括受體結合區域）的基因相似度也僅為百分之九十一，這樣的相似程度雖然有點意思，但是並沒有什麼決定性的意義，所以華南農大的研究人員，包括一位名列在資深作者上的沈永義（Yongyi Shen），也只能含糊地說新冠病毒「不無可能」[29]是這種穿山甲病毒和類似 RaTG13 的某種病毒進行重組後產生的。

沈永義團隊所獲的數據來自於肺部組織的樣本，他們篩查的樣本不只有二十五隻馬來穿山甲，另外還有四隻中國穿山甲（學名為 *Manis pentadactyla*，是一種極度瀕危物種，只有少量存活於廣東等中國南部區），其中有些就是當初在二〇一九年三月由廣東海關所查獲的穿山甲，也就是陳金平團隊所採樣的對象，此外還有些穿山甲是在二〇一九年八月截獲的。如今沈永義團隊確實在其中發現有冠狀病毒的RNA，這一點當初陳金平他們也有發現，不過這些病毒只出現在馬來穿山甲身上，而且只有二〇一九年三月查獲的那一批才有。研究人員在寫到這些在三月所查獲的穿山甲的情況時，將原本非常技術性的研究報告用生動的筆法來講述了野生動物救護中心裡頭的慘況，說那些穿山甲「逐漸顯現出呼吸道疾病的跡象，包括呼吸急促、消瘦、食欲不振、無精打采，而且還會哀嚎。」[30]接著在之後的六週內共有十四隻穿山甲死去，因為穿山甲是一種很敏感的動物，在遭到抓捕後即使給予最細心的照顧也很難存活，在跨國走私過程裡的惡劣條件更是讓牠們格外容易受到病毒感染。不過殺死這十四隻穿山甲的是什麼病毒呢？是仙台病毒，還是冠狀病毒，或者是其他不會對人類健康造成影響的病毒呢？我們大概永遠都不會知道了。在那篇論文的後面，在講述研究方法的諸般內容裡頭，藏著一段沈永義等人刻意加進去的話，他們說這些穿山甲「大多無精打采，還會哀鳴，儘管竭盡全力施救，但最終仍死在收容單位之中。」[31]哀鳴也許可以算是作者們的比喻方式，想表達牠們呼吸困難的情況，但有時候哀鳴就真的是在哀鳴。

在雲南省昆明市的一個政府實驗室裡，有三位研究人員也回頭重新檢查了那些死去穿山甲的肺部組織樣本，他們把陳金平團隊當初發表的那一份基因組數據拿來重新檢視了一遍，然後在四月時發表了一篇論文，其內容是馬修早在一月時就已經注意到的事情：穿山甲冠狀病毒的受體結合區域跟新冠病毒非常相似，而這代表穿山甲病毒可能也跟新冠病毒一樣，已經有辦法附著在人體呼吸道的細胞上了。接著這幾位研究員就間接暗示（而非直接主張）這場大規模疫情有可能就是由某隻穿山甲造成的，然而問題是穿山甲病毒並沒有弗林蛋白酶切割點，為了解釋這個漏洞，昆明團隊就提出了一個很簡單的說法：穿山甲病毒和新冠病毒可能擁有同一個病毒祖先，只是穿山甲病毒這個譜系在演化的過程裡丟失了弗林蛋白酶切割點，就像有些鳥類也會失去飛行的能力（例如渡渡鳥、紐西蘭的恐鳥，還有奇異鳥、企鵝和鴕鳥）。

忽然間，穿山甲的病毒學研究迎來了一片榮景，連廣州的陳金平團隊也重新下場參與討論，提供了對二〇一九年三月他們那些穿山甲肺部組織樣本的進一步分析研究，這一次陳金平團隊從三隻穿山甲身上提取了足夠的ＲＮＡ片段，拼組出了一個完整的冠狀病毒基因組序列。他們在論文中指出，這個穿山甲病毒確實跟人類感染到的新冠病毒以及蝙蝠病毒 RaTG13 驚人地相似，而其受體結合區域也跟新冠病毒很相似，可是他們又寫道，這些數據並不支持新冠病毒直接來自於穿山甲的說法。他們認為事情或許更加複雜，也許蝙蝠和包括穿山甲在內的其他野生動物所感染的病毒進行了不只一次重組，這才組出了這場疫情的病毒株。不管實情究竟為何，至少有兩件事在陳金平的團隊看來是很清楚的：首先，可能會對人類造成危險的多種冠狀病毒，其實一直都在各種野生動物身上來回傳遞，不只是蝙蝠、果子狸、駱駝和穿山甲，其他我們沒發現的不知道還有多少；再者，為了保護野生動物，同時也為了人類的健康著想，我們有必要減少人類與野生動物之間的貿然接觸，不論是抓牠們或養牠們都一樣，都會造成這類病毒溢出的風險。當我們看到有馬來穿山甲從東南亞其他地方被綁走，以走私的管道跨過國境，終而在中國大城市的救援中心裡發出最後一息哀鳴，那一定有地方出了問題，而且絕不只是穿山甲的問題。

31

上述這些研究，其實都建立在一個相對狹隘的證據基礎上，那就是二〇一九年三月二十四日被廣東海關查獲並送往救援中心的走私穿山甲的樣本。不過就在這時候又出現了另一項研究，這一次的證據來源從廣東跨足到了毗鄰的廣西，該省分與越南接壤，而這裡發現的證據比之前的還要更值得探究。這次講到的研究團隊裡有一位備受推崇且敢做敢言的人，這位堪稱疾病偵探的香港大學學者叫做管軼（Yi Guan），此外團隊裡還有二十多名成員，裡頭除了有香港和中國大陸的科學家之外，還有一位是愛德華．霍姆斯。

「事情是這樣的，」霍姆斯告訴我，在一月三十日這天，「我接到了湯米的電話。」這個「湯米」的名字是林讚育（Tsan-Yuk Lam），一位統計遺傳學家和生物資料學家，曾在香港、賓州大學和牛津大學求學，當時雖已是香港大學副教授，不過外表上還很年輕，簡直像是個洛杉磯街頭走滑板龐克路線的少年郎。霍姆斯說：「湯米是我從前的博士後研究員。」不過現在他已經是管軼的同事，還打電話通知霍姆斯一件怪事，說廣東有一批穿山甲被沒收了，「而且這些穿山甲還得了呼吸道疾病，」霍姆斯回憶當時林讚育說的話，「你猜怎麼著，牠們得的就是這種冠狀病毒！」霍姆斯告訴我：「當時我就想，這樣啊，那還真是怪事沒錯。」而就在此前的幾天，馬修．黃才剛剛因為哀傷科比．布萊恩的死訊，決定要開始找尋更大的人生意義。

林讚育和管軼兩人也跟前面說過的其他團隊一樣拿到了廣東穿山甲的數據資料，不過他們拿到手的還不只是這個，這兩人不知道用什麼辦法弄到了另一批穿山甲的樣本，而且是大約兩年前被廣西省海關沒收的走私動物。他們已經提取了樣本中的RNA，希望接下來霍姆斯可以幫助他們。霍姆斯跟我說：「於是我們就開始分析這些數據，然後我們就看到了，看到了很驚人的東西——」講到這裡他忽然停了下來，想確認看看我有沒有跟上他的思路。

「我們所分析的，是兩個省查扣到的穿山甲，對吧？」我回答：「是這樣沒錯。」

「一個是廣西，一個是廣東，對吧？都是非法走私的馬來穿山甲。」是兩批馬來穿山甲沒錯，而且講走私還說是「非法」也很多餘，不過這時他話講得很快，就連重複剛剛自己講過的內容都顯得很興奮。「牠們不是中國的，是進口到中國的，沒錯吧？牠們還都罹患了某種呼吸道疾病，我們在論文裡都寫到了。」他指的是他們開始研究之後由管軼、林讚育、霍姆斯及其他團隊夥伴一起發表在《自然》期刊上的論文，我確實知道那篇論文，而且在這次採訪對話的前一天就已經拜讀過了。

「對我而言最有意思的地方，就是牠們身上都有冠狀病毒，而且都跟人類這次感染的新冠病毒株有關，但兩者卻又不是同一種病毒，這樣你懂嗎？這個就很驚人了。」

管軼在香港的團隊收到了廣西海關官員在打擊走私活動中查獲的十八隻穿山甲的冷凍樣本，其中包括肺部、腸道和血液樣本，他們在其中的六個樣本裡發現了冠狀病毒的RNA，然後又用這些RNA片段拼組出了六個基因組序列，並將之取名為「GX譜系」，其中的GX乃是廣西的簡稱。而由於陳金平團隊之前已經把廣東穿山甲的數據放到了網上，所以他們也拿到了這些資料，然後他們還從廣東這些穿山甲的其他樣本中提取出了新的基因組序列數據，然後再拿出一套在準確性上符合他們標準的工具，把一切數據都進行重新處理，最終拼出了一些完整的基因組，並將之取名為「GD譜系」。GX和GD兩個譜系都跟新冠病毒非常相似，但是偏偏在基因組裡頭的同一個地方出現了差異，而其中最值得注意的地方在於，廣東譜系的病毒裡有一個受體結合區域跟新冠病毒非常相似。

「這種事情的機率有多大？」霍姆斯問我，當你採集了兩批來自不同省分的穿山甲的樣本，而且還都是非法進口的，卻發現都感染了冠狀病毒，而且在某些特定方面剛好跟最近出現在人群裡的病毒很相似，你說這樣的機率能有多大？」

我心裡暗想，要我猜啊，機率一定很小。

「這在我看來絕對很怪，」霍姆斯說，「我覺得很驚人。」而當我努力跟上了他的思路時，似乎連我都逐漸覺得這件事確實有點不妙。為什麼呢？因為這可能代表穿山甲冠狀病毒的存在比我們原本想像的還要多很多，不僅種類繁多，分布也很廣泛，而且其中至少有一些還對人類具有威脅性；該現象另有一種可能，就是有一連串蝙蝠身上的冠狀病毒持續不斷地在感染穿山甲這個中間宿主；或者也有可能兩種情況都發生了。「這兩種解釋我們都不能排除啊。」霍姆斯這樣說道。

接著他又補充說，如果你拿出有兩個譜系存在的證據，再拿出受體結合區域的證據，把兩者放在一起就可以看出，對於野生動物身上的冠狀病毒，我們的認識簡直可以說是「微不足道」。就以我們所知最近似的兩種蝙蝠病毒，也就是 RaTG13 和新冠病毒為例，看看兩者的基因組，裡頭依然有一個相對說起來很大的演化空缺（譯註：所謂的「演化空缺」〔evolutionary gap〕指的是該生物的演化歷史中缺少了某些環節的資料或證據，通常指化石紀錄或基因譜系不夠完整性或出現間斷，這些缺失使得科學家難以完全理解和重建生物演化的進程）需要加以解釋。「那個空缺裡發生了什麼事？我根本不知道。」其他還有哪些野生動物身上可能藏著冠狀病毒，而且還在不斷進行重組，變得越來越有可能感染人類呢？「是狸貓嗎？還是竹鼠？這種事誰知道啊？不是嗎？只有等我們親自到現場去……」是啊，要去到田野，去到洞穴和森林，去那些合法養殖食用野生動物的養殖場，去到藏匿走私動物的倉庫，去到公然或私下販售這些生物的市場，「……直到我們去那裡對他們進行採樣，我們才有機會知道情況。要想解開病毒起源之謎，這就是箇中關鍵。」

我說道：「我懂了。」

「好好想想穿山甲的情況就會明白了。」

那篇刊登在《自然》期刊上的論文，林讚育成了第一作者，他和團隊夥伴們在論文中表示，當發現有不同譜系的冠狀病毒都跟新冠病毒這麼相似，「就意味著應該把穿山甲也納入考慮，視之為新冠病毒出現前的可能宿主。」[32]這個論斷純粹是科學上的見解，至於論文最後還有一些行動建議，就是這些動物「不應該再出現在傳統市場裡，以避免人畜共通疾病的傳播。」[33]換言之，不要再讓穿山甲對著豬肉嘆息，也不要再讓穿山甲對著蝦兒流淚。在擁擠的傳統市場裡，一方面擺滿了獸肉、家禽、魚類和野生動物，同時又充斥著籠子與刀具，各種不明的液體和氣體四處飄濺，形形色色的人在這裡交談、叫喊和咳嗽，更有許多動物在角落哀鳴，當你在這樣的環境裡開口問價想買回點東西，真得當心自己帶回家的恐怕遠遠不只你買下的物品。

第四章

市場消息

32

華南海鮮批發市場從前並不是武漢市內最大的生鮮食品市場，但是在二〇一九年十二月三十一日之後卻成了名聲最壞的市場，因為在這一天武漢市衛生健康委員會宣布出現了二十七個因不明肺炎入院的病例，其中還有七例是重症，而這些人全部都跟該市場有關。前頭的話中用了「從前」這字眼來說這市場，那是有道理的，因為這個地方已經名存實亡了，根據最新的報導，該市場至今依然關閉空置，一樓的外頭有一整圈高大的藍色圍欄，可能永遠都不會再重新開放了。這棟建築物位於武漢市中心新華路與發展大道交界處，在二樓這裡還有一些眼鏡行在營業，但有保全管控出入；至於一樓，則只剩下黑暗狹窄的走道，走道旁是關閉的攤位與排水溝渠，空氣中還殘留著消毒劑和腐肉的味道，雖然這裡不許一般大眾進入，但也是可以找人帶你進去導覽，前提是你得要有特殊身分，例如世衛組織所召集的新冠病毒來源全球研究小組的成員。這個小組裡的科學家有十七名是中國人，另外十七名來自世界各國，他們在二〇二一年一月三十一日下午進到了華南市場去進行勘查，而馬莉恩·庫珀曼斯就是藉著這次機會，才親眼見到了市場裡的情況。

庫珀曼斯是鹿特丹伊拉斯姆斯醫學中心（Erasmus Medical Centre）病毒科學系的系主任，本身是一位研究人畜共通疾病的專家，她所帶領的研究團隊曾率先追查出駱駝身上的ＭＥＲＳ病毒，而在這次世衛組織與中國聯合進行的新冠病毒來源研究裡，也是由她來負責帶領國際團隊中的分子流行病學小組。庫珀曼斯是一個很有魄力又說話直率的人，銀灰色的頭髮看起來鬆鬆亂亂的，感覺有點酷炫。她和小組的其他成員在進市場前都已經聽過了簡報，除了告知他們屆時能看到什麼、看不到什麼（他們不會看到市場裡以往那些琳瑯滿目的貨品，也看不到買賣東西的人），另外也說明了在這段期間裡中國科學家們在查找這些貨品及其來源方面做了哪些研究。要注意的是，雖然這次的勘查已經是市場關閉一年多之後的事，但是空氣裡還是有一股濃濃的怪味，那是一種東西在消毒後繼續腐爛的味道，因為當初市場關閉得很突然也很徹底，所以許多貨品都被留在裡頭，包括切好的肉類和完整的動物屍體，還有各種器具及機械也一樣，這些東西全部都不准領回。彷彿在那一天有顆中子彈打中了這個擁擠而紛亂的市場，然後所有的生機就此消逝，只有建築物依舊屹立在此，而在這一場新冠災變裡，所謂的中子彈就是病毒。

「他們還給了一張全市場的完整地圖，」庫珀曼斯告訴我，這張地圖是做簡報時給他們的，上頭標出了「每個病例是哪個攤位的，以及每個攤位是賣什麼的。」她這裡指的自然是新冠肺炎的病例，最早的患者都是在這市場裡工作或常來這市場的人，不過其中大多數是攤販和供應商，顧客反而沒那麼多。這份地圖上標示了這些人站在什麼地方，販賣的是什麼動物、是賣活的還是賣死的，然後另外還提供了一份資料，告訴大家這些動物是從哪裡來的。在所有貨品中，最受關注的是那些他們認為有散播病毒風險的品項，也就是野生動物，連養殖的野味也包括在內，例如竹鼠、豪豬，以及冷凍漁貨（中國團隊堅持把這項也納入可能的傳染途徑）。庫珀曼斯說：「從這些商品的供應鏈，你可以往回追溯到二十個不同的國家。」畢竟武漢是個有一千一百萬人口的大城市，數量居於華中地區之冠，位置上更是國際旅遊與貿易的來往輻輳。然後她又說：「市場裡的肉類和野生動物也一樣可以溯源，查到是哪些省分的養殖體系的產品，而我們也已經知道哪些省分有蝙蝠冠狀病毒，或者說是類ＳＡＲＳ的蝙蝠冠狀病毒。」而這些線索後來也都進行了深入的追查。到此為止，二〇二一年初的這次調查任務應該算是第一階段，先用一個月進行一些初步工作，像是勘查當地環境、根據現有數據檢驗各種假設、制訂計畫以準備收集更多數據等等，都是在預先為世衛組織設想的第二階段在做準備，至於中國方面願不願意進入第二階段，那就是另一個問題了。

庫珀曼斯說：「我們這些小組成員也看到了對病患的追蹤研究。」這部分涉及到了分子流行病學，而這正是她那個小組的本行，她告訴我：「情況看起來很明顯，疫情至少從十二月初就開始了，然後在十二月中才真正爆發出來。」

對早期新冠肺炎的分子流行病學研究都得要先進行基因組序列的比較，然後再建構出其親緣傳承的譜系樹，這樣才可以比對出這個病毒的演化進程，並看出它是在何時以何種方式形成傳播鏈的。病毒基因組序列的來源有兩種，一個是從人體收集到的樣本，而且每個病例都有樣本；另一個是所謂的環境樣本（environmental sample），也就是用拭子在物體表面採集等方式在市場裡收集到的樣本，這是由中國疾控中心在二〇二〇年一月一日及其後去收集的。庫珀曼斯的團隊看到了二十五個從人類樣本裡提取出來的完整病毒基因組，還有三個是不完整的基因組，而這些樣本全部都來自於二〇一九年十二月下旬的患者，至於十二月上旬則是一個患者的樣本數據都沒有看到。她告訴我：「因為根本沒有那段時間的樣本檢測。」所以分子流行病學沒辦法告訴大家在疫情剛開始時市場裡頭或市場附近到底發生了什麼事，至少馬莉恩．庫珀曼斯和她的團隊不能這樣做，因為他們看到的數據資料就只有那樣。

33

疫情爆發才不過幾週，已經演變成為一場全球大流行，大家討論的焦點也一直圍繞著這個市場。中國最早在國際上發表的研究中，有一篇是發表在《柳葉刀》上的，這份英國期刊另外也刊載了袁國勇研究的深圳家庭群聚病例，他在文中認為這是發生無症狀傳播的不祥之兆。中國這篇研究跟袁國勇的論文是在同一天發表於網路上的，其研究團隊裡有一些是武漢金銀潭醫院的醫務人員，十二月時該院收治了許多新冠病患。這篇論文的第一作者叫黃朝林（Chaolin Huang），顯然《柳葉刀》的編輯們了解此刻來自中國的消息有多重要，因此特別歡迎這些中國科學家們多多發表科學見解，讓大家了解第一手實況。

黃朝林這篇研究有二十幾位共同作者，都是武漢及北京的醫生和科學家，研究重點放在最初那些被金銀潭醫院收治的四十一位患者的臨床狀況，從他們的年齡幾歲，以及多少人有其他像是糖尿病、高血壓、心臟病等醫療問題（現在大家應該都知道「合併症」一詞了），再到患者出現的症狀、有多少人發燒、多少人咳嗽、多少人呼吸困難，還有實驗室對他們血液的檢查結果、進行胸部斷層掃描後的肺部檢測結果等等。此外還有一個特別值得注意的調查項目，就是問他們之中有多少人曾經進去過華南海鮮批發市場，而該問題的初步答案是大多數人都有這樣的情況。該論文裡提到了一句「都曾去過華南市場」[1]，這句話背後的意思沒有明說，但接觸到華南市場也就等於接觸到了那裡販賣的動物，而且市場裡這些人，包括那四十一位肺炎病患在內，他們可不只是在新華路及發展大道交叉口的這個建築物裡閒逛而已，其中有一些很可能是負責清理、處理甚至屠宰野生動物的人，包括果子狸、狸貓、竹鼠、馬來豪豬等動物，有從野外抓的也有養殖的；而且就算沒有處理動物，只要是進到市場裡的人也會跟走道旁或商舖裡的人一樣，一起呼吸著市場裡那個腥臭的空氣。當黃朝林這篇文章一出，立刻就造成了轟動，然後便吸引了國際媒體的報導，例如《衛報》（*The Guardian*）這家嗅覺很敏銳的英國日報，很快就刊登了一篇文章，講述全球各地因為新冠肺炎和華南市場的事件而激起了一股浪潮，多方站出來呼籲封禁野生動物市場，還說華南市場「就是感染源，所以被關閉了。」[2]這樣的報導可以說半真半假，雖然市場確實是把新冠病毒傳染給人類的來源，但它真的是源頭嗎？

隔了一天，也就是二〇二〇年的一月二十五日，一位名叫丹尼爾・盧西（Daniel R. Lucey）的美國醫生開始在網路上張貼新聞內容並評論疫情，他還注意到了黃朝林的這篇研究論文。盧西注意到黃朝林等人的論文裡似乎另外還大有文章，一些附註的細節裡也很有問題，像是看到文中說患者「都曾去過市場」，他就提出一個很簡單的事實來反駁，說患者並不是全部都去過市場，就算金銀潭醫院最早的四十一名患者中有二十七名與市場有關聯，但不是還有其他十四名嗎？黃朝林論文第三頁上頭有一個條形圖，圖中顯示了所有四十一位病患首次記錄到出現症狀的日期，如果你停下來跟盧西一樣仔細研究這個圖表，就會發現最初期的四個病例是在十二月十日或更早之前出現症狀的，但按照該論文的說法，其實裡頭有三個人根本就跟華南市場無關；至於所有四十一名病患中最早出現的那位，是一位身分不明的患者，而且（按照這張圖的說法）早在十二月一日就發病了，然而這也是一個與市場無關的病例。

盧西在部落格上發表文章，他採用了一種自問自答的方式來概述他所謂的「有證據的假設」[3]，他認為這場疫情（當時還沒有宣布那是全球大流行）是在二〇一九年十一月或更早的時候就展開了，而且地點也不在華南市場，是在別的地方。後來他把文章放上了一個叫做「讓科學說話」（Science Speaks）的論壇網頁，該論壇的經營者是美國傳染病學會（Infectious Diseases Society of America），而那又是一個由醫生、科學家和公衛專家所組成的大型協會。其實這篇文章已經是盧西針對新冠病毒寫的第六篇了，該文的開頭就引用了黃朝林的論文，說論文裡講到在十二月一日就已經出現病例，盧西指出那是一個有用的新資訊，於是就對此展開了一場自問自答：

「四十一名患者裡最早出現的那一位，是否去過華南海鮮市場呢？」

「沒有。」

「該病患的家人裡頭有人出現發燒或任何呼吸道症狀嗎？」

「沒有。」

「有什麼理由可以解釋這位病患是怎麼感染病毒的嗎？」

「沒有。」

這種自問自答的套路還沒完，他接著又問，第一個病患跟其他四十位有任何聯繫嗎？沒有。那接下來的那三個病患是什麼時候發病的呢？他們隔了九天才發病。有什麼理由可以解釋其他十四位沒有去過市場的患者是怎麼感染病毒的嗎？其中的十三位患者找不到解釋（有一位婦女不算，因為她丈夫去過市場）。從這些感染案例來看，是否很可能在十一月或更早以前這個病毒就已經溢出，可以由人傳人或由動物傳人了呢？是的。那麼這些感染是在哪裡發生接觸的？也許是在另一個市場，或是某家餐廳，或是某個野生動物農場，或是野生動物貿易的某個過程環節裡。按照這個假設，我們為了控制或遏制這個病毒所進行的那些工作有什麼問題嗎？有的，這個說法告訴我們，從二〇一九年十二月才開始進行已經太晚了。

盧西原本就常會在美國傳染病學會的網站上貼文，這也為他吸引到了一些讀者的關注，不過這一篇可不一樣，在他把文章發給一位他認識的《科學》期刊撰稿人後，該文引起了全世界的熱烈迴響。黃朝林的論文是在一月二十四日刊登出來的，那天是星期五，結果那個週末變得不太平靜。盧西在華盛頓特區的家中告訴我：「每個禮拜五早上，我都會在手機上看剛收到的《柳葉刀》。」《柳葉刀》是一份週刊，固定在每個禮拜五出版（不過有些文章會提早放到網路上），而由於平常要讀的其他東西太多了，所以他也固定在每週出刊的時候就直接先讀。那個禮拜五早上，他像往常一樣先瀏覽了期刊裡的醫學消息，「我先看了看各篇文章的標題，然後就注意到了那篇文章。」他看到了黃朝林等人寫的〈中國武漢感染二〇一九年新冠病毒患者的臨床特徵〉，這可不是你我剛起床邊喝咖啡會邊看的東西，但是盧西還是讀了起來，接著仔細查看了條形圖。「然後一切就都變了。」

盧西在部落格上寫了他的自問自答，還把文章貼到美國傳染病學會的網站上，等那篇貼文在週六早上被放上去時，他把文章的連結轉發給了自己在《科學》期刊認識的人，一位叫做喬恩・科恩的記者。等到週日接近傍晚時分，當時住在聖地牙哥的科恩那邊才剛要到下午一點，此時科恩打了通電話給盧西，說自己已經寄了電子郵件給黃朝林那篇論文裡頭聯名的一位資深作者，也就是北京首都醫科大學的曹彬（Bin Cao）教授，請他評論一下盧西這篇貼文。曹彬的回答很乾脆，說他和其他共同作者「很感謝盧西的批評」，[4]然後曹彬在郵件裡表示，如今事情看來已經很清楚了，該市場「並非病毒的唯一來源」，然後又說，「可是說老實話，我們至今還是不知道病毒是哪裡來的。」

「我會一直記住那一刻的。」盧西告訴我。

然後他就繼續做了更多研究功課，「因為我的生活很無聊。」盧西說，不過我覺得他是在半開玩笑。他一個人住在賓州大道附近的一間公寓裡，有時會忽然離家跑去當志工醫生，尤其是在當遠方出現了危險的疫病時，例如二〇一四年賴比瑞亞發生的伊波拉疫情，二〇一三年時他也跑到卡達去幫助MERS病患，甚至連二〇〇三年爆發SARS時他也支援了中國和多倫多的一些臨床工作。這一次，他也早在第一時間就注意到了武漢的消息，他的消息管道跟瑪喬麗・波拉克等人的差不多，都是從中國的社群媒體上看到了他們洩漏到外網的消息，而當他讀到眼科醫生李文亮發到微信上警告自己老同學的消息時，盧西說：「我就陷入了深深的緊張情緒，你知道，從十二月三十日那天晚上開始的。」可是現在他陷入的焦慮更深了，一直想著疫情爆發之初到底發生了什麼事，然後跑到網路上到處找，希望能發現一點零星的有用線索。「我採取了一種作法來獲取可靠資料，就是盡量設法貼近身處第一線的那些人，因為他們會有最直接的親身經驗。」

然後他聯繫了一位香港的老朋友，對方是香港大學的微生物學家，然後又去查找了武漢市衛生健康委員會的網站，雖然上頭寫的是中文，但他還是可以用谷歌翻譯來讀，他想知道那個市場在哪、這個城市在什麼地方，而這些地方又發生了什麼事。他告訴我：「結果我發現武漢是高鐵的中心，是中國各地高鐵的樞紐，於是我就做了一張大圖。」他指的真的是一張大圖，他把中國地圖列印出來，上頭用紅線來畫出連接到武漢的高鐵路線，然後跑到附近的聯邦快遞商店把這張圖放大成海報，之後當他要講解中國的疫情狀況及其可能的後續發展時，都會帶著這張大海報，包括有一回到美國國家科學院開會時也是這樣。他會把海報掛起來，然後告訴大家：「這些紅線代表從武漢到中國各地的列車，可是我看著這張圖的時候，我眼中的這些紅線代表的其實是……病毒。」

他那篇貼在美國傳染病學會網站上的文章裡，除了探究四十一位病患的情況外，在文章末尾盧西還提出了一個問題，要怎麼尋找二〇一九年十一月或更早之前就已經出現感染者的證據，他想問的是調查工作要怎麼進行，甚至還問了為什麼應該要進行調查。前者的答案無非是去找之前因為其他原因而採集的人類或動物樣本，不論那是血液或組織樣本，甚至只是拭子，總之要把這些存檔的樣本拿去進行檢測，只要樣本保存得當，裡頭可能還是能夠測得出病毒片段或血液抗體，即使是比DNA更脆弱的RNA，只要使用正確的防腐藥劑，在室溫底下也依然可以放上一個月，如果放低溫冷凍的話就可以維持更久了。至於為什麼要做這種檢測，因為如果能在其他地方找到對病毒產生陽性反應的證據，便會有助於封住其他的感染來源，或是截斷造成反覆感染的傳播鏈條。還有一點盧西雖然沒有言明，但是話裡多少有這樣的意思，那就是除非我們找出人類究竟是在何時何地首度遭受到感染，否則永遠都無法得知這個病毒的來源。

那麼第一個病例到底是在哪裡出現的呢？至少在事發後兩年的現在也依然不確定，甚至就連武漢首個確診病例的身分和確診日期也都會發生變動。因為當後續的調查越做越深入，等到新的調查結果公布出來，當初黃朝林等人在條形圖表上所記錄的那個十二月一日的病例，也就是讓盧西非常感興趣的那一位，居然不再納入討論範圍了。顯然是因為後來對這個病例又進行了進一步的審查，而在收集到更多資訊之後，該病例的發病日期就被修改了。等到二〇二一年一月，世衛組織的國際小組來到了武漢，跟中國的同行們一起進行調查工作，而調查小組成員們也與一位四十一歲的男士進行面談，據稱這位陳先生才是第一位確診新冠肺炎的人，而他告訴調查小組說自己是在二〇一九年的十二月八日生病的。不過他有一點跟黃朝林論文裡講的那個十二月一日的病例一樣（就是那個從資料檔案裡消失或被刪掉的人），陳先生也表示自己跟華南市場沒有關係，因為他都是去一家大型超市買東西的。

然而這個首位確診病例發生變動的問題並沒有解決，而是跟樹幹上的瘤一樣，在接下來的兩年裡不但越長越大，也越長越扭曲。等到本書接近尾聲時，我會再回過頭來談這個問題，因為那時也會講到一些回頭關注此事的人，屆時再做說明。

就在學界談論這些事情的同時，疫情也開始浮現死亡病例了，記錄在案的第一位死者是六十一歲的男子，他是華南市場的常客。按照黃朝林在二〇二〇年一月二十四日的論文所述，當時「死亡人數正在迅速上升」，[5]而到那一天時已經達到了二十四人。

34

如果病毒在二〇一九年十二月一日之前就已經在人群裡傳播，而且還不是在華南海鮮市場陰暗潮濕的走道上，那又會是在哪裡呢？合理的推斷是在大武漢地區，或者是在湖北省的某處；而由於當初類似的病毒就寄居在雲南礦坑的蝙蝠體內，也許有些人曾冒險跟那些蝙蝠發生了接觸，這樣的話疫情就是從武漢到該礦坑之間的某地開始的。還有一個說法認為最早出現疫情的地方在義大利北部，雖然聽起來不是那麼合理，但是也有好幾項研究指出了其中的可能性。

在二〇一九年的秋末，一位名叫伊麗莎白塔·坦齊（Elisabetta Tanzi）的米蘭大學病毒疾病專家帶領著一個科學團隊，前往一個似乎爆發了麻疹的地方進行調查，他們先是發現了三十九名疑似病例，但測試後卻呈現出陰性反應，至少是對麻疹病毒的陰性反應。他們對每名患者進行口咽拭子的採樣（只是輕輕碰一下喉嚨後方，不是那種伸進鼻子好像要直接捅進大腦的方式），然後把拭子樣本保存起來。幾個月後，新冠疫情開始流行了起來，此時這些科學家才想起要把這些測麻疹的拭子拿去測測看有沒有新冠病毒，結果發現有一個樣本呈現陽性反應，樣本的主人是一位居住在米蘭附近的四歲男孩，他從十一月二十一日就開始咳嗽，而且病情逐漸加重，一個禮拜後因為不停嘔吐和呼吸困難而被帶到了急診室，隨後身上又出現了類似麻疹的疹子，但那其實不是麻疹。根據坦齊團隊後來對他的拭子樣本進行ＰＣＲ測試的結果來看，他感染的是新冠病毒，比義大利紀錄中第一個確診新冠肺炎的病例還早了三個月。

這項研究很快就遭到了外界的懷疑與否定（因為樣本如果遭到污染的話會導致偽陽性反應），可是米蘭團隊之後又捲土重來，這回還找了羅馬等地的研究人員一起合作，一口氣端出十一位義大利病患罹患新冠的證據，而且樣本都是疫情開始在義大利流行之前就採集的，當初原本以為這些人是麻疹病患，其中有九位是在二〇一九年採樣的，有一位還是八個月大的嬰兒，在測試病毒ＲＮＡ後也呈現陽性反應，而且那個嬰兒的尿液樣本是在九月十二號採集的。報告中還寫到，其他病患裡頭也有五位的尿液樣本檢測出新冠病毒ＲＮＡ的陽性反應；至於其他幾位呈現陽性反應的都是呼吸道的樣本。值得注意的是，不論是那名嬰兒還是其他所有患者，報告中都說他們近期內並沒有去過中國。

這麼早就感染了新冠病毒，這實在讓人想不通，而且這種情況法國也出現了。該國的首位確診病患是一位來自武漢的三十一歲中國男性，他是名觀光客，在一月十九日時抵達巴黎，然後就開始覺得身體不舒服，感覺像是得了流感，接著在五天後就檢測出新冠的陽性反應，這個日子還真是多事之秋，反覆一直出現——也就是一月二十四日。在出國之前三天，這名男子曾因為痛風發作而去了武漢的一家醫院就診，也許就是在那裡被感染的；而在巴黎醫院裡，他的呼吸道症狀變得越來越嚴重，四天後被轉入了加護病房，先是施用了大量的廣效性抗病毒藥物瑞德西韋（remdesivir），然後進行維持性治療，最後活了下來。不過他的病情經過並非此處的重點，新冠病毒才是重點，因為後來冒出了一份研究報告，裡頭認為在這個人來到法國之前，病毒老早就已經搶先到來了。

有一組法國的研究人員，其中有些人來自巴黎的另一家醫院，他們在報告裡表示發現了二〇一九年十二月有一名在加護病房接受治療的病患感染了新冠病毒。之所以會找到這個病例，是因為他們之前曾經對一些症狀相似而遭懷疑得了流感的住院病患進行採樣，當時測試發現那並不是流感病毒，之後等到新冠疫情開始越演越烈時，大家也逐漸認識到新冠病毒的狡詐難測，於是就出現了跟前面類似的戲碼，這群研究人員想起新冠肺炎也許可以解釋他們之前未能解釋的病因，於是回過頭去搬出那些低溫冷凍起來的樣本，從中選了十四個進行解凍，然後進行針對新冠病毒基因的PCR測試，結果有一個樣本呈現出陽性反應。這個樣本的主人是位四十二歲的男子，出生於阿爾及利亞但長年住在法國，他在十二月二十七日時因為咳嗽和發燒而進了病房，經過兩天的治療後出院並留下了一份冷凍樣本，後來經研究人員研判裡頭的病毒就是新冠病毒。值得注意的是，這名患者住進加護病房的時間，距離瑪喬麗・波拉克收到第一封關於武漢出現不明肺炎的警訊，以及丹尼爾・盧西變得緊張兮兮的日子，都還要更早個三天。

這種情況巴西也有，發生地點在佛羅安那波里（Florianópolis），這是一個風景如畫的亞熱帶島嶼，位於聖保羅南方約四百英里的聖卡塔琳娜州海岸旁，與巴西本土隔著海峽相望，是名人鍾愛的度假勝地，根據媒體報導，內馬爾和羅納度等人也都在這裡買了房子（不知道這兩人是誰的大概都是美國人，以為「足球」這種比賽是穿著護具、抱著一顆橢圓形的球在打的）。佛羅安那波里向來被稱為是「巴西最宜居的地方」，[6]不過這裡的房價可不便宜，因為除了有富人和名流在這裡品味生活之外，島上的資訊科技產業和觀光業也很發達，上頭不只有海灘，還有殖民時期留下的宏偉教堂，以及古意盎然的無花果樹，街上除了有販賣手工花環的婦女，還有大量的酒吧和餐館，外加一個很大的公共市場，以及豐沛的陽光。島上的機場雖然不大，但是只要從聖保羅、里約和布宜諾斯艾利斯轉機的話，一樣可以輕鬆連通到世界各地，所以全球有許多人都會造訪佛羅安那波里，然而就在這裡的污水之中，被一組研究團隊發現在二〇一九年十月到十二月的存檔樣本裡頭，似乎出現了新冠病毒的蹤跡。

有誰想得到，原來連污水都有存檔？

有的，研究廢水的微生物學家一直都知道有這回事，因為他們會研究這些城市污水原始樣本的存檔，以此來探測社區居民感染腸道細菌等微生物的模式與趨勢。雖然你沒辦法從全市的污水看出某個人的任何健康狀況，不過還是可以發現城裡頭是否出現了會造成感染的小東西，甚至可以看出感染病大致上的流行程度。這次事件的起因，是有一個由巴西和西班牙微生物學家組成的團隊，他們用自己的實驗方法來檢測佛羅安那波里的廢水樣本，而這些樣本是從二〇一九年十月開始的六個不同日期裡取樣的，而且都有冷凍保存。這些污水來自市中心的一個污水系統，該系統所服務的居民人數多達五千人，檢查的結果顯示，十月三十日這天是陰性反應、十一月六日也是陰性，但十一月二十七日卻冒出了陽性反應，要知道即使是在武漢，研究人員所發現的人體感染證據也沒有像這裡的那麼早，這比巴西出現的第一個確診病例還要早了九十一天出現。這份研究刊登在一個有同儕審查的期刊《整體環境科學》（*Science of the Total Environment*）上頭，不僅讓研究污水的學者們感到驚訝，其他人也很吃驚。該篇論文有一位資深作者名叫大衛・羅德里格斯－拉扎羅（David Rodríguez-Lázaro），他是西班牙北部布爾戈斯大學（University of Burgos）的微生物學家，他在受訪時告訴我：「當我們看到廢水的檢測結果時，那個情況確實是很有爭議的。」

這項研究計畫其實在疫情流行之前就已經展開了，而其關注的也是個不一樣的對象：食媒性（food-borne）病原體。羅德里格斯－拉扎羅在二〇一九年十月到巴西進行了一次演講，並與合作方一起開了個會，會中制訂了一項計畫，內容大致上就是要測試廢水裡的腸道病毒，然後他就飛回了西班牙，接著新冠疫情就開始了。「我們決定，好吧，這樣的話要不要改測試看看有沒有 SARS-CoV-2？」結果在十一月二十七日的樣本裡還真找到了新冠病毒，而且用的還是一種他們認為非常可靠的方式來嚴格執行，可是即便這麼嚴謹，想發表這篇論文時還是碰到了困難，被一位期刊編輯給打了回票，說他本人固然對這篇論文感興趣，可是根本找不到有哪位科學家會願意作同儕審查，他一連問了十四個人，全都不願意幫忙。大家之所以這樣興趣缺缺，是因為之前有另一批西班牙科學家的論文鬧出過爭議，他們聲稱早在二〇一九年三月十二日的巴塞隆納廢水中就已經檢測到了新冠病毒，而此時距離新冠疫情出現還有十個月，然而這個說法後來連預印本那裡都過不了關，推特上更是罵聲一片，而且不是只有往常那些酸民的攻擊，連平常把推特用來督促與鼓勵彼此的科學家們也跟著在罵，最後這篇主張三月十二日就出現新冠病毒的文章遭到下架，消失在那個巴塞隆納團隊的已發表著作清單裡，可是他們的髒水（你也可以想成廢水）似乎也潑到了拉扎羅團隊的身上，讓他們對十一月廢水的研究結果難以發表。他們接著又嘗試跟另外兩家期刊投稿，兩家也都給打了回票，理由還是說找不到人進行同儕審查，有的人要他們先拿出更多數據，還有人直接懷疑這個研究的結果是錯的，有可能是實驗室環境的污染所造成的。最後他們還是發表了論文，但內容並不一樣，改把廢水數據用來研究食媒性感染的問題，尤其是細菌對於抗微生物藥劑出現了抗藥性的問題，此前這個現象一直遭到低估。而在發表完論文後，拉扎羅告訴我，他也總算是回歸到了「正常生活」之中。

「我們會被慢慢殺掉，」他說，指的是細菌抗藥性的問題，「不過速度不像新冠病毒那麼快就是了。」

35

各方的種種消息看起來讓人困惑，而且也違背了之前大家已經廣泛接受的兩個定論：首先病毒是從華南市場的動物身上傳給人類的，然後就是這次的溢出事件造成了四十一人感染、其發生時間不會早於二〇一九年十一月。把情況變得更複雜的還有一群波士頓的科學家，他們分析了武漢的衛星觀測圖，而且是疫情爆發之前的存檔圖像，然後從醫院停車場的停車人潮來推斷，從二〇一九年八月開始醫院的入住率就已經大幅增加；此外這些科學家們也分析了當時大家用中國科技公司百度在網路上搜尋的內容，發現在跟症狀相關的關鍵字裡「咳嗽」和「腹瀉」成了熱門詞條。[7]這篇研究論文也是先走預印本路線發表，雖然有登上哈佛大學的網站，但是裡頭的預設條件和研究方法立刻招來了質疑，而後似乎就沒有再登上期刊的編輯台來正式發表了。

他們哪裡做錯了？首先，只要你有一台電腦，有辦法在搜索引擎裡輸入幾個詞，那你一定可以找到非常多透露著異樣的資訊、讓人想一探究竟的線索，還有各種關於新冠病毒及其來源的驚人故事，你會看到有人對疫情講述了一些奇特的巧合，外加一大堆偽科學的胡說八道。再者，我們對這種新病毒的認識還很短淺，每天都會展開新的內容，很多說法就像是縮時攝影拍攝到的大王花開花過程一樣轉瞬即逝，所以我們應該要好好運用基本的批判思考原則，例如冷靜看待事物、審視資料來源、面對不確定的情況時保持謙卑心態，還有簡勝於繁的科學精神，以此來面對我們的所聽之言、所看之文、所信之人，乃至自認為的所知之事。

麥可・沃羅貝（Michael Worobey）是一位我很信任的科學家，他出生於加拿大，曾於牛津求學，目前是亞利桑那大學的演化病毒學家。我從十幾年前就已經開始關注沃羅貝的研究，當時是偶然發現到他對 HIV-1 之起源與分化情況的研究，在兩種ＨＩＶ中，HIV-1 是比較致命的一種，大多數的愛滋病也都是它造成的，而我們之所以能知道愛滋病疫情的起始時間與地點，正是要歸功於沃羅貝和他的團隊夥伴們，外加另一組由德國出生的科學家北阿特麗斯・哈恩（Beatrice Hahn）率領的團隊，而他們之所以可以完成這項研究任務，靠的是研究病毒的基因組、演化速率、彼此之間的分化程度，以及在譜系樹中呈現的親緣關係模式，也就是如今我們所說的分子系統發生學（molecular phylogenetics）。

在他們的研究裡，該譜系樹的樹幹代表的是一種病毒始祖，這一系的病毒被大家稱為猴免疫缺陷病毒（simian immunodeficiency viruse），早年其他科學家在做愛滋病研究時就已經發現了猴免疫缺陷病毒，此中貢獻最大的要屬哈佛公衛學院的獸醫學者菲莉斯·康基（Phyllis Kanki）和馬克斯·埃塞克斯（Max Essex）。這種病毒會對幾十種不同的非洲靈長類動物造成感染，雖以猴類居多，但黑猩猩也不能倖免，因為這個譜系樹裡的一項分枝中就有猩猩的猴免疫缺陷病毒，學界將之簡稱為 SIVcpz。從 SIVcpz 變成 HIV-1，其實只是演化上的一次小小轉變，就好像樹上的一根小枝條一樣，而且只是某一次猩猩（也許是在一次血腥獵殺或宰殺的過程裡）把病毒傳給人類時發生的，而哈恩的團隊發現了這次轉變的發生地點，就在喀麥隆東南角一帶；至於沃羅貝的團隊，則是找出了發生時間，大致上是在一九〇八年前後。這些發現的發表時間分別在二〇〇五和二〇〇八年，雖然其結果讓當時的學界大感意外，但至今依然沒有被駁倒。

麥可·沃羅貝其人嚴謹、聰明且沉著，身上還有一種低調而果敢的氣質，這項特質從我多年前第一次採訪他時聽到的經歷就已經可以窺見。在早年，當沃羅貝還是名年輕科學家時，有次得要親身飛到剛果民主共和國的戰地去，陪同他的還有一位了不起的英國生物學家威廉·漢米爾頓（William Hamilton），他們一起去蒐集田野資料，找尋 HIV-1 源頭的可能線索。漢米爾頓想要找到證據來證明或推翻一個廣受爭議的ＯＰＶ假說，這三個字母代表的是口服小兒麻痺疫苗（Oral Polio Vaccine），當時有人把愛滋病疫情歸罪於一款疫苗遭受污染，而為了找尋證據，漢米爾頓便想篩查剛果黑猩猩的糞便，看看其中是否有 SIVcpz 出現的跡象，因為那是 HIV-1 的直系始祖，如果能找到的話也許就會跟ＯＰＶ假說的說法一致。沃羅貝當時還是牛津大學一位年輕的博士生，雖然他對ＯＰＶ那套說法不太感興趣，不過也很想去找找各種新資料，因為那會有助於學者找到HIV-1是在何時、何地、以何種方式從黑猩猩身上感染到人類的，而ＯＰＶ假說的相關證據資料也有這個用途。於是乎在二〇〇〇年年初，漢米爾頓、沃羅貝及沃羅貝的朋友傑夫．喬伊（Jeff Joy）就一起飛到了基桑加尼（Kisangani），該城市鄰近剛果河的北彎，是一個鑽石交易中心，當年正值第二次剛果戰爭之際，烏干達和盧安達的軍隊在此發生衝突，造成諸多平民和士兵的死亡，不過若是從這個城市出發，開車不久就可以抵達黑猩猩的棲息地，所以雖然這裡的定期航班已經都因戰爭停飛了，漢米爾頓、沃羅貝和喬伊還是從烏干達的恩德培（Entebbe）搭機前往，而按照沃羅貝在二〇一一年告訴我的回憶，他們當時是跟一位鑽石商人共乘一架小飛機過去的。

ＯＰＶ假說認為有一款口服小兒麻痺疫苗遭受到HIV-1的污染，所以病毒才跟著進入了人體，當時有好幾位記者對此說法進行過調查研究，並且加以推廣宣揚，當初也是因為看了這裡頭其中一個人的意見，才讓漢米爾頓對此產生了興趣。那個被點名的疫苗叫做「ＣＨＡＴ」，開發者為希拉利．科普羅夫斯基（Hilary Koprowski），他是一名在費城工作的波蘭病毒學家，一九五〇年代晚期在他的指導下，剛果東北部有數十萬人都接種了ＣＨＡＴ疫苗，包括兒童在內。ＯＰＶ假說的指控非常具有煽動性，這些人首先是抓住了一個事實核心（科普羅夫斯基確實開發了一款疫苗，並在非洲測試），然後在事實上拼接各種間接證據和臆測說法，外加一些錯誤的細節內容，但這些全都沒有分子科學上的證據支持，而他們之所以可以這樣大做文章，靠的只不過就是說科普羅夫斯基使用的是活病毒疫苗，雖然經過了減毒處理，但那依然並非像約納斯．沙克（Jonas Salk）研發出的那種滅活小兒麻痺疫苗（inactivated polio vaccine），疫苗裡的病毒已經都被福馬林殺掉了。這裡要說明一下，當病毒在實驗室裡用人體以外的細胞來反覆「傳代」之後，病毒就會因為累積太多突變而導致毒性減弱，此時的病毒雖然無法傷害到人體，不過還是可以激發人體免疫系統的反應，用這種作法製成的活體病毒可以用來製作成口服疫苗，科普羅夫斯基的CHAT疫苗和阿爾伯特．沙賓（Albert Sabin）研發的沙賓疫苗都是如此，使用時可以用滴管把疫苗滴在舌頭上，更好的方法是直接食用泡過疫苗的糖塊。相較之下，沙克的疫苗必須以注射方式進行，也就是說所有學校裡的小孩（包括我以前也是這樣）都要排隊注射疫苗，比起這種（一九五〇年代晚期）靠打針的疫苗，（一九六〇年代初期）那種吃糖塊的疫苗也算是某種重大的改良方式。不過OPV假說卻假定了一種情況，說科普羅夫斯基並沒有按照常見作法，使用猴子的細胞來為小兒麻痺病毒進行減毒作業，說他用的是黑猩猩的細胞，然後再假定那些細胞剛好帶有SIVcpz，也就是HIV-1的前身。假如以上的設想全部都是對的，那麼就算已經過了四五十年，先前那個病毒SIVcpz也有可能還存在於剛果東北部，繼續在黑猩猩之間流傳；而如果病毒還存在於那裡的話，篩查黑猩猩糞便也有可能會檢測得到，漢米爾頓想要證實的大概就是這樣。

到了基桑加尼，他們先去見了當地的反抗軍指揮官，那是一支由盧安達支持的部隊，他們希望可以推翻原本的金沙薩政權。雖然這座城市大部分的地方都在那位指揮官的控制之下，不過該城橫跨河流兩岸，而對岸那頭還是握在敵對勢力手上，也就是烏干達支持的部隊，他們也一樣想要推翻金沙薩的政權，看起來這場戰爭的各方關係很是複雜。「我們盡快進到了森林裡。」沃羅貝告訴我，他們僱用了一些當地的嚮導，徒步走到了可以聽到一群黑猩猩吼叫的地方才紮營，然後每天一大早嚮導們就會前往黑猩猩過夜的地方，採集的東西「基本上就是牠們早上拉的屎和撒的尿。」然後沃羅貝和喬伊就會把這些樣本裝入瓶中，裡頭還有一種可以穩定RNA狀態的溶液，算起來他們一共收集了三十四份糞便樣本，外加一些尿液。

幾個月後，這些糞便樣本進行了檢測，結果沒有發現 SIVcpz，另外兩份尿液樣本裡倒是含有抗體，意味著黑猩猩以前有可能感染過類似的病毒，但是後來沃羅貝自己又去了一趟剛果探勘，取回樣本的檢測結果顯示那並不是 HIV-1 的前代病毒。從塞內加爾一直到坦干依喀湖（Lake Tanganyika）東岸一帶至今都依然是黑猩猩的棲息地，至少不時會有其零星的群落出現，這個範圍幾乎橫跨了整個非洲，而由於地理上的分隔，黑猩猩們也演化出了不同的亞種，於是又跟著演化出了不同的病毒株。科普羅夫斯基打疫苗的地方在剛果東部，但是這裡的 SIVcpz 並不是後來變成 HIV-1 的那一種病毒。結果揭曉了，可是來得太晚，已經無法滿足漢米爾頓的好奇心，因為此時他已經過世了。

在跟沃羅貝和喬伊去森林裡實地採樣期間，漢米爾頓感染了瘧疾，等到他們要搭乘唯一一輛可以離開基桑加尼的飛機前往盧安達首都基加利（Kigali）的時候，他已經病得很重了。等到他們飛到了恩德培，在當地一位醫生的診斷下確定他罹患的是惡性瘧（falciparum malaria），那是最致命的一種瘧疾，醫生也只能給他開些藥而已。接下來他們又飛往奈洛比（Nairobi），最後終於到達了倫敦的希斯洛機場，然而此時行李卻出現了緊急狀況，原本他們的醫療狀況已經很緊急了，現在再搞這一齣無疑是雪上加霜——他們裝在保冷箱裡的那些寶貴樣本不見了。漢米爾頓此時的身體依然很糟，於是就先到倫敦的妹妹家中療養，然後機場的行李人員告訴沃羅貝，說他們找到那個保冷箱了，原來它被誤留在奈洛比那裡，要等到下一班飛機才能送過來。隔天早上沃羅貝打電話給漢米爾頓的妹妹，她並不認識沃羅貝，所以就帶著怒氣問他：「你是誰？為什麼要打電話給我？」然後沃羅貝才知道原來漢米爾頓已經住院了，而且病情還在繼續惡化，開始大量出血。「幾乎流掉了他原本全部的血啊，」沃羅貝告訴我，這也許是因為他這段時間一直服用大量的布洛芬（ibuprofen），或者是因為眾多因素剛好碰在一起，包括運氣問題，導致他的腸道破裂。聽聞這個噩耗之後，沃羅貝又回到了機場，結果第二架班機送來的東西居然還是錯的，他們送來了別人的保冷箱，裡頭放的是三明治。沃羅貝此時已經精疲力盡且萬般灰心，忍不住對航空公司發洩了情緒。

「我是真的哭了，」他告訴我，「威廉都快死了，很明顯已經快死了，行李的事就像壓倒駱駝的最後一根稻草。」漢米爾頓接下來進行了一系列的手術，期間不斷為他輸血，總共多達他全身血量的兩倍，但依然無法救回他的性命。「我記得他一共這樣撐了七個禮拜才過世。」

誰要是認為ＯＰＶ假說導致了威廉．漢米爾頓的死亡，那對他來說並不公平，他是為了科學獻身，決心要用實證資料來解決一個困擾眾人的假說，他是為此才付出了生命。那些樣本之後也拿回來了，雖然最終並不能當成一槌定音的證據，但是包括麥可．沃羅貝和北阿特麗斯．哈恩在內，如今其他研究ＨＩＶ病毒演化發展的科學家們都認為ＯＰＶ假說已經完全被駁倒了，愛滋病疫情並不是由某種受污染的疫苗帶起的。好吧，但那又跟這次的疫情有什麼關係呢？我認為對麥可．沃羅貝來說，這次也跟上次一樣，他會緊緊盯著基因組數據和分子系統發生學的研究，而不會去管其他形形色色的說法，只有這樣才能了解到底新冠病毒是從哪裡和用什麼方式出現的。

36

在新冠肺炎到處肆虐的同時，學者也大規模利用分子系統發生學來進行疫情研究，這在該學科的歷史上還是頭一遭。此外，在與病毒奮戰的過程裡找出新技術的應用方法，這次的作法也堪稱是一項里程碑，就好比當年馬修·布雷迪（Mathew Brady）也是在第一次馬納沙斯之役裡發明了戰地攝影，都是同等重要的事件。

二〇〇三年，科學家們在多倫多的一名病患身上取到了SARS病毒的基因組序列，又從另一位死者（一位英勇的醫生卡洛·厄巴尼〔Carlo Urbani〕，在曼谷對抗疫情時過世）身上取得了另一個基因組序列，雖然一共才兩個，但這數量在當時已經很了不起了，畢竟時代還太早、方法太麻煩、工具太原始，無法進行大規模測序。

在那之後，自動測序機在速度、可靠性和經濟性方面都在不斷改善，這大大增進了分子系統發生學在出現緊急疫病問題時的效用。二〇一三到二〇一六年伊波拉在西非肆虐期間，科學家已經可以從一千六百多個病患的病毒樣本裡進行測序和分析，這對於追蹤病毒的傳播路線非常有幫助。而後又過了五年，如今的測序能力又有了指數級的成長，這對我們了解新冠肺炎的工作助益極大。到二〇二一年四月為止，大家一共在全球共享流感數據倡議組織（於二〇〇八年成立）裡存放了一百多萬個新冠病毒的基因組序列，而在六個月之後，這個數字已經超過了三百六十萬；到了二〇二二年初，全球共享流感數據倡議組織擁有與分享的新冠病毒基因組序列已然超過八百萬個，而且數字還在不斷增加。此外，從進行測序到上傳結果，再到可讓其他科學家下載，這總共花掉的時間也已經是改以天為單位，不像以前那樣以月為單位了。這讓科學家們可以在新變種病毒剛出現時就辨識出其主要譜系，並判斷出哪些變種病毒正在快速傳播，同時也可以畫出病毒的譜系樹，點出病毒傳播的時間、地點和途徑。想當然耳，麥可・沃羅貝也參與了這項工作，一起利用這些數據來追蹤和了解新冠病毒的演化動態。

沃羅貝和他的團隊夥伴們希望可以找出新冠病毒最早在歐洲和北美出現的時間，以及其一開始的傳播軌跡，因為他們心中懷疑自己找到的答案可能會不同於其他研究的說法。他們知道美國第一個確診病例是在華盛頓州的史諾霍米須郡（Snohomish County）檢測出來的，時間是在二〇二〇年的一月十九日，那是一名從武漢探親回家的男子；他們也知道目前已經有一些證據指出這名史諾霍米須男子很可能就是美國的「零號病人」，而且他可能還傳染給了其他人，然後這些人又再傳染其他人，從而使病毒在二〇二〇年一月底到二月初期間一路傳到了加州、加拿大卑詩省、康乃狄克州等地，並使西雅圖地區成為北美這波疫情震盪的震央。史諾霍米須男子的病毒基因組序列有個特別的代號，叫做「WA1」，意思是「華盛頓一號病例」，而這成了他們接下來要仔細端詳的對象。

他們還知道另一件事：歐洲的第一個新冠病例是一名來自上海的女性，她在父母從武漢去看她時被父親傳染，之後就飛去了慕尼黑出差，並前往附近的一個小鎮，當地有一家叫做韋巴斯托（Webasto）的汽車供應商，她在這個汽車天窗製造公司裡把病毒傳染給了一位男同事，而後這位男子在一月二十七日時測出陽性反應，但彼時那位女性已經返回上海，而且因為病況加重而住進了醫院，雖然她在歐洲的停留時間短到甚至來不及發病，但依然被稱為是歐洲的零號病例。至於那位德國男子，他也一樣住進了醫院，除了隔離治療外，院方也對他身上的病毒進行採樣和測序，該序列所標記的代號是「BavPat1」，意思是「巴伐利亞邦一號病患」，[8]這個基因組也算是蠻有名的，後來這個病毒譜系就叫做「B.1」（不過這裡的這個B並不是巴伐利亞邦的意思，我稍後會再多講一些病毒譜系在辨識和取名方面的作法，因為在變種病毒漸形猖獗之後，知道這些事情是有必要的），有趣的是，整個病毒雖然有將近三萬個核苷酸，可是如果拿來跟疫情最初幾個月橫掃歐洲與英國的那個病毒株相比，兩者居然只有一個核苷酸不一樣。另外沃羅貝團隊也知道，曾有一篇關於德國一月二十七日這個病例的研究，其內容暗指義大利在三月爆發的疫情來源就是此人，而且這波疫情還延燒到了法國、墨西哥及美國，引發新冠的第一波重大災情，害得醫療資源嚴重不足，死者多到殯儀館放不下，只能把屍體暫放於低溫載貨的卡車裡。而從那篇早期的研究報告開始，後來就逐漸形成了一個流傳更廣的說法，把韋巴斯托講成是歐美疫情的源頭，甚至連專門報導汽車行業的媒體也聽聞了這個消息，這對一家汽車天窗製造商來說未免太過沉重，後來韋巴斯托也站出來否認了這項指控。

以上這些基本狀況沃羅貝和他的團隊夥伴們全都了解，但他們還是仔細檢視了來自美國及二十七個其他國家的五百多個基因組，想要弄清楚病毒是從哪裡傳到哪裡的，於是就將之繪製成了譜系圖。他們以手上的現有數據進行電腦模擬，推估出可能的傳播路徑，繼而把自己看到的病毒親緣關係畫成一個個演化的樹狀圖，最後再根據這些圖來做出各種推論，發現也許點燃加州、康乃狄克州等地疫情的人並不是史諾霍米須郡的那個病例，也許實情正好相反，由於華盛頓州採取了快速而堅定的應對措施，所以那個病例的傳播鏈很可能是條死路，病毒沒有再繼續傳播下去；同樣地，義大利等地的疫情之火可能也不是巴伐利亞那個病例點燃的，那名患者確實又傳染了另外十五個人，但是在那之後傳染情況就已然受控，也就是說，根據沃羅貝和團隊夥伴的判斷，不論是 BavPat1 或 WA1的病毒株，其實早就都被成功遏制住了。於是乎，他們寫下了這樣的結論：

> 華盛頓州對WA1病例在公衛上的因應措施，以及德國對於早期疫情格外出色的應對方法，雙雙延緩了當地 COVID-19 疫情的延燒速度，為美國與歐洲各地城市乃至於其他國家多爭取到了幾個禮拜的關鍵時間，讓大家可以預作準備，以因應病毒最終來襲的時刻。[9]

多幾個禮拜的因應時間看起來好像差別不大，但實際上並非如此。「及早找出病例，在他們沒有釀成流行疫情之前就予以控制，這件事的價值在疫情大流行的情況裡可以說是無比寶貴的。」[10] 不過他們也知道，多爭取一點時間固然重要，但是怎麼利用這些時間也一樣重要。

37

加州北部有一個聖塔克拉拉郡（Santa Clara County），著名的聖荷西市和矽谷都在這個轄區裡，但這裡也是美國最早受到新冠疫情衝擊的地區之一，而莎拉．科迪（Sara Cody）當初便預見了疫情即將到來。科迪是一位醫師，同時也是流行病學家，擁有史丹福大學和耶魯醫學院的學位，曾經參與美國疾控中心的疫情調查工作，後來當上了聖塔克拉拉郡的衛生官員和公衛主任。她告訴我：「我們郡有四成的人口是在美國以外的地方出生的。」在這種地方，在舊金山灣區的南端實施公衛政策，會給人一種接受全球性挑戰的感覺。「很多很多很多人在到處旅行，有私人出遊也有公務出差，我想這大概就是為什麼我們很容易看到——在出現新的傳染病的時候——我們很容易就會看到這裡率先出現疫情。」

她的丈夫是史丹佛大學的教授，除了研究健康政策和傳染病模型外，平時也很愛看新聞，就是他帶著科迪注意到新病毒的。「嘿，你有看到來自武漢消息的報導嗎？」於是她就好好看了一下，並且開始關注，等到史諾霍米須郡的病例出現之後，她的憂慮感更是逐漸加深，就連金恩博士紀念日那個連假的週末，她也把大部分的時間都花在開電話會議上，其中一通還是跟華盛頓州政府的衛生部長開的會。「我記得有件事讓我很震驚，他們居然因為出現一個病例就動用了數百人，數百人！」接著她開始接到了當地醫療界人士的詢問，於是就把自己的部門改成當地的應變指揮機關，這是一種因應緊急事故而設立的標準化指揮系統，就連該郡的公衛實驗室也做好了準備，可是接下來幾個禮拜卻經歷了「痛苦又荒謬到難以置信的過程」，因為這段時間裡他們居然得把採集到的樣本交給世界速遞（World Courier）這家快遞公司，然後送到位於亞特蘭大的美國疾控中心才能進行檢測，處理完包裝和貨品追蹤代碼的事情後，還得再等個好幾天，「就只是為了弄清楚你的病患是否感染了新冠病毒」。這時候她必須做出決定：你是要在沒有檢測證據的情況下直接隔離病患，還是要讓社區接觸繼續發生，給予病毒擴散的機會？

科迪原本以為疾控中心會把檢測套件寄給她，讓她的團隊自己進行檢測，這樣原本的問題自然就會迎刃而解。結果疾控中心在二月初確實把檢測的試劑盒送來了，但是卻根本不能用。他們實驗室裡頭有一位叫做布蘭登・博寧（Brandon Bonin）的年輕助理主任曾在海軍服役，接受過法醫方面的DNA分析訓練，此時他也肩負著實驗室的管理工作，直到官方聘到新主任為止。博寧熬了一整晚通宵鑽研試劑盒的用法，但結果讓他相當不滿，因為他反覆獲得一些亂七八糟的測試結果，即使把沒有病毒的水當成對照樣本拿去測試，還是照樣會測出陽性反應。

「問題在於那個檢測方法根本不可靠。」博寧告訴我，那個檢測方式是把特製的分子探針放進液體之中，以此探測其中是否含有病毒的特定部分，這種測法會用到三種探針，分別用來探測殼體蛋白的三個地方，可是其中一個地方所用的探針失靈了，結果就讓整套測試工具變得結果不一，檢測時完全不知道會出現什麼狀況，博寧有一次拿清水去測，結果出現陽性反應，接著又試了一次，這回變成陰性了。「根本就亂七八糟。」他把這個結果告訴了科迪，後來他們發現其他實驗室也碰到了一樣的問題，在這麼關鍵的幾個禮拜，這就是沃羅貝等人後來所說的寶貴時間，美國疾控中心卻寄了一堆垃圾給他們用。

日子一天天過去，科迪和她的團隊對於聖塔克拉拉郡的新冠病毒感染情況依然一無所知，因為他們手上那些疾控中心的試劑盒根本不能用，而儘管全國有許多學術實驗室都各自開發出了檢測方式，但是美國食品藥物管理局（FDA）卻不予批准使用。「這真的是完全浪費掉了那麼關鍵的時間，」科迪告訴我，「我們就像是亂飛的無頭蒼蠅，而且是一個禮拜又接著另一個禮拜。」

「因為你們不能做檢測。」我接著說道。

「我們不能檢測！只要你不去看，就不會看到問題。」她深深地感到挫折，喃喃地又講了一次，「不去看，就沒問題。」除此之外，疾控中心還一直建議，等到這些地方衛生部門能夠進行檢測的時候，只要針對幾種人去做就好，包括有旅遊史的人、有嚴重症狀的人，以及被發現曾經接觸過確診病例的人，然而這種作法會導致很多跟病毒有關的重要問題得不到答案，例如從感染到出現症狀的潛伏期有多久、有多少百分比的人是無症狀感染、在某一段時間裡有多少百分比的人遭到了感染等等，這些都是傳染病流行病學裡的基本參數，沒有這些參數的話就得不到有用數據。

「那種感覺很詭異，」科迪說，「我還記得二月時那個詭異的感覺，就好像，你知道此時有很多壞事在發生，可是你卻看不到發生什麼事，根本就無從得知。」最後，到了二月底，他們總算收到了疾控中心那邊的消息，他們修改了對檢測用具的使用建議，不用再那麼仔細測試病患的樣本裡有沒有病毒殘骸了，按照科迪的回憶，他們的建議差不多是這樣：「你知道嗎，你們用手上的兩個探針來檢測就好，第三個探針就算了，兩個就夠了。」在當時疾控中心的指導下，政府的工作只要能這樣就夠好了。

兩個禮拜之後，聖塔克拉拉郡出現了首個有紀錄的新冠肺炎死亡病例。科迪告訴我：「我記得那應該是三月九日，」她確實沒記錯，「我在同一天發布了自己的第一個衛生官員命令，禁止進行千人以上的集會。」那天是個星期一，她記得那個日子，因為前一個週末晚上她才跟自己的朋友格蕾塔．漢森（Greta Hansen）一起吃了晚飯、喝了些瑪格麗塔酒，漢森是該郡法律顧問辦公室的第二把交椅，兩人都帶上了各自的老公和家裡的狗共進晚餐（不過狗兒們沒喝瑪格麗塔酒），席間兩人討論到科迪是否有權發布這樣的命令，漢森說可以，而且還幫她起草了命令的內容。

然而這項命令還是引起了爭議，尤其是因為它會影響到該郡的職業冰上曲棍球賽事，讓聖荷西鯊魚隊無法回主場作戰，不過在三天過後，聖荷西鯊魚隊能不能去主場館打球已經不重要了，因為國家冰球聯盟宣布暫停所有球隊在該賽季的比賽。到了三月十三日，科迪又發布了一個更嚴格的命令，禁止百人以上的集會，但在接下來的四十八小時裡，她郡裡的確診人數翻了幾乎一倍；到了三月十六日，科迪帶領灣區裡的六個郡一起對居民發布了居家防疫令，而對於自己居然擁有並行使了這種權力，科迪感到「極度不安」。

聖塔克拉拉郡的其中一位死者叫做派翠夏．道特（Patricia Dowd），她是一名五十七歲的審計員，二月六日時死在自家的廚房裡，當女兒發現時，她已經癱倒在早餐餐檯上了。道特死前一直有類似於流感的症狀，只是當時大家並不知道她感染的就是新冠肺炎，因為當地不但沒有檢測能力，而且根據檢測指示她也不符合檢測資格，是以她的死因似乎一直是個謎，有人覺得她可能是死於心臟病，直到幾個月後她的組織樣本裡檢測出了新冠病毒，事情才真相大白。然而等到三月十六日，也就是莎拉．科迪跟其他五郡健康官員一起發布居家防疫令的時候，全美國的通報死亡人數已經有九十六人了。

38

至於其他的政府官員，他們關注的是其他的數字。在二〇二〇年二月二十四日，道瓊斯工業平均指數下跌了一千零三十二點。

在華盛頓特區這邊，有些總統身邊的人把事情怪在彼得．納瓦羅（Peter Navarro）頭上，這位好鬥的經濟學家是白宮國家貿易委員會（White House National Trade Council）的主任，而這個委員會和這個職位都是唐納・川普為納瓦羅量身打造出來的，最後這個「委員會」的主要成員只有納瓦羅和一名工作人員，還被併入了另一個委員會裡頭，不過納瓦羅還是保住了「總統助理」的頭銜，這對首都圈內那些喜歡交換名片的人來說很是重要。納瓦羅之所以引起關注，繼而吸引到川普的目光，是因為他出版了幾本激烈反中的書，例如《致命中國》（*Death by China*）和《中國戰爭即將到來》（*The Coming China Wars*），書中力主美國應該做好跟中國打經濟戰的準備，甚或是準備打其他形式的戰爭，然後也許有人把這些書讀給了川普聽，不過更可能的情況是有人把書中大意說給他聽。川普不只喜歡納瓦羅的觀點，也喜歡他行事作風，而按照《華盛頓郵報》（*The Washington Post*）記者雅斯敏・阿布塔萊布（Yasmeen Abutaleb）和達米安・帕萊塔（Damian Paletta）合著的《惡夢情境》（*Nightmare Scenario*）一書所述，由於有了川普的青睞，納瓦羅可以想幹什麼就幹什麼，其自由程度連川普政府裡的某些其他人士都自嘆不如。阿布塔萊布和帕萊塔認為，就是因為川普喜歡讓自己身邊都是這種講話直接、咄咄逼人的顧問，所以搞得他們不僅彼此之間針鋒相對，行為表現還會有點「瘋」。[11]然而到了月底，納瓦羅的一番話卻顯得他似乎不太認可川普對於新冠病毒的漠視態度，畢竟川普老是說那不是什麼大問題，等春天一到疫情就會消退，之後就會徹底消失了。在二月二十三日這天，川普正準備前往印度，屆時會有大批人群在那裡盛情歡迎他的到來，而此時的納瓦羅去了福斯新聞台，出現在一檔叫做「週日早晨談未來」（Sunday Morning Futures）的節目上。

當主持人瑪麗亞・巴蒂羅莫（Maria Bartiromo）問起新冠病毒對於工作的影響，納瓦羅告訴她：「這次的危機裡，我在白宮負責的工作是審查我們治療新冠所需的供應鏈。」[12]他指的是口罩、瑞德西韋等等，然後又說他發現美國生產這些東西的能力有太多都已經「外包」了。於是巴蒂羅莫要他談談這些東西的短缺將可能如何影響收益（她用這個字眼指的大概是企業的營收，而非勞工的薪資），可是他還是回頭繼續講供應鏈的事，又講到對個人醫療防護裝備的進口限制問題，然後說「在這樣的危機之中，我們卻沒有盟友。」接著又罵了中國幾句，包括他們利用衣索比亞籍的祕書長譚德賽當「代理人」來控制世衛組織，所以美國才會被新冠病毒的問題搞得很慘等等。在節目最後，納瓦羅還說了一句：「這次，我再強調一次，是一場危機。」可是在白宮這邊，根據阿布塔萊布和帕萊塔的說法，有些總統幕僚已經嚇壞了，納瓦羅剛剛是不是在十分鐘裡三度說出新冠疫情是一場「危機」，而且還是在福斯新聞上！

到了隔天，當川普和隨行人員還在亞美達巴德（Ahmedabad）時，美國股市出現重挫，道瓊指數收在兩萬七千九百六十一點，下跌一千多點。在活動之後的晚餐時間，一些川普身邊的人在手機上看到了這個財經新聞，至於這些人是誰，阿布塔萊布和帕萊塔並沒有點出名字，只是告訴我們，「他們知道川普在發現此事後一定會勃然大怒。」[13]

那天是二月二十四日，星期一，雖然看盤的人心情已經很緊張，不過更壞的情況還在後頭。到了星期二，疾控中心的高階官員南希．梅索尼爾出面（Nancy Messonnier），她是疾控中心的國家免疫與呼吸道疾病中心主任，在線上跟記者們發布了一場簡報會，雖然她之前也曾發布過多次這樣的記者會，但這次她的語氣卻顯得格外沉痛和灰暗，開頭就說了一句：「全球的新冠肺炎疫情正在快速變化與擴張。」[14]因為此時像是義大利和伊朗等國家已經出現了社區傳播現象，也就是說傳染病毒的已經不是外來病例，而是本土的傳播鏈，然而她又接著表示，目前美國還沒有出現這種情況

（由於疾控中心的檢測方式沒有效用，所以她這種說法其實非常可疑，畢竟像是莎拉．科迪這樣的公衛官員此時還是無頭蒼蠅，手上根本沒有準確且快速的檢測工具，以致於並沒有人知道在美國到底有沒有出現社區傳播）。但是她也承認，社區傳播終究是不可免的，她接著又說，問題不是會不會，而是什麼時候，「是這個國家會有多少人罹患重症。」

當時新冠病毒還沒有疫苗可用，甚至沒有獲得批准的治療用藥，非藥物介入措施（Nonpharmaceutical interventions）預計會是最重要的抗疫工具（這種措施簡稱ＮＰＩ，是一個學術性的詞彙，指的是以改變行為方式來減緩疾病傳播，例如關閉學校、不准民眾出門、保持社交距離、戴口罩等），所以呢，學校大概是必須要關的，大型聚會也可能要被取消了，民眾還可能無法工作繼而失去收入。「我知道現在的整體局勢看起來可能很嚇人，也知道我們的日常生活將會受到嚴重干擾。」然而梅索尼爾依然告訴大家，請打電話給你孩子的學校，問問看他們接下來要怎麼做；請跟你的孩子好好談談，就像我今天早上跟我孩子談過的那樣（講到這裡，開始讓人覺得簡直像是在做古巴飛彈危機的簡報了）。總之，新冠肺炎就要來了。「大家現在都很關切疫情，我要說這完全沒錯，我也很關切疫情，疾控中心也一樣在關切疫情。」現在該是大家動手準備的時候了，「我還要再次強調，情況還會有變化，這一點很重要，」她在結尾時說道，「當爆出疫情的是一個新病毒，會有很多事情都無法確定。」

可是投資者不喜歡不確定性，政治人物也不喜歡不確定性，就連賭徒，只要不是比較瘋狂的那種，也一樣不喜歡不確定性，畢竟打撲克牌靠的是算計和唬人，這兩者跟不確定性都是對立的。然而在南希．梅索尼爾那天所說的話裡，要大家接受不確定性卻可能是她最真實、最勇敢、最坦率的話，因為RNA病毒的分子演化情況比俄羅斯輪盤的不確定性還要更高，可是她這番對於不確定性的論述卻起不到安定人心的作用，新聞媒體、投資人都出現了大動作的反應。對此，白宮幕僚這邊也有所反應，甚至還有一些時時保持警覺的人士，即使是在空軍一號上從印度返國的途中，即使別人都在呼呼大睡，還是馬上看到了新聞。這一天道瓊工業平均指數又跌掉了八百七十九點，阿布塔萊布和帕萊塔在書中採訪了奧利維亞．特羅耶（Olivia Troye），她曾擔任彭斯副總統的國土安全和新冠疫情顧問，兩位作者引用了她一段簡潔有力的評論來講述當晚的狀況：「人們守著電視機，上頭出現了一大堆評論，都在說股市準備要嗝屁了。」[15]梅索尼爾在記者會上那些話終於也將川普驚醒，他在生氣之餘，等不及飛機降落，已經先開始對著電話另一端的可憐人咆哮起來，那人是衛生及公共服務部部長亞歷克斯．阿薩爾（Alex Azar），同時也是梅索尼爾的頂頭上司。

然而在這時候，許多民眾已經踏上了死路。到二月二十五日時聖克拉拉郡已經出現兩個致死病例，其中一位就是前面提過的派翠夏．道特，然而一直要等到好幾個月之後才能確認他們是死於新冠。在義大利這邊，截至同一天時已經有三百二十三名確診病患，其中十一人不治身亡。至於中國，這裡的病例數一開始呈現的就是爆炸性增長，到二月二十五日時已經有七萬八千多人確診、二千七百一十五人死亡，不過在此之後中國實施了各種嚴格的非藥物介入措施，所以原本陡峭的疫情曲線就被忽然拉平了，形狀變得像是一個平頂的丘陵；相較之下，美國的疫情曲線在接下來的幾個月看起來會像是高山一般直衝上天，而且一直延續到隔年。

為什麼會這樣？因為這個國家篤信「硬派個人主義」（rugged individualism），我指的不是真正的個人主義，而是每一步都只想到自己，甚至不惜危害公共利益，這種心態或許可以解釋大部分發生的事情。我們牛仔才不會戴什麼口罩呢，除非你把獨行俠也算進去。（譯註：獨行俠〔Lone Ranger〕是一個戲劇中的虛構人物，帶有典型的美國西部英雄形象，特色之一是會戴上眼罩隱藏身分，而英文中的眼罩與面罩是同一個字mask，所以這裡才說獨行俠不能算進去。）另一個問題出在領導力，或者說是在「領導階層」，在疫情最初幾個月的關鍵時間裡，甚至在那之後，唐納・川普主要關心的似乎只有怎麼讓自己在十一月的大選中連任，而這有一部分得要靠穩健的經濟和上升的股市來加持才行。可是SARS-CoV-2只是一種病毒，它沒有意圖，甚至也沒有惡意，它唯一依循的只有之前提到的達爾文鐵則，所以它完全不在乎什麼股市指數或總統大選，而此時的它正在改造歷史，準備將之引導至不同的方向。

39

我前頭差點就多寫了一句話：「SARS-CoV-2才不會在乎市場是什麼東西。」這樣講也確實沒錯，因為病毒本來就不會「在乎」任何事，除非你用最「擬人性化」的方式來理解它，但它依然會一直謹守著達爾文鐵則。不過話說回來，如果問起新冠病毒怎麼有辦法感染人類的話，那這還真的就跟市場有很大的關係──包括華南海鮮批發市場在內。我們利用分子流行病學（就是馬莉恩・庫珀曼斯和麥可・沃羅貝在研究的那種科學）掌握了新冠疫情許多原本不為人知的地方，其中最奇特的地方之一，就是二〇一九年十二月出現的新冠病毒竟然分成了兩個不同的譜系，也就是說病毒似乎來自於兩個不同的源頭。

這件事其實從一開始就已經有人提到了，只是很容易被忽略而已，因為這個說法出現在一篇很枯燥晦澀的期刊論文裡頭，其標題是「有助於基因組流行病學的 SARS-CoV-2 各譜系動態命名提議」（A Dynamic Nomenclature Proposal for SARS-CoV-2 Lineages to Assist Genomic Epidemiology）[16]，光看這個標題，我心裡想到的是：「想搞分類學啊，好吧，謝謝再聯絡。」可是再多看幾眼，我發現第一作者竟然是安德魯・蘭鮑特，而且作者團隊裡還有愛德華・霍姆斯，所以我就讀了文章，也因此發現一件有趣的事。隨著新冠病毒的數據資料體量一直在迅速增加，許多人也逐漸開始搞不清楚各種名字，可是大家又急著想要看懂這些資料，於是蘭鮑特和霍姆斯等人就想出了一個可以清楚命名的辦法，他們在論文裡頭告訴大家新冠病毒有兩個根本的譜系，然後就簡單地將之標示成A和B，其中B譜系代表的是在二〇一九年十二月二十六日從一名武漢患者體內採集到的樣本，而且該病患與華南市場有關；至於A譜系則是從一位在十二月三十日採樣的病患身上發現的，其來源似乎與前者並不相同。這個說法其實呼應了丹尼爾・盧西所注意到的現象：最開始的四十一名患者中有十四位其實並沒有發現跟華南市場有任何關係，然而這位十二月三十日採樣、身上帶有A譜系病毒的病患，雖然沒有去過華南市場，但是卻去過別的市場。至於是什麼市場呢？報告裡頭沒有說明。當時武漢還有其他三家市場裡也有店家在販賣提供食用或飼養的野生動物，包括全市最大的白沙洲市場，如果把白沙洲、華南和其他兩家市場合併來算的話，總計有十七家店鋪在販售活體野生動物，而近幾年這些店鋪共賣出了四萬七千多隻野生動物，其種類多達三十八種，包括有陸上的哺乳類、鳥類和爬蟲類，從什麼東北刺蝟、中華竹鼠到孟加拉眼鏡蛇都可以買得到。

上述這些數字的統計者來自於一份由周昭敏（Zhaomin Zhou）所寫的論文，他是中國南充市西華師範大學的一位野生動物貿易專家，曾經任職於雲南的森林保護機構。周昭敏很謙虛，跟我說他只不過是一個「技術員」，但這位技術員可是有著博士學位，還被指派去「鑑別動物物種及其製成商品」。[17]他那篇論文的共同作者還有幾位牛津大學的同行，外加武漢一所醫科大學的副教授肖瀟（Xiao Xiao），這篇研究的實地調查工作就是他做的，並在二〇一七年五月到二〇一九年十一月間調查了上述那四個市場，肖瀟跑市場時還說自己「跟執法單位沒有關係，只是來客觀觀察情況而已」，[18]讓市場裡的商販放下戒心跟他談話。其實這項研究的初衷與冠狀病毒並沒有什麼關係，而是想查明另一種由蜱蟲為媒介所傳染的不同病毒是從哪裡來的，可是等到論文發表出來的時候，其內容跟新冠病毒的關聯性忽然就變得非常明顯。周昭敏跟這些牛津的團隊夥伴之前也曾合作研究過穿山甲的走私問題，不過在這次的新論文裡，他們有提到那十七家市場商販都沒有販賣穿山甲或蝙蝠，他們賣的是白鼻心、狸貓等動物（例如美洲水鼬、黃鼠狼、亞洲獾），這些都是身上可能會帶有冠狀病毒的動物。在中國，養殖狸貓取皮來賣是合法行為，但是由於毛皮的價格下跌，這些動物也常會被賣到活體市場當成食物，狸貓和亞洲獾的售價大約是每磅八美元，差不多是豬肉價格的三倍，相較之下刺蝟肉算便宜的。市場裡賣的動物有一部分來自於養殖場，合法和非法的都有，不過肖瀟在許多動物身上都看過子彈和陷阱造成的傷口，足以顯示這些都是從野外非法捕獵到的動物。

這些都是高價食品，不是為了生存而吃的野味，這反映了「部分已開發國家對食用野生動物行為的那種固定印象」，[19]然而消費客層其實相當多樣，並不僅有富人購買。周昭敏團隊在他們之前的調查中就已經發現，「把野生動物商品當成『地位象徵』來購買的意願已經根深蒂固，而且遍布於社會各個階層、年齡區段、教育水平的人群裡，也打破了城鄉居民之間的藩籬，甚至不惜違法也要去買。」[20]然而這方面的執法力道其實很鬆散，所以民眾不但能有門道購買，甚至可以說是很容易。

還有一個因素也會讓病毒在中國「溢出」的風險加劇，因為那會提高大家對野生動物肉類的需求，這個因素就是豬肉不夠了。中國是世界上最大的豬肉消費國，也是世界最大的豬肉生產國，約占全球供應量的五成，二〇一八年時中國的人均豬肉消費量為三十四公斤，但那年的夏末爆發的非洲豬瘟卻蔓延到了中國，最後有超過一億五千萬頭豬受到影響。這個疾病的禍首是非洲豬瘟病毒（African swine fever virus），這種RNA病毒流行於撒哈拉以南的非洲地區，其原本的宿主為叢林豬（bushpig）及疣豬，病毒會靠著豬身上的蜱蟲傳播到其他豬隻身上。當初歐洲在非洲殖民的期間，把家豬也帶了過去，這才導致家豬感染了非洲豬瘟病毒，並且在二十世紀時傳回歐洲，雖然一度遭到根除，不過在本世紀又捲土重來，有可能是因為比利時南部曾從東歐進口了一些野豬來提供獵人增加狩獵樂趣，結果把病毒也帶了進來。對於家豬來說，這種病毒是非常致命的，所以當病毒在二〇一八年八月傳到了中國時，造成的是幾乎百分之百的致死率。

這波豬瘟疫情持續了八個月，由於全世界原本有大量的豬肉都是中國生產的，所以西方的商品分析師就興高采烈地告訴自己業內的客戶，說非洲豬瘟病毒對中國的影響將會「拉高所有蛋白質商品的價位」，[21]還有一個荷蘭金融業巨頭荷蘭合作銀行（Rabobank）旗下的拉博研究（RaboResearch），在網站上預測中國會損失百分之二十五到三十五的豬隻，並指出這會對中國的豬隻與豬農造成嚴重衝擊，加上東南亞地區的豬肉也出現短缺，「這對動物性蛋白相關商品的出口商而言，既是挑戰也是機遇。」[22]然而趕上了這個機遇的人也許還有中國的野生動物中盤商，他們在各省之間轉手買賣竹鼠和豪豬，不過這些生意拉博研究是看不見的。

到二〇一九年的十一月初，也就是新冠病毒疫情在武漢出現之前的一個月，中國的全國豬肉價格已經漲了百分之一百四十八，不過各省到各區之間的價位還是各有不同，有的省分豬肉價格比其他省還要貴了一倍，而湖北就是豬肉價格上漲最多的省分之一。那這是不是就代表湖北人會被迫少吃點豬肉、多吃點竹鼠、豪豬、山羌、黃鼠狼以及松鼠的肉呢？確實有可能。我們不妨看看另一篇同樣由中英團隊合寫的論文，作者們認為在二〇一九年十二月之前，豬肉市場的劇烈波動「可能增加了人畜共通病原體的傳播機會，包括多種跟嚴重急性呼吸道症狀相關的冠狀病毒，也許就從野生動物傳給了人，或是由野生動物傳給家畜，以及由外地動物傳給本地動物。」[23]確實，這樣的情況不無可能。但是我讀到這篇論文的時候還是預印本，尚未經過同儕審查，而且不論是這一篇或是我找到的任何一篇論文，裡頭都沒有寫到疫情剛要發生之前湖北省的野生動物消費量上升了多少的實際數據。這樣的推測雖然有點戲劇化，卻也算是合理，而那篇預印本論文的標題是「如何從一場大流行病導致另一場大流行病」（How One Pandemic Led to Another），確實相當引人側目，一場發生在豬隻身上的非洲豬瘟疫情，竟然引發了人類的冠狀病毒大流行病，然而這種因果連結只能算是假設性的，依然缺乏實證上的支持，所以也只能當成是聽個故事罷了。

話說回來，對於新冠病毒以及它的來源而言，有很多假設也一樣只能當成故事聽聽而已。

40

跟那些聊備一格的假設性故事相較，分子流行病學一定得要在資料夠豐富的情況下才能進行研究，否則就根本起不了作用，因為它的結論都來自於對基因組及基因組片段的比較工作。我在前面已經提過，新冠病毒的完整基因組有將近三萬個鹼基那麼多，而如果你得要認真檢視這種病毒的五百八十三個從不同樣本取得的基因組，那你要看的數據單位就多達一千七百萬個，這不僅需要一台電腦，也得要有良好的視力。

這就是麥可．沃羅貝和他的四名夥伴在做的工作。他們想要推算出新冠病毒第一次在武漢造成感染的時間，而這件事應該發生於華南市場裡測到病毒之前。和沃羅貝一起進行這項研究的夥伴裡，有一位是十五年前他在亞利桑那大學指導過的博士生喬爾．沃特海姆（Joel Wertheim），還有一位是沃特海姆此時在加州大學聖地亞哥分校所指導的博士生強納森．佩卡爾（Jonathan Pekar），於是乎三代師徒就此同聚一堂，這終於讓原本看起來很年輕的沃羅貝變得好像老了一點。這個團隊在研究時所使用的基礎是一套概念工具和推論方法，還有從湖北拿到的五百八十三個基因組，所有樣本都是在二〇一九年十二月到二〇二〇年四月之間採集的，而且在全球共享流感數據倡議組織的資料庫裡都找得到。他們把這些基因組一一進行比較，然後再利用電腦模擬這些基因組會位在病毒譜系樹上的哪些枝幹中，這種模擬會體現某些設定變因的影響，例如病毒的突變速率，以及某些突變是否會再發生突變而變回以前的樣子（這種事情偶爾會發生），所以只要稍加改動設定就會模擬出不同的結果，可以說這種事本身就帶有一些不確定性，有些地方純憑運氣，科學家們也只能希望自己可以看出哪種結果最有機會是對的。接下來團隊成員們畫出了許多這樣的病毒譜系樹，而藉由一次次的模擬來比對，他們便能夠推斷出樹上的哪個地方是重要的節點，讓原本的樹幹可以從這裡長出一個大型的樹枝，裡頭涵蓋了那全部的五百八十三個基因組。在這種分析方式裡，前一次產生分枝的節點會特別重要，因為它代表的是所有採樣到的病毒株的「最近共同祖先」（the most recent common ancestor，MRCA）。那麼，這一點是在什麼地方出現的，或者說是位在什麼時間點上呢？不論答案是在哪裡，總之一定是在二〇一九年的十二月底以前，因為這個時間點代表的是新冠病毒在人群裡至少已經傳播了多久的時間。

其實找出病毒的第一個分枝節點並不是這項研究的終極目標，因為這個節點很有可能並不能代表人類最早感染上新冠病毒的那次事件，也就是所謂的「原發」（primary）病例。當我們對某次疫情進行系統發生學研究，原發病例就會是這一次譜系圖裡樹幹的底部，這很容易會跟「最近共同祖先」搞混，但兩者並不是一回事，後者指的是長出分枝、形成樹冠的節點。在上次跟我談話時，沃羅貝說新冠疫情的原發病例至今依然不清楚，不過他們的研究已經推斷出其最近共同祖先的位置，問題是這兩件事不時就會被有些人搞混，就連他的一些同行也往往分不清原發病例和最近共同祖先的區別。「有些事情常常會被大家給忘掉，這件事就是其中一種，雖然有時候不太要緊，不過也有時候會差別很大。」

在樹幹的底部和病毒譜系的前一個主要分叉點之間，或者說在原發病例和最近共同祖先之間，也許還會有其他的小樹枝，它們因為沒有照到足夠的光線而未能茁壯成長，終告枯萎消亡，這些短暫存在的新病毒譜系裡也許一樣曾有病毒在一部分人之間傳播，但是最後還是滅絕了。這種已然滅絕的病毒譜系，由於從未接受過採樣，所以只有靠推斷才能得知其存在，但這種推斷並不是胡亂臆測，而是要靠機率分析，這也是沃羅貝和他的團隊夥伴們工作的一部分，他們在分析後做出了一個結論：「SARS-CoV-2 很有可能在二〇一九年十一月的時候就已經在湖北省內緩緩流傳了，也有可能從二〇一九年十月就已經開始，但不會再更早了。」[24]

為什麼不會再更早了？因為他們的研究發現已經反駁了之前那些認為病毒更早出現的說法，其中一個說新冠病毒存在於二〇一九年三月的巴塞隆納的廢水樣本裡；另一個說米蘭在九月就有一個嬰兒的尿液裡驗出了新冠病毒，沃羅貝他們都知道這些事情，還說這些研究都「不太可能是有效的」。[25]

不過從他們模擬出來的結果來看，新冠病毒各譜系的滅絕比率確實很高，而這也意味著「有可能本來就常有一些類似新冠的病毒會溢出，只不過極少會造成大規模疫情罷了。」[26]也許過去就曾有多次病毒感染了人類，也產生了很多條短促的傳播鏈，而它們都在病毒扎穩根基之前就消散了，這樣的發展模式也許在別的地方也曾發生過，例如二〇二〇年二月時的加州聖克拉拉郡，而那也導致了派翠夏·道特的死亡，不過湖北這次的感染還是有個不同之處，因為那是最早發生的一次。

從這些滅絕的譜系來看，很有可能病毒在造成疫情大流行之前的數量相對較為稀少，很多感染的小火苗都熄滅了，而由於這些病患的症狀看起來像是流感或一般的肺炎，結果也真的被當成是流感和一般肺炎，總之感染的鏈條到這裡就斷了。有些鏈條也許還一直沒有斷絕，病毒因而有了機會可以在演化後適應環境，不過目前除了A和B這兩個譜系之外，沒有任何夠有說服力的證據表明有其他譜系仍然還能存活與壯大。沃羅貝告訴我：「我們不知道病毒在適應人體環境時會出現怎樣的變化。」雖然我們知道有幾項重要的突變可能會讓病毒變得更容易傳播，不過要發生這些突變還是得要靠一點運氣的，就像他和其他共同作者們寫的那句話，病毒溢出是常有的事，造成疫情則難得一回，大部分的病毒譜系在傳到新一種宿主身上後都會滅亡，不過發生這樣的事件還是會讓譜系樹長得更高一點，樹幹也會變得更壯一點，然後在某個關鍵的節點上，也就是分子系統發生學所說的最近共同祖先這裡，小小的枝芽終於長成了一根枝條，而枝條又再長成了枝幹，枝幹上再接著長出其他分枝，最後形成一個巨大的樹冠。

就像沃羅貝說的，我們其實不知道實情是怎麼樣，但也許實情就是如此，在那些早期的分枝裡，有一條通向了華南海鮮批發市場。

第五章
變數與常數

41

病毒會突變嗎？有人這樣問道。

當然會突變啊，科學家們說。病毒總是不斷地在突變，問題的關鍵在於它突變的速度有多頻繁、突變的程度有多巨大，以及這些突變在自然選擇的作用之下要怎麼適應環境。突變在基因組裡頭所出現的變化不僅是漸進式的（這裡變了一個字母，那裡變了一個字母），一般來說也是隨機的，所以你要擔心的不是突變本身的現象，該擔心的是突變加上達爾文，或者說擔心這個病毒在演化後適應了環境。如果你不想給它機會來好好適應人體環境，那就不要讓它產生大量的突變，辦法就是快速地遏制住它，因此在疫情之初就要予以控制、就要認真看待，讓病患人數保持在低位，強力推行非藥物介入措施並堅守下去，直到你獲得疫苗為止，然後讓每個人都接種疫苗，這樣就能奪走病毒演化的機會。

不過我們並沒有這樣做。

42

在疫情的前九個月，新冠病毒的突變似乎一直很緩慢，可以說幾乎沒有進行演化。有些科學家還注意到，在進行過測序的許多樣本裡，其基因組的多樣性「明顯偏低」。[1] 在馬里蘭州銀泉市的華特・里德陸軍研究所（Walter Reed Army Institute of Research），有一個研究團隊察看了八十四個不同國家患者的兩萬七千九百七十七個基因組序列，發現「幾乎沒有證據」[2]可以顯示病毒因自然選擇而出現了新的變化，並在論文中寫道，這個病毒「傳播的速度比演化的速度更快」，[3]因為他們觀測到的病毒突變率低到在每一個病患身上都只會有不到一個核苷酸發生改變，雖然這是一種會人傳人的病毒，而且病毒有全部多達三萬個字母的基因組，可是在很多病例身上病毒複製自己時連一次都沒有出錯，這種穩定性非常值得注意，對一個RNA病毒來說尤其如此。這樣說的意思並不是代表病毒在同一個人身上都完全沒有發生突變，而是說就算有突變，從結果來看它在複製與傳播方面的能力也沒有勝過未突變的病毒株，所以就自然遭到了淘汰，生物學家稱這種現象叫純化選汰（purifying selection）。道理相當於我們平時聽到的一些經驗，像什麼手頭上的東西不要亂改、如果東西沒壞就不要修理，或許這個病毒也一樣不需要演化，畢竟它已經在人群裡傳播得這麼成功了。

其實冠狀病毒會出現這樣的穩定性也不是什麼怪事，雖然大多數的RNA病毒都非常容易發生變化、繼而也容易適應環境，這點愛德華·霍姆斯和唐納·柏克等人早就告訴過我們了，但是冠狀病毒卻不一樣，它位在RNA病毒光譜上最穩定的那一端，它們的基因組特別長，而且突變速率特別低，低到不足其他RNA病毒的十分之一。它們之所以會有這兩個如此反常的特質，是由一種巧妙的機制所促成的，那是一種叫做「nsp14」（你也可以把這個縮寫理解為「巧妙的第十四號特殊蛋白」〔nifty special protein 14〕，可惜原意並非如此）的特殊蛋白，這種蛋白質具有一種校對功能，在基因組進行自我複製時會追蹤到每一個字母，然後在這些字母進入新病毒之前把大部分的錯誤改正過來，否則以這麼長的基因組來說，如果沒有這套機制的話，冠狀病毒就會因為積累太多錯誤而分崩離析，就像一輛福特汽車被人給忘記鎖好螺栓一樣，這樣的結果叫做「錯誤災難」（error catastrophe），而演化把 nsp14 給了冠狀病毒，讓它們可以把螺栓鎖好，免於出現錯誤災難。擁有長的基因組其實是一種優勢，只是箇中緣由我們有些還弄不清楚，總之要先具備 nsp14 的校對功能，才會讓這種優勢成為可能。

所以沒錯，在疫情開始之初確實出現了一段停滯期，一段相對平穩的時間，在這段期間裡沒有看到新冠病毒發生什麼顯著或危險的突變，因此當這樣的突變第一次出現時，馬上就引起了大家的關注。這次變動還有個自己的編號，叫做 D614G，但其實發生改變的只不過是三萬個核苷酸中的一個，其功能是為某種蛋白質進行不同的氨基酸編碼，也就是甘氨酸（glycine，以G來表示）這種氨基酸取代了原本在六一四號位置上的天門冬氨酸（aspartic acid，以D來表示），簡單說就是D在614被G取代，所以叫 D614G。這個變動的重點在於那個受改變的蛋白是棘蛋白，有些科學家認為這一個氨基酸的變動就可以解釋為什麼新冠肺炎患者會失去嗅覺（譯註：雖然嗅覺喪失在疫情初期就是常見症狀，但有學者認為 D614G 突變的出現可能影響了病毒在鼻腔和上呼吸道的表現方式，從而增加了這一症狀的發生率），但更重要的是，這似乎也讓病毒變得更具有傳染性了。

最早發現 D614G 突變的是中國，他們老早就注意到了這個，而等到二〇二〇年一月底疫情傳到歐洲之後，德國也注意到了此事，接著再是義大利。然後病毒繼續在二月和三月中擴散，傳遍了歐洲和北美、澳洲，然後又傳回了亞洲。此時有一組英美合作的科學團隊很快就開始了動作，他們追蹤這條傳播路線，並在實驗室裡測試了 D614G 對於病毒功能的影響，在四月三十日時於網路上發表了一篇論文的預印本，第一作者叫貝蒂·柯柏（Bette Korber），她是洛斯阿拉莫斯國家實驗室（Los Alamos National Laboratory）裡一位資深的計算機生物學家，曾跟哈佛的馬克斯·埃塞克斯合作進行過早年對愛滋病的分子流行病學研究，算起來這是她第二次研究全球性的大流行病了。在二〇二〇年三月，就在新冠病毒橫掃全世界的時候，她開始對追蹤新冠的變種病毒產生了興趣。

柯柏告訴我：「我希望可以看看群體的變化情況。」這是一種典型的演化視角，更準確地說，是種新古典式的演化視角，而開啟這個視角的人是二十世紀初的生物學家費雪（R. A. Fisher），是他把達爾文帶進了數學時代。對費雪而言，演化指的就是一個種群裡等位基因（allele，具有不同形式的相同基因〔譯註：嚴格上來說等位基因不是具有不同形式的相同基因，而是位於同一基因座【locus】上不同形式的基因，每個基因座都對應著特定的基因功能，所以當基因座換上了不同的等位基因，生物就會出現不同的表徵，例如人類的血型就是由等位基因決定的〕）頻率的變化。柯柏說道：「每個好好思考過演化的人，都會知道飛蛾的故事，或者說是飛蛾在樹上的變化，對吧？」確實聽過，她說的這個故事很有名：由於英格蘭在工業化之後，樹幹都被煤煙給燻黑了，於是原本翅膀顏色很淡的樺尺蛾（peppered moth，學名為 Biston betularia）逐漸被黑色翅膀的樺尺蛾所取代，因為只要有樺尺蛾的翅膀突變為黑色，就會讓牠們逃過鳥類獵食者的注意，於是黑色翅膀的突變種便傳下了最多的後代，然後蛾的種群的等位基因頻率就出現了變化，或者說黑色翅膀的等位基因就變得比原本淡色翅膀的等位基因更多了，而這樣的變化就構成了演化。

這種思路跟沃羅貝等人在做的分子系統發生學很不一樣，其實柯柏在這個階段裡對他們的作法也存有疑慮，因為在疫情最初的幾個月，病毒基因組出現的變化少之又少，根本就還沒有出現什麼突變，所以她並不相信沃羅貝他們畫出的譜系樹。而且別忘了還有重組這個因素，也就是病毒之間會交換基因組中的一整個區域，這可能會把某個譜系樹上的枝幹直接換到另一棵譜系樹上，如此一來就把情況搞得更亂了。所以柯柏說自己不想採取那種作法，而希望能看看病毒群體基因頻率的變化情況，她不想去追查病毒是從哪裡開始突變的，而是想測算一個病毒種群裡累積了多少突變、另一個種群又累積了多少，畢竟每一次的突變往往都還跟散落在基因組裡的其他幾個突變之處有關係，而只要一個病毒帶有這些相互關聯的突變組合，都會被統稱為變種病毒。又如果某個特定的變種病毒出現了異常的大量增加，而且每傳播到一個新的人群裡頭就會取代掉原先那一種病毒或病毒變體，此時你就可以說這個新的變種病毒在演化上是有價值的，反過來說的話，你的疫苗及療法也就得要因應這個新的變化。

柯柏和她的團隊夥伴們開發了一套計算工具，用下述這套方法來研究新冠病毒：首先要找出一個能夠代表新變種病毒特徵的突變點，然後運用從全球共享流感數據倡議組織網站上取得的大量基因組資料，測算出該突變在受到新冠肺炎影響的不同人群中的出現頻率（意即有該突變特徵的病毒在那個病毒種群內的出現率）會如何變化，而他們選中的代表性突變就是D614G。有別的科學家認為這個突變並不重要，因為這並不是發生在受體結合區域裡頭，那裡才是病毒能否進入細胞的關鍵所在，況且該突變的發生位置也不會引起抗體的攻擊，所以這個地方的變化應該不會影響到對於該病毒的免疫反應，也許那就是一個中性的突變，既沒有為病毒帶來演化上的好處，也不會造成什麼損失。但如果真是這樣的話，那麼這項突變大概就會繼續以低頻率的方式出現，只會隨機出現在某些基因組之中，數量上不會很多。然而柯柏告訴我：「可是在我們一拿到計算工具可用的時候，我隨即看到當時的真實狀況，」那個狀況就是在每一組來自不同群體的基因組裡頭都篩查出了D614G的突變，「不管是一個社區、一個州、一個國家或一個大陸，這類變種病毒的數量相對於原始病毒株都在快速增加。」

她和團隊夥伴們先是檢視了早期病毒樣本的九百九十七個基因組序列，都是在二〇二〇年三月一日之前採集的，發現 D614G 突變的出現頻率只有一成；接著他們又檢視了一萬四千九百五十一個從三月開始採樣的基因組序列，發現該突變的出現頻率多百分之六十七，於是他們在論文中寫道：「我們的數據顯示，在一個月的時間裡，帶有 D614G 棘突突變的變種病毒已經成了全世界最主要的 SARS-CoV-2 類型了。」[4] 接著他們又檢視了一萬兩千一百九十四個樣本的基因組序列，採樣時間是從四月一日到五月十八日，發現 D614G 的出現頻率又更高了，已經多達百分之七十八。在實驗室的研究工作中，他們也把病毒的 G614 棘突跟 D614 棘突（病毒剛出現的時候，上頭就是這種棘突）進行對比測試，發現突變版的棘突在感染研究室裡培養細胞時效果要好上太多了。而且從英格蘭一家醫院所收集到的臨床數據來看，在將近一千個新冠病例裡，變種病毒在患者體內的成長數量要比沒有發生該突變的病毒來得更多。這個現象確實令人憂心，不過其中還是有一個不幸中的大幸，研究人員發現 D614G 突變跟病毒的嚴重程度並沒有關聯，只是由於變種病毒的傳染力比以前的病毒高很多，所以才出現了更多的病患，然而只要病毒照著正常的突變速度發展，大難終究還是會臨頭的，D614G 突變終究還是為全人類的健康埋下了一個巨大的隱患。

更大的問題早晚會來的，柯柏團隊已經預見到了這一點，所以在他們論文的結尾處放進了一個圖表，將之標記為「圖七」，上頭顯示了另外六種發生在棘蛋白上的突變，而且帶有這些突變的病毒已經出現在世界各地了，於是作者們警告，說應該要密切關注這些突變，其他即將出現的突變也是如此。等到疫苗問世，帶有新突變的變種病毒株有可能會對疫苗效力形成重大挑戰，而那些針對未突變病毒開發的抗體治療方式也一樣會受到挑戰。

然後他們又繼續寫道：「為了達到這個目的，我們建立了一套數據分析管道，以便探查 SARS-CoV-2 基因組序列上出現了哪些值得關注後續發展的突變。」[5]又是數據管道，馬修．黃之前開發過一個，柯柏團隊也開發了一個，而且我們之後還會看到更多個，它是一組計算用的元件或步驟，每一步所輸出的結果都會成為下一步驟的輸入資料，汽車工廠的裝配產線也是一種類似的管道，差別在於汽車廠的機械裝置在每一個步驟「輸入」的都是實際零件，然後一直到了管道末端，很快你就看到了一輛新的汽車，而病毒學的管道末端所出現的是一個設想上的結果。根據你輸入的內容不同，像是所輸入的新冠病毒基因組序列出現了哪一種突變、病毒的擴散速率為何、疫情出現在哪個國家，管道輸出的結果也會不同，而這對於設計疫苗和療法的人來說會很有幫助。「看到 G614（D614G 的簡稱）變種病毒成為全球主要病毒類型的這種進展速度，」柯柏團隊表示，「就是在告訴我們還得要繼續保持警惕才行。」[6]

在我們談話的過程中，柯柏特別把那個圖表指給我看，上頭顯示 D614G 病毒株只是七個值得關注的變種病毒之一，她更表示重點其實不光是 D614G，還有個更大的對象。「我認為這篇論文實際展示了這種研究方式的效用，這跟變種病毒一樣重要，但是審稿人有點想要我把最後那個關於追蹤變種病毒的圖表刪掉。」

我選擇先不作回應，只發出了「嗯哼」的一聲。

「可是編輯讓我把圖表保留了下來。」這篇論文是要發表在《細胞》（*Cell*）上的，這可是備受推崇的期刊，同儕審查自然也就顯得吹毛求疵，「那些人說，『這跟論文主題無關，你知道的，我們不需要把無關的東西放到論文裡。』」有一位或多位審稿人希望拿掉圖七，拿掉這個進一步去看其他變種病毒的圖表，不過在柯柏的力爭之下，還是保留了下來。

「我跟他們說：『不對，這才是真正的主旨所在，這上頭的事就要發生了！我們得要做好準備！』」

43

病毒即將來襲，而且就像柯柏所深知的情況一樣，病毒可不是什麼穩定不變的東西。對於任何病毒，尤其是RNA病毒，即便它有著一個巧妙而特殊的校對蛋白，變數依然就是它的基數，病毒依然不時就會出現一些影響較大的改變，例如有一個字母複製錯了，結果產生出 D614G 的突變。而這類微小的變化會逐漸在基因組裡的各處積累，每一項變化都為病毒增加了一點演化上的優勢，也有些變化是中性的，但是碰巧就隨著其他帶來優勢的突變一起搭上了演化的列車。這車子要開到哪呢？答案是通過基因組複製開往未來。當這種四處突變的情況出現，而且在很多病毒樣本裡都看到這些突變一起成套出現，我們就會說這是個變種病毒，如今這個詞彙已經可以說是人盡皆知，尤其是在媒體一輪又一輪的連番報導下，每次聽到有什麼新變種病毒都讓人覺得很害怕，這種消息聽久了以後大家也不禁開啟了嘲笑模式，還會問：「又有什麼最新的『變種驚恐』（scarian）了啊？」但只有當某個病毒變種得特別成功、特別能夠跟細胞結合，因而擴散得又快又廣的時候，世界衛生組織才會將之標記為「高關注變異株」（variant of concern，簡稱VOC）。變種病毒跟譜系不一樣，譜系指的是在病毒的譜系樹上出現的一個分枝，或長或短、或成功或失敗，都算是一個譜系。也就是說，一種病毒只要能夠繼續傳播出去，那就算是一個成功的譜系，跟它是否代表某種變種病毒無關，而且它向外傳播的方法很多，包括可以搭飛機，碰到這種情況的時候，分子系統發生學和地理學就得要一起上場了。

在安德魯·蘭鮑特團隊之前發現的兩大新冠病毒譜系，也就是A和B兩個譜系，B譜系病毒較早傳入義大利，隨即便蔓延開來。一開始新聞的說法認為病毒是從德國（那個巴伐利亞的汽車零件公司）那邊傳過來的，可是我之前已經說過，沃羅貝的團隊已經找到反證，證明病毒就是直接從武漢來的。在二〇二〇年的一月三十一日，有兩名在羅馬的中國遊客被驗出新冠陽性；一週後又有一名在武漢的義大利人搭乘接回國民的專機返國，之後那名男子也因確診而進了醫院。

然後疫情就此停歇了兩週，醫生們在這段期間收到了（按照世衛組織建議訂立的義大利規章）指示，病患若是沒有中國旅遊史的話就不用做新冠肺炎檢測了。然而在米蘭東南方一個叫做科多尼奧（Codogno）的小鎮裡，有個三十八歲的男子罹患了嚴重的肺炎，他的醫生眼見一般的治療方式對他的病情起不了作用，於是就決定不管官方建議幫他進行檢測，結果是陽性反應，於是這位男子就成了義大利首個確診新冠的本土病例。這位來到科多尼奧醫院求診的病患，來自於附近一個更小的城鎮阿達堡（Castiglione d'Adda），那個小地方距離阿達河（Adda River）不遠，鎮上還有個中世紀城堡，然而那位男子到底是怎麼在那裡感染病毒的，就實在讓人想不通了。

在該男子確診後第二天，也就是二月二十一日，衛生當局宣布在倫巴底（Lombardy）大區出現了一個十六名病例的群聚感染，這個大區位在義大利北部，裡頭有米蘭和其他十一個省，經濟相當繁榮，而且之前出現病例的科多尼奧和阿達堡也都在倫巴底。在調查之後發現，這十六個群聚病例裡沒有人在近期內去過中國，不過有一個人跟從中國回來的朋友碰了面，接下來義大利的救災機構召開了一次部長級的會議，兩天後由總理朱塞佩・孔蒂率領的政府便下令要對洛迪（Lodi）這一省的部分地區展開封城，範圍包括十個城鎮，其總人口數多達五萬，並宣布這些地方是「紅色禁區」，[7]學校和非民生必需商店都要關閉。孔蒂還派了軍隊去封鎖邊界，因為義大利剛剛已經出現了首例新冠死者，那是一位住在帕多瓦（Padua）的七十八歲男子，雖然擺出的陣仗看起來非常嚇人，其實力道並不夠，而且已經太晚了。

從那時候起，北義大利經歷了一場疫情的大爆炸，造成了可怕的人命損失。兩週後孔蒂下令在整個倫巴底和北部的其他地區都要進行隔離；隔了一天後又進一步把限制令擴展到整個義大利，讓六千萬人一起封城。商家關閉，餐館和酒吧熄燈，義大利人坐困在自家之中。到了三月十三日，光是倫巴底大區的通報病例就有一萬五千一百一十三人，死亡病例更多達一千零一十六位。然後又過了一週，此時來到了這波疫情的最高峰，整個國家每天的新增確診病例高達六千人。

「到了三月底的時候，大概有四萬人在住院。」告訴我這些話的人是馬里諾・加托（Marino Gatto），他是米蘭理工大學（Politecnico di Milano）的生態學榮譽退休教授，本身也有工程學和數學模型設計方面的訓練底子，不過職涯裡多數時間從事的都是疾病生態學研究。他告訴我：「當時醫院人滿為患，然而有很多人死去的地方根本就不是在醫院裡，應該有很多人是死在家裡，他們連住院的機會都沒有。」當時的檢測能力不足，檢測用的拭子根本供不應求，至於那些進行檢測後呈現陽性反應的確診者，其致死率也非常驚人，大概有德國或南韓的八倍之高。這難道是因為工業化的北部空氣污染比較嚴重，造成了呼吸壓力，因而導致患者肺部特別脆弱嗎？還是因為吸菸的關係呢？又或者是因為多代同堂的習慣，讓體弱的祖父母接觸到了沒有症狀但有感染力的年輕人呢？還是因為義大利人比起其他國家的人更常會擁抱彼此呢？變數實在太多，痛苦緣由不明。到底為什麼，人們忍不住要問，為何這個溫馨的國家要遭受這樣可怕的苦難？有人忍不住想問教宗：聖父啊，上帝現在是不是憎恨義大利呢？那些美麗而虔敬的畫作，為我們招來的竟是這樣的結果嗎？到了二〇二〇年六月三日，此時疫情的高峰已經過去，政府終於放開最後一道禁令，但義大利也死去了三萬三千六百九十四位國民。

北部是受災最早、也受害最重的地區。「為什麼？其實原因很簡單。」加托說，「因為這裡工業化的程度很高。」有工業就意味著造成空氣污染，但那只是其一，工業化也代表會有國際商務旅客前來。「許許多多的公司跟外界建立了許許多多的連結，跟德國、法國，還有中國本土等等都有往來。」倫巴底在早期就被帶進了病毒，其管道很可能是米蘭附近的三個國際機場之一，所以出現疫情固然是運氣不好，但對外來往也註定要遭此劫，早在科多尼奧鬧出第一個確診病例之前的幾個禮拜，病毒就已經悄悄在進行散播了。

在倫巴底大區的各省之中，受災最重的是位於米蘭東北方的貝加莫（Bergamo），這裡有許多工廠，有礦產加工業，有奧廖阿爾塞廖（Orio al Serio）機場，還有充滿活力的省會貝加莫市。這個城市位在貝加莫阿爾卑斯山脈（Bergamo Alps）的山腳下，山丘上的老城區被古牆所環繞，吸引了許多觀光客；山丘下是現代化的商業區，裡頭充滿了各種餐廳、博物館和藝廊。其實在二月二十五日的時候，貝加莫省通報的新冠病例只有十八個，比起洛迪省要少很多，然而在此前的一個禮拜卻發生了一件事，而那很可能大大加劇了貝加莫省各地的病毒傳播程度。

貝加莫市有一支自己的職業足球隊，名字叫做亞特蘭大（Atalanta），當時該隊已經取得歐洲冠軍聯賽的季後賽門票，並在二月十九日這天迎來了隊史上最重大的一場對戰，與西班牙的瓦倫西亞隊（Valencia）競技。貝加莫的「主場」體育館是一個位於米蘭的大型體育場，所以二月十九日這天有四萬名忠實的亞特蘭大隊球迷前往米蘭，他們搭巴士、坐火車、開車去看比賽，結果亞特蘭大隊以四比一獲勝，館場裡一片慶祝之喜，大家彼此擁抱、親吻，縱情高呼，場外還有很多沒有買到票的人，他們也聚在家裡，或是一起在酒吧裡觀看球賽。「不幸的是，我們當時並不知道，」貝加莫市市長說道，「根本沒有人知道病毒已經出現在這裡了。」[8]於是在比賽過後沒多久新冠疫情就開始急遽上升，到三月二十五日時，該省已有七千個通報的確診病例，死亡人數也達千人，貝加莫市的墓地根本無法應付這麼多的喪葬需求，於是軍方就用卡車把遺體載到別處火化；貝加莫市的主要醫院也無法應對疫情，政府只能趕快在一個貿易展覽中心裡建立一個緊急野戰醫院，讓當地的病床數增加了一百四十二個，但這依然不夠，貝加莫市的病患只能轉到米蘭去，把米蘭大學的教學醫院路易吉．薩科（Luigi Sacco）都給塞滿了。

薩科醫院裡有一名年輕醫生叫做加布里埃爾．帕加尼（Gabriele Pagani），正在該院的傳染病科進行住院醫師培訓，他告訴我：「我們被外地轉過來的病人壓得喘不過氣，不得不關閉所有的門診。」而且他們連手術也停了。雖然米蘭不久之後也遭了殃，但是當時這裡的疫情還沒那麼嚴重，所以這時候薩科醫院就接收了貝加莫和一些其他疫情熱區的患者，院裡的醫護人員都要調動職務和重新排班，以因應龐大的急診需求。帕加尼被派到了一個情況比較不嚴重的病房，負責照顧非重症的年長新冠患者，以及一些要進行隔離治療的病患，另外還要處理一些行政工作。他對我說：「我們把那個病房稱作是『美好田園』，從心理層面來說那裡確實很美好，因為你會看到人們可以走出醫院。」不只這樣，你還會慶幸自己不是身在戰場，那裡的人都在想盡辦法拯救瀕死的病患。「我把多出來的時間都用來做研究。」帕加尼告訴我，他當時正在處理一個進行多年的義大利登革熱研究，而且已經到了最後階段，然而那種潛心研究的寧靜感忽然就被改變了。而造成這個改變的是馬西莫．加利（Massimo Galli），他是生物醫學和臨床科學系主任，兩人認識很久了，帕加尼在大學時代就曾接受過加利教授指導，因為後者當時在薩科醫院從事臨床工作。現在這位忙碌的教授走進房間，看到帕加尼，然後說了一句：「你跟我來，我有一個很大的機會要給你。」

帕加尼才三十幾歲，是個很有活力的男人，深棕色的頭髮上綁著個馬尾，一臉雜亂的鬍鬚頗有巴布．狄倫風格。他原本計畫在住院醫師培訓期間到海外一趟，去馬達加斯加從事流行病學和公共衛生方面的工作，可是馬達加斯加本身遇到的疾病挑戰實在太多了，不只有反覆出現的腺鼠疫疫情，就連這次新冠肺炎也是，該國的封城時間甚至比義大利都還早，所有飛往該島的航班也都取消了。這件事加利教授也知道，於是他就把帕加尼指派到了另一個地方，一個更接近緊急情況的地點：阿達堡，那個米蘭東南方的城堡小鎮，義大利第一位新冠確診病患的出現地點。

那個人口還不足五千的小鎮，裡頭沒有醫院，被劃在紅色禁區裡頭，還在全面封城，現在正孤立無援地承受著苦難。自從首名病例之後，鎮上又出現了數十個病例，等到三月底的時候，這裡將會有大約百分之一的人口死於新冠肺炎。加利把帕加尼派到那裡是為了要做血液篩檢，然後把資料用來進行病毒學研究，此次篩檢的目的在於要知道有多少人遭受了病毒感染（占總人口的多少百分比、是年輕人還是老人、是吸菸者還是非吸菸者、有沒有住院），還有就是要看這個城鎮是否已經快要到達情況最糟的臨界點了，可能大部分的人都已經感染過病毒並且痊癒，只是其病況比較輕微，又或者根本沒有症狀，所以也許之後情況就會變得好很多，也許這個小鎮就快要到達那個被許多人吹捧的安全狀態了——也就是傳說中的「群體免疫」。

加利聯繫了阿達堡的鎮長，對方同意合作，於是帕加尼忽然就被賦予了這項任務，得要安排這個充滿雄心的研究工作，至於加利自己，他腦子裡還有千頭萬緒的事情得要處理，所以才把事情交付給帕加尼。

「我以前從來沒有做過這種事。」帕加尼告訴我，這是一項艱鉅的任務，而且由於他無法獲得充分的物資、沒有拿到足夠的醫療防護裝備，所以事情更是難上加難，他只好靠一些補助金和捐款來籌措經費，不過他所組成的團隊裡都是些很會想主意的好夥伴，所以大家還是達成了目標。他們找到了四千多位願意參與研究計畫的居民，幾乎已經等於全鎮的人口，民眾的配合程度著實驚人。接著研究團隊用拭子在指尖採集血液樣本，發現有百分之二十二的人身上帶有新冠病毒的抗體，這個結果不但驚人，而且也很令人憂心，因為這個數字實在太低了。「這個盛行率（prevalence）比預期的還要低，」[9]帕加尼和他的團隊夥伴們在後來發表的論文中指出，「因為那個地方是義大利受疫情影響最重的地區之一。」這看起來似乎不是什麼好事，意味著「有一大部分的人口還很容易受到感染」。[10]

這些數字裡頭還有一個地方讓人不安，就是死亡人數。在二〇二〇年的前三個月裡，該鎮至少有四十七位居民死於新冠肺炎，而如果感染率真是那麼出奇地低，反過來就意味著阿達堡的新冠致死率其實很高，大概有百分之五。「這裡的年長者可是很多的啊。」帕加尼地說道。

帕加尼自己也冒著染疫的風險，不過好在他既年輕又幸運，他在阿達堡的研究工作開始進行之前就已經感染過了新冠肺炎，而且症狀並不嚴重，只是痠痛、疲倦、臀部劇痛、睡不好而已。折騰了一個晚上後，隔天一早他打開了罐裝咖啡卻聞不出味道，他這才意識到，自己得的不是感冒或流感，於是就自行隔離了幾天，遠離女友與父母，但還是感染了他的貓。

那是一隻四歲的短毛母貓，名字叫做茲卡（Zika），「跟病毒的名字一樣。」他證實了我的猜測，還真的是這樣。那隻貓染疫後開始打噴嚏，此外並沒有其他不適的跡象，連食欲也都正常。帕加尼在醫院裡講到這件事，有個好心的病毒學家就提議要幫茲卡取樣做病毒的基因組測序。「醫生都很宅，而阿宅們都很喜歡貓。」他這樣跟我解釋道（也許吧，但也只有很宅的傳染病醫生會把自己的貓取名為茲卡）。於是帕加尼拿拭子去幫貓取樣，另外他也順便幫自己取樣，然後提取出樣本中的病毒，一起做了基因組測序，結果顯示兩個基因組的相似度高達百分之九十九點九，代表茲卡確實是從他這邊感染病毒的，而且兩個基因組都屬於B譜系。

雖然帕加尼和茲卡康復了，但這時候的義大利乃至全世界還是不斷有許多人染疫身亡。到六月七日，這一天帕加尼的實地研究結果出爐了，但此時義大利全國的病例數也已經多達二十三萬五千零三十五人，死亡的人數將近三萬四千人；全球的死亡人數也已經多達四十二萬三千四百四十二人，而且這都還只是第一波疫情的數字而已，真正糟糕的還在後頭。

44

B譜系已經變成一條有許多小分枝的大枝幹，其中的第一條同時也最重要的分枝是B.1，這是疫情爆發初期在倫巴底檢測到的，而且很可能就是在那裡產生的。跟原本的B譜系相比，這個病毒有兩個地方產生了突變，其中一個是D614G，這你之前就看過了。到三月初的時候，B.1已經感染了中歐、荷蘭、英國和美國的人，其中還有個特別值得注意的地方就是紐約，當病毒傳到了那裡，就引發（或助長）了紐約市的疫情，導致當地的醫療系統無法負荷，繼而造成了大家在媒體上都看過的那些令人痛心的悲慘景象。這場危機在四月初的時候達到高峰，累計到五月十日為止，紐約州一共有超過三十三萬人確診，大部分病例都集中在紐約市，占當時全球病例總數的百分之八。

B.1譜系很快就又產生了一個自己的分枝，叫做B.1.1，這個分枝譜系同時出現在丹麥、德國、英國、美國和倫巴底，之所以會顯得那麼同時，反映出的其實是當時相對比較少進行基因組測序，所以才會很難論定B.1.1病毒是在哪裡先出現的，不過這也許並不重要，重要的是這個譜系後續又衍生出了至少其他七個分枝，其中最著名的是B.1.1.7。我知道這些數字代號看起來像是什麼咒語似的，但這些代號反映出了一個事實，那就是隨著病例數的增加、由於突變為病毒基因組增添了多樣性，這個病毒已經抓住了機會，開始探索各式各樣在演化上的可能選項。不過這些字母加數字的一長串東西還是很麻煩，我們之後很快就不會再採用這些代號，會改用一些比較好理解的名稱，例如B.1.1.7就改叫英國變種病毒。總之，疫情中期開始出現了更多的資料，同時也出現了更多的變種病毒，而為了方便公眾進行討論，這個變異株也獲得了另一個更加簡單的名字，那就是「阿爾發變種病毒」。

阿爾發（Alpha）、貝塔（Beta）、伽瑪（Gamma）、德爾塔（Delta），這些就是新冠啟示錄在第二階段裡頭的四騎士。

第二階段是從二〇二〇年秋季展開的，此前大家還不確定新冠病毒到底會不會繼續演化，因為之前病毒的突變一直止步於 D614G，但從第二階段開始情況就完全清楚了。B.1.1.7 變種病毒出現的最早證據來自於英格蘭東南方與大倫敦區接壤的肯特（Kent）郡，在二〇二〇年九月二十日這天，有兩名病患的檢體裡都採集到了這個變種病毒，其實這項發現的重要性是事後才注意到的，而且還多虧了有兩種不同數據資料出現了幾乎算是意外的巧合，一種是流行病學的數據，它顯示了新冠肺炎的病例數忽然大幅增加；另一種是基因組的數據，它顯示了這些快速蔓延開來的病毒裡頭出現了一組具有相當規模卻又難以理解的新突變。愛丁堡大學的安德魯・蘭鮑特利用基因組學發現了這個突變組合，只不過他當時其實是從比較大範圍的方向在找別的東西，他想找的第一個是棘蛋白裡的突變現象，D614G 就是其中一例，而這個現象又是貝蒂・柯柏團隊的研究讓他注意到的；另一方面，南非那裡也有個變種病毒在肆虐，蘭鮑特就是循著突變的可疑線索發現了英國的情況。

「我們一直在關注這些情況。」蘭鮑特告訴我，當時英國正在努力進行新冠病毒的基因組測序，其測序量已經超過了任何其他國家，而這要歸功於該國的眼光具有前瞻性，所以才建立了一個企業聯盟叫做「COG-UK」，其中 COG 的意思就是新冠基因組學（COVID-19 Genomics），該聯盟還從政府與民間獲得了兩千萬英鎊的資助，其成員來自十幾所大學、四個政府機關，還有一個維康桑格研究所（Wellcome Sanger Institute），這個研究中心的資金來自維康基金（Wellcome

Trust），而名字則來自基因組測序之父弗雷德里克·桑格（Frederick Sanger）。此外，這個英國新冠基因組學聯盟還涵蓋了十六所測序中心，範圍遍布全國，大家一起共享各自的基因組數據和分析結果，集結成世界各國中最大也最有用的病毒基因組追蹤機構，由莎倫·皮卡克（Sharon Peacock）擔任執行主任，她不但是劍橋大學的微生物學教授，還有很出色的組織協調能力。這項任務從二〇二〇年三月就開始進行了，當時皮卡克向某些同行發了一封語焉不詳的電子郵件，「裡頭沒有提這個計畫的內容是什麼，」皮卡克告訴我，「我只是跟他們說：『你可以打個電話給我嗎？』然後我從通話過程裡找出了五個人選，告訴他們：『我想問問，你覺得把全國的測序能力集結成一個單位會怎麼樣？』」

她這個想法跟英國政府的首席科學顧問派翠克·瓦蘭斯爵士可謂不謀而合，於是兩人安排開了一整天的會議，還邀請了之後可能合作的夥伴，會後大家對於組織框架和資金達成了一致意見，然後送交提案，而這筆錢馬上就批下來了，主要來自於政府的新冠應對基金以及維康桑格研究所，於是就訂於四月一日就開始啟動計畫，這種集體動員及加速執行的魄力相當令人佩服。這樣的事在某些地方，喔，對了，像是美國，就根本不可能發生。

後來皮卡克在英國新冠基因組學聯盟的網站上寫了一篇短文，講述這個單位的成立過程，她在裡頭寫道：「其中也不乏有人對此感到懷疑，並向我和其他人表達了看法，他們覺得我們是在浪費時間，因為冠狀病毒的突變頻率不會像其他病毒那麼快，包括流感和HIV在內。」[11]皮卡克自己的研究對象主要是針對細菌，但是她不僅對病毒很了解，而且也了解先做好計畫的重要。她在文中表示，持懷疑態度的人會想「幹嘛去操心那些以後才可能發生的事？」而她對此的答案則是：「如果要坐等最壞的結果發生，到時候才發現自己毫無準備，我們這些人都不願意讓自己陷入這樣的境地。」結果到了那一年結束時，英國做出來的新冠病毒基因組測序結果多達二十五萬九千五百零二個，占全世界總和的四成以上，也因此讓他們具備了觀測到病毒有何重大變化與重要趨勢的能力，其中一個例子就是他們發現了 B.1.1.7 這個變種病毒。

莎倫．皮卡克是一個意志堅強、求知若渴的人，而且從小就是如此。「我在一個工人階級的家庭裡長大，家裡沒人上過大學。」她告訴我，在她十一歲時有一個重要的考試沒有過關，如果有的話才可以去上那些比較強調知識性的中學，這樣以後才可能上大學，而沒能過關的她只能被安排去學習一些家政技能（煮飯、縫紉，外加一點基本的算數），所以她到十六歲的時候就中斷了學業，改去自家附近的一間雜貨店工作。其實她還蠻喜歡雜貨店的工作，不過有一天她在公告欄上發現了選擇另一種人生方向的機會，於是開始接受牙科護理師的培訓，之後又接受了醫療護理員的培訓。就在這段受訓的時間，她身處於醫院的環境裡，開始出現了一個新的想法：「我真的很喜歡做這個，但是我想要當的是醫生。」雖然她幾乎沒有任何科學方面的學歷資格，不過這點是可以補救的，於是她用業餘的時間去上大學，研習數學、物理、生物和化學。然後她試圖去上醫學院，但是卻被打了回票，原因很顯然是她這個女性如今想入學的年紀已經稍微不同於常見情況，「所以有一天我只好鼓起勇氣，就是，就打了電話給那所大學吧，然後告訴對方：『你們已經回絕我兩次了，可是我真的很想要你們能考慮我看看。』」結果真讓她獲得了面試機會，而她也成功進入了南安普頓大學（Southampton University）的課堂裡，接受當醫生的訓練，最後還成了皇家內科醫師學會（Royal College of Physicians）的一員，專攻微生物學和傳染病方面的研究。「我進醫學界的時間有點晚了，而我呢，你知道，顯然進到科學界的時間就更晚了。」她的微生物學博士學位是在牛津拿的，還拿到了維康基金的獎學金，隨後就到了曼谷的瑪希敦大學暨牛津大學熱帶醫學研究中心（Mahidol-Oxford Tropical Medicine Research Unit），進行了一項泰國的細菌疾病研究計畫達七年之久，然後又回到英國擔任教授，最終在劍橋大學任職，並擔任維康基金對抗藥性感染的研究計畫顧問。

正因如此，所以在疫情初期的一片混沌情況中，當莎倫·皮卡克帶著一份要成立基因組測序聯盟的計畫提案去找維康基金時，他們對皮卡克早已是非常了解，也知道她有求知若渴的心態、堅韌不拔的意志。而了解她的還有英國政府，聽到她的提案，政府這邊簡直就要高喊：這真是再好不過了，皮卡克博士，兩千萬英鎊就在這裡，快拿去用吧！於是到了二〇二〇年秋季，英國新冠基因組學聯盟完成的測序數量已經首度破萬，而且數量還在快速增加，畢竟英國的新冠肺炎病例實在是太多了，不過在該聯盟的努力下，英國確診病例的病毒基因組測序比率也特別高。

正是因為有這些數據，加上全球共享流感數據倡議組織等國際資料庫提供的基因組序列，所以安德魯·蘭鮑特和他實驗室的團隊（一群聰明而年輕的博士生和博士後，具有出色的生物資訊學技能）才能有機會仔細檢查世界各地與各國的基因組，繼而找出其中的異常情況。蘭鮑特不只在這些基因組裡頭找尋 D614G 的蹤跡，也在找一個疑似在南非發生的突變，代號叫做 N501Y，終於在一些從威爾斯採集到的基因組裡頭發現了後者，這突變看起來確實挺特別的，不過所幸這些基因組整體上並沒有出現其他值得顧慮的突變。D614G 有個暱稱叫做「道格」（Doug），而如果有個病毒的基因組沒有出現這種突變、依然保持原樣的話，就可以叫做「道格拉斯」（Douglas），算是「沒有道格」（Doug-less）的諧音梗。同樣地，N501Y 也有個暱稱，名字叫做「奈莉」（Nelly）。

在進一步研究之後，蘭鮑特英國東南部採集到的一群基因組裡也發現了「奈莉」，而且這回奈莉可不是像之前那樣孤身上陣了，她在一個又一個基因組裡頭找到了一群夥伴，一些其他的基因變化，而且數量龐大，共有二十多個基因發生突變或消失，其中特別重要的有十七個。「這真的很不尋常，」他告訴我，「我以前從來沒看過類似的現象。」最後，這群突變小夥伴們得到了一個共同的暱稱：「象群」（the Elephants）。此外，包括奈莉在內，有幾個突變都是發生在病毒的棘蛋白上，這也許會影響到病毒對於細胞的攻擊力。他真的從來沒看過類似的現象嗎？蘭鮑特修正了原本的看法，因為偶爾有些慢性感染的病例確實也會這樣，這種情況下病毒會在同一個人體裡停留很久，並且持續產生突變。這個想法是忽然從他腦子裡冒出來的，當時他原本還在想著那群突變的事，但新的念頭馬上就讓他又想到了其他問題。他帶的這些博士生裡有一位叫做維瑞蒂・希爾（Verity Hill），擁有牛津大學的生物碩士學位，而且還懂得怎麼繪製數位地圖，她在之後回憶起蘭鮑特的整個思考過程後跟我說：「安德魯告訴我們：『也許我們不應該只是盯著那頭叫做奈莉的大象，而應該去看看整個象群。』」

差不多在十二月初的一週過後，蘭鮑特參加了一次例行的電話會議，與會的對象是一群科學家，他們隸屬於一個叫做英格蘭公共衛生署（Public Health England）的政府機關，會議裡談到在肯特郡和東倫敦出現了一大群感染新冠肺炎的病例，人數增長得很快，看起來很不尋常，流行病學家們在數據資料裡已經發現了這一點。由於這時候才只是十二月初，而英格蘭在十一月的大部分時間還一直在封城，所以疫情來得這麼猛烈就顯得很奇怪，可是如果再想想蘭鮑特看到的基因組突變數據，那情況就不只是奇怪而已了，應該要說是不祥之兆。

流行病學加上基因組學，兩方的研究結果引起了部長層級官員的注意，於是內閣就召開了一次緊急會議。在二〇二〇年十二月十九日，首相鮑里斯・強森宣布了又一輪的封城令，這次封城的範圍除了倫敦，也包括了英格蘭東南部的大部分地區，強森還警告大家，根據科學家們提出的初步數據資料，這個新變種病毒的傳染力可能會比原本的病毒高出七成，所以聖誕節不可以到親友家裡聚會，只能在自己家裡過了。在封城令宣布之時，維瑞蒂・希爾已經離開了愛丁堡，她的運氣很好，剛好趕在邊界宣布關閉之前之前離開，然後回到倫敦北方的艾爾斯伯里（Aylesbury），回到了父母的家。

「我在禮拜天一早醒來，就看到團隊裡頭的一個人發了兩則訊息給我。」她告訴我，「他的意思大概是：『你可以製作一些地圖來追蹤這個變種病毒在國內各地的擴散情況嗎？』」

45

回頭看看二〇二〇年一月，當病毒首次傳入英國時，維瑞蒂・希爾根本沒有想過自己會跟這個病毒在科學方面扯上關係，她還在唸博士，把心力都放在研究二〇一三到二〇一六年西非爆發的伊波拉疫情上，尤其是獅子山共和國的疫情。此時博士班的第三年已經唸完一半了，正在建立一種叫做「天空網格」（SkyGrid）的電腦模型，這對追蹤病毒的群體動態相當有用，不過對我這種人來說（對你來說或許也是）內容就太深奧了。她幾乎沒有關注中國那裡出現了非典型不明肺炎的消息，頂多就是稍微看過幾眼，直到一月底的某天早上，自己的老闆蘭鮑特來到實驗室，手上還拿著一份八卦小報《蘇格蘭太陽報》（*The Scottish Sun*）的頭版，上頭大大的標題寫著「五人測出殺手級蛇流感」，然後他把那張報紙貼到其中一位學生的電腦螢幕上。《太陽報》一開始之所以會把新冠肺炎稱作為「蛇流感」，是因為中國有個團隊在剛剛發表的期刊論文裡這樣寫，宣稱蛇類可能是這個新病毒的中間宿主。按照一月二十四日的最新說法，《太陽報》大肆宣傳說「蛇流感」病毒已經傳入了蘇格蘭，而政府方面正「密切監控」其傳播狀況。[12]

隨然「蛇」這部分的說法不對，但是有病毒這件事倒是沒錯，而且還不只是傳播到蘇格蘭，整個英國都遭了殃。到三月二十三日時，英國已有六千零二十個確診病例，此時鮑里斯．強森才不得不下令封城，叫英國人「待在家裡」。[13]於是蘭鮑特的實驗室也跟著做出調整，改採遠端作業方式，而且把重點放在新冠病毒的研究上，然後維瑞蒂．希爾就向蘭鮑特提議，說她可以建造一個新冠病毒的「天空網格」模型，畢竟這可是她的老本行，而她也希望自己做的研究能有用處。「因為我呢，就是對自己能夠參與這樣的工作感到很興奮，」她告訴我，「之前在讀博士的時候，我也想像過會發生某種像是這樣的事。」不過她後來用來建模的不是「天空網格」，而是在實驗室團隊裡一位博士班的夥伴安妮．奧圖爾（Áine O'Toole）的幫助下，自行創造了一種新的基因組管道，並將它取名為「果子狸」（CIVET）。這個管道是一種簡單版的工具，醫院裡的醫生或大學裡的科學家都可以使用，只要把某個基因組序列輸入進去，就可以看到該病毒位於譜系樹上的哪個位置。在名稱方面，CIVET其實是用首字母縮寫拼成的，全名是「集群調查暨病毒流行病學工具」，而這個果子狸的縮寫名稱，則會讓人聯想到當初SARS病毒的中間宿主。

奧圖爾比希爾早一年開始唸博士班，她已經準備好要開始寫博士論文了，對於這類工作很有經驗，所以在蘭鮑特的要求下也設計出了一套新冠病毒的研究管道，她還取名為「穿山甲」（PANGOLIN）。在英國新冠基因組學聯盟的成立後，多虧了這個國家隊的幫助，病毒基因組的資料開始大量湧入，不過如果沒有辦法用自動化方式來把這些數據擺放到譜系樹的正確位置上，那麼這些資料也只不過就是一堆不知所云的廢物而已。按照奧圖爾的印象，當時蘭鮑特只是不經意地說了一句：「要是我們能有什麼工具來編配這些東西，那就真是太棒了。」雖然奧圖爾之前也寫過一些管道，但是都跟後來這個不一樣，於是她就上谷歌搜尋作法、到處亂看，想要找到一點靈感，就這樣熬了一晚，「然後隔天早上『穿山甲』就現身了。」她告訴我這些事情的時候，身上穿著一件印花洋裝，臉上掛著鼻環，人則是在她父母位於都柏林的住家閣樓裡，因為愛丁堡等地又宣布了最新一輪的封城措施，她只好逃到父母家中。

「為什麼你把它取名為穿山甲？」我向她問道。我當然知道這是縮寫，而且是要向另一種宿主動物致意，一種溫和而飽受侵擾的動物，這些我都明白，我只是好奇她用了哪些字的首字母來拼出PANGOLIN。

「全球疫情具名譜系之系統發生學編配（Phylogenetic Assignment of Named Global Outbreak Lineages）。」她答道。

「哇喔。」

「穿山甲」後來成了一套備受各界肯定的工具，大家紛紛把新冠病毒的基因組數據輸入其中來分析出病毒的譜系，同時還會顯示出病毒在整個大譜系樹裡的位置，而且它還有個比「果子狸」更出色的地方，就是全世界各地的研究人員和公衛人士都可以很輕易地利用這項服務，因為它是一套大家可以自行下載的軟體，你可以用自己的電腦來運行，而且不只可以用你自己的數據資料，也可以連結到網站上去下載。「我目前在跟一位認識的朋友合作，叫做凱芬策（Kefentse），他人在波札那（Botswana）。」她說的那個人叫凱芬策．阿諾德．圖梅迪（Kefentse Arnold Tumedi），是波札那大學的博士候選人，她告訴我說：「他們目前在進行測序環節，手上有十個樣本，目前他們還沒有把數據拿給別人看，不過他們也想知道自己手上這些數據是怎麼樣的東西。」也就是說，想知道那十個樣本在新冠病毒的演化範圍裡會出現在哪個方位。「他們可以拿去用『穿山甲』測一測，只要簡單地拖放文件，就會自動產生報告，告訴他們每個樣本是什麼譜系。」

穿山甲在野外也許已經瀕臨滅絕，但奧圖爾的「穿山甲」卻是蒸蒸日上，而且剛剛才跨過了一個里程碑，她跟我說起這件事的時候顯得相當自豪，因為在我們講話時，網頁版程式編配的基因組已經正式超過了五十萬個，這些基因組都會按照突變的異同來擺放到自己的譜系位置上，大家還可以看到有哪些譜系的病毒出現在自己的周遭環境裡，而又有哪些譜系正在真實世界裡擴張版圖，或是在病毒的世界裡逐漸稱霸。「大家都用『穿山甲』來分析自己手上的序列，」她說，「這感覺有點太神奇了。」新冠病毒變異株的時代已經漸漸開啟，而安妮．奧圖爾和維瑞蒂．希爾，以及蘭鮑特的實驗室團隊也已經就定位，也準備好了手上的工具，等著迎接之後的第一波挑戰。

奧圖爾和希爾的博士研究工作都暫停了六個月，兩人都改為英國新冠基因組學聯盟工作，並受僱研究新冠病毒。聯盟所取得的基因組資料在不斷積累，而且都被一一編派到自己所屬的譜系，然後十二月就來了，也就是蘭鮑特注意到肯特郡那些象群的時候，它們正朝著倫敦狂奔而去。

二〇二〇年十二月十八日下午，蘭鮑特和一群共同作者在「病毒學」網站上發表了一篇文章，希望能提醒那些關注病毒消息的人，「在過去這四週裡，有一個新興的 SARS-CoV-2 譜系正在快速成長」，[14]而且它正從肯特郡裡的鄉村城鎮朝著西北方的都會地區不斷推進。截至發文之時，病毒已經出現在蘇格蘭、威爾斯和其他四個國家，這次的病毒不是只有一個地方發生了需要注意的突變，而是很多地方，按照那篇貼文的說法，有十四個氨基酸出現了變動，有三個不見了，基因組裡頭居然出現了這樣一連串的巨變，這在整個疫情期間都「前所未見」，而且裡頭有八處變動是發生在棘蛋白這裡，其中一個就是奈莉。蘭鮑特和幾位共同作者也用了幾個月前開發的穿山甲編名系統，並遵照其建議將這個變種病毒的譜系標記為 B.1.1.7。

怎麼會出現這個變種病毒？它又是從哪裡冒出來的？居然在短時間裡就能累積出多個突變，其實這樣的情況以前也有，只不過沒有嚴重到這種程度。這種情況的確會發生在免疫系統衰弱的病患身上（例如接受化療的癌症患者），他們會遭受到病毒的長期感染，因為其虛弱的免疫系統無法對病毒產生足夠的挑戰，而一個病毒在同一個人體內停留的時間越長，就越有可能累積不同的突變，然後再帶著所有產生的突變傳染給下一個人。蘭鮑特的團隊認為這次有可能就是發生了這類的情況，雖然相對比較罕見，但既然此時的病例數已經累積到這麼龐大的數量，所以產生出 B.1.1.7 也不算是太難以置信。此外他們也表示，既然出現了新的病毒，自然也必須進行緊急研究，還要「加強世界各地的基因組監測」。[15]此文一出，隔天鮑里斯・強森就把倫敦和東南部都封了起來。

當學者們進行了進一步的數據分析，而愛丁堡和英格蘭之間也進行了進一步的會議討論，很快就出現了一篇研究報告，裡頭的內容證實了強森總理說過的話：B.1.1.7 變種病毒似乎比之前的病毒更具有傳染力，傳染力不只高出七成，而是高了七成五。這個變種病毒在十月份迅速擴展地盤，就連十一月的部分封城期間也還繼續擴張，從這個現象可以推導出一個令人不安的結論：B.1.1.7不只是更容易造成人傳人，而且就算大家保持社交距離、戴上口罩也還是更容易被傳染，你簡直可以說新冠病毒之前其實一直在研究怎麼對付我們，就像我們也一直在研究怎麼對付它一樣。

46

一直到十二月底都不斷有更多消息傳來，但都是對人類不利、對病毒有利的消息，彷彿是新冠病毒想要趕在自己成為人類病原體的第一年結束前把勝利帶向高潮一樣。首先是南非的科學家們宣布發現了另一種發生多重突變、容易傳染的變種病毒，而且這次光是在棘蛋白上就出現了九處突變，除了前面講過的道格（D614G）和奈莉（N501Y），還有一個突變叫做E484K，如果按照蘭鮑特實驗室取暱名的模式，也可以稱它為「伊克」（Eek），有時也會被人家直接寫成「噫！」（Eek!）（譯註：英文裡「eek」是一個狀聲詞，用來表達噁心、害怕等情緒，後面常加驚嘆號表示，所以該突變的暱稱是一個雙關語）。這個帶有伊克、奈莉和道格等突變的變種病毒，譜系上也屬於B.1，而且穿山甲系統編碼後的代碼多達四位數（B.1.351），不過這一點你不用去記，我們馬上就會改用世衛組織所提供的簡化版名稱：貝塔，這種稱呼方式也比較多人採用。阿爾發變異株首先是在英國發現的，裡頭出現了多處突變；接著貝塔就在南非出現了，這是新的變種病毒，因為裡頭帶有不同的突變組合。

最早發現貝塔變異株的是在一個叫做納爾遜・曼德拉灣的地方，那是一個擁有百萬人口的自治區，位於開普敦以東約五百英里的海岸旁，當時是被一個主要由南非研究員組成的團隊所發現，不過領導該團隊的是一位巴西人，也就是來自夸祖魯－納塔爾大學（University of KwaZulu-Natal）的圖利奧・德・奧利維拉（Tulio de Oliveira）。變種病毒的樣本是在二〇二〇年十月十五日採樣的，原本以為這只不過是一個帶有 D614G 突變的病毒譜系，但是卻發現除了 D614G 之外其棘突上還有五個突變，包括 N501Y（也就是大家熟悉的奈莉）、E484K（伊克）和其他三處在棘蛋白產生的重要突變，於是研究團隊便起了疑心展開研究。這個新的變種病毒很快就傳到了開普敦，並在短短幾週內成為南非最南方兩省（東開普省和西開普省）的主要新冠病毒譜系，而且到了十一月底時它的棘突上又新增了三處突變，其中一個叫 K417N（暱稱為「凱倫」〔Karen〕）。從K417N的位置上來看，它似乎可以幫助病毒躲開免疫系統的攻擊，而這很可能代表貝塔變異株可以對原本已經感染過新冠病毒的人造成再次感染，甚至是打過疫苗的也一樣會因此染疫。南非原本受到疫情的危害已經夠重了，全國有六十九萬八千人確診，死了將近一萬九千人，如今更是雪上加霜。

「我們之前就已經完整走過了一遍抗疫之路。」潘妮・摩爾（Penny Moore）這樣告訴我。她是約翰尼斯堡金山大學（University of the Witwatersrand）的研究教授，專門研究病毒與宿主之間的動態關係。「我們經歷了一次非常非常混亂的封城，然後才在解封時渡過難關。」可是他們因此也開始鬆懈了，「直到確診數字又再次開始攀升。」摩爾等人也敏銳地發現，不論是貝塔或其他的新變種病毒，都可能是從免疫有缺陷的人體中產生的，這個想法就跟蘭鮑特團隊對阿爾發病毒株的推測是一樣的。

「我們非常擔心會發生這種事，尤其是在南非，」她說，「因為這裡的HIV盛行率非常高。」在南非的六千萬人口中，有超過七百五十萬的現存國民感染了HIV，而天底下再也沒有其他疾病能像愛滋一樣讓新冠肺炎的患者更容易出現重症，乃至病重而亡。更何況，只要免疫有缺陷的人越多，也就等於有更多宿主可以讓病毒慢慢滯留在他們體內，致使病毒又能產生出多重的突變。雖然我剛剛講了這些情況，但是有個非常非常重要的地方要強調一下，任何人都不該以這些情況為理由來譴責受害者，上述這些只是對於演化機制的說明，講述在什麼狀況下會讓大家遭受新冠病毒更嚴重的威脅，然而受到新冠威脅最重的其實就是愛滋患者，這一點不僅應該讓我們深思，也該讓我們多考慮他們的處境。

跟阿爾發變異株一樣，貝塔變異株也很快就跨過了國界，等到二〇二一年一月七日，也就是新冠疫情屆滿周年後的第一個禮拜，有四十五個國家的新冠患者都檢測出了阿爾發變異株，也有十三個國家檢測出了貝塔變異株；而且根據這其中的有些國家的說法，阿爾發變異株不單只是出現在自己的國家裡，甚至已經逐漸成為主流的新冠病毒株，就像當時橫掃英國的情況一樣。至於這兩個變種病毒在國際上的散播速度到底有多快，我們其實並無從知曉，即使想透過倫敦或南非的機場來追蹤病毒的外流情況，也一樣辦不到，頂多就只能從目前已經完成的測序基因組來做推斷。問題是很少有國家能像英國一樣大手筆建立英國新冠基因組學聯盟這樣的組織，所幸在這時候丹麥、冰島、荷蘭和澳大利亞已經對自己國家的新冠病例基因組測序工作予以快速化、常規化地進行，而且南非與波札那也開始進行測序了，由於此刻學者們非常需要拿到更多的這類資料，這反倒引領了一個很重要且很有價值的新方向，自此之後分子流行病學開始以全球性的視角來進行研究，而且研究速度變得很快。這次追蹤變種病毒的過程後來也被寫成文章並貼在了「病毒學」網站上，共同作者的名單列得老長，裡頭世界各地的人都有，像是雪梨的愛德華・霍姆斯、鹿特丹的馬莉恩・庫珀曼斯、牛津的奧利弗・派巴斯（Oliver Pybus），以及德班（Durban）的圖利奧・德・奧利維拉，至於文章的兩位主要作者，則是安妮・奧圖爾和維瑞蒂・希爾。

在美國這邊，儘管根本不缺可用資源與專業知識，但是新冠病毒樣本的測序數量還是少得可憐。克里斯提安・安德森告訴《自然》期刊的資深記者艾咪・馬克斯曼（Amy Maxmen）：「我們的測序機多到可以為每個確診病例進行一百次以上的測序。」[16]然而根據馬克斯曼的說法，此時美國所完成的測序數量在各國中至少得排在三十名之後。其實美國也有一個類似英國新冠基因組學聯盟的計畫，名字叫做「球體」（SPHERES，至於這是哪些單字的首字母縮寫，就不用去管了），該計畫的主旨是要結合各大學與企業的實驗室，一起加入政府的測序工作，只不過雖然計畫在後期確實擁有了充裕的資金，但一開始並無權動用，致使成效不彰。相較之下，在聖地牙哥這裡的測序監控工作就做得相當好，這得要感謝安德森在疫情之初所領導的一項計畫，他和團隊夥伴們在阿爾發變異株的基因組裡找到了一個檢測有沒有病毒的間接指標，讓他們可以用更簡單且更便宜的PCR檢測方式測出病毒，因而補上了疫情監測的漏洞，而且這種作法還讓他們可以推論出阿爾發病毒此時在美國的具體擴散情況，於是他們就把這些寫成了論文，並以預印本的方式發表。他們發現這個變種病毒是在二〇二〇年將近十一月底的時候傳到美國的，到了二〇二一年一月時病毒就已經擴散到了三十州；該病毒的傳染力比之前的病毒強上了至少百分之三十五，而且它在新冠病毒全體種群裡的相對頻率（relative frequency）（譯註：相對頻率是統計學中的一個概念，用來表示某一事件在所有可能事件中的發生比例，應用在基因組監測上的時候，相對頻率指的就是該變種病毒在所有樣本中出現的比例）每隔一週半就會翻個一倍。由此看來，這個變種病毒應該很快就會成為許多州裡頭最主要的病毒株，於是安德森等人就在文中發出了警示：「除非立刻採取緊急措施來予以緩解，否則將導致新冠肺炎疫情在美國的進一步飆升。」[17]

其實文章裡還寫了另一個「除非」，雖然沒有深入探討，但意思大致上是這樣的：阿爾發變異株可能會成為美國乃至全世界的主要病毒對手，除非發生一件事，那就是有其他更可怕的變種病毒出現。

47

第三個變種病毒出現了，時間上跟英國出現阿爾發變異株、南非出現貝塔變異株幾乎可以說是同步，而且威脅性也一樣不少。這種時間上的巧合其實不僅僅是巧合而已，由於新冠病毒很短的時間裡就造成極為大量的感染（在二〇二〇年十一月初全球病例數就已經達到四千七百萬），所以忽然一起出現那麼多變種病毒有可能表示新冠病毒之前已經累積了足夠的突變和基因變化，因此新的演化策略忽然就派上用場了。病毒本來就會不斷尋找成功發展之道，就好像被堵住的水會從任何可以流通的路徑向下奔瀉。第三個變種病毒是在十二月的時候首度亮相，地點在亞馬遜中部的城市瑪瑙斯（Manaus），雖然這裡沒有多少可以用來仔細研究的基因組，但是在僅有的那些基因組序列裡，忽然有百分之五十二都出現了一組很奇特的突變，然後城裡的確診病例數量就忽然急遽上升，住院人數也跟著大幅增加。

上述那些突變裡有一些是跟別的變種病毒一樣，學者對之並不會感到陌生，但怪的是這些突變似乎是獨立產生的。這個變種病毒裡有奈莉、有伊克，還有一個跟凱倫非常相似的突變（但是沒有道格，所以這個病毒是「道格拉斯」），總計起來這個新變種病毒有十七處出現重大的改變，有三處消失不見，而且改變的地方有三處是發生在受體結合區域裡，這對棘突能否附著在細胞上來說可是最關鍵的部位。科學家發現這個變種病毒後，便將它取名為P.1（至於為什麼這樣取，就不要問我了），不過為了符合本書的用法，我們還是叫它伽瑪吧。

瑪瑙斯是個繁忙的城市，座落在內格羅河和亞馬遜河主流的交匯處，搭船或搭飛機均可到達，走陸路的話就不太容易，只有一條從委內瑞拉南下的公路可走。瑪瑙斯在過去的殖民時代是一個橡膠貿易的大型集散地，憑此在這條沿途盡是曠野的河流旁積聚了大量的財富（還有貧困），有「熱帶巴黎」之譽。城裡的有錢人會出錢蓋歌劇院；窮人也出錢，但蓋的是大教堂。這個城市原本是葡萄牙殖民者在十七世紀的堡壘，後來發展成了地區樞紐，引來了形形色色的人群，包括想找份工作餬口或買些製造用品的原住民，以及想要拯救靈魂的傳教士，還有像電影《陸上行舟》（*Fitzcarraldo*）裡由克勞斯．金斯基（Klaus Kinski）飾演的那種瘋狂冒險家。到了二十世紀中葉，為了促進經濟發展，這裡又被宣布成為自由貿易區，終而成為一個現代化城市，擁有一個大河港、一個金融區、高聳的飯店和公寓、一座龐大的足球運動場、一個輕輕被內格羅河黑水拍打著的美麗海灘、一個亞馬遜愛樂樂團（Amazonas Philharmonic），以及兩百萬名居民。不幸的是，這些居民在第一波新冠疫情裡就受到了重創，而後又出現了巴西變種病毒。

病毒一開始似乎是從義大利傳到巴西的，帶進病毒的是四位在二〇二〇年二月時抵達聖保羅的遊客，當時正值義大利倫巴底開始爆出第一波本土疫情的時候。接著巴西的疫情就迅速向北蔓延，期間雖然政府有採取公衛措施來抗疫，但是都不成章法，而且還碰上了各種阻力，包括某些州的政治動盪問題（例如里約熱內盧州的州長正面臨彈劾），有些州則是資源嚴重短缺（例如亞馬遜州，偌大的州裡只有極少的加護病床，因為床位幾乎都集中在瑪瑙斯），有些地方的病毒在第一個確診病例出現之前就已經長期在人群裡傳播了（如北岸的塞阿拉州），此外像是社經地位的不平等、總統雅伊爾．波索納洛（Jair Bolsonaro）搞不清楚狀況也都是大問題。而且這位具有獨裁傾向的總統還反對採用非藥物介入措施（戴口罩、保持社交距離），鼓吹以羥氯奎寧治療患者，然後又在四月開除原本的衛生部長，新的衛生部長到了五月也被開除，改派一位沒有醫學背景的陸軍將軍去上任。在四月二十八日這天，巴西的總確診人數在隔日就會突破七萬三千人、死亡人數也將超過五千的時候，波索納洛在一個路障前方面對一群記者的採訪，有個記者提到了上述的數字，他卻只是聳了聳肩說道：「那又怎樣？我很遺憾，可是你要我怎麼做？」[18]巴西人碰到這種總統實在是太慘了，簡直就跟川普來當差不多。

儘管總統對於疫情漠不關心，但是聖保羅和里約熱內盧（巴西最大的兩座城市）的市長還是在三月下令進行局部封城，一般學校和大學都關閉了，電影院也得關門，酒吧、餐廳、購物中心和海灘通通都不例外，連公共交通也受到了限制。這些措施確實起到了一些作用，甚至連帶地還讓這兩個城市的空氣污染情況減輕了不少，然而其效用還是不夠大，巴西依然在五月二十四日成了全世界新冠感染人數第二多的國家，僅次於美國。而後巴西在七月二十九日迎來了疫情的最高峰，光是在這一天就有七萬一千人通報確診。

瑪瑙斯這裡的疫情更是嚴重到反常，這點你或許也預料得到，畢竟這個城市的四周都是河流和亞馬遜森林。病毒在二〇二〇年三月傳入這裡，隨即引發了「傳染病大爆炸」，[19]並在五月達到高峰，甚至還出現了疑似致死人數高於確診人數的情況，這代表確診數遭到了嚴重低估，於是公衛研究人員只好利用一些間接的測算標準來評估人數，也就是所謂的「超量死亡」（excess mortality），[20]意思就是只要死者的人數超過了平時的死亡人數，不論死因為何，超出的死亡數字都要算在病毒頭上，而瑪瑙斯的超量死亡數字幾乎是平常的五倍，其中大多數是六十歲以上的人群。很多人死在家中，或是直接在公共場所裡身亡，而不論是死於自家還是倒在路旁，所反映的其實都是另一個現象，那就是新冠肺炎對窮人的打擊比富人更加嚴重，但政府所採取的作為裡並沒有考量到這種差異，所以即使巴西有世界最大的公共醫療系統，也就是巴西國家衛生系統（Sistema único De Saúde），號稱要提供全民免費醫療，也依然幫不到那些死者，因為瑪瑙斯平均每九千個居民才有一張加護病床，所謂的「全民」根本只是說說而已。

病毒在全城中肆虐，要想避免遭到感染，除非你住到亞馬遜州的其他地方，比如某條支流上的小聚落，或甚至像馬尼科雷（Manicoré）這樣的偏遠小鎮，但是在瑪瑙斯就不太可能了。在調查血液樣本中的抗體出現率後發現，十月的時候全瑪瑙斯人口裡已經有百分之七十六感染過了新冠病毒，用流行病學術語來說的話就是「侵襲率」（attack rate）達到了百分之七十六。[21]雖然這個估計數字可能會有一定的誤差，但誤差實在不太可能大到改變其中傳達的訊息：這個地方已經到處都是病毒了（差不多在同一時間，聖保羅的侵襲率才只有大約百分之二十九）。可是別忘了，後頭還有其他更猛的新變種病毒將會到來。

疫情總算降溫了，迎來了幾個月的喘息之機。然而等到十一月初，第二波疫情又開始橫掃巴西，此時的里約熱內盧有一名著名的科學家兼醫生也罹患了新冠肺炎，他的名字叫做卡洛斯・莫雷爾（Carlos Morel）。

在傳染病和國際抗疫領域裡，莫雷爾可以說是高階人士，他曾擔任世衛組織執行委員會的成員，也負責過世衛針對窮人常患疾病所進行的研究計畫；在自己國家裡，他是衛生部長底下的高級官員，也曾擔任奧斯瓦爾多・克魯茲基金會（Oswaldo Cruz Foundation）的主席，那是巴西最頂尖的公衛相關研發機構。莫雷爾長年來特別會關注一些被大家忽視的疾病，例如結核病、恰加斯病（Chagas）和蟠尾絲蟲症（onchocerciasis），也會關注那些受到這些疾病傷害最重卻又遭到忽視的人。此外他也一直積極參與打造全球動物病毒資料系統，希望以此進一步監控那些可能會危害到人類的病毒。

不論是以公民的身分或科學家的身分，莫雷爾對新冠肺炎都非常重視，在巴西的第一波疫情期間，他跟太太及小兒子一直乖乖待在里約家中不敢出門。他在家中也繼續工作，包括撰寫一篇論文，探討以基因組進行病毒監測的重要性，以及為什麼要建立生物安全實驗室來研究那些神出鬼沒的新病毒。不過到了二〇二〇年十一月時他還是遭逢了厄運，先是他太太去看醫生、兒子去開商務會議，然後兩個人就都染上了新冠；兒子症狀輕微所以很快就痊癒了，而太太則出現了發燒、嗅覺喪失等症狀長達一個禮拜，之後也康復了。可是再過一個禮拜，這回換成是莫雷爾自己開始感到身體不適了。

他搬到屋裡的另一個地方住，但是為時已晚，他的呼吸變得困難，那是一種奇怪的感覺，他得要有意識地控制自己來強行吸氣才行，接著他也開始發燒。「我的狀況變得越來越糟，越來越糟。」莫雷爾告訴我，在十一月二十五日的時候他對家人說：「我覺得這次可能很嚴重，我得要去醫院才行。」醫院測了他的呼吸情況後發現不妙，而X光更顯示他的肺功能有近半已經受損，醫生邊看著顯影的片子邊發出「嘖嘖嘖」的聲音，於是他被送進了專門收治新冠病患的加護病房，可是病情依然進一步惡化，接著院方為他使用了一種只要戴面罩而不必插管到喉嚨裡的呼吸機，所以也不用全身麻醉，這種方式的名稱叫做「無創通氣」（noninvasive ventilation），比起插管要更溫和一些，使用時他是醒著的，可以跟呼吸機的智能裝置互動，如果需要的話，也可以調整自己呼吸的節奏來控制機器提供的氧氣量。接下來有將近兩個禮拜的時間，他的臉上都一直戴著這個裝置。

「我做了很多次的惡夢，夢見我在地獄裡，」莫雷爾告訴我，「我彷彿聽到地獄之門的鈴聲一直在迴盪，明白嗎？」他在週末的時候會特別難熬，因為照顧病患的團隊會輪調，第二組人有時候會忙到把他給忘了，最離譜的一次長達八個小時。他下定決心一定要撐住，他自己就是醫生，之前有些同事警告他不要「插上管子」，否則他有可能就沒辦法活著拔管了。莫雷爾說：「有一些人有幽閉恐懼症，他們沒辦法使用這種機器，戴上這種面罩。」就像他認識的另一名醫生，他是國家醫學院的院長，由於受不了戴著面罩所以將它取下，於是只好插上管子。「然後他就死掉了。」

院方在莫雷爾的一條動脈上插了一根塑膠管，這樣就可以輕鬆輸入藥物、抽出血液樣本。當然，他們也插了導尿管到莫雷爾的膀胱裡。他的醫生會定期來加護病房巡視，看看最新拍出來的X光片。「在那些日子裡，他一直沒有勇氣告訴我太太，說我的情況到底有多糟糕。」有一次，主治醫師還建議：「我們必須使用非常、非常高劑量的皮質類固醇，不然這位病患就快要不行了。」為了分散心神，也為了獲得活下去的力量，莫雷爾在情況許可時會用手機跟自己的家人通話，還會跟其他共同作者商討那篇關於病毒監測的論文。雖然過程驚險，但最後他活下來了，他的病況有了起色，然後出院返回家中。幾個月後，當他陪著妻子去做例行的診療時，在候診室遇見了之前住院時的一位醫生，醫生對著他說道：「喔，你在這裡啊！歡迎回來，這位重生之人！」

莫雷爾說他當時已經七十七歲了。於是我問他，如果你是瑪瑙斯的一個七十七歲的農夫或漁夫，那麼結果會怎樣？

「那我想我人就不在這裡了。」

瑪瑙斯的第二波疫情來得比全國的其他地方稍微晚了一點，而且因為之前疫情的慘烈程度，加上新變種病毒的條件，讓情況變得比上一波疫情更為複雜。之前疫情的高峰出現在二〇二〇年四月，之後的住院人數和死亡人數就一直保持在較低狀態，直到年底才又見上升，這是否代表居民們已經群體免疫了呢？群體免疫這個概念確實很討喜——某個「群體」的人不知怎麼地就「免疫」了，如果相信這個概念的話，那麼百分之七十六的侵襲率似乎已經足以造成群體免疫，因為確實有一些科學家認為新冠病毒的群體免疫門檻大該是百分之六十七，而即便你我沒有拿過什麼公衛碩士的文憑，七十六大於六十七還是都看得出來的。問題是這個百分之六十七的設定本身有一大堆的條件限制，而且條件也可能會有變動，甚至連群體免疫這個概念本身都是模糊不清的，所以如果有誰天真到聽見「群體免疫」就以為可以高枕無憂了，那他註定會失望。如果百分之六十七的門檻是真的，瑪瑙斯應該已經得到保護才對，但實情並非如此，在二〇二〇年十二月底住院人數還是忽然飆升，而到了二〇二一年一月初，死亡人數也跟著大幅增加。

這一波新的增長有好幾個可能的解釋，也許是因為第一波疫情的侵襲率被過度高估了，根本就不是百分之七十六，真實數字應該低得多；又也許病患康復後雖然產生了抗體保護，但是在過了幾個月後抗體水平也逐漸下滑，導致個體跟著免疫力下降；再不然就是第一波疫情所產生的抗體對於新的伽瑪病毒株無效；也可能是因為伽瑪實在太容易傳染了，即使瑪瑙斯的未感染人口只占百分之二十四，病毒還是可以在人群裡形成傳播鏈，換言之就是群體免疫的門檻得要比之前設定的還高。最後還有一種可能，也是最令人感到沮喪的一種，那就是以上四個因素全部是原因。

伽瑪病毒確實蔓延開了，根據一項研究顯示，它的傳染力大約是前一個譜系的兩倍，而且從一些跡象來看，它還可以規避抗體的保護功能，更糟的是可能在感染後更容易致命。上述這些推論都是瑪瑙斯在二〇二一年初的幾個禮拜裡實際發生的情況，當時全市的醫療系統又再次到達了極限，然後伽瑪病毒株就做了一件所有工於心計的病毒都會做的事：它搭上了飛機，然後在二〇二一年一月二日，成功飛抵日本。

48

事態的發展往往出人意料，伽瑪變異株並沒有成為日本最擔心的新冠大患，而且其他許多新變種病毒蔓延的地區也是如此，伽瑪病毒株的擴散形勢很快就消失了，就連阿爾發和貝塔也是如此，因為有一個在印度出現的後來者取代了它們，也就是說又出現了一個新的變種病毒，而且比之前的變異株都更加厲害。

這個變異株最早出現在二〇二〇年十月的樣本中，這些樣本的患者都在印度西中部的大邦馬哈拉什特拉（Maharashtra），該邦的首府是孟買，邦裡還有一個大城市是浦那（Pune），那也是國家病毒學研究所（National Institute of Virology）的所在地。此時印度也已經建立起了自己的基因組測序聯盟，就跟英國新冠基因組學聯盟一樣，印度的這個計畫叫做「印度新冠病毒基因組學聯盟」（INSACOG），其合作的實驗室之一便位於浦那的國家病毒學研究所之中。當該實驗室的科學家們發現馬哈拉什特拉邦的新冠病患人數忽然「噴發」時，[22]便開始特別密切關注基因組測序工作，而在篩查了將近六百位病患的病毒基因組後，他們發現裡頭有大量不同的病毒譜系，除了阿爾發病毒株以外，其他還有差不多四十種，其中有一種雖然大家都沒有見過卻特別突出，占了全體將近一半的量。接著研究人員就用安妮．奧圖爾設計的穿山甲系統來分析那個基因組，把它放進新冠病毒的譜系樹裡面，並且分配了一個編號給它：B.1.617。這個變異株之所以值得關注，不只是因為它突然竄起，成為馬哈拉什特拉邦新冠患者身上最常見的病毒，也因為它棘突的基因出現了多重突變，其中有三處突變特別令人憂心。這三個突變裡有一個跟伊克很像，第二個出現在弗林蛋白酶切割點，第三個則是受體結合區域的一個新突變，編號是L452R，暱稱叫做「雷瑟」（Lazer）。

其實雷瑟這個突變此前就已經在別的地方出現過了，那個地方就是洛杉磯。這顯然跟二〇二〇年底南加州爆發一波新疫情有關係，就連聖地牙哥動物園裡的大猩猩也未能豁免，牠們染上的病毒裡就有雷瑟這項突變，不過幸好沒有危急這些大猩猩的性命（牠們的事之後還會再提起）。

在印度的新變種病毒裡，我們又看到了洛杉磯也出現過的三項突變，這很可能是趨同演化的結果，而不是因為加州的病毒傳播到了馬哈拉什特拉邦。也就是說，不同的病毒出現了相似的變化，而且都保留了下來，這是因為這些變化有利於病毒適應環境。這次的突變裡也有大家熟悉的道格（D614G），不過這個突變有可能是之前就已經跟著國際傳播鏈進到印度的，而當這四項突變聚集在一起，浦那的科學家們警告，有可能會讓這個變種病毒更容易抓住人體的呼吸道細胞，而且在抓住之後也更容易侵入，而在侵入之後，即使那個人之前已經染過疫或打過疫苗，病毒還是會更容易躲掉抗體的攻擊。

到了二月中旬，馬哈拉什特拉邦的新冠病例已經有六成都是染上這個新變種病毒，而且這還只是開胃小菜而已，孟買跟世界各地的來往甚密，在二月結束之前，B.1.617 就已經出現在英國、美國和新加坡；到了三月，這個變種病毒已經傳到了芬蘭；四月傳到斐濟，而在向外傳播的同時，病毒也繼續在產生突變與分化，萌生出新的譜系分枝。加拿大對此的第一批確診病例在四月二十一日出現，一例在魁北克，另外三十九例在卑詩省，這代表病毒很有可能來自於兩個不同方向。也是在四月二十一日這天，安妮．奧圖爾在網上發布了一則帶有警示意味的公告，她表示現在同一個新病毒株有六百多個不同的基因組湧入了穿山甲系統，所以她已經把原本的標記功能擴張到可以涵蓋三個子譜系，並直接將之標示為 B.1.617.1、B.1.617.2、B.1.617.3。此時，雖然在 B.1.617.2 這個子譜系裡只占六百多個樣本基因組裡的九十個，然而因為漲勢驚人，其占比也跟著快速增加，並於不到兩個月內成了英國最主要的變種病毒，不僅蓋過了阿爾發，也打敗了其他兩個 B.1.617 的子譜系病毒，於是世界衛生組織和英國的衛生機關均把這個病毒株從「VOI」（需留意變異株）改成了「VOC」（高關注變異株）。[23] 到了五月三十一日，世衛組織公布了一個新的簡化命名系統，讓大家可以更清楚、更方便地稱呼這些病毒株，此後主要的新冠病毒變異株都會使用希臘字母來進行標記，於是B.1.617.2就變成了「德爾塔」（Delta）變異株。

二〇二一年夏天，當德爾塔不斷在各國攻城掠地，逐漸成為最主要的病毒株時，科學家們對它的了解也越來越多。有一個劍橋團隊跟印度等地的學者合作進行研究，他們在論文裡寫到了一個「突破性病例」（就是打了疫苗卻依然遭受感染），對方是德里一群打過疫苗的醫護人員，卻還是出現了群聚感染，從測序的結果發現他們大多數人感染的都是德爾塔變異株。西雅圖還有個團隊針對雷瑟這項突變（就是那個在洛杉磯的一波疫情高峰中出現，也出現在大猩猩體內的病毒上，後來又出現在馬哈拉什特拉的突變）進行研究，用特別仔細的方式加以觀察，因為這個突變的位置剛好就發生在受體結合區域一處非常關鍵的部位，然後他們發現這個突變在十幾個不同的病毒譜系裡都有出現，範圍還遍及了世界各國與地球各大洲，然而各地的突變卻又像是各自獨立產生的，而且隨著時間的推移，雷瑟的出現範圍也越來越廣。這種現象可能反映了病毒已經演化得逐漸適應了環境，「也許是適應了各地在二〇二〇年秋季開始採用的傳染病控制措施，」[24]劍橋團隊寫道，「而雖然有越來越高的人口比例已經對原本的病毒株免疫，但新病毒株可能也適應了這樣的情況。」簡單來說，雷瑟可能是病毒的一記妙招，雖然有很多不同的變種病毒都不約而同地採用了這一招，但只有德爾塔用得最是完美，讓病毒不僅得以繞過我們的免疫系統，還可以突破我們的封城措施。

德爾塔變異株也影響到了中國，雖然看起來像是病毒繞了一圈回來，不過這種事本來就是無法避免的，而此時距離中國的第一波疫情高峰也已經過去了十五個月之久，此前中國一直以嚴厲而有效的手段來壓住染疫人數，並達到了幾乎清零的好成績。二〇二一年五月二十日這天，有一位七十五歲的婦人走進了廣州的一間醫院，說自己除了喉嚨痛還有點發燒，而且已經不舒服兩天了，然後隔天一早院方在她的喉嚨拭子裡驗出陽性反應，確認她感染了新冠。她的病毒基因組測序拖了有點久，而就在測序結果還沒出來以前，四個跟她有過接觸的人也確診了，包括她的丈夫、一名招呼過她的餐館服務生、那家餐館裡的另一名顧客，以及那位顧客的孫子，後來發現這些人得的都是德爾塔變異株。以上這些都是中國疾病預防控制中心的說法，不過他們並沒有說明那位婦女是怎麼遭受病毒感染的。

這四位接觸者馬上就被救護車送到了隔離治療的醫院，然而已經太遲了，接著又陸續有其他病例出現，這代表病毒已經傳播到第五輪了。在接下來的一個月裡，廣州和其他三個廣東省城市一共檢測到一百六十七個確診病例，其中並不包括最初確診的那名婦女，這些病例體內的病毒株都是德爾塔，而且從所有人的病毒基因組譜系樹來看，全都指向了一個很清楚的病毒源頭，就是那位七十五歲的婦女。幸好之後疫情就停了（一陣子）下來，廣州的疫情就此告終（不過德爾塔病毒株會在別的省分裡再度出現），而有一個廣州的科學團隊取得了臨床資料和基因組數據，對這一百六十八個病例進行研究，然後他們注意到了幾個現象。

德爾塔變異株對患者的影響似乎會來得更快，從接觸病毒到測出陽性平均只有四天的時間，相較之下原始病毒株需要六天。此外德爾塔病毒株的自我複製速度也比從前更快，且複製量更為龐大，其產生的「病毒量」（viral loads）比早期的病毒株高出一千倍。[25]我的老天啊，這數字可真是多，但確切來說其實論文裡寫的是「高出一千兩百六十倍」。而且患者是在早期就可以累積到這麼巨大的病毒量，差不多在他們可以檢測出陽性反應時就已經如此，這也代表如果感染的是德爾塔病毒，患者發生早期傳播或無症狀傳播的可能性也會增加。

德爾塔病毒株不斷蔓延，六月才在南非帶來一波疫情高峰，七月就又在土耳其大鬧一場，到了八月則是在美國南方和日本肆虐，九月時連阿拉斯加都遭了殃，而且在廣東省海岸上方的福建省也有疫情，等到十月又在我所居住的蒙大拿州大爆發。九月初加拿大的勞動節過完，遊客們都喊著謝謝和再見，那裡快要開始下雪所以我們先回家了，可是德爾塔卻留著沒走，還塞滿了我們的醫院。

在德爾塔之後，我們都知道還會有其他變種病毒出現，希臘文只有二十四個字母，而當初世衛組織列出來的變異株清單卻已經排到了第十二個字母「μ」（mu）。我之前就說過，病毒永遠都會一直突變，而且它感染到的人越多，就會產生更多的突變；而只要它產生了更多的突變，就會更有機會在演化上占據優勢。自然選擇會在它身上產生作用，幫它清除掉沒用的東西，刪除掉低效的機制，就像是把一塊卡拉拉（Carrara）的大理石交到米開朗基羅手上，自然選擇也會雕塑出各種變化的作品，還會找到最美的形狀，保留最合適的地方。演化還會一再發生，這不是什麼變數，而是一個常數。

第六章

四種魔法

49

第一種魔法：祈禱它自己消失。

二〇二〇年二月二十七日，唐納・川普在白宮舉行了一場「圓桌會議」，會見了一些黑人領袖，一起紀念剛要結束的黑人歷史月（Black History Month）。他們在內閣會議室碰面，有線衛星公共事務電視網（C-SPAN）也在現場，賓客們按圓桌座位順序一一作了自我介紹，發表一些感謝的言論，然後川普就一連講了半個小時，但都是一些漫無邊際的評論，包括各種沾沾自喜，然後他就把話題轉到了冠狀病毒。「我們做的工作非常出色，我們會繼續下去。」[1]他說，「它不久後就會消失，有一天——就像奇蹟發生一樣——它就會消失。」[2]

這種事並沒有發生。

50

第二種魔法：群體免疫。

從最廣義的範圍來說，群體免疫這個想法可以追溯至十九世紀末到二十世紀初的獸醫學，當時的農民和他們的獸醫所面對的乃是真正一群又一群的牲畜（譯註：群體免疫〔herd immunity〕的herd原本指的是「畜群」或「獸群」，尤其是牛羊等家畜），而此時有一位叫做丹尼爾・埃爾默・沙門（Daniel Elmer Salmon）的男子，他被認為是美國的第一位獸醫，還曾經擔任美國動物產業局

（U.S. Bureau of Animal Industry）的局長，就是他在一八九四年的一份研究論文裡使用了這個詞彙，裡頭談的都是怎麼照顧和餵養牲畜，尤其是豬隻，總之大概就是繁殖時要明智、飲食要多樣化、豬圈要保持清潔，這樣你的豬就獲得對疾病的「抵抗力」。[3]他認為自己的說法不需要什麼理論，因為光從經驗就可以證明了。「這些事實告訴我們，免疫不光只有靠個體才能達成。」沙門在文中寫道，「這些事實證明了獲得群體免疫的可能性。」[4]然而在那篇文章裡，他並沒有解釋那種說不清楚的「抵抗力」是什麼，也沒有對文中最神祕的東西給個定義，也就是群體免疫。

不論群體免疫到底是什麼，總之不是只適用於豬隻，當時需要因應的也不是豬隻的問題，而是牛隻出現了一種叫做「流產病」（abortion disease）的問題，[5]也就是我們現在所說的布氏桿菌病（brucellosis），由牛隻之間傳染的布氏桿菌所引起，會造成小牛死於胎中，這對養殖戶來說是絕對要處理的大問題。有些牧場主認為解決辦法就是引進新的母牛來取代會流產的牛隻，可是一九一七年《農民公報》（*Farmers' Bulletin*）上刊登了一篇文章，作者是兩位美國農業部的專家阿道夫・艾希霍恩（Adolph Eichhorn）和喬治・波特（George M. Potter），他們在報上說明這種方法並不正確，反而建議要留著這些遭受感染的母牛，把存活下來的小牛養大，而且不要再引進新的牛隻，就這樣靜候時日。艾希霍恩和波特在文中寫道，說我們之前已經監測過一些牛群的情況，這種作法確實有效，流產率在九年間已經下降到幾乎為零，「所以如果留著會流產的母牛，並且養大那些小牛，這樣似乎就會逐漸形成一種群體免疫的效果。」[6]當時流產病每年會造成約兩千萬美元的損失，所以這項建議可謂是一場及時雨。

接著群體免疫這個概念，即便依然模糊，卻在一九二〇年代逐漸進入人類的醫學和流行病學領域，還經過了簡單的數學化改造，也在實驗室裡用老鼠做了一點測試，然後就隨著疫苗科學的進步逐漸被人們賦予各種意義和細緻的道理，像是一九八〇年天花可以正式宣告消滅，群體免疫也有大功。可是由於種種原因，它用來消滅小兒麻痺和麻疹的時候效果卻不怎麼好，對抗流感病毒時更是一敗塗地，這是因為病毒的種類太多又太會變化，每每還會從野生水鳥身上溢出新的病毒株，所以病毒的侵襲方式一直在更新。然而即使有過這種失敗經驗，群體免疫還是在新冠疫情初期的那幾個月裡莫名其妙地成了全球討論的話題，最有代表性的一次是在二〇二〇年三月十三日早上，首相鮑里斯．強森政府的首席科學顧問派翠克．瓦蘭斯爵士在BBC廣播電台受訪，他當時就對記者提起了群體免疫的概念。瓦蘭斯說：「我們的目的是要設法降低疫情的高峰，而不是要完全壓制疫情，」然後他接著說道，「是要在保護最脆弱人群的情況下，同時建立起某種程度的群體免疫。」[7]

瓦倫斯當天早上之所以會陷入窘境，是因為首相前一天所說的話。在唐寧街前的一次記者會上，強森先是承認了新冠肺炎已經算是大流行病，然後就宣布了一個他口中的「明確計畫」來因應疫情，[8]該計畫的目標是要「把疫情的高峰期拉得更長」，這樣民眾和各機構就會更能夠應付疫情。那要怎麼做呢？要建議大家——只是建議，不是強制，請大家採取跟現在歐洲大陸那邊非常不同的作法。看看對面那邊，義大利總理剛剛下令全國封城，法國總統也下令各級學校一律停課，強森這邊則真摯地建議大家，如果你出現了咳嗽或發燒的症狀，就應該待在家；如果你年紀超過了七十歲，就應該避免搭乘郵輪去度假；如果你是中小學學生，就應該拒絕參加學校舉辦的跨國旅行。總之孩子們繼續去教室上課，沒關係的，然後不管是誰都要洗手，我們就這樣辦。於是隔天早上派翠克．瓦蘭斯就得要負責向大家解釋：這個「明確計畫」為什麼看起來竟然這麼消極？這樣做是想幹嘛？而他也只能給大家一個糟糕的答案，那就是群體免疫。

不過他在講完那些話之後顯然並沒有立刻感到後悔，至少不會很後悔，因為他在同一天早上去上天空新聞（Sky News）節目的時候又再重申了這個說法，他在講到病毒的時候說：「我們只是想壓制它，不是想徹底擺脫它，因為那是無論如何都辦不到的。」[9]然後又再一次提到政府的目標是要降低感染高峰的人數，把疫情曲線拉平，把疫情的衝擊拉長以免都集中在某一段時間裡，「這樣做也可以讓我們裡頭有足夠的人遭到輕微的感染，繼而對病毒免疫。這樣會有助於，差不多會幫全體民眾對抗疫情，從而保護所有的人。」

接著天空新聞的主持人以委婉的方式引導，幫他說出了沒說出口的詞彙。「你說的那個群體免疫呢，」主持人說道，「就以在英國建立起群體免疫效果來說，要有多少百分比的人染上病毒才行？」

「大概要百分之六十。」瓦倫斯說。

「百分之六十？」

「要想獲得群體免疫，六十就是差不多的數字。」

然後觀眾們就看到主持人默默在腦子裡算了一下：全國百分之六十的人口，也就是六千七百萬人，然後致死率據說是，喔是百分之零點五到百分之一，再把兩者相乘一下，於是這位男士說道：「那這個國家可真得要死掉一大堆人了。」

「這個疾病確實很可怕。」瓦倫斯用贊同的口吻說道。

51

那麼，派翠克・瓦倫斯是怎麼得出百分之六十這個神奇的數字的呢？這得回顧群體免疫成為數學概念的歷史，當時是由兩個叫做科馬克和麥肯德里克的科學家在一九二七年提出的。

威廉・奧吉爾維・科馬克（William Ogilvy Kermack）是一位蘇格蘭的統計學家兼化學家，有一次因為實驗室事故而被腐蝕性鹼液弄瞎了眼睛，之後便更全心投入研究數學，因為這不像是化學還需要實驗室，數學在腦子裡就能做。至於安德森・麥肯德里克（Anderson G. McKendrick）則是一位醫生，在英殖民時期的印度醫務部（Indian Medical Service）任職，因此相當了解熱帶傳染病。後來這兩個人在愛丁堡合寫了一篇論文〈對流行病的數學理論之研究〉（A Contribution to the Mathematical Theory of Epidemics），[10]他們利用非常高超的微分計算設計出了一個描述流行病動態的簡化架構，名字叫做「SIR模型」。在這個模型裡，每當有一個新的傳染病進到人群裡相互傳染，此時群體裡的每一個人都可以被歸入三種類別之一，分別是易感染（Suceptible，簡稱「S」）、感染（Infectious，簡稱「I」）、康復（Recovered，簡稱「R」），其中易感染者可以變成感染者，而感染者也可以變成康復者，也可能會死亡（如果死亡的話就不用再納入計算範圍），每一個分類中的人數會隨著每一回的時間過去而發生變化，繼承讓整個變動狀態下的系統也產生改變。SIR模型所運用的基本概念大抵是如此，就是一個從易感染者變成感染者再變成康復者的過程，這個架構從當年科馬克和麥肯德里克提出後就沿用至今，可以說是相當有用。

在這個模型的基礎上，兩人也對流行病要如何才會結束的問題發表了一些很有價值的見解。他們認為不一定要等所有的易感染者數量都歸零之後才算是斬斷了感染鏈條，它也可以終結得更快一些，即使人群裡還零星分布著易感染者，但只要病毒或其他病原體找不到他們的話，此時就已經大功告成了。我們不妨打個比方來說明他們的意思：科馬克和麥肯德里克提醒我們，一場森林大火不一定要等每棵樹都燒成灰了才算結束，有可能火滅了以後卻發現還剩下了幾棵樹或幾個樹叢，只要這些樹木剛好沒有被火星波及的話，就算燒得起來也還是可能不會被燒掉。這些樹之所以沒被燒燬，有可能單純只是因為運氣好，例如剛好夾在兩片小草皮的空地之間，或是位在最後燃燒地點的上風之處等等。

三十年後，另一位研究過熱帶疾病的英國數學家出現了，他叫喬治・麥克唐納（George Macdonald），他為流行病的模型設計提供了一個至今依然非常重要的元素，那就是「基本再生率」（basic reproduction rate）的概念，也就是當一個初始病例進到一個完全未受感染的人群後可以直接造成多少人的感染，或者說一個被感染者平均可以感染到多少人。在麥克唐納出現之後，建構病毒模型的人就把這個數值稱為R_0（讀作「R-naught」〔譯註：在中文世界裡，R_0的讀法常常引發爭論，有些人會直接讀成「R零」，但也有很多人表示這個「0」的原文是naught，所以正確的讀法應該如作者所言讀「R-naught」。雖然有人認為naught這個古英語詞的意思原本就是「零」或「無」，所以讀作「R零」也無可厚非，不過很多科學術語的讀法都會依循其專業與傳統的規範，所以一般還是遵照國際公認的讀法「R-naught」為宜。此外，R_0也常常被人說成是「R_0值」，然而其實R_0一詞本身就已經有數值的意思，多個一個「值」其實算是贅語；同樣地，單獨寫出的「R」最好也以「再生數」來表示，本書均採此種譯法〕），一般會直接稱之為「基本再生數」，而不說成「基本再生率」。如果第一個染疫的病例會傳染給三個人，而每個被傳染者又會再傳染三個人，如此一直進行下去，只要其平均傳染人數為三人，那麼該病原體的R_0也就等於三。

不同病原體的R_0差別很大，像那些靠空氣傳播的病毒，例如麻疹，往往R_0就會比較高；相較之下，人類所得到的狂犬病毒都是透過唾液傳播的，所以只有被狂犬病動物咬了才會感染，R_0自然就非常低。因為不幸罹患狂犬病的將死患者極少會再去咬人造成傳染。喬治・麥克唐納當年研究的是瘧疾，這是一種原蟲引發的複雜疾病，會藉由蚊子的叮咬在宿主之間傳播，而這種微生物的R_0取決於多種因素，例如蚊群的密集程度、蚊子的壽命長短、每隻蚊子的叮咬次數，以及感染過瘧疾的人能有多久不會再被別的蚊子傳染等等，所以這個再生數的變動範圍可能會很大，按照麥克唐納的說法，這個再生數最小會是一，往上則沒人知道可以大到什麼地步。如果蚊子的壽命很長，又一直很渴望吸血，而且感染者可以長時間具有傳染力的話，瘧疾的R_0可以高到七百三十五。難怪當年麥克唐納帶領的公衛團隊無法消滅瘧疾，畢竟就算是在七十年後的現在，每年依然有將近五十萬名孩童死於瘧疾。

呼吸道病毒的R_0計算起來會簡單一些，但也不說真的很簡單，因為這個再生數可能每次算出來的都不一樣，它會隨著病毒或宿主的群體變化情況來跟著改變。例如病毒產生了一個可以提升傳染力的突變，此時再生數的數值就會上升；如果政府發布消息希望大家保持社交距離，而且大家也乖乖照辦了，於是病毒傳播的過程就會被打斷、阻礙或消除，再生數便隨之下降。對於群體免疫來說，這種變化性非常重要，我們得先知道這點，才能了解什麼算是或不是群體免疫，以及怎麼樣才算是達到了群體免疫。

為什麼我要用這些數學細節來折磨你？雖然這些內容看起來很枯燥，但其實非常重要，因為要想決定群體免疫可以生效的門檻要設在多少，R_0這個數值非常關鍵。群體免疫的門檻都是以百分比的方式呈現，數值是多少百分比就代表要有這個比例的人口從易感染者變成感染者。那麼這個門檻又表示什麼呢？它表示再生數在此時已經掉到1.0了。病毒的傳播之所以會變慢，是因為易感染者的數量變少了，所以病毒比較不容易找到合適的宿主，於是感染的鏈條出現了終點，接著再生數又不斷下降，此後只要再生數保持在低於1.0，疫情就會消退。如果一切條件不變，那麼疫情會下降到一個地方性流行病的標準，維持在一種可接受的低水平，如果碰上了最好的情況，那麼病毒還會因為找不到新的人感染而完全從人群中消失，當年天花病毒就是這樣被消滅的，那時最後只剩下極少數的天花病患，他們體內的天花病毒依然具有傳染力，可是它們並沒有被抗病毒藥物殺死，而是在孤獨與隔絕的環境裡慢慢凋零，自此無後而終。

當然，一切條件不可能不變，天花病毒算是特例，每個感染者身上都會出現明顯的病徵，所以我們可以找出病患並進行隔離，然後專門派那些打過疫苗的醫護人員去照顧他們，用這種圍堵的方式阻止病毒擴散；而且天花病毒的宿主就只有人類，所以也不會從人類以外的動物宿主身上傳回到人類這裡。相較之下要消滅小兒麻痺就困難一些，雖然這種病毒也只有人類這一種宿主，但是許多的小兒麻痺患者都沒有症狀，所以會比較難找出患者來進行隔離。至於新冠病毒，想要消滅它幾乎已經確定是不可能的，原因之一就是它可以藉由無症狀感染者來傳播，就算你只是想在全球範圍裡達到群體免疫來對抗新冠病毒，那也非常困難，即便辦到了也頂多只能收一時之效，無法畢其功於一役。群體免疫只是一種地區性的現象，只會在一個城市、一個國家或是一個島嶼上出現，你可以把它想成是你家的暖爐，會依照恆溫器的感應而自動開啟或關閉，只要再生數一直大於1.0，那疫情就會在人群裡擴散；如果再生數降到1.0以下，疫情就會消退，最後也許是完全結束（例如天花），也許是變成了地方性流行病（例如麻疹），只能在有限的地區與人群中斷斷續續地傳播。計算群體免疫所用的公式非常簡單，簡單到連我都能懂，所以你自然也沒問題：門檻＝$1-1/R_0$。

看到方程式先別急著翻白眼啊！等一下，你再看看這到底有多簡單。如果再生數是三，也就是說每個原發病例都可以再感染三個新的病例，接下來你只要用小學裡頭的分數運算就可以解出來了。首先，一減掉三分之一等於多少？三分之二對吧？那麼，在這次的情況下，群體免疫的門檻就是三分之二，也就是百分之六十七的人口。

回頭想想派翠克．瓦倫斯在二〇二〇年三月十三日那個非常彆扭的早上所說的話，現在我們已經可以看出背後的玄機：當他說英國人口的「大約百分之六十」感染病毒後可以帶來群體免疫，就等於假定了病毒的再生數「大約」是二點五。你不妨翻回去看看，然後自己用手機算一算，我剛剛就是這樣做的：

群體免疫門檻＝$1-1/R_0$，即一減去一除以二點五，

好吧，先算一除以二點五，就是零點四，

然後一減零點四等於零點六，

所以群體免疫的門檻，只有在R_0是二點五的時候，才會等於百分之六十。

現實的狀況完全不可能那麼精確，上述這種簡單易懂的計算方式裡其實暗藏了一些假設條件，但是這些假設從來都不能真正反映出病毒、人群或環境的實際情況。例如其中有一項假設是這樣的：只要一個人康復之後，他就會獲得完整且永久的保護力（例如產生可以阻擋病毒的抗體以及可以摧毀病毒的T細胞），避免二次遭受感染；對此另外還有一個假設，就是這些保護力不會因為病毒的演化而失效。把這兩個假設套用在新冠病毒上，這只能代表一種樂觀態度，並不能算是講證據的認知方式。

第三個假設是該群體中的所有人都是隨遇而安地任意混居，人與人的互動也完全隨機進行，如此一來只要易感染者的數量降低，傳播鏈要維持下去的難度就會被放到最大。但如果易感染者分居各處，各聚山頭，例如某些都是相同族裔的社區彼此來往密切，但是跟外人甚少往來，而且還有可能因為文化習慣而不願施打疫苗，那麼就算其他地方已經達到群體免疫了，這些自成一格的社群也照樣達不到。第四個假設是不會有新進人口，也就是說易感染者不會增加（按照生態學者的用語就是「沒有新成員」，不過我們當前的政治氛圍太糟糕了，用這樣的字眼可能會被誤以為是在應和仇外言論〔譯註：原文寫的「no immigrants」算是雙關語，也可以理解為常見的政治標語「移民不要來」〕）。關於這點不妨回顧一下之前提過的一個重要見解，就是給予農民防疫建議的艾希霍恩和波特這兩位獸醫的說法，他們在一九一七年的一份研究論文中講述了對於牛群罹患布氏桿菌病的觀測心得：「在購買牛隻來替代原本牛群的那幾年裡，流產情形經常出現，但是後來就不繼續採取這種作法了。」[11]這裡所謂的那種作法，指的就是購買新的小母牛來補充死去的牛隻，而等到他們改弦易轍後，雖然原本牛群裡生下的小母牛在一開始就帶有布氏桿菌，但長大後還是可以懷孕產下新的牛隻。

艾希霍恩和波特雖然沒有明說，但是那些成功產下後代的母牛一定具備了某種程度的自然抵抗力，所以才能免受細菌侵害，而且牠們後來也把這個抵抗力傳給了下一代，所以群體免疫在這種情況下真的奏效了，把許多個體的免疫力集結起來，加上R_0也下降了，於是流產的情況就減少了。「所以牧場主可能最好自己養小母牛，避免再引入新的外來感染，這才是最安全的作法。」他們的這段話，你也可以拿來類比為封閉的人群，把這個說法代入人類流行病的話，等於是說只要還有外來人士繼續進來，而且他們有些人還是易感染者的話，SIR模型的完美數學情境就會遭到破壞，不只必須重新評估一次感染鏈能否繼續的可能性，再生數也會因此回升，所以群體免疫的門檻就會跟著增高。問題在於，一個地方永遠都會有外來者，因為任何人類群體都不是封閉的，除非你指的是地球上的總人口。

對於上述所提到的這些因素，也就是「任意混居」與「人以群分」的互動模式對比，以及「封閉人群」與「開放人群」的對比，要想知道其實際上的意義，那麼不妨看看羅德島的麻疹疫情史，就可以很清楚地了解這些因素會造成什麼樣的影響。

52

麻疹病毒原本是人畜共通疾病，最早是從造成牛瘟（rinderpest）的牛隻病毒分化而來，算是對於我們人類馴化牛科動物的懲罰（之一），因為麻疹就是從我們養的牛傳染給人類的，而且已經在人類社會裡存在了差不多兩千年。而且如今牛瘟都已經滅絕了，但人類的麻疹病毒卻沒有，我想箇中原因出應該是出在這裡：要限制和約束牛隻的行為比較容易，但要控制我們自己的行為卻很難。

儘管麻疹疫苗效果很好，但是麻疹至今還是很嚴重的疾病，沒有打過疫苗的孩子很容易因染疫而致命。

我們常常會忘記天底下還有這種病毒（這跟冠狀病毒一樣也是單鏈RNA病毒），至少在高收入國家會這樣，因為這些地方的人大多都在小時候就打過疫苗了，所以很少出現疫情，但也並不是每個國家都能如此，像剛果民主共和國的麻疹疫苗接種率就很低，光是在二〇一九年就出現了大約三十一萬起麻疹病例，造成約六千人死亡，大多都是年紀很小的孩子。這實在是悲劇，尤其是人類早在一九六三年就已經有了經過核可的疫苗。在美國，由於從疫苗問世後不久就展開了大規模的學童接種計畫，所以幾乎不會出現兒童罹患麻疹的問題；以羅德島這個州為例，這項計畫是在一九六六年一月二十三日展開的，當時可是全州的大事，把這天稱為「終結麻疹的星期天」來大肆宣傳。

雖然那天下了一場很大的暴風雪，但還是有三萬一千多名兒童接種了疫苗，一個禮拜後，由於還有一些診所幫忙「收尾」，[12]所以又多施打了幾千名兒童，於是麻疹幾乎在這個州消失了。在這個計畫實施之前，一九六五年時州裡還有將近四千名病例出現；等到一九六六年，全部的病例數只剩下不到一百個。然而問題並未就此解決，因為羅德島的人口既不分散混居，而且也不是一個封閉的群體。

普羅維登斯（Providence）市內的福克斯角（Fox Point）社區聚居了大量的葡萄牙裔民眾，大約六成的福克斯角居民都是來自葡萄牙地區的移民，或是具有葡萄牙血統的後裔。福克斯角位於普羅維登斯河與西康克河（Seekonk）交匯處，地理上來看是個有點與外界隔絕的地帶，而且這裡的文化和語言又加重了這種對外的分隔感，居民們的社交活動都集中圍繞著一個教堂。很多家庭都是從外地移居至此不久，沒有經歷過「終結麻疹的星期天」，因而錯過了讓孩子對麻疹免疫的機會，而且他們對疫苗的態度也傾向於猶豫、懷疑或不信任。於是在一九六八年九月十五日這天，有個三歲大的孩子回到了這個社區，他之前才剛跟家人一起去葡萄牙回來，而且在那裡患上了麻疹。

兩週後，男孩的姐姐也出現了麻疹症狀，不久後姐姐就讀的學校的學生以及社區裡的幼稚園孩童也出現了麻疹病例。西康克河對岸還有一個叫做東普羅維登斯（East Providence）的社區，與福克斯角之間只有一橋之隔，而且一樣也聚集了不少具有葡萄牙背景的居民，由於有些東普羅維登斯的孩子跟福克斯角的孩子會一起玩，於是東普羅維登斯就成了另一個麻疹疫情的爆發中心。直至那一年年底，普羅維登斯城裡有九十一名孩童罹患了麻疹，其中只有三人不是葡萄牙裔，而這些孩子全部都沒有接種過麻疹疫苗，不過幸好沒有一人死亡。

儘管羅德島整體可能達到了群體免疫，但是福克斯角和東普羅維登斯並沒有。從一九六九年到現在，很多事情已經變了，而且新冠病毒並不是麻疹病毒（後者的傳染力極高，據信R_0約有八到十二），不過有些觀念上的事情並沒有改變。人們一樣會群聚，會旅行，人類這個群體依然非常好動，完全不像牛群，我們不管是把一百頭乳牛關在穀倉裡，甚至是把一千頭海福特牛（Hereford）養在與世隔絕的蒙大拿北部高原上，牠們依然會很安穩。

我們就暫時當個樂觀派吧，且讓我們接受所有的假設，然後再假定一下有某個國家對於新冠肺炎已經達到群體免疫，不管這個時間可以維持多久，我們來想像一下那會怎麼樣，如果我們真跨過了那個魔法般的門檻，會發生什麼事？這時候我們就得要回過頭去，再一次看看科馬克和麥肯德里克的SIR模型了。

想像有個百人群體，裡頭沒有任何人接觸過新冠病毒，此時你看到的就是一百個易感染者（S）。等到病毒傳入，人們開始得病，再把病毒傳給他人，一直到有六十位易感染者變成了感染者（I），除了其中死亡的兩人，其餘的人都成了康復者（R，注意不要把康復這個分類的代表符號R跟再生數的那個R搞混了，兩者都用了同一個字母，確實是很容易讓人搞混，我同意，但這並不是我造成的），於是此時的再生數R已經降到了1.0以下，不過並沒有降到零，所以還是會有一些倒楣的人繼續染疫。不過疫情確實在降溫，每一個剩下的易感染者的染疫可能性都降低了，所以如果按照派翠克・瓦蘭斯等人的邏輯，不管那個詞彙到底是什麼意思，總之這一群人已經達到了「群體免疫」。可是，這個詞真實的意義到底是什麼？這些人又贏得了什麼？

他們並沒有幫剩下的易感染者贏得什麼魔法般的免疫力，他們贏得的只是讓這些人減少了接觸到病毒的機會，因為有很多其他人都已經染過疫並康復了，或者是有很多其他人打過了疫苗，也可能兩種情況同時發生。他們所贏得的東西，充其量來說，就是讓人群裡剩下的易感染者的感染速度變慢而已，畢竟這裡頭的任何一位易感染者依然還是有可能會染疫甚至死亡。所謂的群體免疫，就像是在下雷雨的時候走在高爾夫球場上，說是對閃電「免疫」，但閃電其實照樣可能打到你身旁的樹，或是打中場上的其他人。

53

第三種魔法：藥物治療。

羥氯奎寧這種藥已經問世很久了，但到了二〇二〇年三月底才頭一次能擠進頭條新聞，這得要歸功於幾個人，首先是福斯新聞台的主播蘿拉・英格拉漢姆（Laura Ingraham），幫助她的還有甲骨文公司的共同創辦人賴瑞・艾利森（Larry Ellison），甚至還有大企業家兼太空大亨伊隆・馬斯克，他們在此前合力把這個藥名塞進了唐納・川普的腦子裡，就像是放進了隻蠷螋一樣（譯註：蠷螋的英文是「earwig」，意思就是耳朵蟲，過去西方的民間相傳這種小蟲會爬進人的耳朵，甚至進入腦中，然而並沒有科學根據，作者在此只是比喻而已）。至於川普，就跟你也許聽過的傳聞一樣，對於科學不是很精通，距此幾個月後他還會談論到「群體心態」（herd mentality），不過當時他想講的似乎是群體免疫（herd immunity），只是稍微把兩者弄混了而已（可是誰又能確定是弄混了而已呢）。可是羥氯奎寧真的就只是一種藥，一顆藥丸，一種你會吃下肚的東西，這可比群體免疫簡單多了。

羥氯奎寧是氯奎寧（chloroquine）的衍生物，這兩種物質都常被醫界用來預防或治療瘧疾，有時也會用來治療類風濕性關節炎和紅斑性狼瘡。氯奎寧可能具有毒性，過量服用的話可能還會引發嚴重的反應，甚至造成死亡，而如果添加羥基（hydroxy）則似乎可以緩解上述問題。使用這類藥物對抗瘧疾的歷史可以追溯到天然的奎寧，這是金雞納樹（Cinchona tree）樹皮裡的一種有效成分，在秘魯原住民的傳統裡會用它來當退燒藥。到了十七世紀，金雞納樹的樹皮或樹皮粉末被帶回了歐洲，被大家稱為「奇納」（quina），用途則與原來相同，然後一直到了一九三四年，德國拜耳（Bayer）公司的實驗室裡有一些化學家創造出了一種合成版本，接著就隨著隆美爾的軍隊進入北非。到了戰後，工業製造的氯奎寧就成了對抗瘧疾的標準預防用藥。

這種用法一直持續了大約五十年，我自己在一九八〇年代都服用過此藥，每次我要去瘧疾疫區出行時都會用它來做預防工作，似乎也確實有效，因為我當時也沒少被蚊子咬過，但是卻從來沒有感染過瘧疾這種疾病，不過我也有被告誡說此藥不能連續服用太多個月，否則會損害肝臟。按照目前科學家所知，它的功效是藉由阻斷新陳代謝來實現的，因為瘧原蟲會在宿主的紅血球裡吞噬血紅素並進行繁殖，所以一旦停止新陳代謝，這些入侵者就會被自己製造的廢棄物給毒死。只不過後來瘧原蟲靠著自己超高的繁殖率和為數不少的突變逐漸演化出了對氯奎寧的抗藥性，於是某些熱帶地區就成了瘧疾的危險區域，因為氯奎寧那些地方無效，所以如果你要去那裡的話，醫生就會建議你服用不同的藥物，可是其中有些藥物帶給人不適感比氯奎寧還要強烈，副作用包括頭痛、嘔吐、蕁麻疹、神經緊張和作惡夢（例如我有一次夢見牆裡冒出一隻巨蛇，即使像我這樣喜歡蛇的人也覺得很恐怖），但出現這些狀況總好過得瘧疾，除非我們找到了更好的藥品，否則還是得吃。

在二〇二〇年的時候，「氯奎寧或許對於抗病毒也有效」早已不是什麼新鮮的說法，這個藥物雖然在應用於抗瘧的受歡迎程度降低了，但人們卻開始關注它是否能夠成為抗病毒的利器，包括在二〇〇三年時用來抗SARS。有一個由義大利和比利時人士合作的研究團隊曾發表論文，說他們在綜觀許多已發表的研究報告後發現氯奎寧可以抑制多種類型的病毒，包括冠狀病毒與HIV，阻止病毒侵入細胞後自我複製。二〇〇五年時又有另一組團隊，其成員中有三位地位最崇高的病毒學家，皮埃爾・羅林（Pierre Rollin）、托馬斯・克西亞澤克（Thomas Ksiazek）、斯圖爾特・尼科爾（Stuart Nichol），他們都是美國疾控中心在舊日黃金時期的特殊病原體科（Special Pathogens Branch）的學者，該團隊證實氯奎寧對於ＳＡＲＳ病毒在培養皿細胞中所進行的自我複製確實有抑制效果，並且可以減少細胞之間造成的感染。他們寫道，這樣的現象表示氯奎寧「可能具有相關的預防和治療用途」。[13]兩年後，法國三位科學家在統合數十篇實驗室的研究論文後也撰文表示，氯奎寧和羥氯奎寧可能對多種細菌、真菌和病毒所造成的感染具有療效，其中最特別的是一個叫做貝氏考克斯菌（Coxiella burnetii）的病原體，這是一種非常棘手的胞內菌（intracellular bacterium），會引發一種叫做「Q熱」（Q fever）的疾病；此外在那份療效榜單上，ＳＡＲＳ病毒也再度榜上有名。只不過這裡頭只有Q熱是對病患進行的研究，其餘的幾乎都是「體外」（in vitro，原意是「在玻璃中的」）研究——確切來說就是研究藥物對於病毒對於培養皿裡的人工培養細胞的產生效果。即便如此，該團隊依然讓我們看到用氯奎寧來對抗冠狀病毒並不是什麼瘋狂的主意，這種作法只是還沒有獲得系統性的人體臨床實驗來驗證而已。

至於川普，在受到他的精神導師們的啟發後，從二〇二〇年三月就開始在談話裡或推特上說要用羥氯奎寧來治療新冠肺炎，一開始講這些話的時候他還表現出了難得的謹慎態度，可是在二〇二〇年三月十九日的一場記者會上，他直接點名了羥氯奎寧和氯奎寧兩種藥物，不僅正確地指出這些是政府批准的抗瘧用藥，又再說他希望這些藥也能在新冠疫情裡派上用場。「如果它們有效的話，你們看到的病患數目就會快速下降，所以我們就拭目以待吧。」[14]川普說，「可是它們真的很有機會，」他指的當然是羥氯奎寧和氯奎寧，「它們也許會有效。」

安東尼·佛奇當天並不在發言台上，沒有像彭斯副總統或黛博拉·比克斯（Deborah Birx，負責幫川普統籌新冠因應措施）等人那樣站在川普身邊，不過隔天就有記者問他有沒有證據支持可以用羥氯奎寧來治療新冠。

「答案是沒有。」[15]佛奇回道。

當時已經有好幾項小型研究發表了，進行研究的主要是一些中國科學家，其中有個團隊發現氯奎寧確實可以阻止新冠病毒進入實驗室裡培養出來的細胞——那些都是用猴子腎臟細胞培養出來的新細胞。另一組團隊在論文裡表示，從中國十家醫院的臨床實驗結果來看確實有顯示出效果，可是文中並沒有提供數據資料。此外有一個法國團隊也讓二十六位患者試用了羥氯奎寧，實驗期間出於各種原因（包括出現噁心症狀或患者疫重身亡）剔除了六位患者，最後在剩下的二十位患者中有十四位的病毒量都出現了降低的現象。但佛奇顯然沒把這些研究放在眼裡，在白宮冠狀病毒工作組的一場記者會上，雖然彼得·納瓦羅（就是那位川普的大砲經濟顧問）在會上才剛大肆吹捧羥氯奎寧，佛奇照樣還是說那些都只能算是「傳聞」證據[16]（譯註：「傳聞證據」〔anecdotal evidence〕一詞常出現在法律用語之中，意思差不多相當於道聽途說，很少能被列為證據採用。在科學領域中，傳聞證據指的是缺乏可驗證性和統計學可靠性的研究結果，只能當成個別案例對待，不能普遍應用或推廣）而已。

那篇法國論文裡有一位列名資深作者的是迪迪耶·拉烏爾（Didier Raoult），他是一位既負盛名又具爭議的微生物學家，也是個充滿傲氣的反主流人士。拉烏爾過去也曾有過確切的重大成就，他曾與讓-米歇爾·克拉維里一同帶領團隊發現了第一種巨型病毒，就是那個躲在阿米巴變形蟲體內的擬菌病毒。他在馬賽還掌管著一個資金充裕的大型研究所，每年有上百篇科學論文的共同作者名單上都會出現他的名字，綜合多方說法來看，拉烏爾可以說是一位強勢的領導者，也是一位爭議性的科學家，他那緊皺的眉頭讓人望而生畏，加上披著及肩的長髮，看起來像是一位年長的德魯伊祭司（druid）。拉烏爾從很久以前就開始推廣羥氯奎寧了，他也是前面提到的那篇二〇〇七年Q熱論文的三位作者之一，文中就曾附帶探討了這種藥物潛在的抗病毒能力。如今碰上了新冠肺炎的全球大流行，拉烏爾更是在疫情初期的幾個月裡不遺餘力地推廣羥氯奎寧，就連《紐約時報雜誌》（*The New York Times Magazine*）裡由史考特・沙耶爾（Scott Sayare）撰寫的科學家簡介中都是這樣介紹他的，在他眼中，其他科學家對於這個藥物的懷疑，反倒成了激勵他繼續推廣的動力。

「我這輩子都一直在『對抗』，」[17]他告訴沙耶爾，衝突對他來說具有興奮效果，他對自己那些高調吶喊的主張非常有信心，而讓他同樣有信心的還有一件事，就是古往今來的其他科學家，包括查爾斯・達爾文在內，全都是目光短淺、愚蠢且自負的貨色。拉烏爾告訴沙耶爾，他認為從達爾文演化論所推論出來的生命樹根本就「完全錯誤」，然後又嘲笑達爾文本人，說他「只會寫一些蠢話」。他還在YouTube上面發布了一支標題為「冠狀病毒：遊戲結束了！」的影片，並在影片中宣稱新冠肺炎「大概是所有呼吸道感染裡最容易治療的一個」，然後又警告大家，說羥氯奎寧那麼好，藥局裡一定很快就會賣光的——這後半句倒是沒說錯，只不過那是個自我實現（self-fulfilling）的預言。

回過頭來看白宮這邊，唐納・川普聽了那些聽了迪迪耶・拉烏爾的話的人說的話，於是就越來越喜歡他所聽到的那些關於羥氯奎寧的消息（「我是它的忠實粉絲！」[18]），然後就開始對自己的下屬施壓，包括衛生及公共服務部部長，就是之前提過的那位很聽話的亞歷克斯．阿薩爾，以及食品藥物管理局局長史蒂芬．哈恩（Stephen Hahn），不過這位就沒有那麼聽話了，川普要求他們批准用羥氯奎寧來治療新冠，雖然食品藥物管理局裡頭有一些反對的聲音，但是該機構在三月二十八日還是進行了緊急授權，允許醫生開立處方，並允許醫療服務單位採用這種藥物治療新冠肺炎。於是臨床實驗就這樣開始了，接著治療結果陸續出籠，但是這些結果並不支持迪迪耶．拉烏爾之前激動興奮的大力相挺。

到了六月十五日，食品藥物管理局撤銷了對羥氯奎寧的緊急使用權，並發出公告表示，根據最新獲得的科學數據，氯奎寧和羥氯奎寧「不太可能對於治療新冠肺炎有效」，[19]該機構的新聞稿還表示，由於這些藥物會引發嚴重的心臟問題及其他可能的副作用，其風險如今已經大於效益（或是根本沒有效益）。與此同時，人們正在不斷死去，到了二〇二〇年六月十五日，新冠在法國造成的死亡人數已經多達兩萬九千四百一十一例；美國這邊的數字更多，畢竟四月在紐約等地曾出現過可怕的疫情大爆發，所以此時死亡人數已經達到十二萬零七百八十例。面對這樣的情況，如果羥氯奎寧並非解方，那解方到底是什麼呢？

相較於羥氯奎寧，瑞德西韋這個抗病毒藥物背後的故事可謂大不相同。開發出這款藥物的是吉利德科學公司（Gilead Sciences），背後還有美國政府的資金幫助，開始時間是在二〇〇九年，原本是針對C型肝炎病毒和呼吸道融合病毒（respiratory syncytial virus）研發的，然而在對抗C型肝炎病毒時的效果很有限，對呼吸道融合病毒的效果雖然好一些，但依然不夠理想，所以藥物的研發就先擱置了，只把它當成一個備選藥物，編號為 GS-5734，其中這個GS應該就是代表吉利德科學公司。幾年後，由於大家越來越關注新興病毒的問題，於是吉利德科學公司就啟動了一項計畫，跟美國疾控中心以及美國陸軍傳染病醫學研究所合作（後者就是唐納・柏克原本在陸軍的所屬單位，是一個以專門對付凶狠病毒而聞名的機構），篩選了大約一千種備選的化合物，看看其中是否有哪個可能會派上用場，可以用來對付那些可怕的新病毒，例如SARS、MERS、伊波拉和茲卡等等。這項研究計畫是用人工培養細胞進行的，而GS-5734對伊波拉病毒的效果初步看來顯得特別好，所以就改在恆河猴身上測試對伊波拉病毒感染的療效，把藥物直接注射到猴子的靜脈裡，在只注射低劑量的情況下對於病況有一定幫助；如果改打較高劑量的話，則所有進行測試的恆河猴都活了下來（至少暫時活了下來，最後有些猴子還是變得太過虛弱，只能讓牠們安樂死）。於是接下來瑞德西韋就進行了人體實驗，結果它似乎拯救了一名三十九歲的婦女和一名新生兒，可是等到擴大實驗規模到六百多人後，它的效果卻顯得很糟，接受治療的患者裡有百分之五十三依然不治身亡。

不過在二〇一七年的一項研究中，瑞德西韋在人工培養細胞實驗中卻顯示出對於多種冠狀病毒都相當有效，負責進行該研究工作的是北卡羅來納大學，那些研究人員們都很明白一件事，SARS和MERS應該不會是最後感染到人類的冠狀病毒，因此便在論文裡指出，這次的藥物測試對於「在人畜之間流通、有可能會造成大流行病的病毒株」也可能會適用。[20]

然後新冠病毒就登場了，在二〇二〇年一月，吉利德就把瑞德西韋提供給中國疾病預防控制中心進行實驗室測試，看看是否能在這次的新病毒威脅裡派上用場。負責測試的主要是武漢病毒研究所的科學家，還有兩個是從北京來支援的，而武漢的成員裡有一位是石正麗。該團隊發現瑞德西韋「非常有效」，[21]可以幫助實驗室的人工培養細胞對抗新冠病毒，接著他們用了同一套實驗方法來測試氯奎寧，發現也很有效。科學的進展就是如此，只能憑藉當前有限的結果說話，然後等著進行更多的實驗，也進行更多的觀察，而後所做出的推論就不會那麼有侷限性了。接下來要做的就是人體實驗，瑞德西韋和氯奎寧對於新冠病毒的療效必須分開進行，而其表現會是如何，此刻尚且不得而知。

第一次的大型臨床實驗開始了，患者們被隨機分配，有的施打瑞德西韋，有的只是施打安慰劑，地點在武漢的十所醫院，時間則在二〇二〇年的二月和三月，有一百五十八名患者的靜脈裡注射了藥物，但是結果卻很令人失望，研究人員發現不論患者是康復或死亡，相較於服用安慰劑的患者，服用瑞德西韋對於患者的症狀與康復所需時間都「沒有明顯改善」。[22]在此之後，雖然這項人體實驗籌劃得相當完善，但是卻早早就停了下來，其參與實驗的患者並沒有達到預期的數量，而究其原因，對我們身在世界其他地方的人來說可能會覺得又怪異又羨慕：因為武漢找不到足夠的新冠病患了，這裡進行了嚴格的封城、檢測、追蹤和隔離，可以說執行了所有的非藥物介入措施，結果反而讓藥物介入變得不再需要。在武漢的這篇瑞德西韋測試研究發表當日，也就是二〇二〇年四月二十九日，全中國的新增病例也只有四例，而且沒有新增的死亡數。

相較於瑞德西韋，伊維菌素（ivermectin）又帶給了我們不同的難題，因為這個藥價格便宜且容易取得，因此對於那些絕望或恐懼的民眾來說很有吸引力，可是其藥效方面的證據卻真假難辨。你可以找到很多研究說它治療新冠肺炎很有效，可以降低死亡率，但也有別的研究認為它沒有顯著效果，至於那些評論型的綜述文章也是分成兩派，有一派說綜合許多研究結果來看，伊維菌素的抗新冠效用確實有強力的證據予以背書；另一派則認為那些支持伊維菌素的研究裡頭，有很多在方法上都有問題，甚至是在造假（在傾向認為伊維菌素有效的那些說法裡，把藥效講得最顯著的其中一篇是發表在網路上的預印本論文，雖然這篇研究的結果大大提升了對於伊維菌素藥效的平均評價，可是後來卻在合理性與誠信方面飽受批評，結果論文被撤了下來）。此外，你也可以讀到一些關於不當使用伊維菌素的傳聞說法，例如來自美國疾控中心的這一則消息：

一位成人喝下了原本用於牛隻身上的注射用伊維菌素配方，想以此預防感染新冠肺炎。該名患者入院時呈現意識混亂、嗜睡、幻視、呼吸急促和顫抖的症狀，並在住院治療九天後康復。[23]

呼吸急促（tachypnea）指的是呼吸變得又快又淺，意識混亂則是一種我們罹患新冠後都會出現的症狀，但伊維菌素顯然會讓這種情況變得更加嚴重。

買伊維菌素不需要處方箋，在各地的寵物店或飼料店都買得到，或是到亞馬遜購物網站上點個幾下就好，這種藥有吞服用的片劑，也有可咀嚼的片劑、外敷的液體，甚至蘋果風味的凝膠，全部都是為了幫你的狗兒、馬兒、牛兒或羊兒驅蟲而設計的，因為它原本是深受獸醫和養殖戶信賴的一款藥物利器，可以防治動物身上的蝨子、蟎蟲和寄生蟲。雖然很好買到，可是物有其用，就像羊角鎚對於木匠而言確實是很重要又很可靠的工具，可是在牙科裡頭就不太建議使用它了。

伊維菌素是在一九七五年發現的，兩位發現的生物學家後來因此得了諾貝爾獎，世衛組織也把這款藥納入基本藥物的清單之中。其實人類也常為蝨子和蟎蟲所苦，世界上有些地方的寄生蟲相關疾病不僅普遍而且還很嚴重，例如蟠尾絲蟲症，也叫做河盲症，引起此病的是某種線蟲，牠會藉由患者被黑蠅叮咬時傳播，感染人數大約有一千五百萬人，並造成約一百萬人失明或視力受損，患者大多數都在撒哈拉以南的非洲。另一個例子是淋巴絲蟲病（Lymphatic filariasis），通常被稱為象皮病（elephantiasis），因為此病會阻塞淋巴系統而造成人體的腿部腫大，致病的是血絲蟲（filariae）這一類的線蟲，牠們會透過蚊子傳播，在二〇一八年的時候全球有五千一百多萬人感染此病。伊維菌素對這些人來說是一種福音，非常值得獲得諾貝爾獎，而我本人也一樣吃過這種藥，不過劑量很小，當時我正在穿越剛果以及加彭兩國的沼澤和森林，由於不斷被黑蠅叮咬，為了不要罹患河盲症所以服藥。當時我們所有參與這次徒步之旅的人都服用了這個藥物，用滴管幫大家用藥的是我們英勇的探險隊隊長麥克·費伊（Mike Fay），他也是一位生態學家，長年都在跟剛果的原始環境打交道，而他身邊常備的伊維菌素通常都是在美國的飼料店裡買的，有時候也會在布拉薩市（Brazzaville）或自由市的街角跟路上的小男孩買。即使是在美國，雖然這裡的蟲子種類沒有像剛果森林裡那麼多，但是犬心絲蟲還是會威脅到狗兒的安全，牛群胃裡的蟲更是會造成數十億美元的經濟損失，此外還有能在人體內生長超過一英尺長的蛔蟲，所以伊維菌素也一樣有市場，而食品藥物管理局也早就批准此藥用於人體，好幫我們對抗這些無脊椎的寄生蟲。

伊維菌素雖好，但用來治療新冠肺炎就是另一回事了，世衛組織、美國疾控中心、美國食品藥物管理局都不鼓勵這樣做，有一群學者仔細研究了考科蘭圖書館（Cochrane Library，一個評論醫學科學的線上服務）裡頭的大量研究資料，認為除非是在經過細心安排的臨床實驗裡，否則「使用伊維菌素治療或預防新冠肺炎，並沒有獲得可靠的證據支持。」[24]後來牛津大學的研究人員在二〇二一年六月也展開了一個大型的臨床實驗，預計會是歷來規模最大的一次，不過等結果出爐還需要時間（譯註：該研究已經在二〇二四年發表，其結果並不支持伊維菌素可以治療新冠，因為服用後患者的新冠症狀持續時間平均只會從十六天縮短到十四天，這種減少並不具有太多臨床上的意義，而且與常規治療方式相比，伊維菌素並沒有降低與新冠相關的住院或死亡風險，因此不建議使用）。目前看來，對於伊維菌素的顧慮似乎都不是針對它的安全性問題，畢竟人類已經廣泛使用很多年了，大家在意的是它對新冠病毒到底有沒有效。

莫納皮拉韋（Molnupiravir）的情況就又是另一回事了，這是默克（Merck）藥廠的新產品，一起進行合作開發計畫的還有一家開設在佛羅里達的小公司，名字叫做里奇巴克生物製藥（Ridgeback Biotherapeutics）。莫納皮拉韋的一大優點是可以直接口服，這是一種前驅藥（prodrug，一種可以口服的化合物，經由體內代謝後會形成其他的有效成分），真正起效用的是一種縮寫為NHC的藥效成分，而NHC這個複雜的化合物又有很長的過往故事（譯註：作者的意思是莫納皮拉韋只是NHC的前驅藥，雖然患者服用的是莫納皮拉韋，但真正起作用的是人體服用莫納皮拉韋後所產生的NHC，因此本段下面所說的都是NHC對於新冠肺炎的療效）。跟羥氯奎寧及伊維菌素一樣，莫納皮拉韋是做成藥片來使用的，而不像瑞德西韋那樣採用靜脈注射。根據默克製藥在二〇二一年十月發布的新聞稿，莫納皮拉韋一場臨床實驗的期中分析（interim analysis）顯示該藥效果非常顯著，對於輕症或中症的新冠肺炎成年患者，其住院與死亡風險可以降低大約一半（不過等到臨床實驗做完之後，發現對風險的整體降低程度並沒有那麼大），其作用原理是引起新冠病毒的突變，以此讓病毒失能，因為新冠病毒的基因組裡有多達三萬個核苷酸，在此藥物的作用下會無法準確複製其RNA，導致出錯的程度超過了容錯的上限，也就是我之前提過的，會毀掉病毒的「錯誤災難」。

跟NHC一樣，莫納皮拉韋也有複雜的過往故事，而且我們在它的其中一段過往裡還可以看到它不只能造成病毒的突變，也會造成哺乳動物的突變。北卡羅來納大學有一位生物化學家兼演化病毒學家隆納・斯旺斯崇（Ronald Swanstrom），他曾帶領團隊進行相關研究，發現了值得警惕的現象。斯旺斯崇花了數十年的時間研究病毒在人類宿主體內的演化，尤其是HIV-1，也跟許多人合作撰寫了研究藥物發明與病毒抗藥性問題的論文，他看到了莫納皮拉韋的優點，同時也注意到了它可能帶來的危險。到了二〇二〇年年初，他加入了一個研究團隊，一起發表了一篇說明莫納皮拉韋對三種冠狀病毒有療效的論文，分別是SARS、MERS和新冠病毒，最後這一項在當時引起了所有人的注意，都覺得那是個非常好的消息，因為一方面當時還沒有任何治療冠狀病毒藥物能獲得批准，另一個原因則是莫納皮拉韋可以直接口服，這大大提高了它能在早期階段就控制住新冠肺炎病例數的機會，讓民眾不用非得住院不可。然而在一年後，斯旺斯崇又主持了一項研究，向大家揭開了莫納皮拉韋的負面影響：它有可能會改變哺乳動物細胞的DNA，而且不只是實驗室培養出來的倉鼠細胞會如此，懷孕婦女的胎兒細胞、還有男性體內負責生成精子的幹細胞也可能都會突變，因此斯旺斯崇和其他的共同作者寫道，該藥物確實「具有強大的抗病毒效果」[25]，而且藥效遠超大部分的同類藥物，「但是也容易造成病毒宿主的突變」，然後又指出，這種突變可能會導致先天缺陷或是癌症。

其實隆納・斯旺斯崇並不是完全反對將莫納皮拉韋使用於人體，他只是擔心有問題所以傾向於要謹慎使用。持平而論，這款藥也許對年長者比較適合，但不建議年輕人使用。「我應該會願意服用莫納皮拉韋（意思是因為年紀大了，染疫風險較高），」斯旺斯崇在電子郵件裡告訴我，「但是這樣的話，我希望之後能夠追蹤研究我們這些吃了藥的人，看看是否有罹癌風險。」[26]接著他又補充說，真正的大問題在於我們不知道這個風險到底有多高，有可能根本無足輕重，但也有可能影響甚大。

「其實我們會得出這樣的結果並不奇怪。」斯旺斯崇補充道，大家從很早以前就已經知道，利用動物細胞代謝的途徑來發揮藥效本來就會如此。莫納皮拉韋的成分是一種叫做核苷類似物（nucleoside analog）的分子，這種分子類似於組成RNA和DNA基因組的核苷酸，因此可以干擾基因複製的過程。至於這款藥物本身，最早是在二〇〇〇年代初期於亞特蘭大的埃默里大學（Emory University）裡合成出來的，該校的研究人員希望此藥可以有效治療委內瑞拉馬腦炎（Venezuelan equine encephalitis）的病毒，這種疾病不但對馬有致命效果，有時對人也會有。之後莫納皮拉韋又被拿來測試對流感病毒株的效果，而它也成功抑制了這些病毒，因而被認為是一種「廣效」的抗病毒藥物，這代表它之後也有機會可以用來對付那些新冒出來的病毒。它的作用機制是模仿RNA的胞嘧啶和尿嘧啶這兩種核苷酸鹼基，以此來讓核苷類似物代替核苷酸被插入基因組分子裡，然而由於核苷類似物跟核苷酸的功能並不相同，因此就會導致突變。在這種情況下，原本該是胞嘧啶的位置上，核苷類似物卻表現得像是尿嘧啶，而且還反覆出現這種現象，如此大規模的突變會達到病毒基因鏈無法發揮功能的程度，於是乎「錯誤災難」就又出現了，而在這款藥物的如此不斷干擾下，病毒便會一個個垮掉。但以上這些是宿主運氣好時產生的結果，可是從斯旺斯崇團隊的研究成果來看，當使用莫納皮拉韋的患者體內在進行細胞繁殖的時候，核苷類似物這種狡詐的分子也有相當大的可能會冒充我們細胞裡一塊塊建構起DNA的核苷酸，讓我們的細胞裡也產生突變，雖然我們體內許多細胞的繁殖頻率並不會很高，但是胎兒的細胞卻不然，還有製造精子的幹細胞也是如此，其風險都會大上許多。

「它所採用的生化作用途徑本已有風險，加上我們的研究數據，都顯示此藥是一種突變原（mutagen）。」[27]斯旺斯崇告訴我，「我失望的是，大家在研究這款藥物時並沒有更公開地討論這種可能，我想大概是有人擔心討論這件事會讓此藥遭到污名化。」

當疫情爆發，大家亟需對抗冠狀病毒的藥物時，有危險的不只是人命，大筆投入的資金也可能會打了水漂。埃默里大學當初把莫納皮拉韋的專利授權給里奇巴克生物製藥，而里奇巴克又去找政府支持它進一步開發此藥，這件事在川普手底下的美國衛生與公共服務部（Department of Health and Human Services）裡頭引發了不同意見的衝突。這個部門在二〇〇六年時設立了一個叫做生物醫學高階研究開發局（Biomedical Advanced Research and Development Authority）的機構，其職責是開發與採購各種醫療利器，以對抗那些可能有害公眾健康的威脅，包括恐怖主義行動或大流行病，因此該機構權責之一就是提供資金幫助各種藥物和疫苗能夠上市。埃默里大學的藥物測試工作原本就有聯邦資金在支持，不過二〇二〇年春季那時里奇巴克的兩位創辦人（之前都當過投資經理）還是想向生物醫學高階研究開發局爭取更多經費。生物醫學高階研究開發局的局長是一位叫做里克·布萊特（Rick Bright）的科學家，曾經接受民間單位的培訓從事免疫學和病毒學方面的工作，也曾經在疾控中心任職，在二〇一〇年才進入生物醫學高階研究開發局。在新冠疫情剛開始的時候，布萊特就跟美國衛生與公共服務部的上司發生了爭執，因為他反對大舉開放使用氯奎寧和羥氯奎寧，覺得科學界明明對這種藥物有疑慮，不應該屈服於政治壓力。

如今連里奇巴克的人也來了，開口就想討錢來進一步研發另一款聽起來很棒的藥——莫納皮拉韋，而且布萊特認為他們還動用了私人關係，想要繞過他或跳過他這一關，從他掌管的局裡頭拿到他們想要的東西，所以在二〇二〇年四月二十日這天布萊特才會遭到拔官，解除了生物醫學高階研究開發局的主管職務，於是他在五月五日向美國的特別檢察官辦公室（Office of Special Counsel）遞交了一份五十七頁的檢舉申訴資料，這個不當解僱的案子在一年多後由雙方達成和解，但具體細節並未公開，而此時布萊特已經接受洛克菲勒基金會的禮聘，成為該公司因應疫情策略的資深規劃師了。雖然案子結束了，可是莫納皮拉韋的問題還是沒分辨清楚，大家還是不知道它的風險和效益該怎麼拿捏。到了二〇二一年十月，默克製藥公布了這款藥物臨床實驗的期中分析，報告中稱「莫納皮拉韋對住院或死亡的風險可減少約五成」，[28]可是我前面已經提過，等到最終分析報告出現在《新英格蘭醫學期刊》（*The New England Journal of Medicine*）上的時候，結果顯示全體受測試者的風險降低程度只剩下了三成。

不久前，輝瑞（Pfizer）藥廠（以緊急授權，即所謂的EUA的形式）也拿到了食品藥物管理局的核可，讓一款針對新冠肺炎的口服藥上市，其品牌名稱是倍拉維（Paxlovid），不過其實這個藥品裡頭含有兩種藥物（名字都比倍拉維還要拗口，所以就不用深究了），而且雖然這兩種藥物的組合似乎效果很好，但也各有各的缺點，其中一個缺點是製造困難，另一個則是會有跟其他藥物產生交互作用的問題。隆納．斯旺斯崇告訴我，倍拉維雖有可能會成為重要的藥品，但它並非全世界出現疫情大流行時所需要的那種靈丹——那種藥得兼具便宜、口服、無毒、可以測試和治療的特性才行。

關於莫納皮拉韋以及它會增加突變機率的問題，還有件重要的事必須提醒大家，藥物的使用必須權衡患者狀況與利弊，某些癌症的化療用藥也容易引發突變，有的化療藥品甚至就跟莫納皮拉韋一樣含有核苷類似物，可能會改變健康細胞裡頭的DNA，但是用這樣的藥物就是一種權衡，如果我此時正在抗癌的話，我很可能會同意使用這種藥物來治療，為了縮小或消除已經長在我體內的腫瘤，我會願意接受未來（因為發生新突變而導致的）出現新腫瘤的可能性。而由於我已經是個七旬老翁了（跟隆納・斯旺斯崇一樣），不用再考慮生孩子會不會有天生缺陷的問題，所以如果我正在對抗新冠肺炎這個病魔，那我會很感謝醫生為我採用莫納皮拉韋的療程，就像我當年很感謝可以在剛果的沼澤地上喝到一口伊維菌素，這跟什麼魔法不魔法的沒有關係，單純就是計算風險而已。

54

最後是第四種魔法，同時也是真正最驚人的一種：疫苗。

前面說過，從二〇一九年十二月的最後幾天一直到二〇二〇年一月的前幾天，安東尼・佛奇都一直在密切關注著武漢零零星星傳出來的消息，他還跟疫苗研究中心的領導團隊商議過此事，該中心是美國國家過敏與傳染病研究所的一個單位，佛奇自己掌管這麼龐大的研究所近四十年之久，手底下這個疫苗研究中心的領導團隊也是要員，包括疫苗研究中心的主任約翰・馬斯科拉

（John Mascola），以及巴尼·葛拉漢，他是該中心的副主任兼中心裡的病毒病理實驗室（Viral Pathogenesis Laboratory）的負責人。他們想知道是什麼病原體引發了這一波不明肺炎疫情，世界各地原本就常有許多不明原因的下呼吸道和肺部感染病例出現，有的病因很是奇特，有的就不那麼有趣，但是這波疫情的特別之處在於它形成了一種模式，而只要模式一出現，研究傳染病的學者就會警覺到異樣。看起來這波疫情很可能是病毒引起的，但那會是哪一種病毒呢？如果是從前的病毒，醫界應該可以查得出來，然後把結果寫成論文給大家看；如果是新病毒的話，那會是哪一種病毒呢？這幾個人都經驗老道，敏銳地感覺出這情況「聞」起來似乎帶著冠狀病毒的氣息，猜測它會通過呼吸道傳播、感染力很強，而且非常危險。此外他們也看到了一些來自中國的傳聞，說這可能是SARS或類SARS病毒。但無論聽到什麼消息、聞到什麼氣息都沒有用，因為你不能靠這種資訊來製作疫苗。

葛拉漢想盡快看看病毒的基因組序列，最好可以馬上看到，這樣他就可以開啟一種新的方式來製作疫苗——應該說對外界來說是新法子，不過對他和其他已經鑽研此法多年的人來說並不陌生，總之葛拉漢此時可謂是萬事俱備，只欠東風。「因為他之前一直在研究怎麼用mRNA技術來製作MERS病毒和立百病毒的疫苗。」佛奇告訴我，MERS-CoV 也是冠狀病毒，至於立百病毒則屬於副黏液病毒（paramyxovirus），不過相關的技術原則是互通的，可以應用在另一種冠狀病毒的疫苗製作上，而葛拉漢此時所缺的那個東風，則是一個很特別的對象：他需要病毒基因組裡頭的一段關鍵部分。「他對這個mRNA技術非常投入，」佛奇說，「因為這種疫苗的適應性很高。我記得當時我們在通話，他喊著：『咱們快點拿到序列吧，這樣我們馬上就可以動手了。』」可是當時即使有完整或部分的基因組序列已經在中國的實驗室之間祕密傳遞（顯然確實有），佛奇也還沒有看到，事情還得等到愛丁堡時間的一月十日到十一日的凌晨，因為愛德華．霍姆斯在此時從澳洲公布了病毒的序列。

疫苗研究中心位於貝塞斯達（Bethesda），使用的是美國的東部標準時間，比愛丁堡晚了五個小時。巴尼．葛拉漢回憶自己當時第一次看到那個基因組序列，是在晚上八點半或九點，那天是星期五。疫苗研究中心在幾年前已經跟位於麻州劍橋的一家叫莫德納製藥（Moderna Therapeutics）的新創公司簽約，並且建立了合作關係，由他們來生產疫苗研究中心開發的疫苗，包括葛拉漢所指導的立百病毒疫苗開發計畫，所以葛拉漢一直有跟斯特凡內．班塞爾（Stéphane Bancel）聯絡，因為這位機敏的法國人不僅是莫德納的執行長，也是該公司的其中一位老闆，兩人在之前的研究計畫裡就已經搭檔合作過，而此時手頭上也還有另一個合作計畫正在進行，不過此刻他們都同意要改弦易轍，先做這個新病毒的研究工作。葛拉漢記得班塞爾告訴他：「只要你一把序列寄給我，我們就會開始製作。」而在病毒基因組序列公開發布之後四天，他們確實開始動手了，然後又過了不到九個禮拜，莫德納跟疫苗研究中心合作的疫苗就進行了首次的臨床實驗，那天是三月十六日，疫苗一針打在了人的手臂上。

「大家都說『哇喔，你們的進展快得驚人』。」佛奇告訴我，「那確實是非常、非常、非常、非常快速，不過卻也反映出此前早已經進行了大量的工作。」

55

新冠疫苗的開發故事是個傳奇，歷經多年的緩慢進展，最後以驚人的飛速達成目標，這不是一般的故事，不是那種有個開頭和結尾、有幾個角色，或許還有一個或一些英雄要角的常見模式，它比較像是印度史詩《摩訶婆羅達》，是由千絲萬縷的細線編織而成，這些線裡頭有的來自匈牙利，有的來自德國或賓州大學，但最終都連結到了輝瑞疫苗這邊；還有些線是從別的地方接過來的，像是荷蘭的揚森（Janssen）公司疫苗、波士頓的貝斯以色列女執事醫療中心（Beth Israel Deaconess Medical Center），以及華盛頓特區的生物醫學高階研究開發局（這條線是接通財源的），也就是開除里克．布萊特的那個生醫研發機構，而這些線接往的終點是揚森的新冠疫苗，不過大家更常聽到的名字是嬌生（Johnson & Johnson）疫苗。中國在這段故事裡也有一些細線，大致可以分成兩束，線頭在中間穿過智利、印尼、菲律賓、摩洛哥、巴林和巴基斯坦等地，最後集結成了科興與國藥這兩種疫苗。還有一些細線是從牛津連到了劍橋，然後再大老遠連到了位於浦那的印度血清研究所（Serum Institute of India），以及位在越南河內的衛生部，終而締造出了牛津－阿斯特捷利康疫苗（Oxford-AstraZeneca vaccine，即大家常說的ＡＺ疫苗），而且不久之後可能還會推出鼻噴劑的版本（譯註：後來由於鼻噴劑版本的臨床實驗未能取得預期效果，產生的免疫反應弱於注射版本的疫苗，所以最後這種疫苗並沒有上市）。俄羅斯這裡也有幾條線，中間還連到了阿布達比及義大利，最後集結成了衛星五號（Sputnik V）疫苗。至於前頭提到的莫德納疫苗，它的這段故事也有很多細線，其中一條甚至可以串連到三十多年前，然後從巴尼．葛拉漢的實驗室講起。

巴尼·史考特·葛拉漢是在堪薩斯州的佩奧拉（Paola）附近長大的農場小孩，在家裡要幫忙照顧牛、豬和奎特馬（quarter horse），父親在照顧牲畜之餘還是名牙醫。不久後巴尼長成了一個高個子的少年，人也很聰明，所以成為了佩奧拉高中的畢業生致詞代表，然後又進了休士頓的萊斯大學（Rice University），並於畢業後回到堪薩斯讀醫學院，在三十出頭的時候就已經當上了田納西州納許維爾（Nashville）一家醫院內科的住院總醫師。然而葛拉漢對於治病救人的宏願不僅於此，所以他又去讀了一個微生物學和免疫學的博士，成為一名醫學教授，並從一九八〇年代中期就開始把大部分的研究重心放在疫苗上，他除了想研發疫苗防治ＨＩＶ，還想防治一種比較普通、名字沒那麼嚇人但也很厲害的病原體，那就是前面提過的呼吸道融合病毒，因為它對老人和小孩的危害都很大。呼吸道融合病毒其實很常見，只要小孩長到三歲就幾乎都已經感染過了，雖然大多時候只會出現一些類似感冒的症狀，不過也有不少人會被引發嚴重呼吸道疾病，每年都會造成三百萬人左右因此住院。葛拉漢從一九八六年開始研究呼吸道融合病毒，然後就一直致力於此，因為這種疫苗也一直沒有誕生（譯註：二〇二三年美國食品藥物管理局已經首度批准了一款呼吸道融合病毒疫苗，臺灣的食藥署也已經在二〇二四年予以核可）。

葛拉漢在二〇〇〇年離開納許維爾，進了美國國家過敏與傳染病研究所底下剛成立的疫苗研究中心，而後者又隸屬於國家衛生研究院，跟這個大型政府機關一起座落在貝塞斯達。葛拉漢是該中心的創始元老之一，單位創建以來的許多點點滴滴都記在他腦子裡，而他自己也從安東尼·佛奇那裡聽到了許多更早之前的往事（佛奇這些年來跟很多人都說過這些），說是比爾·克林頓在他總統任期的中期左右忽然非常想要打敗愛滋病，於是就找佛奇去向他做了一次簡報。[29]

「他在白宮的橢圓形辦公室裡，用了一個放在架上的海報板。」葛拉漢向我轉述佛奇的那次簡報過程，「副總統高爾和克林頓總統聚精會神地坐在那裡，哈羅德·瓦默斯（Harold Varmus）則站在他們身後。」瓦默斯是一位傑出的癌症生物學家，曾獲得諾貝爾獎等眾多殊榮，當時是國家衛生研究院的院長，也就是佛奇的上司。佛奇用那個架子上的東西向克林頓說明HIV感染白血球的過程有多麼複雜，而柯林頓也真有耐心，專心坐著聽完全部內容，然後送佛奇離開橢圓辦公室。根據佛奇對葛拉漢講述、而葛拉漢又對我講述的回憶，柯林頓在此時說了一句：「你需要什麼，才能真正完全解決這個問題？」

佛奇答道：「嗯，我們會很需要有一個中心，把不同學科的人都給找進這裡，然後專心研發HIV的疫苗。」柯林頓回頭看了一下他的幕僚長里昂·潘內達（Leon Panetta）說道：「里昂，去辦好這件事。」不過他說的也可能是「去把此事辦成」之類差不多意思的話。一九九七年，疫苗中心在一紙行政命令之下成立，幾年後啟用了實驗室，並將疫苗研究範圍拓展到HIV之外的領域。

在疫苗研究中心，葛拉漢除了負責其他疫苗的研發，他也一直繼續在研究呼吸道融合病毒，因為這種疫苗依然是大眾所急切需要的。雖然一般人不太知道呼吸道融合病毒，但它其實是五歲以下孩童住院的主因，每年致死人數多達六萬人，有時甚至可能高達二十萬人，而其中百分之九十九的死者都來自於開發中國家，對那些中低收入環境的窮孩子們造成了無情的威脅。然而要想製作疫苗來對抗這種病毒，其實也有一些特殊的難處，首先是它所攻擊的病患年紀都很小，其次是它有本事造成免疫逃逸（immune evasion）的效應，而且不論小孩或成人，在感染病毒康復後依然可能二度感染。另外還有一個因素是一九六〇年代發生的事，當時呼吸道融合病毒的疫苗研發工作在臨床實驗階段發生了一件憾事，有一個實驗中的疫苗把病情變得更嚴重了，讓患者在受到病毒侵襲出現嚴重的發炎反應，這種不幸的情況還有個挺文雅的名字叫「疫苗增強性疾病」（vaccine-enhanced disease）。[30]在那次呼吸道融合病毒的疫苗臨床實驗慘遭滑鐵盧時，雖然葛拉漢還只是一個佩奧拉的青少年，但據說此事依舊是他的「惡夢」，[31]這件事告訴他，疫苗研究人員對於呼吸道融合病毒須得謹慎，而他也確實一直如此。

不只是葛拉漢有這種步步謹慎的心態，其他做這方面研究的人也是如此，因而紛紛開始打了使用mRNA技術製作疫苗的主意，以此取代原本的常規作法，也就是用減毒活疫苗、滅活疫苗（以化學方式殺死病毒）或把病毒的部分蛋白做成疫苗來激發人體的免疫系統。誘發免疫系統產生抗體和刺激免疫細胞作用的物質叫做「抗原」，而利用mRNA製作疫苗這個主意的高明之處在於，此法是在患者自己的體內產生抗原，而且是利用一組基因指令來令人體大量產生抗原，這個想法在幾十年前就有好幾個不同的人都想過了，其中較早的一位是威斯康辛大學醫學和公共衛生學院的喬恩·沃爾夫（Jon A. Wolff），他在一九九〇年就已經發表了相關論文。

卡塔琳·卡里科（Katalin Karikó）也曾在一位同事的幫助下提出過這個辦法。卡里科在匈牙利長大，後來在塞格德大學（University of Szeged）取得博士學位，之後便投身研究，先是到費城的天普大學（Temple University）做博士後研究員，然後又到賓州大學任教，還想找資金來開一間自己的實驗室，然而即使她奮力不懈，願意出手幫忙的單位並不多，因為除了她自己和其他極少數人以外，她一直以來大力追求的目標並不被外界看好：她想用合成的mRNA來對抗多種跟蛋白質缺陷相關的疾病，然而這種作法的問題很多，其中有一個喬恩·沃爾夫當年就已經發現了，但卻遲遲未能解決，那就是導入人體的mＲＮＡ會降解得很快，快到根本來不及產生有效的免疫反應。不過在一九九七年時，卡里科認識了一位叫做德魯．魏斯曼（Drew Weissman）的免疫學家，他前不久還是國家衛生研究院的研究員，現在剛到賓州大學任職，正要開自己的實驗室來做疫苗研究。卡里科和魏斯曼這兩個人的個性可謂南轅北轍，卡里科身型高挑、一頭金髮，既外向又有魄力，而魏斯曼卻是一個沉默寡言的禿子，不過兩個人在科學上卻搭檔地非常好，共同的目標都是要開發出mＲＮＡ疫苗，在兩人的通力合作下更解決了之前的難題，讓他們特製的mＲＮＡ可以躲過或繞過人體的免疫攻擊，以保護它在產生作用之前不會遭到降解。後來他們的這個作法被一家叫做「生物新技術」（BioNTech）的德國公司採用（譯註：由於歷來各界稱呼這間公司時都習慣使用英文名稱，為了符合常用習慣，之後提到該公司也使用英文名），該公司由一對醫學科學專家的夫妻成立，過去的主要業務內容是癌症的免疫療法，在二〇一三年時拉卡塔琳．卡里科進入公司擔任高級副總裁，至於德魯．魏斯曼則依舊留在賓州大學。請注意，這一切事情都發生在新冠疫情出現之前，而且這些科學家們對冠狀病毒也沒有多大興趣。

後來新冠病毒現身了，全球局勢都跟著變了，BioNTech跟著立刻在二〇二〇年一月展開了新冠肺炎疫苗的研發工作，該公司並在三個月之內跟（中國的）復興醫藥和（紐約的）輝瑞製藥簽署合作協議，拿到了數億美元的研發和製造經費。如果你跟我一樣打過輝瑞的這支疫苗，你得要感謝很多人，但是在這個感謝名單的最上方應該要是卡塔琳．卡里科才對，我們得要謝謝她那孤軍奮戰、堅持不懈，雖千萬人而吾往矣的精神。

56

講回莫德納疫苗的故事，雖然它採用的也是mRNA這種路線，但是故事內容卻非常不一樣，裡頭出現的人物也不一樣，是另一些有雄心的企業家和有眼光的科學家。不僅如此，這段故事與冠狀病毒研究在更早的時候就已經出現了交集，其所涉及的更不僅僅是mRNA工程，還有一個叫做結構生物學的領域，這門學科涵蓋了分子生物學、生物化學和生物物理學的內容，以此來解釋什麼是大分子物質（尤其是蛋白質）、為什麼這種物質的形狀是立體的，以及這樣的形狀會對其功能造成什麼影響。莫德納的故事得要講回巴尼·葛拉漢身上，包括他一直以來想要解決呼吸道融合病毒的問題，拯救那許多受此病毒所苦的孩子，然後在二〇〇九年左右他看見了一位年輕的博士後研究員傑森·麥克萊倫（Jason McLellan），像是這樣純粹的偶然機遇，在科學裡常常會帶有催化劑的作用，而這次的機遇就發生在疫苗研究中心裡頭擁擠的實驗室之中。

葛拉漢告訴我：「傑森是彼得·鄺（Peter Kwong，音譯）實驗室裡的一位博士後。」這位彼得·鄺是疫苗研究中心的一位結構生物學家，專門負責研究HIV疫苗的一些棘手難題。「他們在四樓的空間不夠用了，所以他只好下樓，」麥克萊倫就這樣搬到了樓下，「到了二樓，他想改研究HIV以外的東西，找個競爭沒有那麼激烈的東西來做。」於是葛拉漢就提了個建議：呼吸道融合病毒的蛋白質結構。這種病毒的表面上有一種特別有意思的蛋白質結構，跟冠狀病毒上的棘蛋白這個地方差不多，因為其功能一樣是要融合細胞膜，以讓病毒侵入到受攻擊的細胞之內，再把病毒的基因組給送進去。只不過我對呼吸道融合病毒的這個融合蛋白幾乎是一無所知，大概就只知道它有兩種形態，跟細胞膜融合前是一種，融合之後會變另一種，總之你可以把它想成是「融合前」跟「融合後」的形態，而前後的基準點就在關鍵的細胞膜融合階段。葛拉漢等人根據他們之前對呼吸道融合病毒的研究判斷，「融合前」的形態才是最有用的抗原（能夠引發抗體保護的物質），所以如果疫苗要有效力的話，裡頭就必須要有東西可以佯裝成「融合前」的蛋白質，而這種條件對於mRNA疫苗來說，就是要設法用mRNA的指令來讓人體主動產生一種小小的分子，一種以游離形式存在的蛋白質，而且這種蛋白質在外表上跟「融合前」的蛋白質會非常相似，會模仿真病毒的某個部分，因而被免疫系統當成是病原，從而引發免疫系統產生抗體，最後在真正的病毒侵入時抗體就會主動攻擊。相較之下，如果你的病原形態所模仿的是「融合後」的蛋白質，效果就不會好，因為這種形態只有在病毒蛋白跟細胞膜融合後才會存在，而此時病毒的基因組已經進到細胞裡了——這時候再找抗體已經太遲了。

葛拉漢說：「於是，我們就著手開始研究F蛋白的結構。」這個F蛋白指的就是那個會出現兩種不同形態的蛋白，想研究它可不容易，因為先得要將蛋白質進行結晶化處理，然後再用X光來照射這些蛋白，顯示出其形體結構，或者用電子顯微鏡來進行觀察。這些雖非易事，不過全都在傑森·麥克萊倫的本行範圍裡。「最後在二〇一二和一三年，」葛拉漢說，「我們捕捉到了正確的結構影像。」也就是說，他們看到了F蛋白在「融合前」的模樣。

然而F蛋白的「融合前」形態並不穩定，很容易忽然變成「融合後」的形態，就像捕鼠夾會忽然「啪」一下就合上了，可是合上了的捕鼠夾是抓不到老鼠的，而「融合後」形態下的F蛋白也沒辦法跟細胞膜產生融合，所以也就不會成為抗體的攻擊目標，因而讓你的疫苗無法產生你要的抗體，畢竟疫苗抗體一定是預防性的，或者說是針對「融合前」的形態才會產生，因為這時才有必要阻止F蛋白跟細胞融合。故事說到這裡，要再次提醒大家，這些挑戰的目標都是要設計一款呼吸道融合病毒的疫苗，是為了不讓孩子遭到病毒的毒手，是在新冠肺炎出現之前很多年的事。呼吸道融合病毒固然是一種危險病毒，也是一個很需要解決的問題，但是它也帶來了一場彩排，讓我們在新冠病毒登場前能多做一些準備。

在二〇一三年裡，麥克萊倫和葛拉漢以及一些同事，加上彼得．鄺及四樓那些實驗室人員，以及其他來自美國、荷蘭和中國各方人士的幫助下，終於找到辦法來卡住呼吸道融合病毒的F蛋白，讓它不會從「融合前」的形態跳轉到另一種形態。

「我們總算找到了一些有穩定作用的突變來保持它的形態。」葛拉漢用 Zoom 告訴我這些，當時他人在家庭辦公室裡，身後的兩面牆都有一片書架，在牆角處連在了一起，然後他伸手拿起旁邊的兩個彩色塑膠模型繼續說道：「保持像這樣的形態。」此時他的左手舉起其中一個模型，那個外型像是一棵胖胖的聖誕樹，上頭的分枝有紅橘兩色，下方則是紫一塊綠一塊、黃一塊又藍一塊的，這些東西代表這是一個複雜而不穩定的蛋白質構造；然後他又舉起了另一隻手上的模型，說道：「避免不要變成這種形態。」

他右手上的模型外觀看起來比較高也比較窄，上方部位是平的，像是一個香檳杯，上頭只看到紫色、綠色、黃色和藍色，沒有出現橘色和紅色。「因為這個蛋白啊，」他又舉起了左手的模型，「會跳轉成這個蛋白，」他又舉起了右手，「而且是自動跳轉的。」我看著看著已經搞亂了。

「這個是融合前，這個是融合後。」我先是指著他的左手，再指著他的右手說道。這學習速度還真慢。

「這個是融合前，這個是融合後。」他又對我確認了一遍。

然後他又補充說明，模型頂端所有紅色和橘色的部分都是抗體要附著的位置，這樣才能阻止病毒，不過這些部位在蛋白質呈現「融合後」形態時都會被遮檔起來，然而過去大家在進行疫苗開發時所採用的都是「融合後」的蛋白質，因此就「每次都失敗」。其他那些研發中的疫苗都沒有用，就像葛拉漢自己，在麥克萊倫踏入他的實驗室之前，他原本已經研究呼吸道融合病毒很多年了，但等到他和麥克萊倫及他們團隊找到辦法保持住F蛋白的「融合前」形態之後，「一切就都改變了。」他如此說道。

「那個結果是在二〇一三年底發表的，」葛拉漢接著說道，「剛好趕上傑森要去自己的第一份教職崗位就任之前，他要去達特茅斯學院（Dartmouth）。」

麥克萊倫後來在蓋澤爾醫學院（Geisel School of Medicine）擔任生物化學的助理教授，該學院的名字來自於西奧多・蓋澤爾（Theodor Geisel），其筆名是蘇斯博士（Dr. Seuss），本身也是一位達特茅斯的慷慨校友。麥克萊倫在二〇一三年夏天搬到了新罕布夏州，他還告訴我「到那裡去的計畫就是要研究呼吸道融合病毒」。那段時間他特別忙碌，不只要在新城鎮（漢諾威）裡安頓下來，還要開始成立自己的實驗室，同時也要在《自然》期刊上發表兩篇論文，第一作者都是他自己，第二篇甚至還被選入該刊物的年度十大突破。那篇論文的最後面列了一串長長的共同作者名單，而巴尼・葛拉漢以及彼得・鄺兩人則列在資深作者之中，文章裡講述了麥克萊倫跟他這些團隊夥伴們如何創造出穩定版的呼吸道融合病毒F蛋白，使它保持在融合前的形態，如此設計的疫苗已經在小鼠和猴子身上進行測試，效果相當良好。

儘管獲得了這個「突破」的讚譽，麥克萊倫還是得為資金發愁，這對剛剛自立門戶的年輕科學家來說乃是常事，他還得去籌錢來付博士後研究員的薪水、補貼研究生，以及支應實驗室的設備採購和日常開銷。他曾三次向國家衛生研究院提案，希望繼續進行呼吸道融合病毒的研究，可是全部都被回絕了，這讓他深感沮喪，覺得自己的科研生涯到了低點，於是就打電話跟自己的授業恩師談了一談。

葛拉漢建議他稍微轉換一下研究策略，為什麼不先擱置呼吸道融合病毒，改把這套結構性的思路用來對付冠狀病毒看看呢？最近阿拉伯半島上就正好出現了一種棘手的新冠狀病毒，叫做MERS病毒的，在國家衛生研究院的資助審查員眼裡，這個病毒的疫苗可能會比較緊急，也比較有機會成功，因為它的致命性很高，而且傳染力的大小依然不明。麥克萊倫聽從了這個建議，順利拿到資金，然後把他那套從病毒結構入手的思路改套用在冠狀病毒的棘蛋白上，而且就從MERS病毒開始實驗，希望能夠創造出穩定的物質來頂替病毒棘突，然後再以此製作疫苗。

「可是這種蛋白質很難處理，」麥克萊倫告訴我，「它就是一種很不守規矩的蛋白質。」而且不只非常不穩定，連結晶化處理的效果也不理想，很難用X光來顯現晶體結構。「真的是一直覺得頭痛。」他和團隊為了解決問題辛苦了很久，終於找到了解決辦法，有一部分靠的是採用一種很厲害的新技術（低溫電子顯微技術，常被稱為 cryo-EM），另外還有一部分是靠改換對象，先找沒那麼難對付的冠狀病毒（人類冠狀病毒〔HKU1〕，這是香港大學一些研究人員在二〇〇四年發現的一種普通感冒冠狀病毒）來練兵，然後在過程中改良作法。而為了使用新的顯微鏡技術，麥克萊倫還去找了安德魯．沃德（Andrew Ward），拉霍亞的斯克里普斯研究所的一位低溫電子顯微技術專家。

麥克萊倫跟沃德是透過電子郵件認識的，他很清楚沃德之前在低溫電子顯微技術上的出色表現，於是就問他可不可以幫忙看一看人類冠狀病毒的棘突。沃德雖然年輕，但已經當上了正教授，擁有燦爛的笑容和從容的態度，他的回答是：「好啊，一起動手吧。」他們就這樣逐漸解決觀察病毒結構的難題，不時還會邊開會邊喝點啤酒，一起跟別人報告他們的研究內容等等——科研這種事，只要找到對的夥伴，其實也可以很好玩。

「所以我們三個實驗室，包括我的、安德魯的，還有巴尼的，都一起開始研究。」麥克萊倫告訴我，他們先是成功探查出人類冠狀病毒的棘突結構，後來連MERS病毒的都成功探查到了。當其他的工作夥伴們寫論文講述對人類冠狀病毒的發現時，麥克萊倫和他的實驗室卻在忙著設計類似的改造工作（利用這些改造，就能以生物工程技術讓病毒產生突變），把MERS病毒的棘突固定在它「融合前」的形態上。講到這裡要考你一下，為什麼他們會想要把棘突固定在「融合前」的形態呢？沒錯，因為這種形態才能用來當作疫苗裡的病原！這種形態不同於其他的所有形態，只有它會誘使免疫系統產生阻止病毒的抗體，於是他們利用基因工程技術，在MERS病毒棘突的融合過程裡卡進了一個小小的分子，就好像在運轉的機器裡扔進一把活動扳手一樣，終於把這個鬼玩意給卡住停了下來，讓它一直保持在「融合前」的形態，無法跳轉到「融合後」。

麥克萊倫和沃德的團隊在一本優秀期刊上發表了對MERS病毒的研究成果，可是當時正好在兩次MERS疫情中間的空窗期，病毒似乎已經消失，回到了它原本寄居的駱駝體內。當時論文的第一作者是三位年輕的團隊夥伴，分別叫耶斯伯．帕勒森（Jesper Pallesen）、王念雙（Nianshuang Wang）和基茲梅基亞．科貝特（Kizzmekia Corbett），他們在論文的結尾處指出，該篇文章所講述的方式不只對MERS病毒有用，而且還能如何如何云云，甚至補上了一些看起來挺模稜兩可的未來發展機會，說這種方法「在廣效冠狀病毒疫苗的開發上跨出了重要的一步」。[32]可是天知道，這些方法什麼時候才會派上用場呢？這時候才二〇一七年而已。

57

巴尼．葛拉漢在他四十年的職涯裡長期致力於跟病毒作戰，包括折磨人類的舊病毒，以及人類該當提防的新病毒。在新冠大流行之前的最後那幾年，他開始按照自己一個重要的心得來做事：重要的不只是創造出新疫苗，還得要快速創造新疫苗才行。他們原本的作法是先解析蛋白質結構、設計正確的病原、編寫病原的基因來產生合成mRNA，然後把這種mRNA包覆在細小的脂質氣泡裡，這樣它才能夠在被人體的酶分解之前穿透細胞，然而如果疫苗的研究和生產要講究快速的話，光做到這些就還不夠，你還得要快速做到這些事，接著再快速用實驗室裡的動物來進行測試環節，甚至連人體臨床實驗時的安全性與有效性檢驗都同樣得要快速進行，最後再快速生產出幾百萬劑的疫苗。要想如此，有時候上述這些事情可能還得同時進行才來得及，這樣才能進一步壓縮時程，快速完成疫苗。

正因如此，葛拉漢在二〇一七年才會特意找了一家小型的生物科技公司莫德納製藥來合作。莫德納彼時創立只有七年，沒有什麼資本，從投資人到科學家都普遍不太看好他們，而且也一直沒有任何產品能夠上市。葛拉漢把該公司納入合作隊伍之中，讓他們執行一項從設計到生產必須快速完工的疫苗計畫，一開始先從立百病毒下手，而對於這種模式來說，莫德納似乎也確實是一個很好的合作夥伴，儘管之前沒有什麼成果，但是他們對葛拉漢的想法也很感興趣，願意全力以赴達成雙方的共同目標：利用ｍＲＮＡ指令的形式來打造病原，然後以此完成疫苗。其實「莫德納」這個名字本身就帶有玄機，Moderna這個字就是「modified」（修改）和「ＲＮＡ」合併而成的，外加一個「modern」（現代）的意思。雖然該公司的執行長斯特凡內・班塞爾並不是科學家，但他是一位很精明的企業家，由於籌資能力出色，所以二〇一一年就被招攬進了公司。

葛拉漢的實驗室設計出了立百病毒的抗原，接著莫德納就製作出了ｍＲＮＡ疫苗的原型樣品。不僅如此，他們還做了一款備選的ＭＥＲＳ疫苗，用的材料是葛拉漢的實驗室裡設計出來的一種穩態棘蛋白，由此可看到葛拉漢的雄心壯志並不只於此，他一直想在國家過敏和傳染病研究所裡進行一些大刀闊斧的大型計畫，他希望對已知會感染人類的所有病毒類型都製作疫苗，也就是說全部二十六「科」的病毒裡都至少要挑出一種來製作疫苗，並以此方式建立起我們對各科病毒的疫苗製作觀念，之後如果要對某一科裡頭的其他病毒製作疫苗，這些觀念就可以拿過來套用。到了二〇一九年底的時候，這個立百病毒疫苗已經準備好要進行臨床實驗了，只要踏出了這一步，我們就可以開始評估這種疫苗的安全性，然而這時候中國就出現了新冠病毒。在一月六日或七日左右葛拉漢聽到了一個消息，他稱之為「背景傳聞」，說那個冠狀病毒跟ＳＡＲＳ病毒很像。問題是有多像呢？這樣說吧，就算不是一模一樣，但也相似到足以讓人擔心了。於是葛拉漢就跟班塞爾通了電子郵件，對方也同意立刻轉換跑道，把那套快速疫苗計畫用在這個病毒上。

葛拉漢告訴我：「當時他說：『只要你一把序列寄給我，我們就會開始製作。』」葛拉漢也曾把這段對話告訴安東尼．佛奇，不過佛奇記得的版本是「你只管把序列拿給我，我們準備好隨時開工了。」

此時的傑森．麥克萊倫已經去了德州大學奧斯汀分校（University of Texas at Austin）當副教授，有了更大的實驗室、更好的設備，自己也學會了低溫電子顯微技術。在二〇二〇年一月六日這天，他跟妻子帶著兩個小孩在猶他州的帕克城（Park City）度假，正想給自己買一雙根據他的腳型做熱塑形的新單板滑雪鞋，此時手機就響了。麥克萊倫看到是葛拉漢打來的，以為這位恩師只是想要問候假期安好，但事情並沒那麼簡單，葛拉漢告訴他：「目前看來，這次引發群聚肺炎的病毒似乎是冠狀病毒，而且跟SARS的冠狀病毒很相似。」葛拉漢正在召集一支團隊，想要一探這新病毒的其中究竟，「以防萬一，說不定它會從中國傳播出來。」然後他又問麥克萊倫要不要加入。「當然要啊。」麥克萊倫回答完後就接著發訊息給自己實驗室的研究生丹尼爾．拉普（Daniel Wrapp），他是實驗室內部負責使用低溫電子顯微鏡的人，麥克萊倫告訴拉普要做好準備，「我們現在就只等著病毒序列公布了。」然後他也先知會了王念雙，要他到時候負責設計新基因組的修改方式，以讓棘突的「融合前」形態能從不穩定變為穩定。

接著麥克萊倫還是繼續度假，滑了幾天的雪，然後他的（以及我們的）世界就忽然都變了。在那個星期五的晚上，張永振和愛德華．霍姆斯在「病毒學」網站上發布了病毒的基因組序列（葛拉漢及麥克萊倫並不知道高福團隊在一天前就已經把另一個序列提交給了全球共享流感數據倡議組織），當時葛拉漢的人就在家庭辦公室裡，他告訴我：「我們馬上就開始安排事情，也一直討論著那個序列，然後在禮拜六早上就做出了一些選擇。」他們要選的事情以後還有很多，尤其是在他們把基因組序列的棘突部分從數據化為實體之後，接著就得要考慮疫苗要朝什麼方向來繼續研發了。

那個星期六一早，王念雙就在麥克萊倫的實驗室裡忙得不亦樂乎，然後整個週末都在工作，試著讓基因組產生各種可能變化，看看哪些可以固定住棘突的形態，就像他們以前固定住MERS病毒的棘突一樣。實驗室裡幾乎沒有其他人，這樣的好處是讓王念雙可以保持專注，反正他有足夠的泡麵可以吃，用微波爐煮滾後就能夠補充他的體力了。到了週一，他把一系列的基因組序列傳送給一家公司，讓對方利用這些序列去合成真實的DNA分子，然後再把這些DNA分子寄送回實驗室，接著王念雙就跟丹尼爾·拉普一起用人工培養的細胞來表達這些基因（譯註：這裡的「表達」〔express〕指的是將基因插入培養的細胞中，讓細胞按照基因的指示產生相應的蛋白質，也就是用基因工程來讓細胞產生研究人員想要的改造版棘蛋白，這種「用活細胞按照設計藍圖幫忙生產人造病毒」的方式後面會多次提到），以此獲得許多不同版本的改造棘蛋白，麥克萊倫告訴我：「他們設計了大概有十組左右。」此時在葛拉漢的實驗室這邊，基茲梅基亞·科貝特等人也在做差不多一樣的事，拿到張永振和霍姆斯剛剛發布的基因組編碼後，他們也選擇了類似的方式來設法讓新病毒的棘突形態穩定下來，希望讓它一直保持在「融合前」的形態，這樣才能當成疫苗的抗原使用。其實大家所選的方法在概念上都差不多，跟之前人類冠狀病毒或MERS病毒疫苗的作法一樣，都是扔一把分子大小的「扳手」來卡住原本的運轉機制。然後到了一月二十三日這天，王念雙把他手上的成果寄給了科貝特。

時間緊迫，巴尼．葛拉漢身為一位睿智的長者，此時得要做出抉擇，看到底要把賭注下在哪一邊，而這次賭的不只是幾百萬美元的公共與私人資金，還有許許多多的人命，他得要押中一個最有機會成功的選擇才行。最後他做出了抉擇，不過葛拉漢這人不愛吹捧自己，所以他在受訪時把這次押對寶的功勞讓給了莫德納的執行長斯特凡內．班塞爾。

「他信任我們的判斷，他也信任我，我們當時是一起埋頭去拼的。」葛拉漢告訴我，「是他甘冒風險，沒有對我們發送給他的序列多做任何實驗，直接就投入生產了。」

在我們對話快結束的時候，我問了葛拉漢一個問題，這是我之前也問過佛奇和許多其他受訪科學家的問題：你在二〇二〇這一年所做的最重要的決定是什麼？

「大概就是最後拍板要選擇把哪個序列送去給莫德納吧。」葛拉漢說，如果他當時選錯了，那就等於白白浪費了六到八個禮拜，莫德納又是一家小公司，也許就會無力承受這次損失的時間和金錢，無法繼續與輝瑞這一類的醫藥巨頭競爭。更何況這六到八週一旦做了白工，而且又沒有其他疫苗成功問世的話，那可能就會讓疫情在不受控制的情況下繼續肆虐六到八個禮拜。

那你是靠什麼選到正確的序列的呢？我問葛拉漢。

「大概就是靠過去這七、八還是九年的研究吧，我一直在研究這些融合蛋白。」他說，這樣你自然就會在腦海裡設想那個F蛋白會怎麼活動，由於F蛋白的頂端部分可能會移動，所以你就會希望你合成出來的F蛋白不要太過僵硬，而且它的抗原狀態要一直好好保持住，要能夠以融合前的形態來指引免疫系統，讓它們知道到時候要怎麼對付真病毒的真棘突。「你也知道，這些抉擇也許真的讓事情有了不同結果，但也可能根本沒差，但總之它可以說是我最費心斟酌的事情，最難選的就是最後要送出哪一個序列。」聽到這裡，我正要開口打斷他，提出另一個問題，然而他又立刻接著說道：「因為那個最終的決定，是我做的決定。」

結果證明這個選擇是對的。二〇二〇年一月三十日，莫德納宣布了其大型臨床實驗的結果，一共有三萬人參與實驗，而從結果來看，疫苗在防感染這方面的有效性高達百分之九十四點一，對一個新疫苗而言可以說是好到驚人的地步；至於在防重症這方面，其有效性更是多達百分之百。

在這段研發期間裡，人們依舊在不斷大量死去。二〇二〇年三月十六日，當莫德納開始進行其第一階段實驗，美國的新冠肺炎通報死亡病例「只有」二十二人；可是在短短不到一個月內，每天的死亡人數就暴漲了一百倍。終於在十二月十八日這天，莫德納疫苗獲得了美國食品藥物管理署的緊急授權，但這天美國也有三千一百七十一人死於新冠，全球其他地方的死亡人數也有萬人之數。幸好疫苗總算要來了，但也只有對那些願意施打的人來說是如此，只有對那些拿得到疫苗的人來說是如此。

58

遺憾的是，對於大多數國家的大多數人來說，想拿到疫苗都是非常困難，甚至是不可能的事情。「這個世界要想終結這場大流行，從新冠肺炎的疫情中復原，疫苗的不平等就是最大障礙。」[33]世衛組織祕書長譚德塞如是說，而當他用了「復原」一詞時，指的也不只是醫學上的用法，「從經濟上、流行病學上，乃至於道德上來看，所有的國家都應該要採用最新的數據資料，讓那些救命的疫苗可以惠及所有的人，這其實才是符合各國最佳利益的作法。」譚德塞這段話裡頭隱含了兩個主要的觀點，首先對那些富國而言，逢此浩劫之際如果不肯對那些陷入困境的國家伸出援手，真乃不可饒恕之罪；而且富國們若是真撒手不管那些陷入困境的國家，其實也不是明智之舉，因為這樣的話病毒一定會捲土重來，而且變得更加強大，群體免疫如果要想持續下去，那麼這個群體一定得涵蓋全人類才行。

二〇二一年六月二十日，此時距離疫苗問世已經過了六個月，但此時低收入國家的民眾只有不到百分之一施打過疫苗，絕大多數人連一劑疫苗都打不到，這些國家包括葉門、馬達加斯加，以及撒哈拉以南的許多非洲國家，從西岸的獅子山共和國一直到東岸的莫三比克全部都涵蓋在內；相較之下，那些高收入國家的人口裡已經有百分之四十三至少打過了一劑疫苗。如果我們從各洲來看，非洲只有百分之二點四的人接種過疫苗；相較之下北美洲的數字是百分之四十一，而歐洲是百分之三十八。這種差距其實並不令人意外，但依然令人痛心，而且之後的整體趨勢並沒有改變，即便過了五個月後，在二〇二一年即將結束之際，此時世界上百分之五十的人口都已經至少打過一劑疫苗了，但是低收入國家的人卻只有百分之四點一打過，阿富汗也只有百分之八點五。至於一些像是馬利、查德和剛果民主共和國這類的非洲國家，疫苗接種率甚至還要再低上許多，甚至低到只有百分之一左右（不過這部分的情況有點複雜，因為實際上來看這些國家的新冠通報病例以及死亡病例數字都低到驚人，至少到現在為止是如此，其原因並沒有人完全清楚）。總計來看，在全球最貧窮的三十個國家裡，只有百分之二的人口打了足夠的疫苗。

這些mRNA疫苗可以這麼快就交付，是因為背後有一群傑出而且敬業的科學家和科學管理者在默默付出（不過他們其中有某一部分的人現在也變得非常富有），所以成就了這個奇蹟，但是這些疫苗卻沒能順利送到那些氣候炎熱、資源匱乏的國家裡，因為疫苗需要冷藏保存，甚至需要極低溫冷凍才行，而這種設備在布吉納法索或查德這些國家的偏遠診所裡不太容易看到。此外，這些疫苗在某些國家那裡也賣得相對比較貴，畢竟輝瑞、BioNTech 和莫德納都是要講究利潤的公司。此時知識財產權和公共健康之間有了衝突，公共利益和製藥業風險投資者們的期盼也有衝突，面對這種巨大的兩難我在這裡也只能點頭帶過，請大家原諒，我們得繼續把故事講下去才行。

為了解決這個巨大的難題，各界還是做出了不少努力，陸續成立了許多的組織與計畫，其中有一個之前就提過的流行病預防創新聯盟，這是一個在二〇一七年創立的捐助單位，當初成立時收到了各方的鉅額贊助，包括比爾及梅琳達．蓋茲基金會（Bill & Melinda Gates Foundation）、惠康信託，以及挪威、德國、印度等地的鼎力相助，一起支持那些具有前瞻性的疫苗研究工作，尤其是針對那些新出現或未受重視的病毒性疾病。另一個例子是二〇〇〇年成立的全球疫苗與免疫聯盟（the Global Alliance for Vaccines and Immunization），也就是現在很多人知道的「Gavi」，或者叫做「疫苗聯盟」，該機構的組織屬於一種公私合營夥伴關係，其目標是要增進低收入國家人民對於各種疾病的免疫力，例如黃熱病、小兒麻痺等已經存在很久的致命疾病，同時也包括一些死亡率很高的新疾病，例如伊波拉。在計畫方面，有一個計畫雖然成立時間比較短，但是卻廣受各界矚目，那就是ＣＯＶＡＸ（嚴重特殊傳染性肺炎疫苗實施計畫），這項全球性倡議是由流行病預防創新聯盟、全球疫苗與免疫聯盟、世界衛生組織共同指揮，目的是為中低收入國家提供疫苗，希望能讓它們的疫苗數量拉高到接近高收入國家的水平，這麼做並不是出於慈善之舉，而是一項為了所有人最大利益著想的全球健康事業。

無論如何，上述這三個組織或計畫的立意都是好的，然而它們在這次新冠疫情期間卻飽受批評，被人說成是蹩腳貨——這不僅是譬喻性的說法，同時也跟字面上的意思一樣。根據STAT這個廣受推崇的醫療新聞網站所提供的消息，烏拉圭駐聯合國大使曾抱怨自己的國家明明從COVAX買了疫苗，可是卻沒有按照預期的時間交貨，而且該組織的人員根本就聯繫不上，或是直接來個已讀不回；而且不只烏拉圭，利比亞的聯合國大使也說過有類似的受挫經驗。然而根據STAT的說法，這兩個國家都已經「放棄不想等那些跟COVAX買的疫苗，而要直接跟藥廠洽談購買，這樣做等於是付了兩次錢。」[34]另一個例子是索馬利亞，他們雖然收到了COVAX交付的疫苗，可是卻沒拿到注射器；巴基斯坦也是放棄跟COVAX採購，改成直接跟製造商打交道，事後才發現很難辦到，因為有錢的那些國家早就已經捧著大筆訂單在前面排隊等著搶貨了。對COVAX來說，供貨出問題的部分原因出在其中一家主要供應商忽然減少出貨，那家供應商就是印度血清研究所，這家私人企業原本每天可以製造出數百萬劑的AZ疫苗，但是當二〇二一年四月印度出現一波疫情狂潮時，這些疫苗對印度國內來說就變成了搶手貨，幾乎完全無法再出口銷售。此外，也有其他疫苗供應商跟COVAX開出更高的價格才肯賣，使得情況更是雪上加霜。不只這樣，原本那些富國承諾要捐助將近十億劑的疫苗給COVAX，都是這些國家之前購買或生產的，但後來本國居民已經不需要或不接受這些疫苗了，所以要捐出去，然後這些承諾卻多有跳票，讓COVAX的壓力更是大了不少。根據STAT的統計，直到二〇二一年九月二十四日這天，COVAX原本預計的到貨量只拿到了百分之十八。

那邊有人打不到疫苗，然而在同一時間裡，美國的那些人上之人（包括我在內）卻老早已經打了兩劑的莫德納或輝瑞疫苗，此時還在排隊等著打加強針，這景象讓譚德塞大為光火，在日內瓦的一場記者會上說對此感到「震怒」，「這些控制著全球疫苗供應的企業和國家，它們認為世界上的窮人能拿到一點剩貨或該滿足了，我不會對這種現象保持沉默。」[35]雖然這種情況確實是混亂且反常的，但是光靠譚德塞、樂施會（Oxfam）和一些類似無國界醫生的救援組織，以及STAT等媒體裡的熱心記者出面批評，是不可能輕易解決這些問題的。這些負責指揮COVAX的人，包括譚德塞本人、全球疫苗與免疫聯盟的執行長塞斯・伯克利（Seth Berkley）、流行病預防創新聯盟的執行長理查・哈切特（Richard Hatchett），都是聰明而且善心的人，然而他們要應對的這場病毒挑戰太過巨大，大到了天底下沒有任何機構能夠因應，連同各種政治結構、制度安排，甚至是人們的心理感受，也全部都還沒做好準備。

我們已經有很多疫苗，但是數量依然不夠，而且能夠在最需要的地方使用的疫苗也還不夠多。目前有一百多種不同的候選疫苗已經進入臨床實驗階段，還有幾十種疫苗正在開發，所採取的作法可謂五花八門，像是什麼病毒載體疫苗（viral vector vaccine）、蛋白質次單元疫苗（protein subunit vaccine）、滅活病毒疫苗、減毒病毒疫苗等等。品牌方面則有亞美達巴德的卡迪拉醫藥有限公司（Zydus Cadila）（譯註：該公司現已改名為 Zydus Lifesciences Limited）推出的 ZyCoV-D 疫苗，以及臺灣推出的高端疫苗，哈薩克一家研究所推出的 QazCovid-in 疫苗、古巴的 Soberana 2 疫苗、中國的智飛重組蛋白疫苗、海德拉巴（Hyderabad）的巴拉特生物技術公司（Bharat Biotech）推出的 Covaxin 疫苗，還有由伊朗和澳洲多家公司的合資企業所推出的 COVAX-19 疫苗，又叫做 SpikoGen

疫苗。此外，如果你對衛星五號疫苗不放心的話，也可以試試看改打「衛星輕型版」（Sputnik Light）疫苗，不用再像之前那樣打上兩劑，這個只要打一劑即可，所以劑量不用那麼大。此外，各家疫苗不只在價位上各不相同，公家私家的資金比例也不一樣，連效果也不相同，甚至各國之間抗拒疫苗的程度也各有不同。

不同的地方還有藥物傳遞系統（drug delivery system），有的只要打一劑，有的要打兩劑；有的是皮膚貼片，有的從鼻腔吸入。有不少公衛專家和病毒學者都強調冷鏈的問題，疫苗長期保存需要冷凍，短期保存則至少需要冷藏，然而這方面的設備要求會讓全世界很難全面施打疫苗，至少大部分的地方會打不到。伊拉里亞・卡普亞（Ilaria Capua）是佛羅里達大學的教授，這位獸醫研究人畜共通疾病長達數十年，是禽流感方面的專家，還曾擔任過義大利的國會議員，他告訴我：「解方就是耐熱疫苗，這才是我們一定得搞定的東西。」他指的是不需要冷藏或冷凍保存的疫苗，這還可以順帶解決另一個常見的問題，那就是針頭。因為如果耐熱疫苗夠可靠的話，也許就可以手臂貼片或舌下含片的方式來接種，「這樣我們就可以擺脫原本的困境，可以讓所有應該接種疫苗的人都成功接種。」

彼得・霍特茲（Peter Hotez）是貝勒醫學院的教授，身兼兒科醫師與分子病毒學家的身分，並且還帶領團隊進行疫苗開發工作，曾寫過好幾本書，像是《被遺忘的人們，被遺忘的疾病》（*Forgotten People, Forgotten Diseases*），他在美國是個深受信賴的名人，因為他總是不遺餘力地接受各家媒體的採訪，願意抓住每個報導的機會耐心解釋複雜的事情，並駁斥那些政治性的模糊言論。在大眾眼中，他的形象總是會戴著一個領結，神氣矍鑠而耿直敢言，戴上眼鏡的模樣會讓人想起老羅斯福總統，不過少了他招牌的瞇瞇眼。霍特茲告訴我：「光靠那些跨國製藥大廠是不夠的，我們必須讓各地都有能力自行製造疫苗、單株抗體和治療藥物，然而就現在來說，還沒有任何疫苗是在非洲大陸上生產的。」然後又補充說道，其實拉丁美洲也幾乎沒有，還有中東也是這樣，連同那些「繁重的冷藏設備需求」等現況在內，「這種問題一定得要解決才行。」確實，我們需要有一種耐熱的口服疫苗，需要一款鼻腔噴霧和皮膚貼片，「我認為這並非辦不到，」他又接著說，我們缺的只是時間和額外的資金。他這番樂觀的言論並非沒有根據，因為就在我們這次採訪過後幾個月，霍特茲自己的工作就已經有了具體成果，他跟一些德州兒童醫院疫苗開發中心（Texas Children's Hospital Center for Vaccine Development）的同事一直在帶頭研究一種疫苗，雖然名氣沒有mRNA疫苗那麼大，但採用了一種不同的分子技術，更適合進行大量生產並用於低收入國家，而且也已經獲得印度政府的緊急使用授權，也許很快就能在各地採用。

一瓶藥片要帶到哪裡都很方便，如果你是尼日、阿富汗或哥倫比亞的醫生助理，可以直接把一箱的瓶裝藥片放在機車後座上，送往那些剛剛爆發第二波疫情的偏遠村莊，即使這裡的人或這裡的政府付不起這些藥的研發和生產費用，你還是可以把藥片送給他們。但是有些地方的人並不信任針頭，而這種人也可能慢慢地就對現代藥物和外來人士也產生了不信任感，這也許是受到種族主義的影響，也可能是有前車之鑑，曾被過帝國主義的醫療和實驗給好好「照顧」過，所以寧可相信自己的傳統作法和醫療方式，然而他們如今要面對的危險，卻是傳統時期未曾遇見過的。如果老天保佑的話，也許我們會開心地看到這些人改變心意，因為我們已經有了新的預防方式，讓他們覺得那也許可以幫自己對抗新病毒。這種東西靠的不是魔法，而是靠科學，靠大量製造，也靠人道精神。

第七章

孟買之豹

59

當一種新病毒忽然出現在人群裡造成感染時，最先要追問的其中一個問題一定是：它從哪裡來的？畢竟每個東西都自有出處，病毒也不能例外。我們之所以急於想要了解一種既陌生又危險的病毒源自何處，原因有好幾個，例如可以避免下次又出現這種意外狀況，或是有助於我們了解該病毒的生物特性，因為對於研發治療藥物和疫苗來說，了解病毒的生物特性，包括它的演化史，乃是至為關鍵的一步。可是追溯病毒的源頭通常都不是什麼簡單的事，而且很花時間，傳染病學者們心裡很清楚，一個病毒「對人類來說很新」，並不代表它就是新出現在世界上的，而「科學上的新發現」也不必然代表那個東西對人類來說是什麼新鮮事。

一九七六年，伊波拉病毒在人類社會裡爆出疫情，讓大家首次聽聞此名。當時病患集中在薩伊共和國（即現在的剛果民主共和國之前身）北部一間偏遠的教會醫院；而差不多在同一時間，蘇丹（今日南蘇丹共和國的前身）南部的一家棉花工廠裡也爆出疫情，雖然跟薩伊出現的病毒在親緣上很接近，但這裡出現的伊波拉病毒其實屬於蘇丹病毒，兩地疫情一起爆發也純屬巧合。這兩種伊波拉病毒（或者只有其中一種）也許早在許多個世紀以前就已經出現在非洲中部，多年來不僅引發了多起可怕疫情，也造成當地村民一波波小規模的死亡，只是一直沒有獲得外界關注而已。科學家們常會用「新興」（emerging）和「再發」（reemerging）兩個詞彙來形容病毒，美國疾控中心甚至還發行了一本期刊來專門討論這個領域，名字就叫做《新興傳染病》（*Emerging Infectious Diseases*），因為他們知道，一種新出現在某種宿主身上的病毒，之前一定從另一種宿主身上興發而來。

人體內所感染的新病毒，大多都是慢慢從野生動物身上（更準確地說，是從哺乳類和鳥類身上）傳播過來的，有時候也會通過家畜家禽來傳播，其他還有少數的可能例外，例如全部或局部使用自然界病毒的部分基因在實驗室裡合成新病毒（我接下來就會談到這個主題）。從理論上來說，新病毒也有可能是從爬蟲類、兩棲類甚至植物身上溢出到人類這邊的，但是就算真發生過這種事，一定也是極其罕見的。雖然有些人類感染到的病毒，例如西尼羅河病毒和東部馬腦炎病毒（eastern equine encephalitis virus），它們也會出現在人類圈養的蛇類和鱷魚身上，不過這種情況裡爬蟲類所感染的也還是人體內的已知病毒。另外，像是蚊子、蜱蟲等特定的節肢動物雖然會傳播病原體，例如黃熱病病毒、非洲豬瘟病毒、登革熱病毒、茲卡病毒等，但這些昆蟲和蛛類只會把病毒傳播到人體之內，其本身只是病毒載體而非病毒的儲備宿主，因為牠們是主動找尋人類宿主，而非被動溢出身上的病毒。如果做的假設跟病毒學界的專家一樣，都認為人體內駭人的新病毒都極可能來自於人類以外的動物，或者說都來自於儲備宿主的話，那麼找出這個宿主就是最優先的任務，只不過這種任務有可能馬上就宣告成功，也有可能一拖幾十年，但謎團還是一直遲遲未解。

一九六三年，有一位兩歲的男孩在玻利維亞北部小鎮聖華金（San Joaquín）病故，他患上了一種後來被稱作玻利維亞出血熱的疾病，而在他的脾臟裡則分離出了首次現身的馬秋波病毒。聖華金這個地方位在貝尼省（Beni）境內靠近巴西邊界處，是莫霍斯（Moxos）平原跟亞馬遜雨林接壤的最西處。其實這個疾病早在一九五九年就已經被發現了，當時的感染者是一名在聖華金以西約十二英里處過著自給自足生活的農夫，名字叫做奧古斯托·阿瓦羅馬（Augusto Avaroma），他出現了發燒、嘔吐、鼻子出血的症狀，而且口腔和腋下還出現了紅斑，雖然他的妻子想餵他喝水，但是他幾乎無法吞嚥，即便如此，一週後這個熱病就消退了，阿瓦羅馬也活了下來。然而接下來又陸陸續續出現了更多病例，只知道大部分患者都是其他鄉村地區的男性，但致病原因一直不清楚，終而在一九六三到一九六四年間爆發大規模疫情，患者大多集中在聖華金小鎮上，最後累計通報了六百七十三個病例，其中有一百一十三例死亡。這次的疫情引起美國在巴拿馬的一個疾病實驗室的注意，這個叫做中美洲研究單位（Middle America Research Unit）的實驗室隸屬於美國國家衛生研究院，國衛院派這裡的科學家成立一個因應小組到聖華金去，帶頭的是一位年輕的醫生兼病毒學家，名字叫做卡爾．強森（Karl M. Johnson），他後來會成為新興病毒性疾病這個領域裡的傳奇人物和英勇先鋒，而這次出馬破解玻利維亞出血熱之謎，就像是福爾摩斯的第一個案子那般精彩。

強森的主要目標是找出致病的病原體，然後了解其生物特性，以此來釐清這個疾病出現的原因和途徑，以及它是在何時與何地出現的。他確實辦到了，但代價是自己得了玻利維亞出血熱，被緊急送到巴拿馬救治，而且差點就在那裡丟了性命，等到康復後他又重新上陣，帶領團隊用人體的脾臟培養出這個新病毒（這些過程都收錄在強森和他的妻子梅爾所寫的書稿裡，準備將來出版，而我有幸能夠先讀過內容）。他們把這個病毒命名為馬秋波，那也是聖華金附近一條河流的名字。到了一九六四年時，強森和他的團隊又成功找出了這個病毒的動物宿主，那一種叫做大型暮鼠（large vesper mouse，學名為 Calomys callosus）的齧齒動物，喜歡棲息在森林與稀樹草原的交界地帶，而病毒就積聚在暮鼠的血液、唾液和尿液之中。除了森林和草原的交界處，這種大型暮鼠在人類的居住區附近也生存得很好，而由於好幾個因素剛好湊在一起（例如聖華金一帶的穀物種植量增加了，而家中有養貓的人可能也變少了），導致該鎮的鼠群數量出現爆炸性增長，鼠尿摻混到一般灰塵的情況也變多了，終而導致玻利維亞出血熱的疫情爆發。至此儲備宿主之謎終於解開了，這樣一來就可以設法解決疫情，於是強森的團隊在聖華金籌劃了一場捕鼠運動，除了在兩個禮拜裡消滅三千隻大型暮鼠，還向民眾鼓吹養貓的重要性。雖然玻利維亞出血熱一直沒有完全消失，但是只要我們了解其宿主相關的來龍去脈後，疾病就很容易在我們的努力下受到控制。

儘管他們的舉措相當英勇，強森自己還差點染疫而亡，而且還發明了一些防疫措施（為了能夠在野外安全進行病毒分離作業，強森還靠自己的構想發明了世界上第一個攜帶式手套箱），然而中美洲研究單位這支隊伍的成功還是得靠特殊的好運，要不是他們運氣這麼好，很可能就解不開儲備宿主之謎了。之所以會這樣說，是因為聖華金的大型暮鼠身上剛好帶有大量的馬秋波病毒，而且鼠群裡的病毒感染率也很高，團隊小組的陷阱活捉了十七隻老鼠來進行病毒分離工作，結果裡頭有十四老鼠的病毒都成功培養出來。然而在之後所做的研究中發現，野外捕獲的暮鼠的病毒感染率落差極大，從百分之十一到百分之八十都有，想想看，如果這個病毒跟某些其他病毒一樣，只會對一小部分（比如百分之二或三）的儲備宿主造成感染，那麼研究人員就比較難發現宿主是誰了。

相較於上面的例子，破解馬堡病毒的謎案就沒有那麼快了。這種病毒首次被發現是在一九六七年的八月，在德國的馬堡和法蘭克福以及南斯拉夫（現在已經是塞爾維亞）的貝爾格勒，有實驗室的工作人員收到了一些從烏干達運送過去的非洲猴子，準備用來進行醫學研究的活體實驗，然而這三個地方卻幾乎同時爆發了一種可怕的不明出血熱，馬堡這裡有二十三人感染，大多是負責處理猴子的組織的製藥廠工人，其中有五人因此死亡。法蘭克福有六人染疫，兩人死亡；貝爾格勒則有一位疫苗研究所的獸醫染疫，後來他的妻子在照顧他的時候也遭到了感染，幸好兩人都活了下來。這些猴子全部都是從烏干達的同一個出口商買來的，捕獲地點則是在維多利亞湖上的一些島嶼。研究人員在馬堡和法蘭克福的幾位患者的血液和組織中分離出了一種新型病毒，由於馬堡出現的病例數最多，所以也就「榮獲」了這次為病毒冠名的機遇。

這幾樁染疫事件在一九六七年的秋季延續了幾個月，但要想找出病毒真正的儲備宿主——其實不是非洲的猴子，牠們只是中間宿主而已——花的時間就得要久得多，這一拖就到了四十年後。不過在中間這段期間裡馬堡病毒並未就此沉寂，一九七五年時在過去的羅德西亞（也就是現在的辛巴威）出現了三名因感染馬堡病毒而生病的病例，當時是一名澳洲的學生在放長假時到那裡搭便車旅行，卻忽然就生了病，之後他的女友和一名醫院的護理師也染上了這個疾病，最後只有這個年輕男子過世。一九八〇年時肯亞也出現過一個病例，很可能跟那個人去過埃爾貢山（Mount Elgon）的一個蝙蝠洞穴有關。此後蘇聯也出現過兩名病例，但都是實驗室發生意外才導致的（其中一位是被針頭刺傷）。疫情規模比較大的是剛果民主共和國和安哥拉，各造成了超過百人的死亡數字。雖然疫情此起彼落，但是儲備宿主卻一直查不出來，而蝙蝠就是最可疑的對象之一。

洞穴和礦坑也被列為可疑地點，因為每次有人感染馬堡病毒時，附近或當地似乎都有這種地方。例如剛果民主共和國的那次疫情。從一九九八年到二〇〇〇年至少有一百五十四人感染馬堡病毒，其致死率竟然超過八成，而且病患都集中在一個叫做杜爾巴（Durba）的村莊那一帶，該村位於剛果的東北角，附近有好幾座金礦礦坑，而大部分的病例也都是年輕的男性礦工以及他們的家人。於是在一九九九年時，南非有一位田野調查經驗豐富的病毒學家羅伯特・斯瓦尼普爾（Robert

Swanepoel），他無畏於疫情尚未止息，兩度率隊進入杜爾巴村對當地的動物群落進行大範圍調查，想要找出病毒的儲備宿主。他們採樣的動物共計有八種蝙蝠、七種齧齒動物、三隻鼩鼱、四隻螃蟹、一隻青蛙，此外還有上千隻節肢動物，包括蟑螂、蟋蟀、蜘蛛、黃蜂、蝠蠅（寄生在蝙蝠上的小型無翅昆蟲）和蟎蟲等，結果用PCR檢測在其中一些蝙蝠的樣本裡發現了馬堡病毒的基因組片段。然而即使有了這些陽性檢測結果，也只能說明這些蝙蝠曾接跟病毒有過接觸而已，不代表牠們身上就長期帶著這種病毒，長年來一直充當病毒的搖籃。至於其他那些齧齒動物、蜘蛛或蟑螂，斯瓦尼普爾團隊並沒有在其中找到任何馬堡病毒存在的證據；螃蟹也沒有馬堡病毒，而青蛙則是在死後才被證明了牠的清白。況且不論是蝙蝠還是所有其他動物，使用其樣本都無法在實驗室裡培養出有正常功能的病毒，然而這可是鑑別病毒儲備宿主的最主要指標，也就是要先看你能不能分離出活的病毒來。也因為如此，所以這一回馬堡病毒的儲備宿主身分依舊不明。

不過斯瓦尼普爾團隊的努力並沒有完全白費，他們還是為解謎提供了重要的線索。不論是測到了抗體的陽性反應，還是用PCR測到了基因組片段，大部分成功測到病毒的樣本都是來自於兩種蝙蝠，一種是體型較小、以昆蟲為食的烏干達菊頭蝠（學名為Rhinolophus eloquens），另一種埃及果蝠（學名為Rousettus aegyptiacus）的體型就比較大，臉部看起來像是松鼠，擁有強壯的翅膀，適合遠距飛行找尋水果。此外還有一個線索，那就是九成以上的受感染礦工都是在戈倫布瓦（Goroumbwa）礦坑裡工作的，而且這裡進行的是地下作業；相較之下，杜爾巴雖然也有露天礦區，但是在那裡工作的人就很少會感染馬堡病毒。

然後時間就來到了二〇〇七年，此時有報導指出又出現了另一次群聚感染，而這次出事的是烏干達西南部的基塔卡（Kitaka）礦坑，蝙蝠從杜爾巴往南飛過去的話，大約只要飛兩百五十英里。而且基塔卡礦坑還有一個標誌性的特徵，那就是這裡聚居了大批的埃及果蝠。

在亞特蘭大的美國疾控中心這邊，特殊病原體科裡有一些科學家一直都在密切關注著這一系列發生的事件和線索，其中一位就是強納森．陶納（Jonathan Towner），他是一名體型清瘦、頂著黑髮的分子生物學家，但就跟同行裡的其他人一樣能吃苦，為了做好分子病毒學研究，甘於忍受野外環境中的艱苦條件。陶納是疾控中心裡頭一個小團隊的成員，他們看到基塔卡的消息後，認為這雖然是個嚴酷的挑戰，但也確實是再次前往探查馬堡病毒宿主的機會，於是就飛到了烏干達，跟從約翰尼斯堡等地過去的同事們會合（羅伯特．斯瓦尼普爾也在其中），帶著陷阱、網子、個人防護裝備、採樣瓶等資材工具一起進到基塔卡礦坑底下，希望能找出答案，看看自己心中的假設到底對不對——也許埃及果蝠就是他們苦尋已久的宿主。

「當時有越來越多流行病學的資料告訴我們，病毒的來源很可能是一個類似於洞穴的環境。」[1]陶納在十幾年後告訴了我此事，「而如果你到這種洞穴類型的環境裡去看一看，會發現外頭叢林裡百分之九十九的物種都不會進到洞穴裡。」這樣一來，有機會成為病毒儲備宿主的動物就一下子少了許多。「什麼動物會住在洞穴裡？」他們想出來的答案是蝙蝠，還有一些齧齒動物也會，此外蟋蟀和蜘蛛也會，於是斯瓦尼普爾就找了些蟋蟀和蜘蛛來測試，但跟之前一樣沒有找到任何線索。然而他們其實想錯了，會住在洞穴裡的還有森林眼鏡蛇（這種眼鏡蛇可以長到三公尺長）以及巨型的非洲岩蟒（比眼鏡蛇更壯，能長到六公尺），至少在烏干達南部是這樣，因為洞穴裡有大量可口的蝙蝠可吃，而陶納和他的團隊夥伴們也是親自到了烏干達後才發現這件事。

陶納的團隊裡有一位同事叫做布萊恩·阿曼（Brian Amman），他是疾控中心裡專門研究蝙蝠的哺乳動物生態學家，兩人一起向我講述了這次在基塔卡進行的採集工作，那真可以說是地獄般的體驗。他們穿著泰維克的全身防護衣和靴子，戴著呼吸面罩、護目鏡和手套，可是礦穴坑道裡頭又熱又濕，護目鏡跟著就起霧了；地上的積水黑壓壓一片，看不出有多深；上方的空間很小，得要低著頭走，尤其一些洞室與洞室之間的連結甬道很是窄小，更是讓身型巨大的布萊恩·阿曼痛苦不堪。礦坑裡還到處都是蜱蟲，牠們聚集在蝙蝠巢穴附近的小石縫裡，等著看有哪隻倒楣的蝙蝠可以讓牠們爬到身上吸血，不過人類的血液牠們也不會拒絕，所以你可得當心，別身子一歪就把手塞到那些石縫裡。更何況斯瓦尼普爾上次對杜爾巴村的研究報告裡並沒有寫到蜱蟲，所以身上帶有馬堡病毒的搞不好也有牠們，不能不小心。阿曼還向我講述了此行的一些細節，像是好不容易硬擠著身子進到一個洞室裡，發現這條路線是個死胡同，而且有幾百隻蝙蝠陳屍於此，可能是因為當地的礦工之前曾用火和煙來設法驅散礦坑裡的蝙蝠，才導致牠們窒息而死，否則要是這些蝙蝠是死於馬堡病毒感染，那就代表牠們不可能是儲備宿主，也代表團隊先前的假設是錯的。無論如何，這一堆屍體給人的感覺就像是梧桐樹的落葉堆裡有許多被毒死的老鼠，裡頭可能還是充滿了病毒。阿曼回憶起當初看到的景象說道：「那個畫面真的很讓人不安。」[2]不過他說這話時正跟我坐在疾控中心裡一個乾淨又舒適的房間裡，我以前曾間接引述過他說的話，但是實際聽他說這些事情的時候，我發現他用平靜的語調講述駭人內容的模樣更是讓人印象深刻。「我大概永遠都不會再做這種事了。」

二〇〇八年，這個團隊又去了一次基塔卡進行實地採樣，兩次下來真的就夠了，畢竟他們總共已經抓了上千隻蝙蝠，並從中殺死了六百一十一隻來採集身體組織，最後也成功在六百一十一隻蝙蝠裡的三十二隻身上發現了馬堡病毒的基因組片段，其餘沒殺的蝙蝠在用拭子採樣後還在牠們身上做了標記，然後再把蝙蝠放回去，日後又重新去捕捉蝙蝠，看看捉到多少是有做過標記的，這樣就可以估算出基塔卡礦坑裡頭的蝙蝠總數大概有多少。結果他們推算裡頭的蝙蝠共有十幾萬隻，而且抓到的蝙蝠裡有百分之五都驗出了馬堡病毒的RNA片段，總結起來就等於是說礦坑裡有超過五千隻感染了馬堡病毒的蝙蝠，於是他們把這個結論寫進了論文裡。

在第二次進行田野調查後一年，該團隊發表了一篇論文，裡頭除了講述前面提到的一些細節（包括森林眼鏡蛇），也提出了一項重大的成果：他們從五隻蝙蝠的樣本裡成功分離出了活體病毒，意即馬堡病毒的儲備宿主——或者至少可以說，其中一個儲備宿主——終於被找到了。毫不誇張地說，這都多虧了陶納、阿曼、斯瓦尼普爾和他們的團隊夥伴，我們才終於知道真相，原來基塔卡和杜爾巴的疫情，也許還包括跟埃爾貢山洞穴有關的那些病例，甚至可能包括一九六七年送到歐洲去的那些非洲猴子身上的病毒，全都來自於埃及果蝠。而這回發現真相，花了有四十一年之久。

60

二〇二〇年二月六日，就在世衛組織宣布冠狀病毒的蔓延情況已經成為國際關注公共衛生緊急事件（Public Health Emergency of International Concern，距離「大流行病」只差一級而已）的一週之後，這天中國實驗室通報的染疫確診人數已經多達三萬一千一百六十一例，而美國也出現了第一個死亡病例（不過此時還沒發現真正死因），此時有兩位武漢的研究人員在社群網路平台上發布了一篇預印本論文，標題是「2019-nCov 冠狀病毒的可能來源」[3]（他們此時所用的還是這個病毒的臨時名稱，後來才被改為 SARS-CoV-2），論文的第一作者是肖波濤（Botao Xiao），這位年輕的學者之前在哈佛大學作博士後研究，此時則在華南理工大學籌建自己的研究團隊；第二作者是肖波濤的妻子蕭蕾（Lei Xiao，中文為音譯），受僱於天佑醫院。這篇論文的篇幅只有一頁多一點，裡頭並沒有提出原創性研究的內容，僅僅只能算是一篇評論，不過這種形式也是符合科學刊物發表規則的，一般都是用來對他人的研究數據發表看法。此文引述了多篇其他論文，包括石正麗團隊認為新病毒「可能」源自於蝙蝠的那篇文章，以及指出武漢最早的四十一個病例中多數都跟華南海鮮批發市場有關的那篇論文，但是肖波濤和蕭蕾對這其中的關係推論提出了質疑。「蝙蝠會飛進市場裡的機率很低。」兩人寫道，「有沒有其他可能的傳播途徑呢？」[4]他們認為確實是有，那就是武漢市疾病預防控制中心的新址，包括該中心的實驗室，距離華南海鮮市場只有兩百八十公尺而已，而且十二公里外（這是他們的算法，照谷歌地圖來看的話是十五公里）還有另一組實驗室，地點就在武漢病毒研究所，這兩處都有實驗室在進行蝙蝠冠狀病毒的研究。

「總之，」肖波濤和蕭蕾寫道，「有人干預了 2019-nCoV 冠狀病毒的演化。除了源自病毒的自然重組以及中間宿主之外，這個殺手級的冠狀病毒最可能的來源還有一個，就是來自於武漢的實驗室。」上面這一段有兩句話，第一句是話中有話、點到為止，第二句的文法則不太連貫（會讓人看不太清楚「除了源自病毒的自然重組以及中間宿主之外」是想表達什麼），不過結尾處倒是寫得既大膽又明確，這短短幾個字猶如一根火柴，把實驗室洩漏病毒的說法給點著了，燒成熊熊烈焰。

肖波濤和蕭蕾的這篇預印本論文，後續還發生了一件大事，那就是在三個禮拜後被從網站上撤了下來，此後就再也沒有公開發表了。對於這次撤稿的事，肖波濤在一封電子郵件裡對《華爾街日報》（*The Wall Street Journal*）解釋道：「因為這篇貼文裡對病毒的可能來源都是根據已發表論文和媒體報導而做的猜測，並沒有直接證據能夠予以支持。」[5]

這個說法，就其本身而言顯然沒有說錯，但問題在於肖波濤是自願撤回文章，還是被迫這麼做的？他是因為自己做了煽動性的指控又拿不出證據，因而感到難堪，還是說他和妻子受到了（工作單位或中國政府高層的）壓力呢？（還是說他既覺得難堪又遭到了施壓呢？）對於這一個難以分辨的事件，你也許已經傾向於某種解讀方式，但是我也得告訴各位親愛的讀者，你的解讀方式很可能就反映出了你對於病毒來源問題的預設立場。不過話說回來，你的預設立場也並不是不會改變的，肖波濤和蕭蕾的事件其實就只是又為大家做了一次小型的羅夏克墨漬測驗而已，以此就可以刺探出你對新冠病毒來源問題所抱持的態度，有的人看到這灘墨跡會認為自己看到的是蝙蝠，而另一些人則會說自己看到了實驗室。

61

差不多在同一時間，傳出了另一種像是陰謀論的說法：這個病毒就是用某種基因工程的方式在實驗室裡創造出來的，最早提出這種看法的其中一個出處是一篇預印本論文，我之前已經介紹過了，那篇文在二〇二〇年一月三十一日發表於網上，作者是新德里的九名研究人員，他們指出新冠病毒的棘蛋白有四處非常短的片段，然後聲稱這四處跟愛滋病的主要流行病毒 HIV-1 的同類蛋白上的四處具有「驚人的相似性」，[6]然後又說這種相似性「不太可能是自然界裡偶然出現的結果」，這代表有兩種蛋白出現了「驚人的」交集，而這兩種蛋白又分屬於兩個不同的病毒王國。

這篇戲劇性十足的論文有一位資深作者叫比斯瓦吉特．昆杜（Bishwajit Kundu），他是新德里的印度理工學院（Indian Institute of Technology）教授，除此之外，他也是一名蛋白質專家。昆杜和幾位共同作者說這四處基因片段是在新冠病毒的棘突上「插入」的[7]（可是他們並沒有講清楚：到底是插入在什麼上頭？），然後就做出推測，因為這些「插入」就位在受體結合區域，也就是棘蛋白用來抓住細胞的地方，所以可能會增加病毒附著在細胞上的能力。接著作者們又寫道，這個跟HIV-1「驚人的」相似之處有可能為病毒帶來許多好處，而這就表示新冠病毒很可能出現了「不合常理的演化」，[8]所以「值得進一步研究」。即使沒有明說，但言下之意就是有人用了HIV-1的部分基因組來設計或強化新冠病毒的基因組。

這篇論文很快就引起了各方的負面反應，其他的科學家指出此文至少有兩大問題，其一是這篇論文聲稱這些所謂的插入「不存在於其他的冠狀病毒之中」，這一點就是錯的；第二個問題是把新冠病毒和 HIV-1 的幾小段基因組挑出來配對，然後就說這叫做「驚人的」異常，其實這種情況根本就相當常見，這四處片段裡，有兩處都只涵蓋六個氨基酸，另外兩處也只是稍微多一點（八個和十二個氨基酸），而整個新冠病毒是由大約一萬個氨基酸所組成，以此編寫出病毒的基因組。對所有生物（如果你不認為病毒是「生」物的話，那這裡所說的也包括病毒在內）的結構來說，氨基酸的種類也就只有二十種，一般都會用字母來指代，當這些不同字母的氨基酸不斷重複出現，以各種方式組織排列，就會形成各種的蛋白質，所以如果你想從那麼長的基因組裡找到六個固定順序的字母，然後在另一個基因組裡找到同樣的六個字母，從機率上來看這種「巧合」也未免太容易出現了，如今他們在兩個基因組裡找到了四處這種長度的片段，這根本不算是什麼「驚人的」異常，而是再尋常不過的事情。如果你按照我剛剛說過的方式，把艾略特（T. S. Eliot）的詩作《荒原》（*The Waste Land*）和羅伯特・瑟維斯（Robert Service）的詩歌〈山姆・麥吉的火葬〉（The Cremation of Sam McGee）分別拿來掃過一遍，你可以在兩篇詩作裡都找到某些由六個、七個或九個字母組成的文字（不過呢，唉呀，你在艾略特的詩裡可絕對找不到「Lake Lebarge」這樣的文字〔譯註：《山姆・麥吉的火葬》的故事場景位於加拿大的拉巴基湖【Lake Laberge】，然而瑟維斯為了押韻而故意把湖名寫成了「Lake Lebarge」，所以本書作者才說別人的詩裡不可能出現這種情況〕），何況這兩篇詩作的長度並不能跟冠狀病毒的基因組相比，所以就算找到一樣的字也不能證明艾略特受到羅伯特很大的影響。同樣的道理，如果你去大型的基因組資料庫裡搜尋新冠病毒棘突的那四個「插入」，找找看有沒有相同的基因片段，那你會發現同樣的字母組合也出現在各種哺乳類、昆蟲類、細菌及其他多種病毒的基因組裡，包括流病毒和巨型病毒，而且你還會發現這些片段也出現在三種已知的蝙蝠冠狀病毒基因組之中，實情根本就不是昆杜團隊所說的那樣。

收到這些批評之後，昆杜團隊很快就把這篇預印本論文撤了下來，所以在它上線兩天之後，雖然大家還是可以在網上讀到這篇論文，可是上頭卻標記著「撤回」的字樣，而且該文的第一作者普拉尚特・普拉丹（Prashant Pradhan）還補上了一句話：「我們的本意並非是要助長陰謀論，而且文中也並未做出這樣的主張。」[9]而根據印度報紙《週日衛報》（*The Sunday Guardian*）在之後的追蹤報導，該團隊在這之後的六個月裡曾把修改過的論文提交給七份期刊，但是全部都被打了回票。

該論文的資深作者比斯瓦吉特・昆杜對此的態度比普拉尚特・普拉丹還要堅定，在一年後接受《週日衛報》採訪時依然表示：「我們仍然堅持我們所發表的內容。」[10]在他看來那四處「插入」依然看起來「不正常」，不過他顯然沒有說出為什麼會這樣，只是表示「我們相信它就是實驗室造出來的病毒」。

在那篇預印本論文上線的短暫時間裡，有許多科學家在推特等地對它發出了猛烈的抨擊，安東尼・佛奇也私下表示了一些意見，之後在電子郵件被公開時就曝了光。他向國家衛生研究院院長法蘭西斯・柯林斯轉發了一篇專欄文章，裡頭提到了關於病毒來源的許多說法，然後佛奇補上了一句：「那篇印度的論文真的是太誇張了。」[11]此外也有辦公室裡的同事在一串電子郵件的回覆裡請他指導一下，如果被問到這個問題時可以怎麼回應，而他的回應是：「天啊。」

62

於是乎，不論是肖波濤和蕭蕾的預印本，還是普拉丹和昆杜的預印本，都匆匆放上了網又撤下了架。不過在疫情最初的幾個月裡還是有其他質疑的聲音，有的比較持久，有的比較謹慎，但他們所挑戰的都是同一個前提：這個病毒是自然演化出來的，也是自然從動物宿主溢出到人類身上的。這些人的意見可以集中歸納為三個方面，有的很具體，有的靠想像，但都跟新冠病毒的基因組有關。首先是受體結合區域，也就是病毒棘突上那個黏乎乎的小點，它讓病毒可以牢牢抓住人體細胞的ACE2受體，問題在於它是從哪來的？為什麼在目前已知最相近的病毒 RaTG13 上頭並沒有受體結合區域？它是不是人為設計放到新冠病毒裡面的？其次是弗林蛋白酶切割點的問題，這裡是病毒棘突上兩個主要部分的連結機關，一碰到某種蛋白質（即弗林蛋白酶）就會讓棘突裂成兩半（也就是所謂的切割），這樣病毒的套膜就可跟細胞膜產生融合，然後病毒的基因組才能進到細胞裡頭，這部分的問題跟受體結合區域一樣，那就是 RaTG13 上面也沒有弗林蛋白酶切割點，所以大家質疑的點也跟前者一樣，想問它是從哪裡來的，是來自於一種未知的蝙蝠病毒，還是藏在魔術師那無所不有的高帽子裡，抑或是從實驗室裡製造出來的呢？

病毒源於自然這個說法的第三個不合常理之處在於，打從這個新的冠狀病毒最早出現在武漢開始，它似乎實在是太過適應人體了，對一個蝙蝠病毒來說，它適應到了讓人覺得不安、覺得這不是巧合的程度。所以它會不會是以某種方式被「預先適應」過了，好讓它可以迅速在人群裡感染與傳播？

如同我在前幾章說過的，克里斯提安．安德森和幾位共同作者們在二〇二〇年的二月十六日於網上發表了〈SARS-CoV-2 探源〉一文的預印本，後來又刊登在《自然醫學》期刊上，而他們在該文中早已預見會有這些爭議，甚至還主動告訴大家，他們一開始對於受體結合區域以及弗林蛋白酶切割點的問題也感到相當困惑，直到後來看到馬修．黃的提醒，才發現自然環境中的冠狀病毒也會有類似受體結合區域，而且後來還有其他新資料出現，也打消了他們原本對於弗林蛋白酶切割點的疑慮。可是就算他們這樣講，感到懷疑的人依然感到懷疑，其中有少部分的人是科學家，此外絕大多數說話的都沒有科學背景，只是在報紙和社群媒體上經常發表議論而已。

看到那些對於弗林蛋白酶切割點的懷疑言論，威廉．加拉赫（William R. Gallaher）很快就做出了回應。加拉赫是路易斯安那州立大學醫學院的榮譽退休教授，也是病毒分子遺傳學的專家，長期與羅伯特・蓋瑞合作，而後者就是克里斯提安・安德森那篇〈SARS-CoV-2 探源〉的共同作者之一。加拉赫是一個很特別的人，他不僅受到同行的高度肯定，而且還多才多藝，既能出版小說和詩作，也能發表科學論文，而且他不會迴避尖銳的不同意見或改正先前的錯誤論述，不管是他自己的或別人的。在二月初的時候，愛德華・霍姆斯提醒我要注意加拉赫和一篇他發在網上的評論，那是在〈SARS-CoV-2 探源〉這篇論文發表之前三天，加拉赫就已經回應了弗林蛋白酶切割點的問題了。「真的很有意思，」霍姆斯說，「快去看看加拉赫的文章。」

那篇文章發表在「病毒學」網站上，很容易就能找到。加拉赫寫道：「我一直在私下應付各種謠言和質疑，很多人問這病毒是否有可能是由人為設計、在實驗室裡生產出來的，而後也許是意外洩漏，也許是有意釋出。」[12] 然後病毒就進了華南市場或傳到了市場附近。這種說法所提出的可疑之處大部分都集中在 RaTG13 上，這個蝙蝠病毒跟新冠病毒很相似，卻沒有任何弗林蛋白酶切割點，所以會不會是有人拿了這個蝙蝠病毒，然後在上頭加進這個特性，以此創造出一種更容易感染人類的加工病毒呢？「我完全沒有看到任何支持這種說法的證據。」加拉赫不僅這樣寫道，還進一步解釋了原因。他寫的那些理由太過技術性，所以不好理解，不過裡頭有提到一個不爭的事實，就是弗林蛋白酶切割點兩旁的RNA碼也跟 RaTG13 上看到的基因碼不一樣，有十九處發生了突變，如果真有人對病毒進行加工設計的話，這樣做是完全沒有道理的。因此證據告訴我們的是，加拉赫寫道，新冠病毒很可能是從很久以前的某個病毒祖先那裡繼承了弗林蛋白酶切割點這個特徵，他直接總結道：「它的來源並沒有可疑之處。」至於 RaTG13，既不會是新冠病毒最近的親緣病毒，也不會是新冠病毒在實驗室裡的製作樣板。

然而這篇文章只能算是起了個頭，之後在「病毒學」網站上對此又展開了長長的討論串，加拉赫貼了些什麼，就會有其他人跑去回應，讀起來像是一個奇怪的劇本，戲裡頭有個分子病毒學家在三溫暖的蒸氣室裡跟別人私下暢談對新冠病毒的看法。在五月二日這天，距離第一次發文已經過了將近三個月，加拉赫寫道：「我發現那個被假設為插入的基因片段可能是從哪來的了。」[13]他指的是一段有十二個字母的ＲＮＡ碼，這些基因碼會形成四種氨基酸，以此構成弗林蛋白酶切割點，而加拉赫指出這個片段跟另一種蝙蝠冠狀病毒的序列幾乎一模一樣，那就是二〇一一年從廣東省的埃及果蝠（Rousetus fruit bat）身上分離出來的ＨＫＵ９病毒。這項發現有點出乎學界的預料，因為跟新冠病毒最接近的冠狀病毒都是從馬蹄蝙蝠那裡來的，而那是小型的食蟲蝙蝠，不是果蝠，不過兩者在地緣分布上確實有重疊，而加拉赫也告訴大家，果蝠有時候會跟食蟲蝙蝠共用棲身的洞穴，所以牠們也許除了分享彼此的洞穴之外，也一起分享了對方的病毒。

那篇文章還有個更重要的地方，就是加拉赫提出了一套機制，說明ＨＫＵ９的弗林蛋白酶切割點要如何移植到新冠病毒的前身之上，這得要仰仗某種特定的重組條件，首先的條件是要有一隻宿主動物同時感染了這兩種病毒，然後這兩種病毒又得進入同一個細胞裡；第二個條件是該細胞中兩種病毒的基因組在進行自我複製時要發生一次意外，這種意外叫做「複製選擇錯誤」（copy-choice error）。

當一個病毒在複製自己的基因組時，原本的基因組會充當複製樣板，然後有一種複製裝置（一種叫做聚合酶的東西）就會按照它的長度一直向前運行，從而複製出第二條基因鏈，咱們在此暫且就先稱呼這條新的基因組為「複製品」，稱原本的基因組為「樣板A」。在一般情況下，這種運作方式會產生出一條完全相同的樣板A，可是聚合酶偶爾會出現障礙，然後就從樣板A上跳了出去，落在另一個病毒的基因組上，也就是樣板B。這下子可不得了，這個聚合酶剛剛居然選錯了樣板來進行複製，可是它照樣會繼續執行任務，幫那個基因組複製出該病毒正在製造的相同基因鏈條，然後那個聚合酶又再跳回到了樣板A上，此時這個複製裝置會把一部分的樣板B基因移植到樣板A的複製品上，進行了一次重組過程，而產生出來的也會是一種新的病毒基因組。把上述情況套用在新冠病毒上的話，加拉赫告訴我們，HKU9的弗林蛋白酶切割點以此就可以移植到不同的蝙蝠病毒上，而這就是新冠病毒的前身。「如果這種情況下會需要用到實驗室，」他寫道，「那也會是大自然的實驗室，一個有多種蝙蝠和多種蝙蝠冠狀病毒一起聚居的蝙蝠洞。」[14]

「這發現真的太好了，威廉。」[15]安德魯．蘭鮑特貼文回覆說，這為弗林蛋白酶切割點的由來提供了一種可行的解釋，而且不需要藉助穿山甲或其他任何生物來充當中間階段的病毒混合容器，至少在弗林蛋白酶切割點這個特性上並不需要。「那些對於序列的分析內容看起來都非常有說服力，」另一則回應貼文寫道，「那段關於複製選擇錯誤的論述尤其是如此。」[16]

過了五天之後，加拉赫又再次發文，提供了進一步的發現，他這回找到了會引起複製選擇錯誤的可能原因。他在文中表示，自己發現了一種特別的速度障礙，這會讓那個複製裝置在複製到一半的時候從一個樣板跳到另一個樣板上，只要有一小段RNA字母的回文就行了。還記得回文（palindrome）是什麼嗎？簡單說就是一串從前往後讀和從後往前讀時順序都一樣的字母，例如假託拿破崙所寫的一段回文：「ABLE WAS I ERE I SAW ELBA」（譯註：字面意思是「見到埃爾巴島之前，我所向無敵」，亦有人譯成中文的回文「落敗孤島孤敗落」）；還有一句關於費迪南・德・雷賽布（Ferdinand de Lesseps）的回文：「A MAN, A PLAN, A CANAL: PANAMA」（一人，一計，一運河：巴拿馬）。不過跟這兩句回文相比，加拉赫在新冠病毒上發現的回文要短上許多，他寫道：「SARS-CoV-2的整個自然之源，不過就是CAGAC這麼簡單而已。」[17]他認為不論是這段回文序列，或是另一種不同形式的相同版本GAGAT（譯註：CAGAT和CAGAC之間的差異是因為DNA和RNA的差異所造成的，CAGAC是RNA序列，而CAGAT是DNA序列，RNA中的尿嘧啶在相應的DNA序列中會被胸腺嘧啶取代），應該都緊接在弗林蛋白酶切割點和受體結合區域的基因碼旁。雖然「病毒學」上並不是人人都同意這個說法，但加拉赫卻相當有信心。

「複製選擇錯誤」這個設想獲得了其他科學家的附和，格拉斯哥大學（University of Glasgow）年輕的博士生斯派羅斯・李特拉斯（Spyros Lytras）就是其中之一。李特拉斯出生於雅典，十八歲到蘇格蘭就讀於愛丁堡大學，之後又到了格拉斯哥，跟著大衛・羅伯森（David L. Robertson）等教授做研究；而這位羅伯森是MRC－格拉斯哥大學病毒研究中心（MRC-University of Glasgow Centre for Virus Research）的生物資訊學系主任，曾跟克里斯提安・安德森及愛德華・霍姆斯合寫過幾篇比較有意思的新冠病毒論文。李特拉斯是一個聰明的年輕人，鼻子又高又尖，有著一雙棕色大眼，亮眼的長髮常會染成不同顏色（我看到他的那一週是黃色），只有頭頂中間的髮根是黑色的，其餘的頭髮優雅地從這裡往兩側散落。我們用Zoom進行對談，他告訴我說他在愛丁堡研究經典的演化生物學，不過暑假的時候曾跟著一位演化病毒學家那裡實習，進行果蠅病毒的研究工作，那次的經驗引發了他對於病毒基因組學的興趣。在威廉・加拉赫在「病毒學」上發出那篇「複製選擇錯誤」的文章的幾個月後，李特拉斯在同一個網站上也發表了一篇文章，除了表示支持加拉赫的看法外，還說他在另一個病毒序列的「被忽視的片段」[18]裡發現了有趣的東西，為新冠病毒獲得弗林蛋白酶切割點的來源問題「提供了一條線索」。他所說的片段是弗林蛋白酶切割點裡的一小段基因序列，其相似性介於新冠病毒和另一個不久前發現的蝙蝠病毒之間。

說到這裡，我們應該不要繼續想新冠病毒的「來源」為何，而是該往前一步，換成思考它有哪些來源，也就是思考其來源時要從單數改成複數。冠狀病毒原本就很容易發生重組的現象，會跟其他的冠狀病毒交換彼此的部分基因組，而如今已有證據顯示新冠病毒確實是這種交換作用的產物，這就意味著我們要找的不是單一來源，我們要找的是多重的來源。不論你比較相信病毒是人為設計、蓄意釋出的，還是相信那是在實驗室裡進行操作卻不慎洩漏出來的，又或者相信它就是照著冠狀病毒原本就可行的過程自然演化而來，總之起碼有一件事是很明確的：新冠病毒在某種程度上來說其實就是拼湊而成的。

李特拉斯在文中提到的另一種病毒是 RmYN02，這是在之前的討論裡從來沒有出現過的病毒，RmYN02 也是蝙蝠身上的冠狀病毒（這個「Rm」代表的就是馬來西亞馬蹄蝙蝠的學名「Rhinolophus malayanus」），所採集的樣本來自於雲南省（代號裡的「YN」就是雲年的縮寫）勐臘縣的蝙蝠，採集時間為二〇一九年。說得更精確一點，這個病毒的基因組是拼組出來的，是從那些蝙蝠的十一個糞便樣本中提取基因組片段，然後再重疊拼接成完整的基因組；由於那一批樣本裡拼組出了兩個基因組，而這又是其中的第二個，所以代號就成了 RmYN02。這個研究團隊由史衛峰領軍，集結了另外十名來自山東、北京及武漢的中國科學家，加上長年在中國及東南亞工作的英國生態學家愛麗絲・休斯（Alice C. Hughes）以及愛德華・霍姆斯。在二〇二〇年五月初的時候，該團隊在網路上發表了一篇預印本論文，不久後又刊登在《當代生物學》（*Current Biology*）期刊上，文中除了介紹 RmYN02 這個新發現的病毒，還講述兩個跟這個病毒有關的特殊現象。首先是該病毒與新冠病毒的相似性，跟新冠病毒比較後，發現兩者整體RNA的相似度為百分之九十三點三，不過兩種病毒的棘突有著明顯的不同，但如果撇除棘突不算的話，其他部分的相似度便會提高到百分之九十七點二。第二個值得注意的地方在它的棘蛋白，上頭有個跟新冠病毒的弗林蛋白酶切割點一樣的位置，也就是棘蛋白不同部分的連接處，這個部位的基因裡有一段由三個氨基酸組成的序列，從這個序列似乎就可以預先看出這個部位會出現跟新冠病毒一樣的那種切割點，因此史衛峰和諸位作者便指出，這個現象代表蝙蝠身上的冠狀病毒原本就很容易會出現這種切割點。

這就是為什麼斯派羅斯・李特拉斯二〇二〇年八月會在「病毒學」網站的貼文裡提到 RmYN02。他在文中指出，這種病毒大部分的基因組都跟新冠病毒很相似，從其相似度來反推的話，兩種病毒大概是在一九七〇年代才分家的，而當這兩條譜系出現分化後，「這些病毒一定還會在同一地理位置的蝙蝠群之中一起流通，然後時不時就一起感染到同一些蝙蝠。」[19]而這就給了兩種病毒機會，它們可以按照加拉赫所描述的複製選擇錯誤的方式來進行重組。李特拉斯也援引了加拉赫的另一個說法，也就是新冠病毒的弗林蛋白酶切割點基因序列的前方會緊接的一段字母回文，他也認為聚合酶這個複製裝置之所以會從一個病毒株上跳到另一個病毒株，然後從 RmYN02 所屬譜系的病毒那裡擷取切割點的基因，再將之複製到新冠病毒所屬譜系的病毒上（譯註：作者這段敘述可能會讓讀者誤解，因為 RmYN02 病毒並沒有弗林蛋白酶切割點，那新冠病毒要怎麼從它那裡獲得相關基因呢？其實作者省略了一些較為繁瑣的細節，這裡說的「RmYN02 所屬譜系」是指兩種病毒分家後，有其他跟 RmYN02 屬於同一分枝的病毒〔藉由重組〕演化出了類似弗林蛋白酶切割點的特徵，而新冠病毒的祖先又從這個分枝病毒那裡獲取了切割點的基因。此外李特拉斯還在文中指出，從數據所呈現的跡象來看，該環境裡可能還存在著另一種譜系的病毒，他把該病毒稱為「Clade X」，並認為這個 Clade X 在新冠病毒的演化過程中也扮演了傳遞基因的角色），那段字母回文「很有可能就是禍首」。李特拉斯也把這些內容拿來跟別人合寫成了論文，共同作者裡頭除了一個叫做奧斯卡・麥克林（Oscar MacLean）的博士後研究員以外，還有他所屬團隊裡一些資深的成員，例如列名為資深作者的大衛・羅伯森。這篇論文先是以預印本的形式發表，後來又被刊登在期刊上，裡頭提出了一個說法：新冠病毒一定是在一九七六年左右才分化的，當時兩者的共同祖先一定感染了某些蝙蝠，分化後新冠病毒的這個譜系繼續在蝙蝠身上進行演化，並在此過程裡從其他蝙蝠病毒那裡獲取了受體結合區域以及弗林蛋白酶切割點。此外文中還提到，雖然在這些病毒的演化過程裡也不是完全沒有可能出現穿山甲之類的中間宿主，但是「整體來看，我們的研究結果還是更支持另一種可能，意即 SARS-CoV-2 的祖先是在蝙蝠體內的演化適應過程中產生出了之後可以高效人傳人的能力，這種能力不是在人體內演化出來的，」[20]然後他們又加進了一句重要的話，「這樣才能產生出相對上更具廣泛適應力的病毒。」

更具廣泛適應力的病毒？其實這意思是說這種病毒可以感染的動物很多，不只有蝙蝠和人類，還能感染水鼬、雪貂、家貓、獅子、老虎、雪豹、大猩猩、河馬、鹿鼠（deer mice）和白尾鹿。而這就是我們現在所面對的病毒。

63

說回前頭提到的一個問題，疫情初期有些人不同意病毒源於自然演化的說法，他們舉出了三個無法解釋的現象，這第三個就是說新冠病毒從在武漢出現開始就似乎太過適合感染人類了，其適應力好到這種程度，不論怎麼看都不像是從蝙蝠身上傳過來的病毒。

「適應力太好」這個論點也出現在了二〇二〇年五月發表的一篇預印本論文裡，作者是三位科學家，他們雖然之前沒有從事過冠狀病毒的研究工作，但是對基因組問題有相當的了解。第一作者叫做陳成曦（Shing Hei Zhan，音譯），他是一名基因組分析師，當時任職於卑詩大學（University of British Columbia），之前也曾經發表過多篇關於動植物基因組的論文；第三作者是一位叫做艾琳娜·陳（Alina Chan）的分子生物學家，當時在波士頓的布羅德研究所（同屬麻省理工學院和哈佛大學旗下的研究中心）擔任博士後研究員；至於第二作者班傑明·德弗曼（Benjamin Deverman）則是艾琳娜在布羅德研究所的導師，負責為這篇論文提供諮詢意見。這三位作者在文中表示，二〇〇三年出現的原初SARS病毒，也就是SARS-CoV，其實已經在傳染過程裡出現了好幾次跟適應力相關的突變，而這似乎增進了它人傳人的能力，於是他們寫道：「從我們的觀察結果來看，當SARS-CoV-2第一次在二〇一九年年底被發現時，病毒已經有事先適應的現象，使其對人類的傳染力達到了相當於晚期SARS的程度。」[21]因此他們把新冠稱為一種「已然適應人體」（humanadapted）的病毒形式。其實其他科學家對這個問題也一直感到很好奇，雖然新冠病毒在二〇一九年的十二月以前就已經在悄悄地在人群裡傳播了，但是大家並不確定它是不是在這一段期間裡變得如此能夠適應人體傳播條件的，就連安德森和他的團隊夥伴們都在〈SARS-CoV-2 探源〉裡考慮過這種可能性，但是相較於其他人的保留態度，如今這個以艾琳娜・陳為主力的三人團隊就乾脆直接把病毒「已然適應人體」當成是論述的前提，然後才追問這個情況是在哪裡發生、如何發生的，是在沒被發現已經人傳人的期間所形成的自然現象，還是在實驗室裡研究以前的病毒時發生的改變？

艾琳娜是加拿大人，小時候住過溫哥華，不過因為父母都是電腦科學家，做的是得要到處跑的工作，所以她童年與中學時期的多數時光都是在新加坡過的。二〇〇三年SARS疫情傳到新加坡時她也在那裡，她還記得當時的新聞報導內容，像是什麼病患遭到隔離、患者住進加護病房，以及政府向大眾宣導要怎麼避免感染的內容等等。她也記得當初在新加坡嚴苛的學校體制裡自己有多麼感到挫折，又受到了怎樣的惡劣對待，在學校裡她和其他學生都得要向老師鞠躬，如果行為表現不佳或者膽敢反抗的話，就會在全班面前受到體罰，被人拿一把大尺抽打，「我那時候被打了好多好多次。」[22]她這樣對《波士頓雜誌》（*Boston Magazine*）的一位撰文作者回憶道。

然後情況就變成了惡性循環，她厭惡那個環境，於是她就蹺課，就去當地的遊戲廳消磨時間，因而考試成績就不好，於是又再次受罰。艾琳娜告訴我：「我在中學的時候差一點就被開除了。」然而，這個叛逆的女孩其實聰明過人，她很喜歡迎接智力上的挑戰，不過不是當時學校給的那種挑戰。

「我是一個很散漫的小孩，」她說道，「不過我喜歡花上幾個小時想一些難解的問題，想著要怎麼解決它們。」幸好有一位敏銳的老師注意到這點，看到了引導小艾琳娜發揮潛力的方法。「她可以說是把我從被退學邊緣給救了回來，」艾琳娜說，「而她的辦法是讓我去思考數學問題和其他難題。」這讓艾琳娜的成績從糟糕變成了出色，還成為一個數學鬼才，去參加了奧林匹克數學競賽。「其實我不太想拿此事來吹噓，畢竟我心裡很清楚，我的老師和同學還是覺得我是個頭痛人物。」她說完後忽然自嘲地笑了。

回到卑詩省唸完高中之後，艾琳娜要開始上大學，她選擇轉唸生物學並開始研究病毒。她告訴我：「其實病毒跟解謎蠻像的。」沒幾年她就拿到了博士學位，然後在哈佛醫學院拿到了一個博士後的位子，在那裡她研究的領域叫做合成生物學（synthetic biology），這是一門研究人造染色體的學科。所謂的人造染色體是一小段特殊的DNA，我們可以把它插進人類細胞之中來對付肌肉萎縮症之類的先天性疾病，也可以插進實驗用的細胞或動物細胞，然後用這些細胞當模型來研究疾病。可惜的是，艾琳娜在波士頓的博士後生涯整體上並不如意，「我碰到了一些事，讓我認真考慮自己是不是應該離開學術圈。」她這裡說的學術圈其實就是做科研的意思，找個實驗室的職位，待在大學或研究單位裡頭之類的，不過她很客氣地說自己不想談論這箇中的細節，「我接受了考驗，而我做出的結論是，我想要留在科學圈子裡。」於是她到了班傑明．德弗曼的實驗室當第二回的博士後研究員，然後發現這裡的環境遠比之前更加友善。她在這裡工作時會負責設計一些像人工病毒之類的載體，這種載體可以把基因組的內容輸入到人類細胞之中，或插入實驗動物體內，希望最終能改善人類的先天性疾病。

艾琳娜之所以察覺到新冠病毒並非等閒之輩，其實是因為有其他直覺很敏銳的科學家先察覺到了端倪，她先是看到了二〇一九年十二月最後一夜到隔天一月一日早上出現的那份網上通報，之後又看到了網上那些醫院裡擠滿病患的影片，「我真的開始覺得有點慌了。」可是周遭的人卻不以為然，根本不相信會出現全球性的危機——不就是個新病毒嘛，有什麼大不了的，它會在中國自生自滅的——可是艾琳娜卻開始囤積各種物資，像什麼肥皂、乾洗手液、豆子、米糧和大量的冷凍魚。她還上網到處搜尋科學資訊，一種是該病毒與人體細胞的交互作用的相關資訊，這是她的老本行；另一種是該病毒的基因組資訊，看看隨著病毒感染的人越來越多，其基因多樣性是否也會出現變化。她發現病毒基因的變化可謂是微乎其微，「我想那時差不多是在三月吧，」她告訴我，「病毒的基因還是蠻穩定的。」她頓了一頓，接著又說道：「可是就在這時候，我忽然靈光一閃，覺得這病毒不太對勁。」新冠病毒確實一直在發生突變，這跟所有的病毒都一樣，可是它似乎並沒有在演化，或者說它沒有出現一些固定下來的變化，然而那卻是病毒適應新宿主時通常會發生的現象，換句話說，它的突變並沒有累積到足以產生新的病毒譜系。她認為這也許是純屬偶然（有時候事情真的就是那麼巧），但也有可能是因為它們原本就自帶一些新優勢，所以才會受到自然選擇的青睞。總之這個病毒並沒有靠著碰運氣的方式找到更好的辦法來感染人類，至少到這時候還沒有。

我問她，那 D614G 這個突變又怎麼說？她當然知道我在講什麼，就是貝蒂・柯柏團隊發現的那個早期突變，這種突變可是很快就傳遍了全世界，還被愛丁堡那群追蹤其形跡的學者們取了個暱稱叫做道格。

「那個 614G（譯註：這裡的 614G 跟之前出現過的 G614 一樣都是 D614G 的簡稱，關於突變代號裡中字母和數字的意思請參見第五章的內容）突變在一月的時候確實就已經出現了，」艾琳娜承認道，「所以是疫情開始三個月內發生的事。」

「是啊，沒錯。」

「可是也就只有這一個突變。」她還進一步指出，如果我們看看二〇〇三年ＳＡＲＳ病毒在後來的模樣，會發現它所保留的早期突變比新冠病毒多太多了，也因為有這樣大的差異，所以讓艾琳娜得出了她那個充滿爭議的推斷：這個新病毒之所以不需要演化，是因為它原本就已經非常適合感染人類了。

有了這樣的念頭，她馬上就開始付諸行動，於是就聯繫了陳成曦，因為他不僅是自己在卑詩大學讀碩士時認識的朋友，而且也是一位技術老道的電腦生物學家，所以艾琳娜便請他幫忙比較看看SARS-CoV 和 SARS-CoV-2 這兩種基因組在早期的基因差異程度。陳成曦檢視了四十三個ＳＡＲＳ的病毒基因組以及四十六個新冠病毒的基因組，發現艾琳娜是對的，之前的ＳＡＲＳ病毒確實比現在的新冠病毒出現了多很多的早期變化，而且從他們找到的公開資料來看，在華南市場裡的物品表面上採集到的新冠病毒基因組也並沒有出現變化的痕跡。《波士頓雜誌》的撰稿作者羅恩·雅各布森（Rowan Jacobsen）對於艾琳娜聽到這個結果時的描述是這樣的：「此時艾琳娜體內的謎題探測器又再次出現了反應，於是她傳訊息給陳成曦，告訴他『這篇論文一定會超狂的』。」[23]

艾琳娜和兩位共同作者在二〇二〇年五月二日在網上發表了預印本論文，文中宣稱新冠病毒在二〇一九年底被發現的時候「就已經預先適應了人類的傳播環境」，[24]相較之下，ＳＡＲＳ病毒（雖然它原本在一定程度上來說就已經算是很容易傳播的病毒）也得要到後來才能具備這樣的適應程度。於是他們就問，這種現象要怎麼解釋？難道是新冠在此前，或者說二〇一九年初就已經從動物那裡溢出到人類社會，然後一直在人群裡悄悄地傳播了好幾個月嗎？還是說它在蝙蝠或某個中間宿主體內的時候就已經能夠很好地適應人體了？又或者，一個自然環境裡的病毒竟會如此適應人體環境，這還有第三種可能，「是在實驗室裡進行的研究。」他們寫道，就是因為某種人為的操縱才會如此，例如利用人工培養細胞來進行傳代。然後他們又補充說了一句，這第三種可能，「不論有多大可能或多麼不可能，都應該要被納入考慮。」

由於他們預測到大家之後會有什麼反應，所以這篇預印本論文的用字其實相當謹慎，裡頭並沒有出現「洩漏」一詞，但是他們的意思也早已不言而喻；一旦病毒發生了變異，就可能會意外感染到實驗室的工作人員，繼而將病毒流出。

我問艾琳娜，你那篇預印本論文後來有刊登在期刊上嗎？「沒有，」她平靜地告訴我，「大家的反應有點嚇住我們了。」

不過在《波士頓雜誌》的報導中，雅各布森對於這件事的描述卻沒有那麼平淡。根據他的說法，在艾琳娜發表那篇預印本論文的兩週之後，有一份英國小報注意到了這篇文章，然後《新聞週刊》（*Newsweek*）也跟進了，「再然後，」艾琳娜表示，「什麼鬼東西都冒出來了。」[25]

64

在認為新冠肺炎最初就是從實驗室裡洩漏出來的那些人裡頭，艾琳娜・陳並不是最鐵桿的類型，她只是說這種洩漏事件以前也許發生過，而且在她看來，八成真的有過這種事，只是沒有哪次被抓到證據而已。雖然她不是鐵桿派，但是在那些對「自然起源說」提出批評的人裡頭，她是底子最硬、懂得最多的一個，所以當英國小報看上了她的想法，接著「什麼鬼東西都冒出來了」之後，她自然也被捲入了那場媒體風暴，並在呼籲進行更多調查的聲浪中開始占據巨大的聲量。「實驗室洩漏說」變成了一個熱議話題，各方進行了激烈的討論，既有真正科學性的說法，也有許多只是看似科學性的說法，不論是報紙專欄、電視或雜誌文章都在談這些，但談得最多的還是社群媒體。這場討論在整個二〇二〇年剩下來的日子裡都沒有停歇，而且在二〇二一年初時，由於世衛組織前往武漢進行的新冠溯源聯合研究並不順利，未能提供具體結論，因而讓原本討論的熱度變得更加旺盛，終於在那年的春天達到最高峰，大眾媒體上充斥著各種版本的故事和臆測，有些人還聲稱，如今看來「實驗室洩漏說」變得更有可信度了，其實更準確的說法應該是它變得更流行了。如果是在以前，這麼大的爭議一定會讓報紙跟著大賣，現在雖然未必有這種效果，但是對點閱數和觀看數的貢獻肯定也很大。

在這段時間裡，艾琳娜仍繼續在收集各種資訊、論據以及形形色色的證據（包括間接證據和其他證據）來支持她的實驗室起源之說，並希望能找到一些值得進一步追查的內容。她堅稱世人需要獲得進一步的資料，需要進行更深入的研究，也需要對新冠病毒的來源有更清楚的認識，當然這種講法很少會有人表示不同意，那些有頭腦的旁觀者更是如此。到了二〇二一年底，當艾琳娜知曉了更多武漢病毒研究所進行過的冠狀病毒研究工作之後，她的看法出現了轉變，此時她不僅認為實驗室起源說有可能成立，而且還認為這比自然起源說更加可靠。為此她還出版了一本書：《傳毒之害：尋找新冠肺炎的起源》（*Viral: The Search for the Origin of COVID-19*），與她合著此書的是備受推崇且獨具慧眼的英國科學作家馬特．里德利（Matt Ridley）。在此我得先做個聲明，表明自己在講述此事時會有利益衝突，因為我從很久以前就認識馬特．里德利了，我們一直都是朋友，我也希望這樣的關係保持下去，雖然我們對某些問題會有不同看法，但我們都會尊重對方的意見。

在艾琳娜和里德利寫的那本書裡，就像之前她跟陳成曦及德弗曼寫的那篇論文一樣，都認為新冠病毒開始讓大量患者住進武漢的醫院的時候，「非常有可能已經極為適應人類這個新宿主了」。[26]說實話，真的是這樣沒錯，可是真正的關鍵在於，這種適應人類的現象是不是無法解釋，是不是值得懷疑，又是不是僅此一例，還是說就只是碰巧它適應得很好，沒有其他問題。既然這個問題已經被攪得一團亂，那我們也不妨在裡頭多加點料，接下來就讓我們再看看更多資料。

65

人類並不是唯一容易感染或檢測出新冠病毒的哺乳動物，其他動物的例子也有不少，而國際上第一次發現有這個問題是因為一隻香港的小狗。在二〇二〇年二月二十六日，有一隻十七歲的雄性博美犬被檢出了新冠病毒，牠的症狀包括心臟出現雜音、肺動脈高壓、腎臟病，以及其他相關的併發症，兩天後，這個消息被ProMED傳給了全球的訂閱用戶，我們這些讀者有不少人在看到的時候心裡都會想：「嗯，這還真怪。」當時由於博美犬的主人已經患病兩個禮拜，而且也被檢驗出新冠陽性反應，所以小狗就得送進政府主管的機構裡頭進行隔離，然而根據一篇報導的說法，那隻狗在整個隔離期間「精神一直很好，臨床上也看不出有明顯的變化。」[27]不過沒有變化也未必是好事，因為牠原本的身體狀況就不怎麼好，總之牠活了下來，人們也得以再次聽到牠可愛的叫聲。不久之後大家發現又有第二隻寵物得了新冠，那是一隻年輕的德國牧羊犬，地點也在香港，而且家裡也一樣有人得了新冠肺炎。

下一隻得新冠的換成貓了，其實就在人類疫情霸占頭條新聞的時刻，有一群武漢科學家在二〇二〇年一月時就已經迅速展開了家貓的驗血工作，看看牠們有沒有感染新冠的跡象，然後他們在三月的時候就整理了數據，等到四月三日時便發表了預印本論文。這個團隊是由一所獸醫大學的研究人員所組成的，當初也許只是出於直覺就動手開始研究，後來總共從一百零二隻貓身上採集了血液樣本，其中有一些是被主人遺棄、後來被動物收容所收養的流浪貓，也有寵物醫院裡的貓，還有家中有人染上新冠肺炎的貓（為了進行比較，他們也檢查了三十九個在疫情之前就已經採集的貓血樣本，全部都呈現陰性反應），最後發現有十五隻貓的血液裡發現新冠病毒出現的證據，其中有十一個樣本裡還發現了中和抗體，這可是非常有力的證據。他們在預印本論文裡寫道：「我們的數據顯示，在疫情期間，SARS-CoV-2 確實感染了武漢的貓。」[28]不過等到這篇論文刊登到期刊上的時候，別的地方的貓也已經被感染了。

後來先是一隻比利時的貓被檢測出陽性反應，接著一隻法國的貓也檢測出陽性反應。根據另一項由中國哈爾濱一家獸醫研究所做的實驗，對貓注射新冠病毒的話也會造成牠的感染，而且之後還可以通過空氣直接把病毒傳染給其他的貓。接下來又有一隻香港的貓、一隻明尼蘇達州的貓、一隻俄羅斯的貓、兩隻德州的貓，大家紛紛都檢測出了陽性反應。還有義大利這邊，我之前已經講過這件事，加布里埃爾·帕加尼的貓「茲卡」先是開始打噴嚏，然後也驗出了陽性反應，顯然這病毒是從帕加尼那裡來的；在德國這邊，巴伐利亞一家安養院裡有隻六歲的母貓，在貓主人因新冠病故後，在貓喉嚨裡用拭子採樣也驗出了陽性反應；還有紐約州，從紐約市往北在哈德遜河上方有個地方叫奧蘭治郡（Orange County），這裡有隻五歲大的家貓也開始打噴嚏、咳嗽、流鼻水和流眼淚，這些都是大約八天前牠主人出現的相同症狀，結果這隻貓也跟主人一樣確診了。

按照生態學的說法，家貓並不是社會性動物，或者說牠們並不會擠到同一個地方聚居（有些人對養貓這件事很痴迷，或者愛心氾濫救了一堆貓回家，這些情況算是例外），所以病毒要貓傳貓的機率很低。不過有些家貓也會跑到外頭，然後接觸到了穀倉、棚架或後院的老鼠。這些老鼠大致上可以分成兩種，一種是家鼠（學名為 Mus musculus），一種是鹿鼠（隸屬於白足鼠屬〔學名為 genus Peromyscu〕，底下還分成好幾個品種），而我們已經很清楚知道鹿鼠是漢他病毒以及萊姆病（Lyme disease）細菌的宿主，就連最近的實驗室研究結果也顯示鹿鼠很容易感染新冠病毒，而且病毒在一隻老鼠身上可以維持三週之久，傳染給其他老鼠的效率也很高。更有甚者，鹿鼠是北美洲（除人類以外）數量最多的哺乳動物，所以新冠病毒要從貓身上傳入鹿鼠的種群裡，那也只是時間早晚的事，然後就會在野外出現鼠傳鼠的疫情。這方面我們暫且不用多說，等到之後談到水貂和白尾鹿時再多加詳述。

新冠病毒感染到的貓科動物也不只家貓一種，紐約布朗克斯動物園裡有隻叫做娜迪亞（Nadia）的老虎也出現了病徵，一做病毒檢測果然呈陽性反應，據推測應該是被她的一位管理員所傳染的，而且娜迪亞可能還不是唯一的受害者。動植物衛生檢驗署（Animal and Plant Health Inspection Service，隸屬於美國農業部）發過一份公告，文中提到是因為動物園裡好幾隻獅子及其他老虎出現了呼吸道方面的病狀，之後娜迪亞才一起做了病毒檢測，而且在之後幾週內，該動物園裡又有四隻老虎和三隻獅子驗出了病毒。此外，南非有個動物園的美洲獅也驗出了陽性反應，肯塔基州的路易斯維爾動物園有一隻母雪豹和兩隻公雪豹也開始出現咳嗽和不斷喘氣的現象，然後一做檢測，又是陽性。

二〇二〇年春天，荷蘭的養殖水貂也開始出現感染新冠病毒的現象，不僅對公共衛生有所影響，還造成了巨大的經濟損失。這些水貂的飼養環境相當擁擠，為了獲取毛皮，每養一批都是成千上萬隻，再加上學界已經確定水貂非常容易傳播病毒，所以這些水貂不只會彼此傳播病毒，還可能（透過人類運送）在農場與農場之間傳播。第一個檢測到新冠病毒的是北布拉邦省（Noord-Brabant）裡的兩個農場，這裡位處荷蘭南方，離比利時邊境不遠，而按照荷蘭農業、自然及食品品質部發布的公告，「這些水貂出現了呼吸道問題等多種症狀」，[29]因此那附近的好幾條路都被封了，還有一個公共衛生機構建議民眾不要到這些養殖場附近散步或騎自行車，可是病毒擴散得依然很快，沒多久就有十個養殖場遭到了感染，然後又變成十八個，到二〇二〇年七月中旬時，感染病毒的養殖場數目已經多達二十五個。荷蘭本身是水貂大國，全國約有一百三十個養殖場養著九十萬隻水貂，而且跟幾乎所有其他的水貂養殖場一樣，荷蘭養的都是美洲水貂（學名為 Neovison vison），因為牠們的毛皮比較豐厚。美洲水貂跟松貂、歐洲雪貂、歐洲狗獾一樣，都屬於鼬科動物，根據荷蘭毛皮農民聯合會的數據，荷蘭近年來的水貂皮出口額每年多達約九千萬歐元，然而這個產業其實很有爭議，畢竟在歐洲多數地區都很重視動物的權益，所以各種形式的皮毛養殖產業都會有爭議，而荷蘭原本就已經計畫最晚要在二〇二四年終結這個產業，那索性就早點開始進行，所以政府下令不用等到原本十一月殺貂取皮的時間，現在就直接撲殺所有感染新冠病毒的農場裡頭的動物，而且不得重新引入水貂養殖，於是到二〇二〇年六月底時，荷蘭已經大約撲殺了六十萬隻水貂。對雪貂來說，新冠病毒並不是無害的，它會引發呼吸道症狀，也會造成部分水貂死亡，所以一開始的那兩個養殖場才會趕緊做檢測，然後發現感染病毒，只是這病毒殺起水貂來，速度可沒有人類的撲殺那麼快。

有一個荷蘭科學團隊在四月到六月間對這波水貂疫情進行了研究，後來還在《科學》期刊上發表了一篇論文。該文章的資深作者是我之前提過的馬莉恩．庫珀曼斯，她是鹿特丹伊拉斯姆斯醫學中心病毒科學系的系主任，她告訴我：「二月那時候因為香港有狗也染疫，所以我們就開了一次會。」由於庫珀曼斯本身是研究人畜共通病毒的專家，所以經常會跟一些相關單位往來，像是國家公衛研究所、動物健康研究所，以及一個由養殖戶出資成立的獨立組織，叫做動物保健服務中心（Animal Health Service）。在那年春天快結束的時候，大家都已經發現新冠病毒並不是只感染到香港的一兩隻小狗而已，家貓、老虎、獅子也都染疫了，不過此時義大利的疫情正盛，荷蘭也迎來了第一波疫情的攻擊，四月底時的病例數已達將近四萬人，而且死亡率還高得嚇人。庫珀曼斯告訴我：「我們當時正在努力擴大對人體診斷的能力。」這裡說的是她那個醫學中心在應對疫情，而中心裡的獸醫實驗室也一起加入支援，之後有一次有兩隻死掉的水貂被到這裡解剖，「然後我就說『那好吧，不管了，我們就拿水貂來試試看吧。』」於是她就在已經開始支援人類診斷的獸醫實驗室裡做了檢測，結果一試就中了。

不只是一個又一個養殖場爆出了水貂疫情，人類這邊的疫情也越演越烈，庫珀曼斯和她的團隊只能盡量找時間和資源來研究動物這邊出現的狀況，因為那也會對公共健康以及毛皮產業造成影響。他們在十六個養殖場裡採集了水貂和人類的樣本，發現不只有大量的水貂染疫，還有十八名養殖場員工及其密切接觸過者也感染了新冠，然後該團隊又對這些樣本裡的病毒做基因組測序，發現人類的病毒基因組和養殖場水貂的病毒基因組大致吻合。從這個結果和其他佐證來看，很可能每個養殖場的水貂疫情都是先被人類傳染，然後水貂之間再互相大批傳染，不過也可能是水貂把病毒傳染給了人類。後面這一點是令人相當不安的現象，我之後會再講這個問題。

到六月中旬，這時輪到丹麥遭殃了，當地一家線上英文媒體《在地報》（*The Local*）寫道：「北日德蘭區（**North Jutland**）的一家養殖場發現有一名員工和幾隻水貂感染新冠病毒，因而撲殺了大量的水貂。」[30]該養殖場遭到隔離管控，裡頭的一萬一千隻動物全部被撲殺。這個消息對於丹麥可謂是重擊，因為該國有大約一千四百萬隻水貂，養殖場超過一千個，在全世界毛皮產量裡所占的分額很大，而且丹麥的毛皮品質一向都被認為是最高的。那年夏天，病毒在丹麥快速傳播，到十月初的時候，已經有四十一個丹麥養殖場通報出現了新冠疫情，當局還出面表示要撲殺一百萬頭水貂，可是事情並沒有那麼簡單，因為才到十月中，就變成了有六十三家養殖場染疫，準備撲殺兩百五十萬隻水貂。即便如此，這也才只是疫情的開頭而已。

與此同時，西班牙的衛生官員也下令要撲殺一個養殖場裡的九萬三千隻水貂，根據路透社的報導，這是因為他們已經確認「裡頭大部分的水貂都感染了冠狀病毒」。[31]此外在義大利，有一個養殖場的水貂也驗出了陽性反應；至於瑞典，有名官方的獸醫在視察完一個南岸的水貂養殖場後回報：「我們今天檢測了很多水貂，結果全部都呈現陽性反應。」[32]還有猶他州，不只有兩個養殖場的水貂檢測也呈陽性，之後還傳出一個更糟的消息，美國農業部的官方獸醫透露，他們在一隻自由的野生水貂身上也測到了陽性反應，經過基因測序後，發現野生水貂的病毒基因組跟附近養殖場的水貂一樣，也就是說野生水貂大概是被養殖場裡逃出來的水貂傳染的，再不然就是牠跟那些圈養水貂曾隔著籬笆碰過彼此的鼻子。總之這個現象不免令人憂心，因為已經不只關係到經濟了，眼看著新冠病毒就要在美國的大地上橫行，如果按照疾病生態學家的行話來說，這就是所謂的「野外循環」（sylvatic cycle）。

「野外循環」一詞最主要的關鍵字是拉丁文的「sylva」，意思是森林。如果一個病毒形成了野外循環，那麼它就會擁有兩種不同的面目，就好像一個常到外地出差的商人，除了原本的家庭以外還暗自在別的城鎮裡有另一個老婆和幾個孩子，例如黃熱病病毒的情況就是這樣，這種疾病會透過蚊子傳播，如果城市裡的人被帶有此病毒的蚊子叮咬，就會造成感染（也就是城市循環），同時這種病毒的適應力又很強大，連猴子都可以感染，所以此病也會在一些熱帶森林裡傳播（即野外循環），在猴群裡形成傳播鏈。雖然我們在城市裡可以藉由接種疫苗和蚊蟲防控來清除黃熱病，可是只要有沒接種過疫苗的人進到有病毒在傳播的森林裡，那個人就可能會被感染，等到他返回城市後萬一又有蚊子幫忙傳播病毒，就會帶起另一輪的城市循環。正因如此，黃熱病一直沒有辦法根除，而且遊客如果要前往很多熱帶國家之前都還是得要接種疫苗，因為野外循環還是一直存在，也一直在對城市造成威脅，循環一直可能再度出現，直到你能夠除掉所有蚊子，或是幫所有的猴子都接種疫苗為止。

現在我們把同樣的概念套用到新冠病毒上來想：在世界上的森林及其他的自然生態系統裡，如果裡頭的野生動物族群有新冠病毒在持續傳播，不管這是因為牠們原本就是該病毒的儲備宿主（中國南方的馬蹄蝙蝠也許就是），又或者是因為牠們在跟人類接觸的過程裡遭到了感染（猶他州的水貂、威徹斯特郡〔Westchester County〕的鹿鼠也許是因為如此），總之這樣的話新冠肺炎就不會有終結的一天（雖然就算沒有野外循環，新冠大概原本就不會終結了，但那是另一回事，我之後會再說明此事）。只要還有野外循環，群體免疫就是空談，因為只要有一個沒有接種疫苗的人到野外從事活動（打獵、伐木、摘水果、打掃小木屋裡沾有尿液的灰塵等等），然後接觸到一隻感染病毒的野生動物（水貂、美洲獅、猴子、鹿鼠等等），因而遭到病毒感染，那麼這個人就有可能會讓城裡的民眾又爆發一輪新的疫情。就算你可以替地球上的所有人都接種疫苗（但其實根本不可能），病毒還是會繼續存在於我們的環境裡，繼續傳播、複製、突變、演化，繼而產生新的變種病毒，隨時準備再度侵襲人類。

野外循環在歐洲出現的機會也不小，而且病毒可能也是在水貂身上，因為有很多水貂會從養殖場逃脫，光是丹麥一地每年就有好幾千隻，雖然歐洲大陸不是牠們的原生棲地，不過美洲水貂在歐洲的野外擁有龐大的種群，可以算是外來入侵物種了，這點只要看看獵人和陷阱捕捉到的美洲水貂數量就不難察覺。曾有一位專家推算，二〇二〇年時在丹麥脫逃的養殖水貂裡有大約百分之五都感染了新冠病毒，雖然水貂在野外環境裡通常不會群居，可是牠們也還是要找對象來交配，何況牠們在食物鏈裡既是獵殺者也是獵物，本來就會跟其他動物有所接觸。至於有哪些動物會很容易感染到水貂身上的病毒呢？機會最大的就是跟水貂同屬於鼬科的那些野生親戚，包括松貂、歐洲雪貂和歐洲狗獾。

在二〇二〇年十一月五日，丹麥又傳來了一個令人不安的消息，政府宣布要對北日德蘭區（一個頂端尖尖的低海拔島嶼，形狀像是一個彎曲的爪子，伸向瑞典西南方的海域）居民的旅行和公共集會進行嚴格管制，因為那裡發現了一種跟水貂有關的新冠變種病毒，而且已經溢出，又回頭感染了人類，該病毒基因之中有多處出現突變，至於這些突變是否會造成重大影響暫且不得而知。這個變種病毒後來被稱為「聚類五號」（Cluster 5），因為它是一系列水貂變種病毒裡的第五個，但如果按照人類的發現順序的話它其實算是第一個。聚類五號的棘蛋白上有四個氨基酸出現了變化，讓許多人擔心即使之後大家有疫苗可用，其保護力也無法阻擋這個病毒。此時丹麥政府忍不住了，終於出面告訴大家，到此為止，我們不要再幹這種事了，剩下的水貂全部都要撲殺，水貂產業在丹麥直接就走入了歷史。

雖然看似山雨欲來，不過當政府進行了嚴格的封城、對病例進行疫調追蹤，加上其他各種管控措施，還是把這個變種病毒給逼入了死角。在短短兩週內，有一個丹麥研究機構就公開表示聚類五號的病毒譜系似乎已經滅絕了，至少在人類社會裡已經消失，至於它是否還在野外存活，還寄居在那些逃逸的水貂或牠們的本地親戚（松貂、歐洲雪貂和歐洲狗獾）身上，那就另當別論了。

從二〇二〇年的最後幾個月，一直到二〇二一的大半個年頭，大家不時就會看見媒體報導又有某某動物感染了新冠病毒，雖然報導數量不算多，但是都很引人關注，例如田納西州的諾克斯維爾（Knoxville），就有間動物園的一隻老虎檢測出陽性反應；新加坡一間動物園中有四隻已經瀕危的亞洲獅，在跟染疫的動物園管理員接觸後就開始咳嗽和打噴嚏；聖地牙哥野生動物園裡有兩隻大猩猩也出現了咳嗽症狀，後來在幾週內康復，不過其中一隻名叫溫斯頓（Winston）的四十八歲銀背猩猩本身患有心臟病，所以在發現染疫後還是先為牠使用了單株抗體進行治療，等康復後又再用藥物治療心臟病，而且為了預防遭受細菌的二次感染，所以也用了一些抗生素。如果牠是隻活在非洲森林裡的野生大猩猩，無法享受到這麼高檔的醫療條件，這次很可能就會病死；然而話說回來，如果牠真是頭野生大猩猩，那就碰不到動物園的管理員，大概也不會感染這個病毒。

二〇二一年十月，新冠病毒傳進了內布拉斯加州林肯市的林肯兒童動物園，感染了兩隻蘇門答臘虎和三隻雪豹。園方一直主張自己肩負著豐富大眾生活的使命，尤其是兒童的生活，所以要讓民眾跟野生動物「直接互動」，[33]前提是要採取指定的安全方式，並先了解相關須知。這原本是值得稱許的目標，但是我們也都知道，在新冠疫情期間發生近距離接觸是有風險的，可憐這幾隻雪豹，牠們運氣沒有之前路易斯維爾動物園那三隻雪豹那麼好，儘管已經使用類固醇來治療，而且也用了抗生素來預防二次感染，但是三隻雪豹還是在十一月都病死了。

這時候死的不只是動物，人類自己也不能倖免。到二〇二一年十月三十一日為止——這已經是疫情大流行以來的第二個萬聖節——內布拉斯加州共計有二千九百七十五人死於新冠，而同日全美的累計死亡人數更是高達七十七萬三千九百七十六人；至於全世界，新冠肺炎至少奪走了五百多萬條人命。在比利時這樣的小國裡，全部只有一千兩百萬不到的人口，卻有十分之一的人都感染了這個病毒，讓染疫曲線急速飆升，死亡病例也高達兩萬六千一百一十九人。

一樣在十二月，一樣在比利時，安特衛普動物園裡有兩隻河馬檢測出陽性反應，不過牠們比內布拉斯加州的雪豹或那兩萬六千一百一十九位病逝的比利時人幸運，沒有出現多少症狀，只是會流鼻水而已（按照河馬的標準，應該說是流得比平時多），不過還是被隔離了起來。

二〇二一年底還有另一則消息，讓原本只是不無可能的野外循環直接變成了現實狀況。賓州大學的科學家與愛荷華州野生動物局（Iowa Wildlife Bureau）等機關裡的同行合作寫了一篇報告，舉證表示新冠病毒的感染範圍已經擴散到愛荷華州的白尾鹿鹿群中了。而且從實驗室中的研究結果來看，在被捉到的小鹿體內注射新冠病毒，之後也會對其他的鹿造成感染。這篇新的研究還進一步發現，這些野鹿不知為何早已被人類傳染了病毒，而且發生這種情況的白尾鹿數量還不少。可以說整個愛荷華州的鹿群都遭受了新冠病毒的猛烈侵襲，雖然在疫情初期病毒在鹿群裡傳播的狀況還不明顯，但是到了二〇二〇年最後的那幾個月，病毒已經橫掃了這些動物的世界。

上述這支團隊裡有一些成員受過專業的第一線採樣訓練，他們從將近三百頭鹿的喉嚨裡採集了淋巴結樣本，這些鹿大部分都是愛荷華大地上中的野生動物，少部分是被圈養在自然保護區或狩獵保護區裡，而且採樣過程很小心，沒有讓鹿群因人為實驗因素而遭到感染，甚至連進行採樣的鹿都不是研究人員殺的，而是被獵人射殺或在交通事故中被汽車撞死的。這些第一線工作人員把淋巴結剖開並不是只為了做新冠病毒研究，這也跟一項當時正在進行的監測計畫有關，那個計畫監測的是一種會造成傳染的「鹿慢性消耗病」（chronic wasting disease）。從早期採集到的樣本來看，在二〇二〇年的春夏兩季都沒有發現新冠病毒（愛荷華州的第一波人類新冠疫情是在四月的時候達到高峰），第一隻被檢測出陽性反應的鹿一直到二〇二〇年九月二十八日才出現，然後就像熱鍋裡的爆米花一樣忽然都冒了出來。從二〇二〇年底到二〇二一年一月初，在開放狩獵的七個禮拜裡，該團隊採集到九十七頭鹿的樣本，進行檢測後出現陽性反應的比例高達百分之八十二點五。這份研究目前還在繼續進行，其採樣工作則已經進入了第二階段，如果陽性率還是保持在差不多高的話（我從機密管道得到的新消息說，應該還是會那麼高），那麼這個研究就是一份令人心驚的證據，因為它證明了新冠病毒在愛荷華州已經形成了野外循環。

而且愛荷華州並不是孤例，動植物衛生檢驗署裡研究野生動物的聯邦官員也提交了另一份研究報告，他們也在其他四個州的白尾鹿身上尋找病毒蹤跡，不過用的樣本不是淋巴結而是血清，採集時間是在二〇二一年年初。最後他們發現伊利諾州的白尾鹿新冠感染率最低，只有百分之七染疫，如果當時只宣布這一個數據的話，看起來會很嚇人，會覺得「伊利諾州居然有百分之七的鹿得了新冠？」可是如果再看看紐約州的白尾鹿樣本，感染率是百分之三十一；賓夕法尼亞州是百分之四十四；至於密西根州呢，百分之六十七，伊利諾州確實還好而已。

美國目前大概有兩千五百萬頭白尾鹿，相信沒有人會去對牠們說新冠病毒有多獨特，或是它特別適合感染人類云云。

66

自然起源說的反對者在批評時還有兩個他們常會提到的題目，一個是所謂的功能增益（gain-of-function）實驗，另一個則是墨江的那些礦工。雖然這兩個題目常常被混為一談，但其實兩者應該分開考慮才對，我們先從墨江這邊說起。墨江的故事之所以會廣為流傳，一部分是因為外界把它說得很重要，這點我之前在討論石正麗的工作時就提到過；另一部分的原因，則是因為它的內容很生動，而講起來又會讓人覺得心裡發毛。

如今名氣響亮的「墨江礦坑」，在二〇一二年時只是一個廢棄的地下銅礦，地點在中國雲南省的墨江縣通關鎮之中，大約在雲南省會昆明市西南方兩百英里處，距離寮國和越南的北部邊界不遠，大抵上都是丘陵地帶，部分地區有森林覆蓋。二〇一二年四月的時候，很明顯是有人決定要重新開採這個銅礦，所以派了一組工作人員下去清除坑道裡頭大量積聚的蝙蝠糞便，那是幾十年來好幾種棲息在礦坑裡的蝙蝠堆積出來的。在工作了四到十四天之後，有六名工人開始生病，罹患了某種不明形式的肺炎，其症狀有咳嗽、發燒、胸痛、呼吸困難，以及慢性肝炎的併發症（這個症狀只有一人出現）。接著他們被送到了昆明醫科大學附屬醫院去治療，其中三人死亡，包括那名肝炎患者；另外三個人雖然經歷了長期的住院治療，但總算還是康復了。以上這些內容主要來自二〇一三年的一篇碩士論文，是作者李旭（Li Xu）為了取得昆明醫科大學在臨床急診醫學方面的碩士學位而寫的，由於二〇二〇年五月時有個匿名人士在推特上發文告訴大家有這篇論文，所以後來有好幾個人把其中很大一部分內容翻譯成英文，包括艾琳娜・陳在內，還有我的朋友余物非，一位旅美的北京記者，他不但仔細看過這篇論文，還自己翻譯了一份給我。我看過三種版本的翻譯，包括余物非的在內，每個版本裡都寫「推斷此六例患者可能為病毒感染所引起」[34]（譯註：此處引用的皆是李旭的原文，作者引用的英文翻譯也確實與中文原意一致）。這篇論文還諮詢過鐘南山，他是中國應對二〇〇三年SARS危機的指揮官，論文裡也提到了一些內容不太清楚的抗體相關證據，而其結論認為致病病原是一種蝙蝠身上的類SARS冠狀病毒。此外，文中雖然有寫到中華菊頭蝠，不過作者似乎並不知道坑洞裡至少還棲息著其他五種蝙蝠。不管怎樣，該篇論文所說關於病毒致死的結論，依然可以說是正確的——但天知道是不是真的如此。由於將來還可能碰到這樣的狀況，李旭在文中一一舉出了這次事件裡頭在臨床與研究方面有待改正的「欠缺與不足」，[35]而他所指出的最後一點，就是「對礦洞中蝙蝠糞便及活蝙蝠取樣化驗意義重大」。

在李旭撰寫論文的時候，石正麗那邊也已經開始進行相關研究。在二〇一二年夏末，也就是出現首個礦工死亡病例的三個月後，她把部分的在雲南的田野調查工作從別的洞穴轉到了墨江礦坑，而後她的團隊又在二〇一三年的四月和七月再次去了兩趟墨江，在二〇一二到二〇一三的這幾次探勘裡，他們一共採集了六種不同蝙蝠的兩百七十六個糞便樣本（雖然他們在二〇一四到二〇一五年又再數度造訪墨江礦坑，但是之前那兩百七十六個樣本已經算是一整套獨立的分析對象了）。這些樣本裡大概有一半都驗出了冠狀病毒的陽性反應，而且看起來某些蝙蝠體內還不只有一種冠狀病毒。石正麗的團隊也對病毒進行了局部的基因組測序，這樣做的目的是要從每個樣本裡提取一段大約四百個字母長度的關鍵性RNA基因碼，那個關鍵的基因就是RNA聚合酶（RNA-dependent RNA polymerase，常縮寫為 RdRp），有了這種酶病毒才能在宿主的細胞裡複製自己的RNA，而且從一個RNA聚合酶的基因序列就可以看出它原本屬於哪個病毒，其準確程度堪比指紋。從石正麗團隊拿到的RNA聚合酶測序結果來看，他們採集到的大多數病毒都是甲型冠狀病毒（alphacoronaviruse）（譯註：這裡的正式全名應該是「甲型冠狀病毒屬」，隸屬於冠狀病毒科〔coronaviridae〕這個類別底下，有些把「屬」翻譯為「亞科」的，多是簡稱或誤譯。按照國際病毒分類委員會〔ICTV〕的說法，冠狀病毒科底下分為冠狀病毒亞科〔Orthocoronavirinae〕和勒託病毒亞科〔Letovirinae〕，其中冠狀病毒亞科又分成甲乙丙丁四個屬，也就是這裡所說的alpha、beta等。事實上，新冠病毒變異株的命名方式也是套用同樣的模式，阿爾發、貝塔等也都是病毒的「屬」名，因此一開始也有人照原本冠狀病毒的老譯法稱之為甲型、乙型變種病毒等，但後來較少人這樣使用。本書為科普性質，翻譯會盡量遵循大眾已經習慣的稱謂，所以兩處譯法沒有統一，謹在此知會讀者），雖然這種冠狀病毒裡頭有兩個成員會造成小感冒，不過並沒發現會對人類造成嚴重危害的病毒。此外，他們也發現有兩個序列代表的是乙型冠狀病毒（betacoronaviruse），這就更有意思了，因為SARS和MERS的病毒都在這一屬裡頭，可想而知，乙型冠狀病毒比較有可能會對人類造成危險，所以石正麗團隊就特別關注這一屬裡頭的兩個冠狀病毒。

前面說過，研究人把其中一個樣本的編號訂為四九九一，由於這是一個病毒中間宿主的樣本，取自一隻馬蹄蝙蝠（學名為 Rhinolophus affinis），所以完整的編號是 RaBtCoV/4991（我也不想拿這些繁瑣的標示內容來為難各位，可是這細節關乎到一些各界熱議的新冠病毒核心問題）。四九九一號樣本的RNA聚合酶基因序列長度有四百四十個字母，在一個完整的冠狀病毒基因組裡只占了不到百分之二的比例。從基因序列的內容來看，它跟人類感染到的SARS病毒在相似度上並不如其他的類SARS冠狀病毒，頂多就是會讓人注意到兩者還算孿像的而已。在二〇一二到二〇一三年那個時期，學界在評判一個冠狀是不是會對人類造成威脅時，就是拿SARS當成標準來比較的，所以不論發現什麼新病毒，它跟SARS病毒的相似程度一定會影響到學者們認為它重不重要，因此四九九一號樣本的序列自然看起來就相對不太重要。至於石正麗，此時的她已經數度在《自然》、《科學》等國際頂級期刊上跟人一同發表論文，而這次她選擇在武漢病毒研究所自家發行的《中國病毒學》期刊發表研究結果，那篇論文的大概意思是說那個廢棄礦坑裡有一些蝙蝠出現了「多重感染」現象，也就是說不只感染一種冠狀病毒，「這種現象會推動病毒的重組，繼而促成新病毒株的誕生。」[36]

石正麗團隊之後又把四九九一號樣本從冷凍設備裡取了出來，用新設備進行測序，取得了一個幾乎完整的基因組序列，然後將此序列的編號改為 RaTG13，在此之後引發的關注才比以前大上許多。我之前解釋過這個編號標示的意思，裡頭有一些是之前的四位數字編號並不具備的，例如Ra代表樣本來自於 Rhinolophus affinis 這個蝙蝠品種；TG代表通關的拼音，進行採樣的礦坑就位於墨江縣的這個小鎮裡頭；至於13則代表採樣年份，也就是二〇一三年。RaTG13 在二〇二〇年一月時變得聲名大噪，因為當時石正麗團隊公開表示自己手上有一個蝙蝠冠狀病毒的基因序列，跟造成不明危險肺炎的新病毒相似度高達百分之九十六點二，於是有些批評石正麗和她的研究的人，以及一些不相信新冠病毒是自然從動物身上演化出來的人，他們就紛紛把這個編號問題當成證據，指責石正麗根本是在蓄意隱瞞實情。

我跟石正麗用 Zoom 談了兩個小時，她對這件事的說法跟那些批評者並不一樣。「在我們取得那個RNA聚合酶之後，我們就把它跟 SARS-CoV-1進行了比較，然後我們發現這些病毒跟 SARS-CoV-1 的關係很小。」她所說的這些病毒，指的是從墨江礦坑的樣本裡取得的那兩個乙型冠狀病毒RNA聚合酶的序列，這次大家注意到的就是其中一個。「它有個簡單的身分編號，就是四九九一。」她說完又補充道：「病毒的命名規則很複雜。」她和團隊採集到的病毒樣本越多，他們就越需要讓樣本有個次序井然、意思一望即知的名稱。「要知道，一開始我們只有一百個樣本，但後來已經變成一萬個樣本了。」於是他們就設計了一套改良版的命名方式。「我們決定對一些序列——一些我們認為重要的序列——用蝙蝠品種、採樣地點、採樣年份來編寫名稱。」就因為這樣，四九九一號樣本的稱號變成了一個完整序列的名稱 RaTG13，「這是會有點讓人搞不清楚，」她承認道，「可是你也知道，」石正麗頓了一下，輕輕笑了出來，我想是在表達無奈，「我們之前想出這種方式，並不是刻意想要讓誰看不懂這些代號。」

還有一個常被大家搞錯的地方需要澄清，不論四九九一號樣本或RaTG13序列，這些都不是病毒。所謂的蝙蝠病毒樣本其實就是一小塊糞便，裡頭可能會帶有DNA或RNA碎片，包括蝙蝠自己的DNA，或是細菌的DNA，以及蝙蝠身上那不知凡幾的各種病毒的DNA及RNA；而從這種樣本中獲得的病毒組序，其實是由一個或多個其中的病毒基因片段所集結呈現出來的，而且這些片段有可能會很短，也許就只是四百四十個字母長的RNA聚合酶，當我們把這些片段疊加在一起修補彼此的缺漏，就可以呈現出一個完整（會近乎完整）的病毒基因組了，RaTG13就是如此。我再重申一遍：那只是整個病毒的呈現方式而已，RaTG13不是病毒，就像《哈姆雷特》的劇本並不等同於演出來的戲劇那樣，劇本上沒有飾演哈姆雷特的勞倫斯．奧立佛（Laurence Olivier）這個人，沒有演員臉上的妝，沒有戲服，沒有鬼魂的特效，也沒有寫長劍是什麼模樣，劇本就只是一些寫在紙上的文字而已，即使這些文字很有戲劇張力、具有永恆的價值，但那依然只是劇本，不是戲劇表演。同樣地，RaTG13就是病毒的劇本，但如果你想要的是完整掌握到一個病毒，一個活生生的病毒，那麼你所要用到的技術方法就會完全不同，你必須在人工培養的細胞裡培育病毒。但這可不是什麼簡單的事情，因為蝙蝠的糞便並不是病毒完整存活的理想環境，從糞便樣本裡培養活體病毒的嘗試，通常都會以失敗告終。

以四九九一號樣本為例，這次的病毒培養就失敗了。「我們根本沒辦法從墨江坑洞的樣本裡培養出任何病毒。」她反覆地告訴我，用那個礦坑的樣本「我們從來都沒有培養出任何冠狀病毒」。

這件事為什麼重要呢？因為大家都非常關注墨江的礦坑，關注在二〇一二年死去的那三名礦工，有些評論員主張這三個人是被一種致命的冠狀病毒害死的（這也許是對的），然後又說石正麗帶回武漢實驗室的樣本裡含有該病毒或與之非常相似的病毒，接著就在細胞裡培養病毒（對此她曾向包括我在內的許多人否認過）；另一種說法則乾脆指控她可能是用了逆向工程技術，從一個完整的病毒基因組裡擷取了部分基因，再用人工培養的細胞來表達這些病毒的基因（她也否認了這點），繼而合成出了（尚未確定存在與否的）墨江的致命病毒，接著她再讓病毒從自己的實驗室裡洩漏出來（她也否認了這點）。然而不論你信不信石正麗的種種否認說法，上述這整套故事裡頭都還是有一個漏洞，那就是前面說過的，RaTG13 並不等於新冠病毒。

RaTG13 在核苷酸這一方面確實跟新冠病毒有百分之九十六點二的相似度，但是不同處依然有百分之三點八，按照冠狀病毒通常的突變與演化速度，有這樣的差異表示兩種病毒已經分化了大約五十年之久。如果以最早在武漢發現的病毒株（一般稱做「Wuhan-Hu-1」〔譯註：這個病毒名稱的 hu 是 human 的縮寫，所以整個名稱的意思就是「在武漢市從人類樣本中分離的第一個病毒株」〕，後來其基因組序列被張永振和霍姆斯公布了出來）為比較基準，RaTG13 大約有多達一千一百五十個位點的核苷酸是不一樣的，而且這些位點還分散在基因組之中的各個地方。由於兩者有這樣大的差異，因此有許多世界最頂尖的演化病毒學家（是真正在該領域中的學者，不是那些玩票的半吊子）和冠狀病毒專家出面，包括蘇珊・魏斯、史丹利・伯爾曼（Stanley Perlman）、大衛・羅伯森、羅伯特・蓋瑞及克里斯提安・安德森，他們都公開向大家保證，不論 RaTG13 有沒有在實驗室裡改造過，新冠病毒都不可能是從它改變而來的。所以儘管墨江礦坑和二〇一二年死去的那三位礦工的故事裡有很多生動的劇情元素，可以讓某些人覺得很有吸引力，但大概還是跟新冠病毒扯不上什麼關係。

67

在「實驗室洩漏說」的各種論點裡頭，除了上述的墨江礦坑故事，另一個夾纏不清的故事就是功能增益研究了。雖然這個詞彙現在已經很有名，但如果你過去這幾年都沒有在看電視報導，而且看電腦的時候都只看 Netflix，那還是要了解一下它的基本定義：「功能增益」這種研究工作，指的是實驗室裡為了增強生物體的某些生物能力而進行的種種實驗，更具體地說，近年來有些人所說的「須關注的功能增益研究」（gain-of-function research of concern），指的就是研究那些有可能引發疾病大流行的病原體（不論是病毒或其他病原體），使之更容易感染人類、更容易在人群中傳播，並且對人類造成更大的傷害。

為什麼會研究這種東西？因為它可以幫助科學家預測和理解可能的危險，讓我們有辦法先做好準備。對於一個原本就危險的病原體，這種研究可以讓我們看到它在自然環境的演化過程裡可能會因為發生什麼情況而變得更加危險。話說如此，這種說法其實還是很有爭議的，有許多科學家對此抱持懷疑態度，而且其中不只有那些疑心很重的人，一些平時的中立派也會反對功能增益研究，或至少反對某些特定的功能增益研究，他們認為不論幫病原體增強任何一種能力都是個很糟糕的壞主意，因為那個病原體有可能會從實驗室裡洩漏出去，或是被用來當成生化武器。其實「功能增益」這一用詞本來就有一定的模糊空間，波士頓大學國家新興傳染病研究室（National Emerging Infectious Diseases Laboratories）的副主任傑拉德・科伊許（Gerald Keusch）曾經告訴《自然》期刊的記者：「這個用詞是什麼樣的意思，取決於是誰在使用這個詞。」[37]

科伊許是一位資深的醫學教授和傳染病專家，曾經擔任國家衛生研究院福格蒂國際中心（Fogarty International Center）的主任，也曾在二〇二〇年（與妮可・盧里合作）撰寫了一篇公衛緊急情況報告提交給全球預防監測委員會（Global Preparedness Monitoring Board，一個世衛組織和世界銀行的附屬機構）。他一直身兼醫師和科學家的身分，還協助管理國家新興傳染病研究室這個大型的複合實驗室，裡頭有生物安全第四級的實驗室，讓研究人員可以研究伊波拉病毒等高危險性的微生物。當我對科伊許問到他從事的功能增益研究時，他先是深深吸了一口氣，然後回答了一個很迂迴的答案，他說：「我媽媽原本希望我在布朗克斯當一名家醫科醫師。」等到從哥倫比亞大學畢業，又唸完了哈佛醫學院，他選擇走一條不同的道路。「如果我要留在醫界，那我希望自己可以了解治療方法背後的基本原理，這樣我才可以理解什麼時候該怎麼做，然後我又希望自己不只把這樣的理解應用在研究工作裡，也可以應用在診療工作上。」這也代表他得要一面做科研，一面看病人，「我們得要了解這些病毒的活動機制。」所以他去學了演化遺傳學，透過實驗和觀察來幫助自己了解病毒。「你越是了解病毒，越是可以預見之後可能會發生什麼事。」科伊許說，「當病毒逐漸往有問題的方向開始演化，如果我們越有辦法看出端倪，那就可以事先做出更多的應對。」所以這是一種預防層面的工作，執行的好壞會直接影響到之後的診療方式、疫苗接種等各項公衛緊急因應措施。

「這種講法把這個世界想得很天真，」科伊許接著又說，「這世界確實還是有比較黑暗的一面，不過陰謀論又會把這種黑暗給加以放大。」對於主張實驗室洩漏說的人而言，「陰謀論」一詞一直是他們的逆鱗，因為他們堅持自己在談論的是意外和隱瞞的問題，而非打從一開始就想著要搞破壞，所以我在此要趕緊跟大家強調一下，傑拉德・科伊許所說的陰謀論是指「國際生物恐怖主義」，請大家不要誤會。「天底下總是會有極少數的一些人，會為了各式各樣黑暗的目的而濫用科學，用來從事國內恐攻、國際恐攻。」他說道，即便如此，你也不能讓這種事阻礙科學研究，不論是基礎科學還是應用科學。「因為有可能發生壞事，所以就不敢去做所有的好事，如果我們都是這樣去看事情的話，那你在這個世界裡就什麼都不用做了。」

關於功能增益研究的真正核心問題，在於它是否創造出了那些政論圈所說的「潛在大流行病原體」（potential pandemic pathogens，常簡稱為PPP，又是一串代表著不祥之意的字母縮寫）。所謂的潛在大流行病原體，就是一種非常容易傳染、無法阻擋它在人群裡傳播，而且還會造成大規模患病與死亡的病毒與病菌。按照這種定義，二十一世紀對潛在大流行病原體所做的第一個里程碑式的研究出現在二〇〇五年，當時有一組美國疾控中心和其他地方合作的研究人員讓一九一八年大流感的病毒重現人間，他們從許多不同來源去收集病毒的基因組，包括從前的屍體解剖標本，以及埋在阿拉斯加永久凍土中的一名死者，取下其結凍的肺部組織，然後用反向遺傳學（reverse genetics），在實驗室培養的細胞裡來表達病毒的基因組，藉此重新生成活體病毒。這樣的作法相當有爭議，被一位科學家說成是「照本宣災」，[38]但研究人員也為自己的研究工作辯護，說他們只會在高安全等級的實驗室裡復活與研究這個病毒，這樣不僅可以讓學界了解為什麼這個病毒在當年會那麼致命，而且也會在整體上改變我們對流感病毒的根本看法，這些都跟疫苗開發、抗病毒治療，以及對其他病毒的毒性預測有直接關係。

第二個里程碑也跟流感有關。二〇一一年，有一位個子很高、名叫榮恩・福契爾（Ron Fouchier）的荷蘭病毒學家在馬爾他的一場會議上宣布，說他和他的團隊已經成功創造出一種新型的H5N1禽流感病毒，不僅毒性猛烈，而且除了（跟大多數禽流感一樣）可以在鳥類之間傳播之外，也可以在哺乳動物之間傳播，甚至都不需要直接接觸，透過空氣就能傳播。他們的作法是讓病毒產生突變，然後用一隻又一隻的雪貂來接力為病毒傳代。在第一梯次的實驗裡，他們把感染病毒的雪貂和沒感染的放到同一個籠子裡，於是未染疫的雪貂就被感染了；等到牠們身上的病毒累積產生了相當的突變之後，再找來一隻未染疫的雪貂，放進一旁的另一個籠子裡，跟那個有染疫雪貂的籠子保持很近的距離，讓這些雪貂雖然碰觸不到彼此，但是籠子裡的空氣卻會彼此流通，結果未染疫的雪貂也成功感染了。這種作法他們一共試了四次，有三次都能成功。福契爾團隊從上述的實驗裡發現，既然H5N1禽流感可以在雪貂之間傳播，而且是用空氣或呼吸道的飛沫都可以傳播，那麼它也很有可能可以用這些方式在人類之間傳播，只要發生幾次突變，讓病毒蛋白質結構裡的五個氨基酸產生變化就行了，這其中有四個變化都是發生在血凝素蛋白上（H5N1裡的「H」就是這個蛋白），因為這種蛋白有附著和融合的作用，功能上相當於冠狀病毒的棘蛋白。必須注意的是，並不是只有靠突變才能讓H5N1可以利用空氣或飛沫傳播，上述的過程只是一種可能的情況，不是非得用這種突變方式才能演化出這樣的傳播能力，所以福契爾團隊雖然創造出了這樣一種病毒，也只能說算是發現了其中一種需要我們注意的演化方式，讓我們知道病毒的基因組可能會出現這種變化，然後就產生出了會造成人傳人的H5N1禽流感。有些科學家認為這是有價值的工作，只是進行的時候必須極其謹慎才行；但也有科學家認為這根本就是在亂來，甚至還有人批評說，把這種實驗結果的方法過程給發表出來，簡直就像是在為生物恐怖分子提供作案計畫。

福契爾團隊發表成果之後，反而讓國際上開始嚴肅討論起功能增益研究的問題，美國決定要在二〇一四到二〇一七年間禁止部分的功能增益研究，國家衛生研究院也暫停了對這類研究的補助。其實之所以會出現這樣的禁令，並不完全是福契爾的研究所造成的，還有威斯康辛大學也曾對H5N1進行類似的研究，加上近年來鬧出了幾場實驗室的危險烏龍事故，其中有數次曾不當處理高危險性的病原體（比如沒有把炭疽細菌按照正確方式進行滅活，或是原本應該要銷毀的天花病毒卻依然冷凍存放），雖然這幾起事故都不是功能增益研究闖的禍，但一樣讓人覺得擔心，因為這些烏龍事件提醒了大家，實驗室確實是會出錯和出意外的。在禁令實施期間，世界各地的科學家曾兩度聚在一起開會討論這個問題，探討功能增益研究的風險與效益應該要如何拿捏才算恰當的作法，而這套作法要怎麼進行評估、怎麼監督規範，他們還在第二場研討會後向美國政府提出了建議，因而讓美國政府制訂了新的監管政策，然後國家衛生研究院就在二〇一七年底取消了禁令，該院院長法蘭西斯．柯林斯公開宣布了這項決定，並且說道：「病原體的快速演化已經對公眾健康造成了威脅，因此功能增益研究還是有其重要性，可以幫助我們發現、了解這些病原體，並且制訂發展出有效的應對策略。」[39]

新的政策架構推出後，依然招來了一些人的批評，其中一位就是史丹福大學的微生物學家大衛．雷爾曼（David Relman），他還曾是美國國家生物安全科學顧問委員會（National Science Advisory

Board for Biosecurity）的成員，並且出席了上述的第一場功能增益研討會，舉辦時間在二〇一四年十二月，主辦方則是美國國家科學研究委員會（National Research Council）和美國醫學研究所（Institute of Medicine）。在政策出爐後，他不僅不滿意管控的範圍太小，也不贊同功能增益研究的資金審核方式。雷爾曼和傑拉德．科伊許一樣，兩人都上過哈佛醫學院，也都身兼醫生與科學家的雙重身分，不過雷爾曼專攻的是人類的微生物體。我在二〇一五年時曾經為了寫另一本書而採訪過他，他雖然已經六十歲了，原本的棕色頭髮逐漸發白，但是看起來依舊年輕，人也很和善，辦公室裡還放著一輛越野登山車。我住在吉爾羅伊（Gilroy，出了名的「世界大蒜之都」），因為要想找到還有空房的旅館，這裡已經是最近的地方了，於是我只得頂著週三的車潮，從吉爾羅伊開了五十英里的路到帕羅奧圖（Palo Alto），那時我才明白為什麼雷爾曼會願意用自行車通勤。不過最近這次的採訪是用 Zoom 進行的，那可真是輕鬆多了。

在最近這次的採訪快結束時，我們聊到了他的科學背景，以及他對於二〇二〇年一月新冠病毒現身初期的那些消息有什麼看法，還有他對於墨江礦工的故事、世衛組織到武漢的調查工作等等有什麼意見，最後又談到了功能增益研究的事。我說有些科學家對此表示堅決反對，認為不論採用什麼方式作這種研究都是很糟糕的主意，在多大程度上他會贊同這種看法呢？

他說那些看法分屬於意見光譜的兩個極端，他自己會「比較靠近中間一點」，而且說「這不是因為我自己感覺搖擺不定，」是因為這種討論只會用一些簡單的話語互相攻擊，卻把一些非常重要的細微差異給忽略了。

舉個特別明顯的一點，「『功能增益』這個用語本來就取得不好。」雷爾曼告訴我，這一點他很贊同科伊許的意見，「因為這就像是一鍋大雜燴，把很多我認為非常不同的東西都摻混在一起了。」沒錯，我們確實有義務要了解自己周遭的世界，他說，一個自然公園的巡守員如果連公園裡有什麼東西都不清楚，是沒辦法管好這個地方的，所以他得要有公園手冊，沒有這個的話根本不能勝任這個管理職務。那這類研究走到哪一步會開始出問題呢？他繼續說道，「就是當你開始說：『我現在不光是想要了解，或至少知道公園裡有什麼東西，我還想要修改裡頭的東西，而且是採用一種我事先就知道會更加危險的方式。』」當然實驗科學的本質就是在做一些修修改改的事情，這點雷爾曼很清楚，其實基因改造就是一種特別的修改行為（有人可能還覺得這是特別自以為是的行為），但是世界各地的實驗室還不是每天都在做這種事，而這種修改行為也確實對人類的健康帶來了巨大的好處，有時候甚至連其他的生物，乃至於各個生態系統都能因此受惠。所以大家在爭的是修改的正當邊界在哪裡，而且這種修改雖然可能帶來好處，也可能會造成無心的傷害，兩者之間要如何權衡，這才是關鍵所在。會不會你一邊滿懷希望，想學點什麼有用的東西，卻又一邊親手創造出了自己最恐懼的東西呢？這到底是聰明還是愚蠢？換句話說，問題還是回到了損益分析的老路上，如果光想靠先見之明來算清楚這筆帳，不只很難辦到，而且爭議也不會少。

即使我們想要按照標準定義行事，但是分子病毒學是何等複雜的學科，你想靠定義來判斷什麼算是、而什麼又不算是功能增益研究，這也不是什麼簡單的事情。正因如此，咱們那位來自於布魯克林區的免疫學家安東尼．佛奇在二〇二一年七月二十日到國會去宣示作證時，才會對來自肯塔基州的眼科醫生蘭德．保羅（Rand Paul）說：「保羅參議員，說老實話，你根本不知道自己在講什麼，而我要公開說出這一點，你並不知道你自己在講的到底是什麼。」[40]

雷爾曼推薦我去看一篇期刊論文，那是石正麗及多位共同作者在二〇一七年發表的，其中包括新加坡的杜克－新加坡國立大學聯合醫學院（Duke-NUS）的王林發，以及紐約的環境健康聯盟的彼得．達薩克。其實我之前就讀過那篇文章了，不過再讀一遍還是值得的，當時引起佛奇和保羅參議員相爭的就是這篇論文，當佛奇在反駁保羅的指控時，手上甚至拿起了這篇論文的影本來示意。這篇文章的標題很長，叫做「大量與ＳＡＲＳ相關的蝙蝠冠狀病毒基因庫之發現對ＳＡＲＳ冠狀病毒來源所提供之新觀點」，[41]這個標題的內容反映出了大量當時的研究內容，從中也可以看出即使到了二〇一七年，科學上依然沒有辦法確定二〇〇三年的ＳＡＲＳ病毒到底是從哪裡的。那篇論文的第一作者是一位叫做胡犇（Ben Hu）的年輕科學家，所以按照科學界的縮寫標準，作者就是「Hu et al. (2017)」（中文相當於是「胡等人〔二〇一七〕」），不過外界對這篇文章的批評主要還是針對其他人，例如石正麗，因為她列名資深作者；還有共同作者的達薩克，因為該研究的部分資金來自於環境健康聯盟，而這個聯盟又拿了美國國家衛生研究院的補助；為此受批評的還有佛奇，因為給予補助的那個美國國家衛生研究院轄下單位，就是他掌管的國家過敏與傳染病研究所。石正麗和胡犇團隊在論文裡提到，他們五年來在雲南的一處洞穴裡（文中沒有寫出名稱，不過我之前有提過，那裡叫做石頭洞）數次實地採集了多種蝙蝠的樣本，而文章最引人矚目的地方是檢測結果，在對樣本進行基因組測序後，新發現了十一種跟ＳＡＲＳ相關的冠狀病毒，這些病毒在洞穴裡的四種不同蝙蝠身上不斷傳播，雖然裡頭似乎沒有任何一種是ＳＡＲＳ病毒的直系先輩，但是這個直系先輩依舊不無可能是因為跟這個洞穴裡發現的幾種類ＳＡＲＳ病毒進行了重組才產生的，或者也可能有其他洞穴的蝙蝠病毒參與其中。

光是這個發現就已經算是大新聞了，因為二〇〇三年SARS病毒的儲備宿主，在十四年的等待後，很可能終於被發現了，牠就是一種馬蹄蝙蝠，棲息地在雲南某個藏有大量病毒的洞穴裡，也許就是在石頭洞，或是在一個跟石頭洞差不多的洞穴裡。不過那篇論文其實隱含了另一處關鍵要點，雖然當時大家還沒看出來，但是到了四年後新冠病毒現身之時，定將掀起更大的爭議聲浪，因為胡犇團隊在文中提到，他們在實驗室裡測試了那些新發現的病毒，而從其棘突附著在人類ACE2受體的能力來看，其中有三個病毒很有機會可以感染人類，作者們還警告大家說：「因此，病毒有可能溢出而感染人類，形成一種類似SARS的疾病。」[42]

到了新冠大流行的時期，他們當初對這三種新病毒所做的實驗已然成為大家爭論的主要焦點，有些批評者認為他們做的就是危險的功能增益研究，像雷爾曼就直接告訴我：「我不會做那種實驗。」但佛奇卻告訴蘭德．保羅，他自己和其他科學家都並不會把這個研究當成是功能增益研究來看，包括當初審批研究計畫贊助方案的那些人也是這樣，而他們可是國家過敏與傳染病研究所裡頭「從上到下的各方專門人員」。雙方的意見如此分歧，這其實反倒呼應了雷爾曼和科伊許所說的，「功能增益」這個用語實在太過模稜兩可了，應該好好解釋清楚才對。

當時武漢那支團隊之所以要拿那三種新病毒來做實驗，是想知道它們能否跟時下當紅的ACE2受體產生反應，只要能依附在這個地方，病毒就可以感染人體細胞，並且在細胞裡進行自我複製。要想了解這個團隊在做什麼，要必須記住一件事：那三個病毒裡頭，有兩個其實並不在他們手上，他們所擁有的只是病毒的基因組序列，用前頭的話來說，就是他們只拿到劇本，而不是整場戲劇表演；雖然他們拿到了《哈姆雷特》（*Hamlet*）和《泰特斯．安德洛尼克斯》（*Titus*

Andronicus），但都只是紙上談戲而已。那兩個「劇本」的編號是 Rs4231 和 Rs7327，其中的Ｒｓ代表中華菊頭蝠（學名為 Rhinolophus sinicus），也是一種馬蹄蝙蝠，至於第三個樣本的序列編號是 Rs4874，這也是三者之中唯一培養出活體病毒的序列，另外那兩個序列，也就是 Rs4231 和 Rs7327，在培養活體病毒時均以失敗告終。

面對這樣的失敗，他們特別設計了一個變通方案，就是利用一個他們之前培養成功的冠狀病毒主體（編號是ＷＩＶ１），把那兩個新病毒的棘蛋白序列嫁接上去，這樣就產生了一種混種病毒。由於之前就有其他科學家已經證實ＷＩＶ１可以利用ＡＣＥ２受體來進入人類的呼吸道細胞之中，而且只要侵入細胞後就可以高效進行自我複製，所以現在的問題在於，Rs4231 和 Rs7327 是自然環境裡演化出來的病毒，那麼它們是否還可以擁有同樣的能力呢？石正麗的團隊利用人工培養出來的猴子細胞來測試這個混種病毒，發現確實可以複製出更多的活體病毒，於是接下來他們就用人工培養的人體細胞來測試，而且還分成兩組，一組的人類細胞有ＡＣＥ２受體，另一組沒有，結果沒有ＡＣＥ２的那些人體細胞並沒有被病毒感染，而有ＡＣＥ２的人體細胞則遭到病毒侵入，並有效進行自我複製。這個結果等於是在告訴石正麗及其團隊成員：你們要當心了，也許在那個石頭洞裡，又或者在其他的什麼地方，暗藏著兩種自然演化出來的冠狀病毒，其基因組分別是 Rs4231 和 Rs7327 這兩組序列的內容，而且這兩種病毒都帶有一種可能有辦法感染人類的棘蛋白。也就是說，世上可以溢出然後引發疫情或大流行病的冠狀病毒又多了兩種，因此他們才會在論文中表示，這項發現「證明了我們有必要先預作準備，以面對未來其他類似ＳＡＲＳ的疾病到來。」[43]

這場爭論的核心在於：他們是否有創造出一種自然界裡原本並不存在的危險病毒呢？然而真講

道理的話，答案其實是「沒有」。雖然他們確實組裝出了一種混種病毒，但是那兩個可能有危險的病毒其實原本就已經存在於自然界之中了，他們只是利用了這兩種病毒的部分基因，然後找來另一種同樣存在於大自然裡的病毒W1V1，把它的身軀和那些基因結合在一起。石正麗的團隊想要測試和確認的是，Rs4231和Rs7327這兩種病毒基因是否會對人類造成威脅。接下來我就先別打擾莎士比亞，不要再老是用他來舉例，我要改換另一個對象來進行類比：這些病毒啊，就像是孟買的豹。

68

我所說的孟買之豹，是幾十隻強壯的大型貓科動物，牠們生活在這個世界第七大城市裡頭，孟買光是市區的人口就有一千兩百萬，人口密度高達每平方公里兩萬八千多人左右，是地球上人口密度最高的地方之一。這裡聚集了這麼龐大的人口，有這麼多的建築、道路與車輛存在，不過根據之前的計算數字來看，這裡居然還住著四十七頭豹。當然，豹的數量會隨著出生和死亡而略有增減，但總之孟買長久以來一直就都有這些豹，有時會讓孟買人覺得心裡不太舒服。這些大貓住的地方叫做聖賈伊．甘地國家公園（Sanjay Gandhi National Park），是一個大約一百平方公里大的森林保護區，是個完全被城市包圍的世外桃源，不只有潺潺流水與兩個湖泊，更有種類極多的動植物，包括花鹿、水鹿、鱷魚和眼鏡蛇，當然還有豹。其中的一些豹被關在公園的救援中心裡頭，因為牠們之前在別的地方並不受歡迎，所以就被轉送到此地，不過大部分的豹都還是可以無拘無束地到處亂跑。這個公園有三面與孟買市區接壤，例如阿雷森林區（Aarey Colony）、西班德（Bhandup

West）等地，城裡的人常會到此地野餐、在小徑上散步、乘船遊於湖上、搭乘窄軌火車，或是搭上遊覽巴士進入一個被圍欄隔離起來的地方，因為裡面有幾頭獅子和老虎正懶洋洋地在休息。

只不過，有時候這些自由來去的豹會到公園外頭去探個險，逛逛附近的城市地區，找找看是否能得到一些領地或食物。豹吃的大抵是自己能殺的獵物，像是花鹿和水鹿，甚至包括流浪狗，這些都會誘使牠們下手，不過豹通常看到人類就跑，算是一種很神祕的動物。問題是聖賈伊．甘地國家公園的豹實在太多了，其分布密度已經達到了世界頂級，因為生存壓力太大，不時就會讓某一頭豹成了「問題動物」，讓牠比其他豹更加大膽與急切，敢於跨過（不論是地理上還是行為上的）邊界冒險行動，這種豹就會抓走小孩甚至攻擊成人。二〇〇四年那時候，由於有太多隻豹出了狀況，竟有十四人遭到殺害；距今不久的二〇二一年秋天，也有五個人遭到攻擊，凶手大概是隻兩歲大的母豹。孟買的豹其實沒有什麼惡意，但是牠們本來就是野生動物，肚子餓了就要狩獵，而這對於該城市的居民來說，尤其是對那些相鄰地區的民眾而言，就構成了一種人身威脅。

了解這些基本狀況後，下面就是我想做類比的地方了。想像一下，你在孟買經營一間動物繁殖實驗室，而且還決定要複製一頭孟買的豹（這種事在技術和方法上已然完全可行，科學家早已成功複製過貓、狗、鹿等動物），於是你利用顯微手術儀器，對一頭聖賈伊．甘地國家公園裡的豹提取牠細胞中的細胞核，這就是你想複製的豹，你可以用這個細胞核複製出一隻幾乎相同的新動物，在基因上來說跟原來的豹算是雙胞胎。這頭豹是公是母都無所謂，我們就稱牠為「一號捐贈者」好了。然後你還得再去找一頭母豹，記得一定要是母的（因為只有母的才會產生卵子），取出牠的卵子，也就是所謂的卵母細胞（oocyte），接著拿掉裡頭的細胞核，此時這頭母豹就成了二號捐贈者。再接下來，你要把之前選好的細胞核放入卵子細胞之中，然後設法讓細胞活化，開始進行分裂，等到它發育成幾百個細胞的組織後，外頭就會形成一個球狀體的保護層，此時這個組織就是所謂的囊胚（blastocyst），也就是你之後要植入的胚胎。胚胎裡每個細胞的細胞核基因組都跟你要複製的對象（即一號捐贈者）的基因組相同，而每個細胞的細胞質，也就是細胞核外圍的凝膠狀液體，則帶有來自提供卵子細胞的母豹（即二號捐贈者）的粒線體ＤＮＡ，這是一種補充性的基因組。接下來，你要用外科技術把胚胎植入一位代理孕母的子宮裡，為了方便起見，你也許會選擇一隻體型較小、沒那麼可怕的貓科動物來充當這個孕母的角色，例如婆羅洲雲豹（Bornean clouded leopard），這種動物身上有許多美麗的斑點，體型上則跟一隻邊境牧羊犬差不多大。如果你技術夠好，而且也夠幸運，那麼你的婆羅洲雲豹會懷著這個胚胎直到足月，然後產下一頭貨真價實的豹，在基因上算是一號捐贈者的雙胞胎，因為其細胞核ＤＮＡ跟你當初從動物身上採下來的一模一樣；不過你這頭新生的小豹其實還是混血兒，因為牠身上戴著二號捐贈者的粒線體ＤＮＡ。無論如何，都得要恭喜你，你在實驗室裡培育出了一頭豹。接下來，你便得精心照料，慢慢養大這個不平凡的小生命。

如果養育得法，這頭實驗室培育的豹會在三年內順利長大成年，牙齒爪子樣樣不缺，斑點狀的皮膚下還有著發達的肌肉，如果是公豹的話體重可能達到一百九十磅，母豹則約有一百三十磅，總之牠會比自己的代理孕母還要更雄壯也更有力。然後你把這隻長大的豹帶出去給大家看（也不管動物願不願意），告訴其他人：「這隻動物以後就在你的城市裡住下來了，你們要小心啊，要對牠敬畏啊，別讓你家的小狗或小孩到公園附近亂跑。」

請問這算是功能增益研究嗎？並不是，因為在你的豹誕生之前，這裡原本就有其他一樣的豹，牠們本來就生存於此處，還不時從聖賈伊．甘地國家公園裡「溢出」，跑到孟買的大街小巷之中。你的豹在身體機能上跟其他的豹並無二致，差別只在於這頭豹是在培養皿上受孕的，又是在實驗室的籠子裡長大的。

石正麗和她的團隊夥伴們對於 Rs4231 和 Rs7327 這兩個病毒基因組所做的事也是這樣，他們用混種的方式，把原本存在於自然環境裡的病毒在實驗室裡再現為幾乎完全一樣的複製品。他們是在警告我們，外頭有些冠狀病毒就跟豺狼虎豹一樣凶猛，有可能會危害人間。然而我們願不願意聽這些警告，那又是另外一回事了。

69

幾個月前，南非普利托利亞大學（University of Pretoria）老經驗的病毒學家羅伯特．斯瓦尼普爾寄給我一則消息，說他在網路上看到一篇討論新冠病毒的預印本論文，預計之後會發表在期刊上，作者是三位我之前沒聽說過的法國人。斯瓦尼普爾說他覺得我可能會對這篇論文感興趣，雖然他不認可這裡頭的內容，但是他這人喜歡所謂的「橫向思維」（lateral thinking），而且知道我對病毒溢出現象一直很感興趣，所以就建議我去讀讀看。

我在本章前頭說過，斯瓦尼普爾是新興病毒這個領域裡一位受人敬重的長者，曾在一九九九年率領團隊進入剛果民主共和國裡爆發疫情的小村杜爾巴，在當地不斷有金礦礦工病死的情況下前去尋找馬堡病毒的來源。在那之前，他曾接受過獸醫學和病毒學方面的訓練，也曾在馬拉威及辛巴威兩國做事，而當一九八〇年約翰尼斯堡要成立國家傳染病研究所（National Institute of Communicable Diseases）時（譯註：嚴格來說，一九八〇年成立的是國家病毒研究所〔National Institute for Virology〕，也就是國家傳染病研究所的前身，後者是在二〇〇二年改制成立的，而斯瓦尼普爾的主任職務也一直做到了二〇〇一年），他也被選為特殊病原體研究單位（Special Pathogens Unit）的主任，如果對比美國疾控中心的一些傳奇人物的話，他就像是南非版的卡爾．強森（Karl Johnson），向來以直言不諱聞名，而且數十年來對多種比馬堡病毒還可怕的出血熱病毒進行了深入研究，甚至敢於以身犯險，更是讓他享譽學界。斯瓦尼普爾在這方面的聲譽如此之高，所以我在二〇一五年寫書探討伊波拉病毒宿主（至今尚無定論）時，便先禮貌地通過電子郵件聯繫到他，然後飛往南非，在一台電腦螢幕前和他一起度過了三天的時光，邊看邊聽這位專家訴說的各種內容。所以這回他要我看看這篇二〇二一年由三位法國人所寫的新冠病毒新論文，我當然也一定會讀。

論文的第一作者是法國蒙彼利埃（Montpellier）的分子生物學家羅傑．弗魯托斯（Roger Frutos），這算是一篇文獻綜述，先是概略談了一下病毒的來源問題，然後就提出了一種全新觀點，甚至算是有點不按常理出牌的說法。弗魯托斯等幾位作者聲稱，沒錯，新冠病毒確實是一種自然演化而成的病毒，它不是在實驗室裡人為設計出來的，不是把墨江礦坑那個 RaTG13 的基因組故意加上弗林蛋白酶切割點後變成的，而且從實驗室洩漏出來的可能性也不大，「雖然不能完全排除實驗室出意外的可能性，但目前並沒有證據支持這種想法。」[44]然而他們又繼續寫道，一個新病毒要如何成為人類的病原體、如何引發疫情大流行，如今大家對此常見的理解方式（他們稱之為「溢出模型」）其實也不令人滿意，所以他們要提出了一種替代性的方案，並稱之為「流通模型」（circulation model）。

他們的邏輯大概是這樣的：那些突變率比較高、演化上比較靈活的病毒，通常都不會只寄居在一種宿主身上，如果是動物病毒的話，那就不會只感染一種動物，它們會利用突變在其病毒群體中產生大量的基因多樣性，以此造就出一大堆彼此在譜系上互有淵源又各不相同的病毒株，這樣它們就可以用這種方式在不同的環境中大量湧現，並嘗試對不同的宿主採用不同的生存因應策略。這樣的病毒會在動物界之中廣泛流傳，還能跨過物種的邊界感染各種宿主，即便在一種動物身上終結了生存之路，同時間在另一種動物以及這些動物的接觸者身上也還是能夠存續下來，繼續探索各種發展的可能性，繼續演化，準備好迎接下一次的榮景。這些病毒的宿主不會定於一尊，所以在世界上各個人畜混居的地方，不論是農村地區、城郊地區，或是人類入侵到自然環境並對生態系統造成巨大干擾的地區，人類都會成為這種病毒在循環流傳時成為它們的其中一種宿主。以往大家對於疫情或是疾病大流行的設想，都是某一次剛好病毒從動物身上溢出到人類這裡，剛好該病毒對人體的適應能力很好，於是就到處散逸，動輒感染幾百萬人，然而弗魯托斯團隊在文中表示這並不是單一意外事件就能造成的，應該是「發生了雙重意外事件」[45]才對。他們這裡說的意外，可不是指實驗室裡鬧出了什麼事故，而是指單一或多重基因產生了突變及重組，從而讓病毒產生了潛在的優勢，之後又剛好有某個人類社會環境讓病毒的這些潛在優勢有了很好的發揮空間，一旦這雙重的意外機遇碰在了一起，病毒的傳染鏈條就會永無終止，至少不會全部一起中斷。而等到病毒的盛行率在大量人群裡突破某個關鍵的門檻之後，人類也就加入了其他動物的行列，融入了這個病毒永無休止的循環鏈條之中，隨時都可能再出現一次意外變化，然後又接著碰上發生第二次意外條件，於是就產生了一個新的人類病毒，急速引發了一種新的疾病，帶來了又一輪疫情、流行病，乃至於大流行病（譯註：這裡是指世界衛生組織對疫情的三種分類方式）。

「請跟我解釋一下，」我在與羅傑．弗魯托斯用Zoom對話時問了他，「這種雙重意外要怎樣才會發生，而以新冠肺炎的例子來看，雙重意外事件又各是什麼。」

「沒問題，這次發生的雙重意外是由兩個不同源頭的事情造成的。」他說，第一重事件是基因方面出了意外，病毒不斷從一個宿主傳播到另一個宿主、一種動物傳播到另一種動物，它在此過程裡產生了大量的突變，有時碰巧某個突變剛好能幫它提升在某種宿主身上的適應力。又或許這個病毒在多種宿主（例如數種蚊子或數種蜱蟲）身上來回傳播，但只有在其中一種宿主身上適應得特別好，他還舉了屈公病當例子，這種疾病的病毒是由埃及斑蚊（學名為 Aedes aegypti）為傳播媒介，因此其傳播範圍就會受到蚊子的活動範圍所限制。這種疾病最早是於一九五〇年代在莫三比克和坦加尼喀（現在已經是坦尚尼亞）的邊境地區發現的，協助傳播的蚊媒也是埃及的原生物種，但之後有一次病毒發生了突變，大大提高了牠在另一種叫白線斑蚊（學名為 Aedes albopictus）的蚊子身上的存活能力，而這個白線斑蚊卻是發源於東南亞的物種。由於這次的突變相當重要，因此被編號為A226V，大約是在二〇〇五年時發生的。

接下來是第二重意外，也就是在人類社會發生的相應事件。「在我說的這個例子裡，指的就是國際貿易。」弗魯托斯說，白線斑蚊在人類的生活環境裡適應良好，而且還跟著搭船到處跑，尤其是那些貨船，船上運送貨櫃及一些二手輪胎之類的散裝貨物，一下雨就容易積水，對這些蚊子來說簡直就是產卵的絕佳場所。此外，貨船運輸業經常需要靠港進行大量的上下貨工作，跑遍了香港、舊金山、馬賽、熱那亞和印度洋沿岸的各個海港，包括非洲的蒙巴薩和斯里蘭卡的可倫坡，而白線斑蚊就跟著貨物一起上船和下船。「蚊子，就是靠這樣傳播的。」弗魯托斯說道。於是蚊子就擴展了自己的分布範圍，而且還在新家園建立起了龐大的勢力，如今牠們已經不只出現在熱帶地區，也出現在溫帶地區以及眾多城市地區之中，現已被各界認為是世界上最成功卻也最讓人頭痛的入侵物種。後來白線斑蚊終於傳入了東非地區，弗魯托斯說，這次的遷徙非常重要，「因為在這裡，蚊子總算接觸到了那些發生過突變的病毒。」於是乎，有了（屈公病病毒）突變的意外事件，加上人類社會的意外發展（影響到了白線斑蚊的分布範圍），讓蚊子和病毒得以通力合作，繼而在義大利、印度、南美洲以及印度洋的留尼旺島（Réunion）都引發了疫情。時至今日，每年都會有幾十萬人感染屈公病，尤其以在巴西和印度最為嚴重，就連在美國、加勒比海地區、歐洲等地也不時會傳出零星或群聚的病例。

聽起來很有意思。那這個模型要怎麼套用在新冠肺炎上呢？我問道。

弗魯托斯回答，跟基因有關的這個第一重意外是病毒獲得了弗林蛋白酶切割點，這使得病毒對人類更加具有傳染力。「至於第二重意外事件又是什麼呢？」他自己問了自己，省得我來提問。「又為什麼是在武漢呢？為什麼是在這個時候呢？因為這時候武漢剛好發生了好幾件不同的事，在同一時間裡出現了很多慶祝活動，帶起了一大片的人潮，非常、非常多的人流。」他這裡說的是每年一月會出現的春運，整個中國的人都會到處跑，去走親戚、去過農曆新年，一起同享專為這個特殊節慶購置的美食與南北貨。在武漢，除了節慶貨品之外，每天還有成千上萬的人流在進出漢口火車站，最多的時候可達十萬人，然後他們還在離車站不遠的社區裡舉辦了一場有四萬個家庭參加的萬家宴。漢口車站距離華南市場只有四百多公尺遠，武漢市長卻無視之前出現的警訊，罔顧城裡頭出現了具有高度傳染性的病毒在四處散播，讓萬家宴在二〇二〇年一月十九日如期舉辦，直到四天後，市政府才停止所有的大眾運輸，省政府也阻斷了對外連接的高速公路，整個武漢進入隔離狀態，但是卻已經太遲了。當初那麼多人在四處旅行、聚會、吃吃喝喝、共度新年，「就是在幫助疫情擴大。」弗魯托斯說道，當初的傳播鏈沒有被斬斷，至少沒有全斷，「此時疫情已經過了門檻，之後就要全面展開了。」按照弗魯托斯自己的模型來推斷，新冠病毒在疫情爆發的幾個月甚至幾年之前就已經悄悄地在人類和其他的動物之間流通了，只是這次剛好碰到了雙重意外的機遇，所以才讓這個病毒的發展史跨入一個全新階段。

弗魯托斯團隊在在二〇二一年發表的兩篇論文裡都採用了這個流通模型，第一篇文章是三月發表的，就是羅伯特．斯瓦尼普爾寄給我的那篇。當我看完這篇文獻綜述，然後又跟弗魯托斯用Zoom訪談之後，等到那年十月看到他們第二篇探討新冠病毒來源問題的論文發表，我馬上就很感興趣，而且因為我們之前對談過，所以這次還是弗魯托斯本人自己把文章寄給我的，而其標題一看就很引人注意：「SARS-CoV-2並沒有『源頭』」。[46]

在這篇文章裡，他們又再次介紹了自己那套模型的基本要素：在流通階段，病毒會從一種動物身上溢出，傳染給另一種動物宿主，並一直保持大範圍的適應能力，可以繼續感染之前所有的動物；然後第一重意外事件發生了，病毒的某個基因變化恰好讓它增強了在人群中傳播的優勢；

接著再遇上第二重意外，人類的社會環境恰好給予了這個病毒擴散的機會，在越傳越廣之下終於來到了一個關鍵的臨界點（這個說法很像麥爾坎·葛拉威爾〔Malcolm Gladwell〕在《引爆趨勢》〔*The Tipping Point*〕一書中的敘述）。說到此處，弗魯托斯團隊接下來就不再遵循第一篇論文的說法，而是進一步擴展了他們對此模型的解釋，他們寫道：「一場流行病絕不是從某個人感染病毒開始的，因為此時還是在看機率的階段。」[47]這時候靠的是機率和運氣，看病毒能不能從一個人傳給另一個人、是不是可以變得更有傳染力、感染人數能不能增加、逐漸開始形成傳播鏈，直到其中至少有一條傳播鏈可以無限延續下去，此時病毒的成功機率才會大漲，才不會走進死路，不會像過去那些傳播鏈那樣無疾而終。然後在某一天，病毒在鄉村地區感染了某個人，那個人接著就去了人口更加稠密的城裡，讓病毒獲得了更大的傳播機會，甚至可能傳進了醫院或機場，讓傳播和擴散的機會變得又再更大；又或者被傳進了一個擁擠的市場，這算是第二次意外事件。在這之後病毒一直蓄勢待發，直到又有事情發生，病毒走上了好運，人類遭逢了厄運，「我們把這個稱為流行病的門檻。」[48]弗魯托斯團隊在文中指出，在此之前，這個新病毒只是一個值得關注的生態現象，但走到這一步之後，它就會演變成一場公衛危機。

所以，他們表示，不論是新冠病毒還是其他的新興病毒，都並沒有單一的、決定性的「源頭」，只有「一個不斷被機率和環境塑造而持續演化、適應和選擇的過程，」而且這個過程「會產生新的病毒譜系」。[49]

在這個永恆持續的演化過程背後有許多推動因素，其中最重要的就是人口數量的增長，因為只要人類的數量變得越多、變得用擁擠，就會產生更多的交互連結，就會需要更多資源、更會侵犯野生環境，對豐富多樣的環境生態造成更大的破壞，於是乎我們也就越來越靠近流行病的門檻，任何新病毒都可以拿我們來當試驗品，看看能否藉由人類這個管道在演化上取得更大的成功。

羅傑·弗魯托斯團隊提出的這個流通模型，雖然想法確實新鮮有趣，但還稱不上是獨創理論，它大致上近似於強納森·佩卡爾和麥可·沃羅貝團隊在另一篇論文裡提出的說法，他們計算了湖北出現新冠病毒原發病例的時間（詳情請看第四章），並在文中寫道：「有可能本來就常有一些類似新冠的病毒會溢出，只不過極少會造成大規模疫情罷了。」[50]類似的想法還可以回推到二〇〇五年，當時唐納·柏克已經跟幾個人合寫了一篇論文，包括病毒學家（Nathan Wolfe）和生態健康聯盟的彼得·達薩克，他們在文中提出了一個觀念，幾人將之取名為「病毒纏擾」[51]（viral chatter），意思是有某種病毒反覆從動物宿主這裡傳染給人類，但每次的溢出都沒有成功繼續形成人傳人的感染鏈條，直到把握住了某一次的機會，病毒才在人群裡立穩了根基，疫情於焉展開。

弗魯托斯的第二篇論文裡還有一個論點很引人矚目，而且我之前也想過一樣的問題，所以當時馬上就吸引了我的注意。批評自然起源說的人通常會把墨江礦工的故事和實驗室洩漏病毒的猜測綁定在一起，彷彿這樣就會讓人覺得這兩者各自都更有問題，讓人懷疑那些武漢科學家們做了某些陰險邪惡、不負責任、不可告人的事情。然而按照弗魯托斯等人的說法，這種說法是把兩件事合併成同一個故事，但裡頭卻包含了好幾個互相矛盾的元素：

一、新冠病毒源自墨江礦坑，而且害死了三名礦工。

二、新冠病毒是意外從武漢病毒研究所一個實驗室裡洩漏出來的。

三、新冠病毒被人為設計成可以感染人類。

問題來了，如果它是一種自然存在於礦坑中的危險病毒，那麼它就不會是人為設計的，也不會是在石正麗的實驗室中通過功能增益研究創造出來的；如果它在研究人員進到礦洞的時候就感染了他們，那麼病毒也不是從實驗室裡洩漏出來的；而如果它是在實驗室裡為了不良目的而設計出來的，或是因為魯莽的功能增益研究而被製造出來，然後又從實驗室裡洩漏出去，那就跟我之前已經說過的一樣，整件事根本和墨江礦坑沒有關係。RaTG13 確實是從墨江礦坑來的沒錯，但那只是一個病毒的基因組序列，不是真正的病毒，而且很多著名的分子病毒學家都同意 RaTG13 並不是新冠病毒，也不可能用任何他們想像得到的合理方式在實驗室裡把 RaTG13 改造成新冠病毒。所以在這三個假設裡——實驗室洩漏的病毒、人為設計的病毒、墨江礦坑裡的病毒——你可以選一個來支持，然後提出相關證據來支持你的論點，然而呢，弗魯托斯指出，你不能主張說這三個假設所呈現的是同一套一致的說法，或說這些假設的內容可以彼此印證，因為這並不符合邏輯，它們不但沒有相互支持，甚至根本就是互斥的論點。

70

不論是新冠病毒本身，還是這個病毒的由來，都有很多暗黑版的故事，在二〇二一的大半年裡反反覆覆地被人提起，充斥在專欄文章、某些雜誌和社群媒體（尤其是推特）上頭，引發了人們各式各樣的不同反應，有很多人因為各自不同的理由喜歡這些故事，有的人會加以駁斥，有的人會因而心慌，有的人沉迷其中，有的人大加嘲諷。然而究其根本，這些莫名其妙的說法大部分都出自一些外行人士和名嘴之口，這些人只是臨時抱佛腳看了一點病毒學的東西而已（我在這個領域也是外行，不過二〇二一年年初時我決定暫且保持沉默，聽聽別人怎麼說就好）。而此時的專家們在一旁看著這場鬧劇，心裡各有不同程度的沮喪和挫折，只能繼續做自己的工作，不過還是有一些聰明而誠實的科學家，例如大衛・雷爾曼，還是站出來呼籲要進一步調查「實驗室洩漏說」的真假，對此很多人也表示支持，不論這些人是不是專家，都同意調查是有用的，而且要進一步調查的不只有實驗室洩漏說，其他像是「自然溢出說」、弗魯托斯的流通模型，還是像有些人所說的，病毒來自於中國南部與中部的蝙蝠身上，也有人說是因為湖北等各省遍布著狸貓及其他野生動物的交易，而那些動物已經感染病毒了，種種說法都可以進一步調查，這樣也會對查明真相有所幫助。問題是，這場大流行病裡頭充斥著許多政治角度的考量，讓中國的科學家們和國際科學界之間的互動降到了冰點，如果說得更直接一點，雙方的關係已經猶如一灘死水，所以從目前的狀況來看，我們也只能用自己手上現有的資料來得出結論了。

幸好這種工作一直有人在做，二〇二一年九月十六日，在另一本最頂尖的科研期刊，也就是探討生物學研究及其思想的《細胞》上刊登了一篇論文，標題是「SARS-CoV-2 的來源：一篇批判性的綜論」。[52]相較於大多數常見的臆測之說，以及對這些說法的反駁，這篇論文要來得更加具有說服力，這不僅是因為它的內容，也是因為它的作者。列名第一作者的是愛德華・霍姆斯，列在最後一位的是安德魯・蘭鮑特，在這兩個人之間的其他共同作者還有克里斯提安・安德森、麥可・沃羅貝、蘇珊・魏斯、大衛・羅伯森、羅伯特・蓋瑞、安吉拉・拉斯姆森（Angela Rasmussen）、史都華・尼爾（Stuart Neil）、溫蒂・巴克利（Wendy Barclay）、馬切伊・博尼（Maciej Boni）和傑瑞米・法拉爾。這些名字代表的是極高的可信度和專業性，尤其是在演化病毒學和冠狀病毒的生物學領域上，這些人的學術知識和學術成就都是假造不來的，而且也不可能靠臨時抱佛腳就學到這種程度。

這些人開篇就直言主題：「長久以來，我們都認為冠狀病毒很有可能帶來大流行病的風險。」[53]大家不妨想一想，在已知會感染人類的七種冠狀病毒裡，新冠病毒不僅是最新出現的一種，同時也是過去二十年裡發現的第五種，而在它之前出現的人類冠狀病毒，就跟大多數的人類病毒一樣，都源自於動物。原初的ＳＡＲＳ病毒在二〇〇二年底首度出現，然後在二〇〇三年秋天時又再次現身，這兩次都與販售野生動物的市場有關，尤其是果子狸和狸貓。二〇〇三年在那些市場裡工作的動物商販身上，居然有百分之十三的人在檢測ＳＡＲＳ抗體後呈現陽性反應，其中那些專門賣果子狸的商販更是有超過五成都測出陽性（上述這一大段其實是在告訴大家：我們需要二〇一九年那些動物商販們的相同檢測數據）。

同樣出現在中國的還有另一種人類冠狀病毒ＨＫＵ１，這是一種相對無害的冠狀病毒，最早是二〇〇四年時在大城市深圳發現的，它的棘蛋白上有弗林蛋白酶切割點，當初是因為有一個病人罹患肺炎才注意到有這種病毒（他們說這些的意思是，不論是武漢這個疫情爆發地點，還是新冠病毒的弗林蛋白酶切割點，都不算是什麼異常現象）。

從跟華南海鮮批發市場的關係來看，在最早通報的三個新冠肺炎病例裡，只有兩例有直接關係；如果從二〇一九年十二月的所有通報病例來看，則更只有百分之二十八有直接關係；而如果把追蹤範圍擴大到武漢的另一個市場，那麼十二月的病例就有百分之五十五是跟這些市場有直接關係的。在這些跟市場有關的病例裡，大部分都出現在十二月的上半個月，也就是說距離病毒剛出現（且不管是怎麼出現的）的時間比較近；至於其他跟市場無關的病例，其病因其實很容易解釋，他們就是被無症狀感染者給傳染的。在二〇一九年間，武漢的市場，包括華南市場和其他幾個市場，裡頭販售了成千上萬隻的野生動物，而且還是賣活的，其中不乏一些已知的冠狀病毒帶原者，例如果子狸和狸貓。在華南市場關閉後，市場的環境樣本裡看到了新冠病毒的蹤跡，尤其是在販售野生動物與家禽的市場西區。雖然有些動物的屍體在座病毒檢驗後呈現陰性反應，但是檢測對象裡並不包含狸貓和果子狸（此話的言外之意是：中國當局應該在華南市場的動物被清除或銷毀之前做更徹底的採樣工作）。

從對各病毒基因組進行比較後繪製而成的譜系樹來看，新冠病毒一開始的分枝確實出現得很早，大概在十二月中或更早的時候就出現分枝了，這一點也確實反映在新冠病毒的兩大譜系上，它們分別被標記為A和B兩種譜系，並分別在不同的人群裡流通。B譜系病毒除了出現在與華南市場相關的病例中，也可以在華南市場的環境樣本裡頭找到它，這一譜系的病毒傳播得又快又遠，逐漸變成了全世界最主要的新冠病毒譜系，這也就是為什麼後來許多變種病毒編號前頭都有個「B」，例如阿爾發變異株（B.1.1.7）、在南非首次檢測到的貝塔變異株（B.1.351）、從印度猛然出現的德爾塔變異株（B.1.617.2），以及又一次由南非科學家率先發現的奧米克戎（Omicron）變異株（B.1.1.529，這個變種病毒之後會再多做說明）均是如此。到目前為止，這個病毒的譜系樹只找到了一個根源，就在華南市場，但並非所有譜系的源頭都可以追溯到該市場（至少在這篇論文發表的時候看起來是如此）（譯者註：這裡的意思除了是說新冠病毒還有一個A譜系，也是說華南市場只是B譜系裡「唯一已知的根源」，但從基因證據來看，應該還有其他根源才對，只是目前沒有找到而已）。

對比於世界各地，A譜系的新冠病毒較常出現在武漢及中國的其他地區，例如早期與武漢另一個市場有關的病例就是感染了A譜系的病毒。霍姆斯等人認為，如果新冠病毒來自於被感染的野生動物，或是來自於在各市場之間運送動物的商販，那麼上述這種特殊模式就說得通了（言外之意是：如果病毒是從長江對岸十英里外的武漢病毒研究所中因要命的實驗室意外而洩漏出來的，那麼上述模式就比較難說得通了）。

此外，在中國南方、柬埔寨、泰國、寮國和日本的多個地點的蝙蝠（以及穿山甲）體內也都發現了與新冠病毒高度相似的冠狀病毒。其實霍姆斯本人就曾與他人合寫論文宣布發現了 RmYN02，其基因組大部分與新冠病毒極為相似，也是迄今相似度最高的一個病毒，所採集的樣本來自於雲南省勐臘縣裡的某隻馬來亞菊頭蝠。在泰國，有位叫做蘇帕蓬．瓦查拉普魯薩迪（Supaporn Wacharapluesadee）的科學家，她與一大群泰國及世界各地的同行合作，在一個野生動物保護區的馬蹄蝙蝠糞便樣本中發現了另一種冠狀病毒，它不但與新冠病毒的相似度達到百分之九十一點五，而且上頭的弗林蛋白酶切割點也有一定的相似性。前不久在寮國，還有一個由寮國與法國雙方研究人員合組的團隊發現了三種冠狀病毒，也一樣都是從馬蹄蝙蝠身上找到的，它們跟新冠病毒的相似度更是前所未見地高，甚至把 RaTG13 都比了下去，尤其在受體結合區域這裡，其相似度更加驚人。綜合來看，寮國的研究團隊在三種蝙蝠身上找到病毒，泰國團隊找到一種，可以看出這類帶有冠狀病毒的蝙蝠在東南亞各地都有，而且上述這四種蝙蝠裡頭有兩種也會在中國南方棲息，畢竟蝙蝠才不會管什麼國境不國境的，在這些分布廣泛的物種裡，肯定會有些身上帶有病毒的蝙蝠飛往了不同國家。有鑑於此，加上馬蹄蝙蝠本來就有跟其他多種蝙蝠共同棲息的習性，而且剛好又特別容易同時感染多種病毒，這便為冠狀病毒的重組提供了大量的機會，讓病毒可以彼此標換部分的基因組（言下之意就是，不論是新冠病毒在拼湊重組時所需的基因組片段，或是進行重組時所需的洞穴環境，全都同時存在於中國和東南亞各國之中）。

在逐一確立了以上那幾點之後，霍姆斯等人終於要開始探究實驗室洩漏這個說法的真偽。的確，從前真的曾經發生過一些實驗室意外，也有人做過一些誤判情況的疫苗試驗，導致危險的病毒感染了實驗室的工作人員和社會大眾。但那些都是已知的病毒，例如H1N1流感，再不然就都是一些小規模且不至失控的事件，例如一九六七年的馬堡病毒感染意外。「迄今並沒有任何傳染病是由外洩的新病毒造成的。」[54]作者們指出，大家並沒有證據可以指控武漢病毒研究所或任何其他單位在新冠疫情開始前就已經在研究新冠病毒，或是研究某種跟新冠病毒極其相似的原型病毒，而且世衛組織對石正麗實驗室的所有工作人員都做了新冠病毒的抗體檢測，結果都呈現陰性，除非你要說世衛組織撒謊，否則根本無法解釋。沒錯，武漢病毒研究所確實從蝙蝠的樣本裡培育了三種類SARS冠狀病毒，但它們跟新冠病毒都並不相似，而且當初這些病毒都是用猴子的細胞才成功複製增生的，相同的作法如果拿新冠病毒來套用的話，會導致其弗林蛋白酶切割點萎縮消失，因為在用猴子細胞來培養病毒的過程裡並不需要弗林蛋白酶切割點。然後再說到功能增益研究的問題，霍姆斯團隊寫道，只要是採用這個標籤的研究都不太可能會是新冠病毒的來源，因為「只要是合理的實驗，都不會想要用一種自己不清楚外界也不曉得的病毒來開發一套新的基因系統，這樣做根本就沒有道理。」[55]也就是說，想要從事功能增益研究，一定得要很了解自己手上的這個病毒，這樣才能順利為其添加功能，因為做實驗要想有成果，就不可以有不相關的變因出現。最後，不論要採用哪一種版本的實驗室洩漏說，都一定要符合一項前提，那就是武漢的實驗室要在新冠疫情爆發之前就已經獲得了新冠病毒，可是目前並沒有證據可以支持這項前提，如果他們真拿到病毒的話也沒有隱瞞的理由，畢竟石正麗自己幹的這一行，就是專門在尋找新病毒然後公告全世界的。

作者們也不光只是在做推論，文章裡有寫一部分他們專業領域的討論，都是相當技術性的內容（講得好像其他部分不夠有技術性一樣），裡頭談到了RNA病毒（尤其是新冠病毒）的基因組結構及其演化歷程。作者們提醒大家，新冠病毒是一種適應力很強的病毒，雖然在人類這裡稍微碰了壁，沒有那麼容易到處傳染，但是換到動物身上的話，就可以輕易感染整群的水貂、老虎、大猩猩等哺乳動物。對此作者們還補充了一個看法：雖然有些人認為新冠病毒在二〇一九年十二月時就已經太過適應人體、適應到反常的地步，然而它在後來還是產生了許多更能增強適應力的變化，道格（D614G）這個突變就是例證，而且後來還出現了奈莉（N501Y）、伊克（E484K）、凱倫（K417N）以及各式各樣的變種病毒。關於外界對弗林蛋白酶切割點的陰謀論解讀，作者們的回應也很簡單：弗林蛋白酶切割點在其他冠狀病毒的棘蛋白上本來就很常見，文章裡還提到了威廉·加拉赫所說的「回文」，這代表病毒很可能會把複製選擇錯誤當成一個突破契機，讓弗林蛋白酶切割點的基因落到自己這邊。除了上述這些，他們也簡單反駁了幾個實驗室洩漏說或人為設計說的主張，不過其中涉及的知識內容實在太多，所以我也不會要求諸位跟著我一起深入探討下去。

言及於此，霍姆斯等人在最後搬出了科學中的簡約原則：對於一個現象來說，最簡單的解釋很可能就是最好的解釋。這是因為解釋如果變得複雜，其內容中出現言不符實、歪打正著、假設錯誤等情況的機會也會跟著增加。於是這群人得出了結論，就跟大多數會感染人類的病毒一樣，「對於SARS-CoV-2 來源的最簡潔解釋，就是把它看成一起單純的人畜共通疾病的事件。」[56]意思就是說，新冠病毒是從動物那裡溢出的，「既然叫做人畜共通的溢出事件，符合這種情況的病毒當然能夠感染人類。」然後他們又寫道，外界之所以會懷疑病毒可能來自於實驗室，「源自於一樁巧合，因為一開始發現到病毒的城市裡頭剛好就有一個大型的病毒研究室，而且研究的還是冠狀病毒。」[57]然而，作者們接著又說，如果真要說病毒和武漢有什麼關係的話，還不如說武漢是中國中部最大的城市，是旅行和商貿的樞紐，擁有一千一百萬的密集人口，城市裡還有好幾個販售動物的市場，這些事實更能顯現與病毒傳播的關聯。

霍姆斯和其他共同作者們承認，不能完全排除病毒是來自於實驗室出意外的可能性，他們甚至進一步認為這種假設幾乎是不可能被證偽的。即便如此，根據他們的研判，「只要對照一下，在野生動物貿易的整個過程裡，人類和動物反覆接觸的次數多到什麼地步，」就會知道實驗室洩漏那套說法是「極不可能的」。[58]如果我們繼續像現在這樣，不肯通力合作進行研究，不肯跨越國家與物種的藩籬，好好調查人畜共通傳染病的實際傳播情況，那就會放任這場大流行病持續惡化，而等到下一波疫情到來時，這個世界也還一樣會是那麼脆弱。

71

在我寫下這段文字時，我們還沒有找到新冠病毒來源問題的最終答案；而當你讀到這段話的時候，我們可能也依然沒有找到那個確定的答案，甚至有可能我們永遠都找不到其最終答案了，若真是如此，那就像愛德華．霍姆斯等人所說的，實在是太不幸了。即便如此，我還是一直在思考「巧合」和「不可能」這些詞彙，覺得它們其實也有自己的重要性，起碼不會輸給另一個聽起來比較酷炫的詞彙「簡約」。到底什麼時候一件事情只是巧合，而什麼時候我們又可以說某件事顯現出了一種模式呢？什麼事情叫做有可能，而什麼事情會是絕不可能的呢？這些問題不禁讓我回想起了新冠肺炎最初那幾十個病例的情況，他們跟華南海鮮批發市場到底要算是有關係，或是要算沒關係呢？

我們不妨使用丹尼爾．盧西的說理方式來思考這個問題，我在本書很多頁之前提過，他在自己的部落格上提醒讀者，說最初外界直接把疫情跟華南市場關聯起來，這種想法其實忽略了一個重要的問題，就是沒有考慮那些例外的病患。在最初的那四十一名病患裡，已經確認有二十七人跟華南市場有直接關係；還有一名女性病患，因為她丈夫的緣故所以也算是跟該市場有關，可是盧西不禁要問：其他的那十三個人呢，他們是在哪裡染疫的呢？這個問題成功挑戰了新冠病毒源於華南市場的說法，讓人對此感到存疑。

說到這裡，麥可．沃羅貝又重新回到了我們的故事主線之中，他在新冠病毒的起源之爭裡一直是個指標人物，這不僅是因為他的聲望很高，也是因為他的心胸開闊而心思敏銳。他對 HIV-1 來源的研究是很精彩的一段故事，我在本書中已經稍微提過，在其他書裡也曾做過更詳細的介紹。當年他之所以會跟著英國生物學家威廉．漢米爾頓前往剛果民主共和國採集黑猩猩的糞便，是因為漢米爾頓想用證據來檢視口服小兒麻痺疫苗導致愛滋病的說法，其實沃羅貝自己並不支持那個假說，但仍然覺得此事值得追查。有一位科學界的同行曾說，大家都知道沃羅貝「對那些異想天開的理論特別偏愛」，[59]那人說這話時顯然心裡指的就是這次的剛果冒險之旅。二〇二一年五月時，沃羅貝也曾經發起一個致書給《科學》期刊的活動，最後召集了十七名科學家，其中還包括大衛．雷爾曼和艾琳娜．陳，大家共同呼籲要對新冠起源問題進行更深入的調查，而且要比世衛組織所做的那個調查任務更加徹底，因為之前的那次調查任務太過倉促，能接觸到的記錄資料有限，而且中國官方給予的合作也有限。沃羅貝既是這次連署人士的一分子，另一方面又是霍姆斯那篇〈SARS-CoV-2 的來源：一篇批判性的綜論〉的論文共同作者，這反映了他這個人的獨立性與靈活性，他的觀點通常都是由好奇心和數據資料所造就出來的，同樣地，好奇心也驅使他回顧了華南市場的情況。

在二〇二一年十一月十八日這天，沃羅貝在《科學》期刊上發表了一篇標題為「武漢早期新冠病例之剖析」[60]（Dissecting the Early COVID-19 Cases in Wuhan）的文章。由於他的剖析過程和所得的結論都具有足夠的新聞價值，更何況之前他還簽署過「進一步調查」的請願信，於是《紐約時報》、《華盛頓郵報》和《華爾街日報》等各大媒體都在同一天進行了大篇幅的報導。

沃羅貝從最常被引述的數據資料開始談起：根據黃朝林等人在疫情初期所做的研究（該論文我在本書前半部就提到過，連霍姆斯團隊的論文也有引用這篇的內容），武漢最初的四十一位通報病例中有二十七人跟華南市場有關，占比為百分之六十六；如果只算最早出現的十九個病例，則有十人跟該市場有關，占比為百分之五十三。再看看世衛組織前往中國調查病毒起源後所做的報告，裡頭寫在整個十二月之中共有一百六十八個通報病例，其中有百分之三十三跟市場有關，儘管這個占比還是很高，但是光看這個數字的話反而會看不到實情，那就是在十二月的前幾週裡，病患們跟市場的關聯性比這個數字還要更高。接著沃羅貝又寫道，也許有些人會問，如果華南市場真的是疫情的源頭，那為什麼早期的病例裡只有三分之一或三分之二的人跟市場有關？然而這個問題其實忽略了新冠病毒極易傳染而且會出現無症狀傳播的這兩個特性，其實應該要這樣問會更好：既然這個病毒傳播得這麼快速且隱密，你怎麼會以為所有的病例都會跟市場有關呢？而如果華南市場不是疫情的源頭，那這麼多的病例又要從何解釋呢？

對於最後的那個問題，有一個讓沃羅貝很感興趣的可能答案：確認偏誤（ascertainment bias），這是一種科學中常見的陷阱，用簡單的話來解釋就是：在科學研究裡，如果你認為某項因素就是你在尋找的目標，那麼你就會因此而更可能找到它，因為你會不由自主地去查找那些存在著該因素的地方。如果以二〇一九年十二月的武漢為例，只要醫生和公衛官員認為華南市場就是源頭，這個怪異的新肺炎就是從那裡傳出來的，那他們就會更努力地從跟該市場有關係的人裡頭去找相關病例，在這種情況下，就算病毒已經傳遍了整個城市，他們還是會找到比較多跟市場有關的病例。換句話說，他們自身的預期，以及他們刻意進行的查找，都會使他們獲得的結果產生偏誤。為了確認有沒有可能發生這樣的情況，沃羅貝還去找了醫療紀錄及其他的相關文件，但並未發現有此情況出現，醫院裡的醫生在收治最早的那批病患時，根本就還不知道這個疾病疑似跟華南市場有關，他們一直到了十二月二十九日才知道這件事，而此前所收的病患都是依照臨床症狀來診治的，醫生也並沒有去看什麼流行病學方面的資料，像是此名病患是否去過該市場，或是在那裡工作之類的，從數據資料裡也看不出有這種偏誤，所以沃羅貝下了結論：這並非是確認偏誤造成的狀況。

沃羅貝還仔細檢視了一項之前廣受各方接受的重要說法，其內容最早是在二〇二〇年一月時刊登在《柳葉刀》的論文裡提出的，後來又被丹尼爾・盧西好心拿出來提醒大家注意——在武漢最早確診的頭一個或頭兩個病例裡，根本就沒有人與華南市場有關。然而這個說法後來被證實是錯的，當初那篇論文所說的第一個病例，那個跟市場沒有關係的人，原本大家以為他是在十二月一日發病的，但其實他一直到十二月底才發病，這一則資訊勘誤在世衛組織的任務報告裡頭寫得清清楚楚。

沃羅貝還找出了另一個會被世衛組織那份報告給掩蓋掉的重要資訊。根據報導，如今的第一個已知病例已經換成一名四十一歲的會計師陳先生，他的症狀據說是從十二月八日出現的，但是陳先生從來沒有去過華南市場（他本來就不會去跟傳統市場的攤販或巷子裡的小店購物，平時的日用品都是從某一家超市買的），這件事似乎有違市場是病毒源頭的說法，至少有一些人會這樣看（但沃羅貝表示這並沒有什麼矛盾之處，我們原本就可以預期病毒在早期會有一兩次是在爆發疫情的中心地帶之外傳播的）。不管怎樣，反正他就是第一個病例，而且與市場無關，這總沒錯吧？不好意思，有可能陳先生並不是第一個病例。沃羅貝指出，從陳先生的就醫紀錄來看，加上有一篇科學論文也描述過他的病情，看來他出現症狀的時間並不是十二月八日，而是在十二月十六日，但世衛組織的報告卻對此隻字未提，因為那次派去調查的科學家們只是單方面聽取了中國官員告知的資訊，說陳先生的症狀是在十二月八日出現的。於是乎，沃羅貝寫道，最早出現的已知病例就又變成了另外一個人，一位在華南市場工作的女性海鮮小販，她的名字叫做魏桂賢（音譯），是個賣蝦的，在十二月十日的時候感染了新冠肺炎，雖然她工作的地方有很多人都驗出了陽性反應，但她是第一個確診的人。總體而言，包括這名女性在內，最早住院治療的病例中有超過一半都跟華南市場有關，所以沃羅貝才告訴《華盛頓郵報》：「如果這場疫情不是從那裡開始的，就根本幾乎無法解釋整個傳染模式了。」[61]

就算幾乎無法解釋，但我們總可以試試看吧。假設有一名武漢病毒研究所的實驗室工作人員正在對一種冠狀病毒進行實驗，而且還是一種全世界都沒見過的病毒，由於還沒有在人群裡傳播過，所以也不確定其感染人類的能力會如何。這是一種有趣的病毒，但也不是有趣到不得了的地步，因為跟二〇〇三年出現的那個惡名昭彰的人類冠狀病毒 SARS-CoV 相比，這個新病毒的基因組相似度只有百分之七十九。然後實驗室的工作人員或是某個其他人出了些差錯，也許是瓶子裡的東西灑出來了，又或者是負壓頭罩有問題，反正結果就是害這名倒楣的工作人員（就稱他為倒楣鬼吧）被病毒感染了。可是沒有人發現他已經染疫，就連倒楣鬼自己也不知道，直到五天後倒楣鬼開始覺得身體燙燙的，也開始咳嗽，才覺得自己可能感冒了，更慘的話也許得的還是流感。他邊咳邊工作了一天，之後由於小心起見，也為了不要造成他人困擾，所以倒楣鬼就請了病假，而這件事也沒有被記錄在實驗室的檔案裡，或者你也可以想像成有這個紀錄，只是後來被隱匿或銷毀了。幸運的是，雖然倒楣鬼在裡頭咳了一天，但武漢病毒研究所的其他人都沒有被感染，而倒楣鬼在家裡待了兩三天後反而覺得病況越來越糟，咳得也越來越重，甚至開始覺得呼吸困難，可是倒楣鬼還是遲遲不肯就醫。

他不但不去看醫生，還忽然很想買些新鮮的魚來做晚餐，或者想買個蛇、竹鼠還是狸貓什麼的回家做一頓大餐，於是倒楣鬼就跑到了十英里之外的長江另一頭，去了華南海鮮批發市場。也許倒楣鬼當時是搭乘大眾運輸工具去的，但按照更理想的設定他最好能夠有錢到自己開車，反正不管怎麼樣，在他這一趟路程裡並沒有人被他傳染。可是一進到華南市場裡頭之後，倒楣鬼忽然咳得特別嚴重，咳到全身都快虛脫了，於是病毒就感染了另一個人，也可能感染了好幾個人，然後被感染的人又去感染了別人，然後以此類推，一個變兩個，一直繼續下去，後來還有個賣蝦子的小販也被感染了。但此時的倒楣鬼早已跨過長江回到了家，返回武漢病毒研究所去工作，成為茫茫人海中的一員，徒留那個實驗室的新病毒在市場裡，準備將來鬧個翻天覆地。

這種故事不是完全不可能發生，只是機率似乎太小了些。

第八章

誰又能無所不知

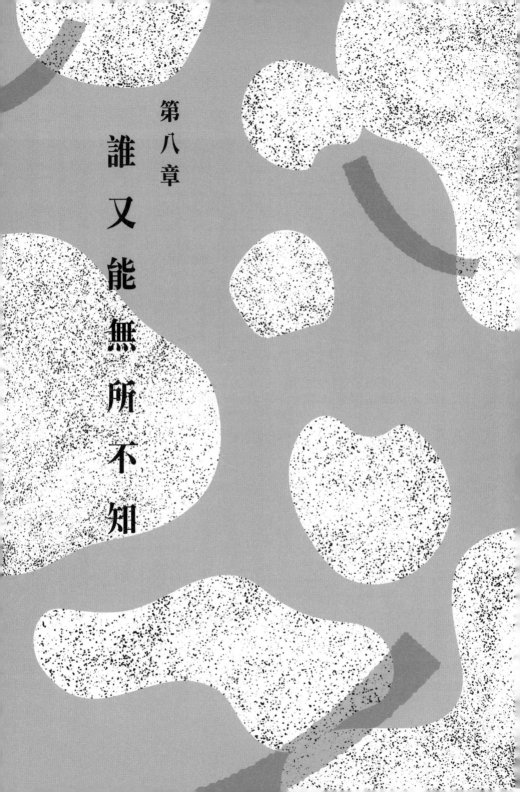

72

這是一本關於新冠病毒的科普書，講述的是新冠肺炎這場醫療危機，以及醫護人員及其他提供必要服務人士的英勇行為，還有因分配不公造成的人類苦難，以及讓一切情況變得更糟的嚴重政治過失，凡此種種都是本書的主題。然而科學也是人類活動中的一種，科學家也是人，也會努力進取、犧牲自我、釀成蠢禍、遭受不幸，也會被工作上的鼓勵或個人的壓力所影響，跟我們其他人沒有多大不同。他們也會犯錯，雖然他們知道我們其他人所不知道的事，但並不是對每個跟新冠病毒有關的迫切問題都有答案。那些最為睿智的科學家心裡深知一件事，他們的知識都是片面的、暫時性的，因為科學本來就永遠都只能提供暫時的答案。

對於新冠病毒的科學討論可謂是浩浩蕩蕩，有數不清各種預印本和刊登在期刊上的論文，有大量的數據、分析和推測，文章裡不時有無心之誤、倉促之言，更有黯然撤回之舉，有時在這個月還得忙著修正上個月趕出來的內容，不過還是有人願意仔細收集各種事實證據、做出小心穩當的推論，所提出的見解似乎也經得住時間的考驗。在上面這些討論之外，不時還會穿插一些總結式的論文報告，或是一些特別調查、幾篇慎重其事的聲明，以及某些言之鑿鑿的舉證，而且每一項都還會引出各種不同反應，猶如泥沙俱下。第一次出現這種情況是在二〇二〇年的三月七日這天，《柳葉刀》上刊登了一封聯名信件，當時疫情的大流行已經漸露端倪，眼看著就要威脅到全球，而世界各地的二十七位傑出科學家選在此時站出來支持中國那邊的同行，不過引起爭議的並不是信裡頭那些要求團結的內容，而是一句「我們要站在一起，強烈譴責那些暗指新冠肺炎並非源於自然的陰謀論。」[1]而且他們還說這些論調「除了會製造恐懼、謠言和偏見，繼而危害全球共同對抗這個病毒的合作根基之外，根本一點用也沒有。」這封信件一經發表，就獲得了相當多人的支持，但是也引起了「實驗室洩漏說」的支持者的反感，這有部分是因為信裡用了「陰謀論」一詞，而隨著實驗室洩漏說越來越受關注，那封信的作用也從安撫人心逐漸變質，反而越來越激起站在對立面那些人的情緒。

那封聯名信的署名人士，按照姓氏的字母順序排列如下：居首的是查爾斯．卡里舍（Charles Calisher），他是一位傑出而且精神非常獨立的病毒學家，在疾控中心任職近三十年之久，後來又轉任教職，在二〇一〇年成為科羅拉多州立大學的榮譽退休教授，然後裡頭還有丹尼斯．卡羅爾（Dennis Carroll，在德州農工大學任教，並參與全球病毒計畫〔Global Virome Project〕）、麗塔．科爾韋爾（Rita Colwell，任職於馬里蘭大學）、彼得．達薩克（任職於環境健康聯盟）、傑拉德．科伊許（任職於波士頓大學）、賴瑞．馬多夫（任職於麻省大學醫學院，並擔任ProMED編輯）、瑞米．法拉爾（任職於惠康信託的基金會），以及瓊娜．馬澤特（Jonna Mazet，任職於加州大學戴維斯分校，也是「預測」計畫負責人）等等。其中有不少人，你在本書前面的地方都已經看過。

這封信的發起者和起草人很明顯就是達薩克，而他後來也因此遭受批評，被人說是有利益衝突。他確實有想要支持中國科學家，畢竟他與石正麗緊密合作了十五年之久，但這樣是否就構成了利益衝突又是另一回事。我猜我這樣說大概也會被人說是偏私，因為我跟彼得．達薩克已經認識很久了，而我也一直很欽佩他所屬組織的志業，並且還曾跟環境健康聯盟的一些人在野外調查時同甘共苦過，彼得確實是我的朋友沒錯。可是就像我之前也聲明過，說自己認識馬特．里德利（跟艾琳娜．陳一起寫書的共同作者）很久了，也承認他是我的朋友，然而這又能證明什麼？我也認識查爾斯．卡里舍多年，他一樣也是我朋友；我還認識伊波拉病毒研究的祖師爺卡爾．強森，一樣認識了很久，兩人一樣也是朋友。此外我還認識好些研究新興病毒的科學家，也曾跟其中一些人一起去野外做研究探勘，因為我寫這個主題已經二十年了，雖然我知道有些人認為記者不應該交朋友，但是身為一個作家，工作內容原本就一定會涉獵到更廣泛的歷史、人物和故事內容，交點朋友還是可以的。

卡里舍是老派的實驗室病毒學家，一輩子都在培育危險的病毒，並且研究這些病毒有什麼能耐。我之所以會體認到病毒的基因組序列跟病毒本身是兩回事，也是因為他的指教，他說得比任何人都清楚，病毒是一種有機體，而基因組序列是一種資訊。卡里舍是個紐約客，小時候在牙買加和皇后區的貝賽德（Bayside）長大，如今講起話來還像是一個每天搭地鐵去曼哈頓史岱文森高中（Stuyvesant High School）上課的厲害小孩。而他也確實夠厲害，厲害到後來拿了個微生物學的博士學位，然後專門研究一些棘手的病原體。他從小到老都是紐約洋基隊的球迷，就算在半退休狀態下移居到了科羅拉多州的柯林斯堡（Fort Collins），還是不肯錯過每一場球賽的電視轉播。在《柳葉刀》那封聯名信發表後的幾個月，他告訴幾個問起這件事的人，包括我在內，說他認為新冠病毒確實可能源自於實驗室的洩漏事故，而且可能性還挺大的，但那終究只是一種假設，並沒有任何數據資料可以支持。我聽完後忍不住喊，等一下啊我的老朋友，這樣的話那篇支持中國科學家的聲明又是怎麼回事？你可是列名在第一作者的位子上，難道那只是因為你的字母順序比較靠前嗎？

「沒錯，我特別喜歡這點。」他略帶戲謔地說，「我動不動就會接到有人打電話問我：『你寫了這篇文章嗎？』我並沒有寫，我只是贊同其內容而已，而且我至今還是贊同的。」然後他還提醒我，那封聯名信裡頭有說「我們根本沒有數據資料！你怎麼能在沒有任何資料的情況下就開始怪罪別人。」這原本就是最重要的道理，他說，我們本來就不應該「採取有罪推定，直到對方證明自己無辜。」

可是大家還是不停地問，畢竟他的名字就列在作者群的第一個，所以他也只能心不甘情不願地幫忙站出來說話。甚至還有美國政府裡頭一些組織（這裡就別管是什麼組織了）也在問他這件事，也有一些陌生人會寄文章、傳訊息給他，甚至把一些外流的內部溝通資料交給他，希望能聽到他對實驗室洩漏說的評論。

「還是沒有資料啊！」他會這樣回答。卡里舍在講故事的時候會採用對話形式來陳述內容，而且會自己扮演所有對話角色。

「沒辦法，中國政府那邊不肯全力配合嘛。」

「那只是沒資料的原因，但是沒有資料就是沒有資料，除非讓我看到資料，否則怎麼說我都不會買帳。」

其他人也在呼籲，希望能有更多數據資料，而世界衛生組織也在二〇二〇年五月時邁出了一步，準備要挖掘一些資料。於是在日內瓦舉辦的第七十三屆世界衛生大會上，世衛組織就聯合了另外兩個國際機構，分別是世界動物衛生組織（World Organisation for Animal Health）以及聯合國的糧食及農業組織（Food and Agriculture Organization），決心要一起「追溯病毒源於哪種動物」，[2]同時也追溯它傳染給人類的途徑，並且找出所有可能的中間宿主。於是他們就開始與中國談判，決定前往武漢的國際調查團隊的「職權範圍條款」，這些條款在七月底的時候列成了一份文件，為之後世衛組織派團過去的行程做好了規劃，整個過程會分為兩個階段。第一階段會先進行一整套的短期研究，目的是確認如今在手頭上的資訊裡還有哪些關鍵之處有缺漏，然後以此來推估可能情況，以便之後進行研究；到了第二階段後，再開始做流行病學、病毒學和血清學方面的長期研究。血清學的研究方法是檢查歷來留存的血液樣本，這樣可以打破原本在時間與地理上所受的限制，從中尋找病毒存在與發展的蹤跡，這種研究方式對動物和人類都適用。在流行病學的研究裡，有一個要點是面談訪問，而且涵蓋面要夠大夠多，這樣才能從中找出蛛絲馬跡，以利學者們探查新冠病毒的傳播時間與傳染進程。然而最令人不解的是，疫情爆發都已經兩年了，這些研究還是遲遲沒有展開，而且眼見以後也沒什麼機會可以展開，因為隨著實驗室洩漏說受到越來越多人關注，病毒來源已經成了一個政治化的問題，加上外界對之前世衛組織第一階段做的調研普遍反應不佳，所以中國已經回絕了第二階段的計畫。

當初在第一階段的時候，世衛組織召集了一批國家專家前往武漢進行了一個月的合作研究。這個隊伍裡有十七名中國成員，還有另外十七名來自荷蘭、俄羅斯、越南、英國、蘇丹、美國等國家的外國成員，而外國成員裡有幾位分別是鹿特丹的伊拉斯姆斯醫學中心的馬莉恩．庫珀曼斯、世衛組織的彼得．班．恩巴雷克（Peter Ben Embarek）、丹麥的北西蘭大學醫院（Nordsjaelland University Hospital）的西婭．費雪（Thea Fischer），以及環境健康聯盟的彼得．達薩克。調查任務從二〇二一年的一月十四日展開，到二月十日就結束了，時間非常短，而且其中還有兩個禮拜的時間這些外國成員是在進行隔離檢疫，只能關在一個叫做玉樹臨風精品酒店的房間裡，地點在武漢東南邊湖泊地帶裡頭的一個軟體園區中。所以當這些人出來見到中國同行的時候，只剩兩個禮拜可以做調研了，此時整個團隊依照每個人的專業和研究課題分成三個小組（流行病學、分子流行病學、動物與環境研究），各自去查看資料、訪談證人、實地考察（有一次還去了華南市場），然後進行討論，就大家都同意的部分做出結論，最終寫成報告，由世衛組織在三月三十日時公布。

根據聯合團隊的討論結果，那份報告裡羅列了四種新冠病毒流入人群的可能情況；一是直接從動物宿主身上溢出後傳染給人類；二是儲備宿主先傳染給中間宿主，然後再傳染到人類這邊；三是外地的冷凍食物運到武漢，然後上頭的病毒感染了當地人；最後一個就是實驗室的洩漏事故。冷凍食品這一條被外界稱為「冷鏈假說」，所設想的情況是病毒附著在魚類或肉類食品的包裝上或包裝中，跟著食品一起被冷凍起來，只要包裝一直保持著冷凍狀態就不會造成感染，但之後流通到供應鏈的末端時，就可以在解凍後恢復活性。值得注意的是，聯合團隊並沒有把人為設計說納入考慮，理由是其他的科學家已經提出有力的論據駁斥了這種想法。此外他們還對每種可能情況的可能性進行了評估，所得到的共識如下——自然溢出之說：有可能，乃至很有可能；中間宿主傳染說：很有可能，乃至極有可能；冷鏈途徑說（支持這個說法的主要都是中國成員）：有可能；實驗室洩漏說：「極其不可能」。[3] 批評者看到這裡，馬上就站起來表示了反對，並表示實驗室洩漏說根本就沒有被好好重視，而進口冷凍食品（例如豬頭和鮭魚之類的食品）之說卻又太過被看重。

達薩克的成員身分後來成為一項重要的討論議題，而且早在二〇二〇年四月十一日的時候他所屬的小組就已經被捲入了政治風暴，當時倫敦的小報《每日郵報》（*Daily Mail*）刊登了一篇報導，引用了一位不具名的政府消息人士的話，那人表示雖然與各方證據最沒有衝突的確實是病毒從武漢市場自然溢出的說法，但「中國城市的實驗室意外之說也『不再遭到排除』」。[4]那則報導並沒有提到環境健康聯盟，不過卻指出武漢病毒研究所裡有在從事冠狀病毒的研究，而且還暗指這種研究「背後有美國政府提供的三百七十萬美元資金在予以補助」。這種說法其實是在混淆事實，實情是國家衛生研究院通過國家過敏和傳染病研究所向環境健康聯盟提供了一項總額為三百七十萬美元的多年期資助，這筆錢從二〇一四年開始每年進行分期撥款，用來支持環境健康聯盟在傳染病方面的各種研究工作，而其中有一部分資金被用來支持與石正麗的合作研究。然而六天後在華盛頓這邊，有一個親保守派的新聞網站「新聞極限」（Newsmax）又把問題搞得更大更亂了，他們的一名記者在記者會上問川普這筆補助款的問題，話裡頭暗指這三百七十萬美元可能已經都進了武漢病毒研究所的口袋，於是川普就回答他：「我們很快就會停止這項補助。」[5]接著在不到一週的時間內，儘管法蘭西斯．柯林斯和安東尼．佛奇都持保留態度，但是國家衛生研究院還是真的把補助給停了。在這個時候，實驗室洩漏說還只是一個政治工具，會拿來利用的大部分都是反中的保守派人士，直到後來艾琳娜．陳和其他兩人共同發表了預印本論文後才逐漸改變。儘管之前發生過這些事，但在那年的夏末秋初之際，當世衛組織開始挑選成員去中國研究新冠病毒的來源時，他們顯然也並不覺得選擇彼得．達薩克會引起多大爭議，至少也算不上違反了什麼天大的禁忌。其實達薩克本人並沒有爭取這個資格，他從武漢返國不久後就跟我用Zoom通了話，告訴我他是被國際團隊的隊長彼得．班．恩巴雷克以及另一名世衛組織的官員給拉進去的，當初是班．恩巴雷克寄了一封電子郵件給他，信中表示達薩克是合適人選，而且很可能會被中方接受，因為他有長期在中國工作的經驗。

「大概就是些『你的專業能力很棒』之類的話，」達薩克回憶當初那封郵件的內容隨口說道，「我本來是不打算去的。」他先是跟環境健康聯盟的同事們商量過，後來又跟妻子討論離家一個月會怎麼樣，然後覺得自己還是不去為好，可是他又覺得好像應該要跟班．恩巴雷克談一談，「於是我就打了通電話給他，」達薩克告訴我，「他是個直率又坦誠的人，我也直接告訴他，『如果有我參與的話，就會帶來一堆政治上和陰謀論的麻煩事，可能會毀了這次的任務，何必要——總之我會為世衛組織帶來很多麻煩就是了。』然後他答道：『什麼，就這樣？我們本來就每天都在挨罵好不好。』」達薩克確實擁有相關的經驗和知識，也確實有人想要他去，而且還不只是日內瓦這邊的意思而已。「老實說，」他回憶起班．恩巴雷克對他說的話，「中國那邊點了你的名字，說你是此行的上好人選。」

然後他看了看其他成員的名單，發現確實是個硬底子的團隊，而且這些成員都接到了一通「強而有力的小小精神談話」，那個打電話的人叫麥克．雷恩（Mike Ryan），是一位性格直率的愛爾蘭流行病學家，在世衛組織擔任突發衛生事件計畫（Health Emergencies Programme）的負責人。最後還是達薩克的太太告訴他：「你得接下這份差事。」所以他才去的。當時看起來是一件好事，可是等到他日後成了大家批評、指控乃至威脅的主要目標時，他和石正麗在科學上的合作、環境健康聯盟歷來的研究活動，以及他在世衛組織調查任務中扮演的角色，也全都成了攻擊目標。諷刺的是，這場騷動並沒有幫大家釐清新冠病毒的來源問題，反而是更讓問題變得失焦。

外國團隊在玉樹臨風精品酒店進行隔離檢疫的那兩個禮拜裡，各成員可以用網路相互交流，一起研究手上的數據資料，出來以後的兩週才一起去聽簡報、做面訪、到處跑，最後再由兩組團隊一起寫成聯合報告。寫報告時的協調分配工作是由三個工作小組的負責人來規劃的，然後交給每個小組各自草擬跟自己相關部分的內容。分子流行病學小組的負責人有兩位，分別是馬莉恩‧庫珀曼斯，還有中國國家生物信息中心的副所長楊運桂；動物與環境研究小組的負責人也有兩位，一位是達薩克，另一位是北京化工大學的微生物學家童貽剛。你以前有過在委員會裡寫報告的經驗嗎？這個團隊的情況比那還糟糕，因為過程裡充滿了很多變數極大的討價還價、投票表決，甚至還得靠翻譯來對話。

「動物研究的報告從早上酒店一路講到凌晨四點。」達薩克告訴我，討論的過程非常辛苦，他們坐在一張長桌旁，桌子的兩側各有好幾排人，專家和小組組長們坐第一排，支援人員則坐在他們後面；中方那頭的桌旁更是直接坐了四排的人，不只有其他科學家參與，還有外交部的人員以及其他人士在場，達薩克說那是為了確保「無論做出什麼結論，傳出去都不會損害到中國的聲譽，這算是挺正常的事情。」而這還只是初步商議階段而已。

「到了後面真正要撰寫報告的文本時，」他說，「忽然形勢就變得非常明白，這根本就是一場戰鬥。」這一仗打了十九個小時，一直到凌晨四點，「桌子另一頭的人撐不下去了，你懂吧，他們有的人睡著了，有的跑了，有的一去休息就很久沒有回來，有的跑到外頭抽煙。」至於達薩克自己，他告訴我，就只是站在一旁告訴其他人：「聽著，我會在這裡一直待到早上六點，待到早上九點，總之我們必須把這些話寫進報告裡。」

兩造之間之所以這樣僵持，是因為有幾點爭議未解。「他們希望少寫一點有關動物來源的內容，多寫一點冷鏈方面的東西。」達薩克說，中方成員一直反駁說華南市場裡根本沒有出售活的野生哺乳動物。根據達薩克的回憶，他們說市場裡賣的哺乳動物都是死掉的冷凍貨，但達薩克自己並不相信這種說法——就是因為那裡賣活的，所以饕客們才會願意付出高價買這些野生動物——況且從愛德華・霍姆斯在二〇一四年拍攝的照片也可以看出這種說法並不對（還有肖瀟在二〇一九年十一月也曾低調地做過一次涵蓋面很大的市場調查，一樣證明了販售活體動物的事實，只是這份研究是在世衛組織這次的調查任務之後才發表的）。雖然中方提出了數點反證，但達薩克印象裡有一條居然是說法律禁止販售活的野生哺乳動物，既然是違法的事情，那肯定就不會發生。

「我們最終對報告的內容達成了共識，把兩種說法（野生哺乳動物和冷鏈商品）都寫進去。這是很重要的一步，而且我們也提供了詳盡的數據資料，另外還對之後應該進一步研究的項目提供了詳細說明。」在報告的建議項目裡，他們最強調的是要取得更多數據資料，以及要進行更進一步的研究，達薩克的小組還建議應該調查那些已知很容易感染新冠病毒的野生動物（例如狸貓、果子狸和水貂），然後追蹤野生動物食品養殖業者的供應鏈，以及其冷鏈供應商的運輸網絡，而且這種追查工作應該要交給國際團隊的專家們一起進行才對。那份報告的最後部分還提出呼籲，希望繼續研究病毒的來源問題，畢竟這本來就只是第一階段的報告而已，原本應該還要有第二階段來接手，進行更深入的調查才對。

然而第二階段也只是個如果而已，大家就這樣子一直空等，而世衛組織和中國政府對於後續調查方面的討論也一直處於僵局。聽到達薩克說當初雙方原本就曾有對峙，吵著野生動物起源說和冷鏈起源說這兩種可能情況該不該寫進去，這反倒讓我想到了另一件事。西方有些人一直在批評中國，認為中方掩蓋了實驗室所發生的意外，但也許這些人搞錯了重點，也許那並不能解釋為什麼中國官員拒絕進行第二階段的研究，也不能解釋為何他們那麼喜歡冷鏈假說這種雖然不無可能但是似乎沒有證據支持的主張，也許真正的重點在於，中方一直感到丟臉、想要遮掩的，不是什麼實驗室的漏洞，而是動物買賣的漏洞。

這不只是我個人獨有的想法，我也曾看過幾位科學家表達過相同的見解，其中提出最有說服力的說法的人是吉吉・奎克・格倫瓦爾（Gigi Kwik Gronvall），她是約翰・霍普金斯大學的免疫學家，也是研究全球生物安全的學者，曾在國際戰略研究期刊《生存》（*Survival*）上發表了一篇名為「SARS-CoV-2 起源之爭議」[6]的文章，其討論內容涵蓋了所有主要的爭議點和假說，並且也簡單扼要地說明了中國的非法野生動物食用交易問題，即便政府在二〇〇二到二〇〇四年的ＳＡＲＳ危機之後已經頒布了相關法律，但這種現象在二〇一九年年底之前還是一直存在，而且交易金額的規模高達數十億美元（不同單位的估計數字不同，大約是介於每年一百八十億到七百五十億人民幣之間），這對某些地方的經濟來說可是一筆不小的數字。格倫瓦爾也引用了我稍早提到的那份肖瀟和同事所做的調查資料，他們為了研究另一種跟野生動物有關的疾病，在二〇一七年五月到二〇一九年十一月的這段期間走訪了四個武漢的傳統市場，調查了十七家不同的商舖。肖瀟的這項研究剛好是在新冠疫情爆發之前進行的，說起來真是湊巧，事後看來剛好可以為新冠疫情的研究提供非常有用的數據資料。肖瀟的團隊在那些市場裡看到了三十八種野生動物在販售，包括狸貓、豬獾、果子狸、竹鼠、豪豬和水貂。他們在論文裡解釋說，儘管有些野生動物可以合法飼養，例如狸貓可以用於製作皮草，但是獵捕這些動物來當食物販售依然是違法行為，所以販賣受保護野生動物的商販必須公開出示許可證，證明這些都是獲准飼養的動物，而且還要出示動物的產地證明與檢疫證書，證明不會有什麼疾病方面的問題。為了收集資料，肖瀟親自走訪了這些市場，所以也親眼見到許多號稱是養殖的哺乳動物身上卻（像我之前說過的那樣）有彈痕，或是有捕獸陷阱留下的傷痕，大概都是在野外非法盜獵來的。而且雖然他走訪了十七家商鋪，卻沒有任何一家的牆上掛著產地或檢疫方面的證書，「所以基本上所有的野生動物買賣都是非法的。」[7]在中國，野生動物被視為國有財產，捕捉和交易保育動物（例如狸貓、竹鼠或果子狸）可判處三年有期徒刑併科罰金。然而按照肖瀟團隊的研究結論，至少到二〇一九年十一月為止，這些法規似乎都沒有實際執行。

格倫瓦爾在她的論文裡指出，也許就是因為出了這樣的紕漏，所以市府官員才會在一得知華南市場跟不明肺炎疫情有關之後，馬上在二〇二〇年一月一日迅速將之關閉、清空和消毒，而那些野生動物的賣家也好像忽然都不見了。「迅速把市場清空，有可能是想要保護這些商販，同時也保護那些對此種狀況視而不見的執法人員與當地政客。」[8]格倫瓦爾寫道，「一旦發現局勢不妙，這個從市場裡出現的疾病似乎已經逐漸蔓延開來，此時掩蓋非法活動就成了首要任務，這樣才不會遭到怪罪，而且還可以保住手上的利益。」[9]她表示對中國來說，新冠肺炎源於中國本來就已經夠「丟臉」了，更糟糕的是這個疫情還反映出了執法不力的問題，甚至可能還涉及貪污腐敗。「雖然大家已經知道野生動物貿易會帶來疾病的風險，而且法律也明文限制不得如此，但是依然阻擋不住這樣的行為。」但如果能說服世人，說病毒是跟著格陵蘭進口的一包冷凍比目魚被送進武漢的，這樣一來就沒有人會遭到怪罪了，就算有的話，被罵的也是格陵蘭的魚販。

73

世衛組織與中國聯合做出的報告是在三月三十日公布的，當時還在日內瓦召開了一場正式的記者會，記者會上彼得．班．恩巴雷克和中方代表梁萬年都向大家介紹了幾項主要發現，等到兩人講完之後，譚德塞祕書長接回了麥克風，講了一段引人側目的結語，還被放進了媒體頭條：「我不認為這次的評估足夠全面……雖然團隊已經得出結論，實驗室洩漏之說是可能性最低的一種假設，但是這依然需要做進一步調查……我要把話說清楚，對世衛組織來說，所有的假說都依然值得研究。」[10]然而，譚德塞說這些話的背景脈絡並沒有被寫進頭條裡，所以當初肯定有很多人跟我一樣，在看到這些內容的時候感到很驚訝，覺得譚德塞怎麼會這麼直接表示不滿，畢竟那是他自己挑選的團隊，所執行的也堪稱是不可能的任務。或者我該換個陳述方式，我其實很清楚那些職權範圍條款對該團隊造成的限制，所以我一開始看到新聞時心裡想到的是：「這下子有意思了，他這是想過河拆橋啊。」然後我又去看了他的完整說法，這才看到他說：「這份報告是一個很重要的開始，而不是結束，我們還沒有找到病毒的來源，我們必須繼續按照科學方法做事，在研究答案時把所有的可能性都好好檢視過一遍。」誰能說譚德塞祕書長說得不對呢？他就是在呼籲要展開第二階段的調查，而這原本就是一開始計畫好的事情。沒辦法，反正一定還是會有人說他說錯了，還說他也沒有成功展開第二階段云云。

「身為了解相關專業的科學家，我們認同世衛組織祕書長的說法。」[11]在譚德塞說完那些話的六週後，有十八位科學家聯名投書給《科學》期刊，裡頭就是這麼寫的。此外，這些科學家們還在投書內容裡指出，美國、歐盟，以及其他十三個國家也都曾發出呼籲，希望對實驗室洩漏說和自然溢出說進行進一步的調查。這封投書的連署人裡頭有以下這幾位（這封投書並沒有像卡里舍那封一樣完全按照姓氏的字母順序排列，但也差不多算是了）：艾琳娜・陳、雷夫・巴里奇（Ralph Baric）和馬克・利普西奇（Marc Lipsitch）。北卡羅來納大學的巴里奇向來以敢於在實驗室進行大膽的冠狀病毒研究而聞名，而且他與石正麗在六年前曾經合作進行一項研究（所以也成了這次爭議的焦點人物之一）；至於來自哈佛公衛學院的利普西奇，則是最大力批評功能增益研究的人士之一。署名欄上的最後一位我在之前就已經提過，那就是史丹佛大學的大衛・雷爾曼，他的名字並沒有按照字母順序來排，所以應該就表示他是重要的代表人物，而他也對功能增益研究抱持批評態度；倒數第二位是麥可・沃羅貝，但其實他才是跟其他幾個人提議要寫這封聯名信的發起人，而他在提出這封聯名後的六個月發表了上一章提到的那篇論文，對二〇一九年十二月的新冠病例與華南市場的關係展開了不同於他人的進一步研究，並由這次的研究結果來斷定這些資料提供了「強力的證據，證明這個活體動物市場就是疫情源頭。」[12]這封新的聯名信上列名第一作者的是傑西・布魯姆（Jesse Bloom），他是西雅圖的福瑞德・哈金森癌症研究中心的演化病毒學家，包括他在內，這群科學家們跟世衛組織的譚德塞在一項原則上是立場一致的，那就是信中所說的：「對於這場大流行病的起源問題，進一步加以釐清乃是有其必要並且可行的作法。」[13]他們認為各公衛機關和實驗室應該要把自己的紀錄公諸於世，整個調查過程應該要透明、客觀、只看數據，並且盡可能避免發生利益衝突。

在《科學》期刊上那封投書發表前的幾個禮拜，我就先跟傑西・布魯姆有過一次晤談，我在那之前並不了解他的想法，不過他大概跟我說了那封投書裡會講到的主要觀點。「至今大家對於新冠病毒的來源依然所知甚少。」他認為有一些假設情況已經很明顯可以排除掉了，我推測他所指的其中一種假設就是「人造生物恐攻病毒說」。「至於有人說那是某種從實驗室裡意外流出的病毒，我想此刻我們還無法排除這個可能，而我們也不能排除那是直接從蝙蝠傳給人類的，對吧。然後我們一樣不能排除病毒是蝙蝠先傳給中間宿主，然後再傳給人類，這些說法的可能性都還在。」另一方面，他又補充道，我們對於其他跟新冠相似的病毒其實也並不怎麼了解。他這麼說是因為當時泰國和寮國都在不久前宣布找到了更多類SARS的蝙蝠冠狀病毒，不過我在對談時還沒有聽說過此事，而且我也懷疑那些新發現的病毒跟新冠還不夠相似，至少還沒相似到足以改變布魯姆的觀點。

「我們所擁有的細部證據並不多，無法知道實情究竟是如何。」布魯姆告訴我。

「那我們需要怎麼樣的證據？」

為了回答我的問題，他把另外兩種冠狀病毒拿來跟新冠比較，人類現在已經知道這兩種病毒都來自於動物，而且也都相當要人命。第一個是MERS病毒，或是其他幾乎跟MERS相同的冠狀病毒，布魯姆指出這種病毒在許多動物身上都可以發現，例如駱駝。第二個例子是原初的SARS病毒，它的溯源過程比較複雜，也花了比較久的時間，但最終還是發現果子狸是中間宿主，然後又在蝙蝠那裡找到了我們所要的其他答案。「可是看看現在，我們對於新冠病毒並沒有類似上述的那種資料。」

他的這種回答方式很實在，也很值得細想，但是沒有回答到我第二個問題：要想證實或否證另一種可能的情況，也就是實驗室洩漏說，我們到底需要什麼樣的證據才行？這種說法會不會根本就無法否證呢？就算研究人員在實地調查的過程裡發現了一種與新冠病毒相似度高達百分之九十九點五的蝙蝠冠狀病毒，這已經比之前那些百分之九十六點二的相似度（例如 RaTG13）或百分之九十六點八的相似度（例如在寮國蝙蝠身上發現的某種冠狀病毒）都還高了，可是這樣就能平息紛爭、回答所有人心中的疑問嗎？

「也許我們永遠都不會找到那種東西。」布魯姆這句話似乎是在說那個自然環境裡的病毒，那個相似度高到讓人無話可說的假設情況。「世界上的病毒那麼多，我們所知道的也只是非常、非常小的一部分，是吧？」他說，就算找到了一個真的非常相似的病毒，「我想你還是會看到一大堆人大力捍衛他們之前就已經相信的事情。」說到這裡，他笑了笑，「對一部分的人來說，他們原本的信念就是緊緊環繞著實驗室洩漏說建立起來的；而另外還有一部分人，他們原本就相信那是自然的人畜共通病毒，然後一樣緊緊環繞著這樣的想法建立起了自己的信念。」我不反對他這樣的說法，因為他等於是在提醒我一件事，提醒我科學也必須面對一個很重要的現實情況：雖然科學研究是一個理性的過程，目標是要讓我們能越來越清楚地了解物質世界，可是它本身也只是一種活動，還是得要由人來進行才行。

二〇二一年五月二十六日，美國總統喬・拜登宣布他已經責成美國情報體系調查新冠疫情的來源問題，並在九十天內向他回報他們的判斷，這簡直就讓人懷疑他是不是看讀過了布魯姆和雷爾曼等人的聯名信。喔對了，美國的情報體系（Intelligence Community）是真實存在的一個部門，而且在一九八一年就成立了，如今轄下已經集結了十七個正式的機構單位，一定會在裡頭的有中央情報局（ＣＩＡ）、海軍情報局（Office of Naval Intelligence），國防情報局（Defense Intelligence

Agency）、國家安全局（National Security Agency）以及聯邦調查局的情報部門（Intelligence Branch）；其他還有海軍陸戰隊情報部（Marine Corps Intelligence）、太空三角洲七號（Space Delta 7，不用管那是什麼玩意，總之隸屬於美國太空軍），以及海岸巡防隊、財政部、國務院、國土安全部和緝毒局（Drug Enforcement Administration）的一些分支機構等，真的是什麼情報組織都有。聽到總統的要求，這個情報體系的成員們皺了皺眉頭，然後大概有去看了一些科學論文，也去問了一些科學家，而且應該還回頭去翻查了自己手上的情報，看看中國那邊在二〇一九年底到二〇二〇年初有沒有什麼人員的通報或事情的訊號出現異常，搞不好還拷問了一些人（這種事他們以前還真的幹過），誰知道他們這些人到底做了些什麼，總之就是做出了一份調查報告給他們老闆，也就是國家情報總監（Director of National Intelligence），或是交給了老闆手下的某位大將，讓那個人去負責搞懂報告裡頭的所有內容，然後國家情報總監辦公室再寫出一份機密報告呈給總統。整套流程走完，確實有按照吩咐，沒超過九十天。這份報告有一個非機密的版本，後來在十月的時候公開了，大家總算得以看一看情報體系對於新冠病毒的來源問題有什麼真知灼見，結果裡頭只是告訴大家：這個嘛，我們也不太確定，而且我們自己內部也意見不一。

74

疫情進入了第三年，外界對於病毒來源的質疑聲浪也持續了三年，始終沒人能給一個確定答案，而且也許永遠都不會有確定答案，不過其中有一處關鍵要點倒是讓人覺得似乎多了幾分把握。麥可．沃羅貝在二〇二二年的二月二十六日發表了一篇新的預印本論文，標題很簡單直接：「華南市場就是新冠疫情的爆發中心」（The Huanan Market Was the Epicenter of SARS-CoV-2 Emergence），[14]其共同作者名單好長一串，包括克里斯提安．安德森、愛德華．霍姆斯、安德魯．蘭鮑特、馬莉恩．庫珀曼斯、大衛．羅伯森、安吉拉．拉斯姆森、羅伯特．蓋瑞等人，可以說是群英薈萃的名單，絲毫不遜於布魯姆、雷爾曼和艾琳娜的聯名信上那批專家的權威程度，然而這種事情可不是靠「訴諸權威」（argumentum ab auctoritate）就能解決的，那是邏輯學家們一直看不慣的論證方式，而他們也確實有道理。不過那篇論文只是這些專家們的一次全新嘗試，沃羅貝這次找到了一群志同道合的朋友，想從基本層面來做進一步的研究，所以他們通篇緊扣著兩個問題，那就是最早確診的新冠病例，到底是在二〇一九年十二月的什麼時候、在武漢這個城市的什麼地方出現的。他們發現這件事有一個非常清楚的指標，十二月出現的病例都是以華南海鮮批發市場為中心而分布的，要嘛在市場裡面，要嘛在市場周邊，這就代表一開始病毒是從市場裡面傳播到周邊地區的。此外，病患裡頭那些去過市場或在市場工作的人，「絕大多數都跟華南市場裡的西區有明確關係，而大部分的活體哺乳動物商販都聚集在那裡。」[15]雖然之前傳出說最早出現的兩個病例似乎並沒有這種關係，而且丹尼爾．盧西還從黃朝林等人的論文裡注意到了這件事，但是等到學者更仔細審視過這兩個病例的數據之後，發現那其實是站不住腳的，其發病時間並沒有那麼早。

市場西區裡那些為了食用而販售的活體哺乳動物有很多，其中有一樣是狸貓，而這是已知很容易感染新冠病毒的動物。在這些販售活體哺乳動物的攤商裡，有一個攤位出現了特別大量的病毒跡象，在這裡採集的環境樣本裡有五個驗出了新冠病毒的陽性反應，而這些樣本全部都來自於跟動物販售相關的物品上，包括一個金屬籠子、幾台用來搬運動物的推車，以及一個剃毛器。巧合的是，這個攤位就是愛德華．霍姆斯在二〇一四年造訪此地時拍攝過的地方，當時就已經看到籠子裡放著活狸貓在賣了。

這篇預印本論文裡還有一個比較引人矚目的地方，就是它推測華南市場其實是疫情的雙重源頭，而其推測依據是從病毒的兩種不同譜系來看的，即A譜系和B譜系，他們看了最早這些病患身上的病毒譜系，發現二〇一九年十二月這些病人幾乎都是感染了B譜系的病毒，所有跟華南市場直接相關的人更是無一例外；相較之下，A譜系病毒在二〇一九年十二月三十日的樣本裡才被檢測到，等下一次被檢測到的時候更已經是二〇二〇年的一月五日了，而且這兩個A譜系的病例都跟華南市場沒有直接關係。光是這樣看，我們似乎可以合理地認為A譜系病例的源頭或許來自於其他地方的人，但是這篇新論文對這點進行了很細緻的地理分析，然後沃羅貝等人發現了一個令他們自己都感到驚訝的結果：雖然那兩個早期的A譜系病例並不是出現在市場裡頭的，然而他們出現在市場周邊的這件事本身其實並不是真的很隨機。武漢是一個大城市，人口密度還那麼高，然而在病患分布資料圖上出現了兩個A譜系的點，兩點跟市場都只相隔不到一英里，這是怎麼了？「這樣的發現就代表，」沃羅貝團隊寫道，「可能兩個譜系都是在武漢的新冠疫情初期階段時從華南市場裡溢出的。」[16]

就在這個預印本論文發表的同一天，有另一組科學家（由強納森．佩卡爾列名第一作者，而且〈華南市場就是新冠疫情的爆發中心〉一文的許多成員也是共同作者，包括沃羅貝、霍姆斯、安德森等人，此外還有其他作者）也發表了一篇補充預印本論文（companion preprint，也是未經過同儕審查的）（譯註：補充預印本與一般預印本論文的差別在於，後者是準備要發表的正式論文，但前者是用於補充和擴展某篇已發表或即將發表的論文，不一定能獨立成篇），裡頭提供了一些新的數據和分析，進一步支持了前一篇論文的雙重源頭假說。作者們舉出了一項不同的證據來說明兩種譜系的病毒很可能都是在華南市場裡溢出的，不過這次用的不是地圖資料，而是基因組數據，此外他們還提出了一項事證，那就是在所有的樣本裡並沒有出現A和B兩個譜系之間的過渡性基因組，也就是說，沒有證據顯示這兩種譜系的病毒是在人群裡傳播時由同一個譜系逐漸分化而來的，它們似乎是在傳播到人類這邊之前就已經分化成兩個譜系了，而這就意味著其實有兩次的溢出事件。這些作者還指出，這點恰好就說明了為什麼新冠病毒不需要具備更強的適應能力，甚至也不用在實驗室裡進行人為改造，但照樣可以在一出現時就感染大量人群，因為它原本就已經做好了出擊的準備，而且還出擊了兩次。

這兩篇預印本論文還得到了第三篇的支持，不過這回作者團隊是完全不同的人了，而且發表時間也比另外兩篇早了一天。這篇論文的作者是大多數都是中國科學家，由中國疾控中心的主任高福負責帶領團隊，他們取得了華南市場與市場周邊的許多環境樣本，包括牆壁、門把、殘留的動物屍體、流浪貓、垃圾桶、排水溝都有採樣，這些都是由高福的中國疾控中心和另外兩個衛生機關的現場工作人員在二〇二〇年一月一日到三月初之間進行的，論文裡提供了大量關於這些樣本的研究內容。在眾多數據之中，環境樣本這一項他們就列了八百二十八個，都是從市場裡採集到的，而其中有六十四個樣本驗出新冠病毒的陽性反應，雖然大部分測到的都是一些基因組片段，但是也只用了三個樣本的片段就可以拼湊成好幾個完整的新冠病毒基因組了，其中也有一個屬於A譜系病毒，而且來自於市場關閉當天所採集的樣本，也就是一月一日。這個發現又進一步證實確實可能有兩次獨立的溢出事件，都是從動物身上來的，而且都發生在市場裡頭。

不論是高福團隊提供的證據，還是張永振及霍姆斯團隊當出所提供的基因組資料，兩者都支持了華南海鮮市場是病毒雙重源頭的假說，起到了相輔相成的作用，這說起來未免有點諷刺，因為之前兩邊的團隊隱隱有一種在較勁的感覺，都想要搶新冠研究的頭功，但現在兩者的交集卻產生了互助的效果。雖然這個論點一定還是會遭到反對，一定會有一些頑固派不肯接受，非得等到更多證據出現不可，但這些新發現總還是進一步支持了一個更根本的主張：新冠病毒之所以會流入人群，是因為我們與野生動物發生了直接接觸，才造就了這場不幸的災禍。

75

沒有人能完全了解這種病毒，我們才剛剛開始要努力認識它而已。儘管新冠肺炎大流行（從宣布疫情成為大流行病到現在）讓人覺得時間變漫長了，我們熬了不知幾個月或幾年之久，但其實一切都還為時尚早，我們才剛剛努力讓自己和社會適應這種病毒，才開始準備要迎接它下一階段要帶來的挑戰。這個病毒將來會永遠陪伴我們，它會存在於人群之中，永遠會寄居在某些人的身上，也會寄居在我們周遭的某些動物身上。天底下有條金科玉律叫做「絕對不要說絕對不可能」，儘管這確實有道理，不過目前確實並沒有任何專家可以告訴我們新冠病毒要怎麼樣才會完全滅絕。我們根除過天花，雖然那花了好幾十年；我們沒有根除小兒麻痺，也沒有根除麻疹，就算這些病毒除了人類身上沒有其他的容身之處，我們也還是根除不了。相較之下，如今的新冠病毒何止是狡兔三窟，就算我們能把地球上每個人的新冠病毒都清除乾淨（太難了），它還是照樣會存在，也許是藏身在愛荷華州的白尾鹿身上，也許是寄居在丹麥大地上的野生水貂之中。

而且它會繼續變化，它會有辦法應對我們對它的應對之法，在我寫這些東西時又有一個最新的變種病毒出現了，那就是奧米克戎（Omicron），這個戲劇性的變局，也許就是證明上述說法的一個好例子。

在二〇二一年十一月底，國際上忽然傳出奧米克戎現身的消息，當時南非有一群科學家向日內瓦的世衛組織通報了這個病毒的情況，那個南非團隊的領導者叫做圖利奧．德．奧利維拉，目前已經是史德蘭波希大學（Stellenbosch University）流行病因應暨創新中心的主任，同時也是該國的基因組監測網絡（Network for Genomic Surveillance）的負責人，而且還繼續在夸祖魯－納塔爾大學擔任教授。十一月中旬的時候，德．奧利維拉和同事們注意到有個地方的病例數出現了異常的上升狀況，這個豪登省（Gauteng）的地方雖小，但人口卻相當密集，約翰內斯堡和普利托利亞（Pretoria）兩個大城都在這裡。於是監測網絡的科學家們就加強監測這裡的病毒基因組，接著在十一月二十三日，星期二，有一個實驗室查出了六個異常的基因組交給德．奧利維拉團隊，這些基因組全都發生了劇烈的突變。該團隊感到相當擔心，因此開始檢查其他的資料，發現有某個病毒株確實出現了異常數據，在豪登省的病例中占比越來越高。德．奧利維拉後來告訴《紐約客》（*The New Yorker*），「我們開始發現它也許會是一個忽然竄起的變種病毒。」[17]於是他在隔天早上，也就是十一月二十四日這天通報了世衛組織，而且隨機從豪登省的病例裡挑選了一百個樣本來做測試，一天之後看到了初步結果，發現所有人感染的竟都是同一個病毒株。那天一早他立刻就將此事報告了衛生部長，接著又向南非總統西里爾．拉瑪佛沙（Cyril Ramaphosa）報告。到了禮拜五，世衛組織一反常態，以極快速度宣布出現了一個新的「高關注變異株」。這個病毒株隸屬於B譜系，可是又跟該譜系裡的所有其他病毒株非常不同，按照「穿山甲」系統的分類，它的編號是B.1.1.529；至於世衛組織這邊，則跳過了原本希臘字母表上的順序，直接將之命名為奧米克戎。

奧米克戎之所以那麼讓人擔憂，是因為它一共出現了五十三處突變，或者說跟它跟原始的武漢病毒株相比有五十三個地方不一樣，而且大部分的突變都出現在棘蛋白這裡，導致棘突上有三十多個氨基酸都發生了變化，其中又有半數集中出現在受體結合區域；此外，弗林蛋白酶切割點附近的基因也有兩處發生了突變。雖然光是這樣草草看過一眼，沒有人能看出這些突變會產生什麼作用，也不知道這個變種病毒傳遍了豪登省跟這些突變有什麼關係，自然也無法預測病毒傳到別處後這些突變會造成什麼結果，但是消息還是很快就傳遍了各地——甚至傳得比奧米克戎自己的速度都快，十一月二十四日早上就傳到了拉霍亞，下午傳到了愛丁堡，此時克里斯提安．安德森收到了安德魯．蘭鮑特用即時通訊軟體Slack傳來的一則訊息：「這個變種病毒真的完全像瘋了一樣。」而克里斯提安也在幾分鐘內回覆他：「看看那一串長長的突變清單——太扯了。」[18]

對於奧米克戎的出現，大家馬上就想到了兩個重要的問題，其實這不光是針對奧米克戎提出的，而是大家至今一直想問的事情，是對新冠病毒本身更根本的問題：它是從哪裡來的，又會造成什麼影響？

奧米克戎產生了這麼多的突變，這代表它的演化一定出現了一段變動很大、很廣的時期，因為它不只是產生出這些突變而已，還讓它在這個譜系裡保留了下來，這代表它們應該可以增加病毒的適應力（也許不是所有的突變都有這種效果，有的就只是運氣好留下來了而已）。目前我們還不知道發生這種情況的背景是怎麼樣的，只知道忽然間就出現了那麼多突變，而且全部都出現在同一個病毒株上，於是就像德・奧利維拉團隊所看到的那樣，這個病毒株突然就開始迅速蔓延。然而在目前所有看得到的數據資料裡，並沒有找到這個變種病毒的過渡形態，或者說沒有找到哪個病毒株擁有奧米克戎的半數突變，我們要怎麼解釋這種沒有過渡形態的現象呢？有一大群科學家不久後就回答了這個謎題，包括圖利奧・德・奧利維拉在內，他們在「病毒學」網站上貼了一篇很長的文章，內容還拆分成兩部分，在這些人裡頭，列名第一作者的是戴倫・馬丁（Darren P. Martin），他是開普敦大學的計算機生物學家。

對於為什麼找不到奧米克戎發展的過渡階段，馬丁和其他的共同作者提出了三種可能的解釋。首先或許是南非的採樣和測序做得太過稀疏，所以沒有檢測到整體病患的實際情況，在這種情況下，過渡階段確實曾經存在，只是這種病毒散布在茫茫人群裡頭，沒有被適當的科學方法所發現。另一個可能是奧米克戎曾在一位長期感染的患者體內進行演化，因此所有的過渡階段都出現在這位患者體內，並不是由人傳人的方式逐步產生的。在這種情況下，過渡階段會在一位（或多位）患者體內忽然湧現，可是科學方法也發現不了，因為那（幾）位患者並沒有反覆進行採樣，直到變種病毒完全成形後才終於現身。免疫有缺陷的病患會比較有可能拉長感染新冠病毒的時間，而且潘妮・摩爾之前就提醒過我，南非有大量的人也感染了ＨＩＶ，因此造成了免疫力的缺陷。

至於第三種可能，我們就要回頭講講野外循環和野生動物的話題。也許奧米克戎的出現是人畜共通疾病的一次逆向傳染，也就是說人類先把病毒傳染給了動物，病毒在一群動物身上歷經了一段時間的演化後又重新溢出，再次讓身上的病毒感染人類。這種情況有一個典型的範例，就是「聚類五號」，一年前這個變種病毒就曾在丹麥由水貂傳回到人類身上，只不過奧米克戎跟聚類五號有個地方不一樣，那就是它在回傳的過程裡剛好也產生了許多突變，使得它對於人群具備了超強的傳染力。所以過渡階段也許還是存在，只是出現在森山老林裡，而科學方法一樣無法察覺，因為我們採樣的對象並不包括南非的野生動物，像是獅子、豹或非洲艾虎（striped polecat）之類的。「目前並沒有直接證據可以支持或反對上述這些對於奧米克戎來源的假設。」[19]馬丁的團隊寫道，「但是等收集到新的數據之後，也許就能夠更精確地判斷它的來源。」不過誰知道呢，也許並不能。

奧米克戎有很多其他新冠變種病毒沒有的新變化，尤其是棘蛋白上頭那十三個變動的氨基酸，這不免讓馬丁等人覺得應該是這些突變特別符合達爾文所說的自然選擇，也許是每個都很符合，也有可能是整體上符合，換句話說這些突變會增加病毒在複製、傳播或免疫逃脫等方面的能力（提醒一件重要的事：確實有些個別突變對病毒所產生的影響看起來是中性、甚至是負面的，卻還是可以光憑運氣就通過了自然選擇的考驗，即便有這種情況，也不太可能會一個譜系的五十三個突變都是這樣）。然而這個變種病毒的傳播能力增強了多少呢？對於免疫系統而言（包括那些被疫苗和加強針激起的免疫力），它的逃脫效果又有多好呢？也許「等收集到新的數據之後」這些問題會有比較好的答案，目前情況還不明朗，等你讀到我這本書的時候，你對奧米克戎的狀況應該就比較清楚了，而且會比此刻的戴倫．馬丁和圖利奧．德．奧利維還清楚（至於我就更不用說了）。

這篇論文的作者們還討論了另一件雖然不確定但很有意思的事情，我在前面也有簡單提到過：

奧米克戎的每個主要突變，每個氨基酸的變化，是否都能獲得自然選擇的青睞，還是說自然選擇中意的是它們這一整群突變，是它們的綜合效果，而由於它們之間的交互作用錯綜複雜，所以才一榮俱榮、一損俱損呢？馬丁等人在論文裡用了一個看起來很炫的基因組學詞彙來說明後者的情況，叫做正向上位作用（positive epistasis）（譯註：上位作用〔epistasis〕是臺灣學界常見的譯法，也有人翻成「異位顯性」或「基因互作」。但要注意的是，這裡的「上位」是指決定表現型的基因，而且是不同基因位之間的交互作用，所產生的合作效果可以是正向的〔positive〕，也可以是負向的〔negative〕，所以請讀者不要被「上」字給誤導了），光看概念的話其實很簡單（不過細節就複雜了），上位作用指的是基因組中各不同部分基因之間的交互作用效應，要嘛會相互傾軋，要嘛就彼此搭配，就像交響樂團裡有不同類型的樂器在一起演奏那樣，即使有某個突變本身對病毒會造成中性或甚至負面的影響，但是在跟其他基因發生交互作用時也許就會發揮正面功能了。此外，一個突變基因的具體效果也許會視其他基因存不存在而有不同。以奧米克戎的例子來看的話，正向上位作用就是指它不只有多重突變，而且這些突變還會相輔相成，一起提高病毒對環境的適應力。奧米克戎這種變種病毒擁有這麼多處突變，也許就因此形成了極其複雜的上位作用，使得它更加難以對付。

克里斯提安・安德森的實驗室裡有一位博士後研究員艾迪絲・帕克（Edyth Parker），她對此有個形象更加生動的比喻：「這種病毒上位到了像是他媽的太陽馬戲團一樣，讓人眼花撩亂。」[20]

76

疫情進入第三年了，依然不斷出現死者。二〇二一年十二月五日，當戴倫．馬丁等人發表論文分析奧米克戎突變的正向上位作用時，南非當天的死亡通報病例「只有」幾十個，但該國死於新冠的總人數已經達到九萬零四百六十六人了；英國這邊，從新冠疫情開始到這個時候也已奪去共十四萬六千六百二十二人的生命；義大利此刻正受到第五波疫情的衝擊，讓病例數字再次衝高，不過幸好大家已經打了疫苗，所以死亡人數並沒有飆到像是前幾波那麼高，那一天也「才」死了四十八人而已。這次比較慘的變成是德國，包括新病例人數、死亡總人數、每日死亡病例數全部都忽然竄升；南韓也是這樣，儘管之前疫情已經被控制了好多個月的時間，還被很多人視為典範，但這次的病例數和死亡人數也一樣在飆升。至於另一個典範新加坡，則是剛剛在二〇二一年秋天時歷經了一輪最嚴重的疫情，此時正剛剛走出危局，病例數和死亡數都已經開始呈現下降趨勢。

看看這些國家的地理位置，這樣不規則的疫情分布情況是怎麼回事？為什麼當一個國家遭受疫情轟炸時，另一個國家的疫情卻如和風細雨，然後其疫情又忽然炸開，造成了一波又一波的慘劇與死難在各國之間此起彼落，猶如迎風激盪的浪潮一般？我們或許可以找到許多局部性的解釋，但是卻找不出一個全面性的解答。在幾百年甚至幾千年前，先知和牧師可能會把種種不同的苦難都歸結到是上帝對世人的懲罰，只是神威莫測而已。如今我們有了科學，可是科學卻給不了我們真正的答案，至少現在還給不了。

本書到了末尾，還想對大家說的卻是最簡單清楚的話。新冠疫情對全人類來說是一個慘重的傷痛，對於那些最容易受疫情所害的人來說尤其是這樣，也許他們是因為弱勢、不幸、高齡所以如此，但也有人是出於自己的勇氣而主動去對抗病毒，我們的科學家應該要把這些人保護得更好才對。當然，這本書並無法減輕這樣巨大的傷痛，只是想要跟大家一起了解一些生物學，認識那些曾經引發各種不同疾病的病毒，然後站在科學巨人們的肩膀上來看看這些。這終究只是一本書而已。

科學家可以告訴我們的東西很多，例如某個病毒是從哪裡來的、未來會有什麼走向，但是他們沒辦法告訴我們所有的一切，而我們對此也心知肚明。現在有門學科叫做分子演化病毒學（molecular evolutionary virology），包括愛德華・霍姆斯、克里斯提安・安德森、蘇珊・魏斯、麥可・沃羅貝、安妮・奧圖爾、艾迪絲・帕克等人所從事的就是這一類的研究，可以說是一套非常強大的技術方法、基本原理和應用工具，不過也還是有受限和不足的地方，因為它不是直接讓我們看到全部的圖像，只能提供許多個別的片段，儘管這些片段通常可以觀察得非常精細，但終究也只是片段。外頭的世界那麼大，演化病毒學家只能研究自己從中取得的材料，或是研究人家給他們的材料，像是蝙蝠的糞便樣本、人類的唾液樣本、可以在細胞裡培養的活體病毒、電子顯微鏡下顯現的病毒粒子圖像，以及RNA或DNA的基因組分子序列——這些分子序列可是其中最重要的一項，它們就像是被挖掘出土的《漢摩拉比法典》，刻在二點二五公尺長的石柱上；或是像羅塞塔石碑（Rosetta Stone），上頭用三種語言刻著同一份詔書；也可以說像是用原本的科普特文（Coptic）寫的諾斯底派福音書（Gnostic Gospel）。從自然環境裡採集到的病毒基因組序列往往都是一些殘缺不全的片段，要用重疊的方式拼組成比較完整的面貌，這種難度有點像是你去找五盒不一樣的拼圖，裡頭全都是一樣的蒙娜麗莎畫像，然後你再用各個不同盒子裡的圖片拼出完整的圖。以 RmYN02 這個病毒序列為例，它的長度有兩萬九千六百七十一個字母，一共用了幾千個基因組片段才拼湊出來，而這些片段又是從雲南南部一個山洞裡抓到的十一隻馬來亞馬蹄蝙蝠身上所採集到的糞便樣本中採集到的。發表 RmYN02 序列的論文有十三位作者，霍姆斯也是其中之一，但沒有人能什麼都知道，就連他也一樣，這簡直就可以說是一種另類的不確定性原理（uncertainty principle）（譯註：這裡指的是海森堡不確定性原理，是量子力學中的一個基本概念，用最簡單的話來表達就是「觀察者無法同時確定基本粒子的位置和動量」，作者以此來類比科學家們的所知也一定無法涵蓋所有「真相」），只是把描述的對象改成了可憐的人類：即便一個科學家對某個問題的某些方面非常確定，但是他依舊會對問題的其他方面一無所知，或至少不太確定。

最後再提一件事：我非常欽佩分子演化病毒學家們所做的研究工作，但是我這種欽佩之情其實就像是拿著望遠鏡看向遠方一個我自己並不明白的對象，看到的東西不僅模模糊糊，而且成像還會顛倒。我所受的學術教育並不是理組方面的，主要都是文組的內容，所以讓我學到這種認知上的不確定性原理的，並不是物理學家維爾納·海森堡（Werner Heisenberg），而是小說家威廉·福克納（William Faulkner）。我第一次讀福克納已經是五十多年前的事了，當時馬上就被他的魅力所折服，印象最深刻的地方在於他說故事的方式，對於撐起整個故事的所有人物或事件，你真正看到的都只是它們一些碎片化的面貌，而且這些吉光片羽又分散在各種不同的視角之中，任何人只要讀過他中期一些最好的作品，像是《聲音與憤怒》（*The Sound and the Fury*）、《我彌留之際》（*As I Lay Dying*）、《八月之光》（*Light in August*）、《野棕櫚》（*The Wild Palms*）和《去吧，摩西》（*Go Down, Moses*），以及他最高深莫測的《押沙龍，押沙龍！》（*Absalom, Absalom!*），都會明白我剛剛的意思。不過有些人並不需要讀小說，就已經明白了這個道理：完整的現實，只能透過累積一點一滴的不同視角來加以把握；要想讓真理——咱們就用「真理」這個字眼吧，因為它既代表了權威，卻又顯得那麼可疑——能夠水落石出，就得要聆聽多種不同聲音。就以我們所面對的這個疫情為例，我們也需要聆聽多方的聲音，還得要幫助彼此理解這些聲音的內容，也許，這便是人類這個物種的正向上位作用。

在種種不確定性所形成的漩渦中，我相信有一件事是幾乎可以確定的，新冠肺炎不會是我們在二十一世紀遇見的最後一個大流行病，甚至很可能不是最嚴重的，畢竟在孟買附近還有更多更多的豹子，而不管新冠病毒源自於何處，那裡也一定還有更多更多可怕的病毒。

後記

新冠病毒來源依然成謎

（本篇後記原於二〇二三年七月三十日刊載於《紐約時報雜誌》，並於收錄於本書時稍加修改）

新冠疫情已經出現超過三年了，累計死者至少有幾百萬人，可是我們依然在問同一個問題：它到底是從哪裡來的？

即便到了此時（二〇二三年年底），新冠病毒的問題依然爭論不休、困難重重，這點跟一年前《爭分奪秒：科學與病毒的玩命競速》剛出版時似乎沒有什麼不同，好像一棵黑暗之中的聖誕樹，你根本看不清它滿布樹枝的模樣，只能憑著上頭掛著的一串聖誕燈飾在一閃一閃時微弱光源看到一點實際形狀，然後再做各種分析與假設，在這樣的糾結裡設想答案。有一派觀點還是認為這個病毒是自然溢出的，由動物傳染給了人類，大概就是華南海鮮批發市場裡的那些，就是從那個賣魚賣肉，也賣野生動物的雜亂市場裡傳出來的；另一派的人則依然表示病毒就是在實驗室裡由人為設計而成，目的就是要感染與傷害人類，意即那本來就是一個生物武器，可能是中國解放軍支持的某種「暗中計畫」設計出來的。此外還有第三派，這些人的立場不像第二派那麼激進，卻也覺得這病毒跟實驗室的研究工作脫不了關係，最早很可能就是位在武漢東部的武漢病毒研究所出了意外，因此才造成人類感染，也許他們是好心在做研究，卻因魯莽操弄病毒基因而使得它對人類變得更加危險。

對於上述這些可能，如果還是覺得困惑不解、難以判斷，懷疑裡頭的某些斷言是否太過自信，甚至根本就已經聽膩了跟疫情有關的所有話題，也不想再管為什麼會出現這個小小的病毒來引起這場疫情，請大可放心，不光只有你覺得這樣。

現在有些反對病毒探源的人會說，病毒從哪來的其實不重要，他們說重要的是我們要怎麼應對病毒帶來的災情，要怎麼處理它一直在造就的疾病與死亡。這些反對者錯了，這件事很重要，因為不論是各項研究的優先順序、全球疫情的預備措施、各國的健康政策，以及大眾對於科學本身的看法，都會一直受到這個問題的答案所影響——前提是我們真能找到明確的答案。

想要找到這樣的答案需要證據，問題是有許多證據已經丟失了，要不然就是一直都無法取得。丟失是因為當初沒有及時收集好相關證據材料；至於無法取得，則是因為有人蓄意刁難和隱瞞，尤其是中國各個層級的官方單位。

以自然溢出說為例，假設病毒是從某隻野生動物身上傳染給人類的，也許是狸貓（一種長得很像狐狸的犬科動物）或馬來豪豬，而傳染地點是在華南海鮮市場的某處，要想驗證此說的真假，你就必須找到籠子裡那些狸貓、豪豬等待宰的可憐野生動物，用正確方式取下血液、糞便或黏膜樣本，然後篩查這些樣本，尋找是否有出現病毒的跡象。如果你找到了病毒，或是至少找到夠多夠大的基因組片段，接下來就可以拿來跟那些最早出現的人類病例進行基因組的分析比較，由此就可以推斷當初到底是野生動物傳給人類，還是人傳給了野生動物。

可是我們根本辦不到這件事，因為不論是狸貓、豪豬，還是其他在二〇一九年十二月時該市場裡販售的野生動物，在二〇二〇年一月一日就統統消失不見了，原因是中國當局在這一天下令關閉並清空了市場，而且並沒有（傳出）對最可疑的那些野生動物進行過採樣。

至於「實驗室設計生物武器說」，以倫敦的《星期日泰晤士報》（*The Sunday Times*）在二〇二三年六月的一篇報導為例，該報有兩位記者引述了未具名的「一些美國調查人員」的說法，表示他們「對截獲的最高機密通訊內容進行了仔細分析」，判斷中國軍方當時確實在支持一項祕密計畫，要把冠狀病毒變成武器。該篇文章還表示有一個相關的疫苗計畫，可以讓中方在對全世界投放這個殺手級病毒後保護好中國民眾。這套說法很聳動，按照其中的敘述，病毒確實在武漢病毒研究所裡進行了人為加工，可是記者們並沒有透露情報來源，也沒有具體證據可以證實他們的說法，不過如果真有這些東西的話，那將會是爆炸性的大新聞。

再以實驗室洩漏說為例，其中有些說法是直接指控環境健康聯盟，說這個紐約的非營利組織跟武漢病毒研究所的石正麗狼狽為奸，一起進行動物與人類共通疾病方面的研究。石正麗和她的團隊確實在從事冠狀病毒研究，他們會從蝙蝠糞便及其他身體體液或組織中提取病毒的RNA基因組片段，偶爾還可以提取到活體病毒，他們還會把那些片段組合成完整的基因組，然而一直以來，他們所做的這些事都造成外界對石正麗的研究產生了負面觀感；此外，她的團隊也確實會做類似的實驗，有時候會把一個病毒的某個部位放進另一個病毒的結構框架裡，以此來模擬那個部位在自然環境裡會產生什麼功效，而這樣的作法也同樣遭受了批評，不只有很多看不懂這套研究方法的人不滿，一些看得懂的科學家也有意見。石正麗過去就曾發表許多科學論文，警告大家說蝙蝠病毒有可能會對人類造成威脅，於是現在有人就仔細審視這些論文的紀錄，想要從中找到他們因思慮不周而鬧出疫情的證據。說不定在石正麗帶領的團隊裡頭會有某個研究人員或技術人員，在處理一個與新冠非常相似的病毒時意外遭受感染，然後又傳播給了其他人，這樣又會如何呢？這個問題在疫情最初的幾個月裡就已經被提出來，一開始只是疑心，後來變成一套假說，最後變成了一項指控。

各方喊出的主張和反駁一直從未停歇。二〇二三年六月，有一個名為「Public」的 Substack 電子報發了一篇文章，該文的三位作者自稱引述了不具名的「美國政府官員」的話，說最早感染新冠病毒的其中一個人是石正麗實驗室裡一個叫做胡犇的科學家。這是一項很嚴厲的指控，如果真是事實的話意義會很重大，但實際上就是沒有證據或明確的資訊來源可以支持其說法。十天後，美國國家情報總監辦公室（按照三個月前通過的法案之要求）公布了一項解密的報告，主題是武漢病毒研究所與新冠疫情的來源（作者註：有些人對此會寫成「各種來源」，也就是說疫情的來源是複數。不過我的本意還是希望說法能夠一致，而我自己認為疫情的「來源」是單數，這跟安德森等人在二〇二〇年發表的那篇〈SARS-CoV-2 探源〉看法是相同的。儘管有人認為病毒從早期就出現A和B兩個譜系，這似乎意味著有兩次自然的溢出，不過我認為兩次很可能還是出自同一個來源，也就是說華南市場裡有一隻或一批動物，新冠就是從牠們身上的病毒演變而來的）之間的可能關係，且大致涵蓋了美國情報體系對於此事所調查的所有內容。那份報告裡頭的其中一項結論是，武漢病毒研究所的人員確實曾多次與跟中國人民解放軍有關的科學家合作研究冠狀病毒，但（從現有的證據來看）這些研究裡「沒有已知可能會演變成 SARS-CoV-2 的任何病毒」。

然後在二〇二三年七月十一日，由俄亥俄州共和黨眾議員布拉德．文斯特普（Brad Wenstrup）領導的眾議院冠狀病毒疫情特別小組委員會（House Select Subcommittee on the Coronavirus Pandemic）召開了一場聽證會，會中文斯特普和其他眾議員對克里斯提安．安德森和羅伯特．蓋瑞這兩位科學家提問，主要是對他們二〇二〇年合寫的那篇影響力巨大的論文〈SARS-CoV-2 探源〉提出相關問題。那場聽證會的調性，其實光看其主題叫「病毒源起藏掩調查會」就已經可見一斑，當天的過程無非就是不斷指控和不斷辯護，絲毫沒有提供任何新知，更不用說要確定病毒的來源了。

「確定」一詞說來簡單，事實上談何容易，而且怎麼樣才算確定其實也說不清楚，不論在科學上難以判定，就算是對國家情報總監或是國會特別小組委員會主席來說也一樣如此，這點哲學家老早就發現了，小說家和詩人也很了解，所以華萊士·史蒂文斯（Wallace Stevens）才會寫道：「我心為三，如同一樹，三隻黑鳥現於其上。」在這首詩裡，史蒂文斯寫自己發現了十三種不同觀看黑鳥的方式；其實對於新冠病毒來源的看法也肯定不會少於這個數量，如果想對這個問題持平看待，那你就得跟史蒂文斯一樣，同時在自己的內心裡觀照幾種不同的可能答案。

你會如何看待一隻黑鳥，或是看待一個病毒來源的假說，這很可能會受到你的出身環境所影響，其實這個道理並不新奇，自來皆是如此，不過在我之前跟西雅圖的福瑞德·哈金森癌症研究中心的演化病毒學家傑西·布魯姆對談時，他又讓我再次領會了這個道理。布魯姆之所以要研究病毒的演化有兩個理由，一是因為病毒演化得很快，所以可以讓我們看到演化的整體過程；再者就是病毒對於公衛的影響很大。以他的出身來說，肯定非常有資格主張實驗室洩漏說，並要求對此假說進行進一步的調查。

我之前是在二〇二一年二月時採訪他的，也問了他關於新冠來源的問題，這點我在前文裡已經提過了，布魯姆說「我想你還是會看到一大堆人大力捍衛他們之前就已經相信的事情」。研究人畜共通疾病的科學家們也許自然會傾向於認定自然起源說；而長期以來一直反對「功能增益」研究的科學家，則也許早就已經在心裡認準了實驗室洩漏的說法；至於那些認定中國政府一貫都是在欺詐壓迫他人的國安專家們，可能也會選擇中方既作惡又遮掩的故事版本。

在那後來與布魯姆的一次電話對談裡，他告訴我他「先入為主」就傾向於自然溢出說，「可是你一定不能認為這個解釋為真的可能性高達百分之九十九點九九，」他說道，「還是會有其他可能的。」

他的話讓我沉默了許久，開始想想自己的先入之見。在過去四十年裡我一直在寫一些非小說類的書籍，主題則是自然世界或研究自然世界的相關科學，尤其是生態學和演化生物學。在前面的二十年裡，我主要關注的是一些像是熊、鱷魚、大黃蜂這類體型很大、肉眼可見的生物，或是關注像是亞馬遜叢林和索諾蘭沙漠（Sonoran Desert）這類的荒野地帶；我開始接觸新興病毒這個主題時是一九九九年，當時是接受《國家地理》雜誌指派，在中非的森林裡走了十天的路，為的是造訪伊波拉病毒的老家。後來我又花了五年的時間寫了一本書（二〇一二年出版的《下一場人類大瘟疫》〔*Spillover*〕），這是一本講述人畜共通疾病及其致病因素的書，包括SARS這個早期的殺手級冠狀病毒在內（現在學界通常都稱呼它SARS-CoV-1），當年它在二〇〇二年時突然竄出，然後在二〇〇三年跟著香港遊客的腳步傳到了新加坡、多倫多等地。後來查出這個病毒來自於果子狸，這種外型像貓的食肉動物在中國南方的市場和餐館裡會被當成食物販售，但我之前也提到了，後來又證實果子狸不過是病毒的中間宿主而已，其自然宿主（或至少其中一個自然宿主）乃是馬蹄蝙蝠。

當各種危險的新病毒開始不斷從動物身上跑入人間，SARS病毒的故事只能算是這本大長篇的其中一章，另外還有一章是HIV的悲慘故事，講述它如何傳入人間、引起全球的愛滋病大流行，我們之所以可以知曉這段故事的內容，部分是由推論而來，也有部分是因為看到了分子上的證據，從中可以追溯到二十世紀初時，喀麥隆東南角有一次發生了人類傷口接觸到黑猩猩血液的事件，也許一方是獵人而一方是獵物。有許多疾病都是像這樣因為人類和動物接觸才產生的，例如我們的流感，其病毒通常都是來自於野生水鳥；澳洲的亨德拉病毒雖然是從蝙蝠身上來的，不過中間一般都還會多一個中間宿主幫忙傳播，那就是馬；另一個例子是玻利維亞的馬秋波病毒，在沒有感染人類的時候會寄居在嚙齒動物之中；韓國也發現了一個漢他（Hantaan）病毒，跟美國中西部的辛諾柏病毒算是近親，這也是從齧齒動物身上溢出的；孟加拉國和一些周邊國家的立百病毒來自蝙蝠，病毒會跟著蝙蝠的糞便、唾液和尿液一起被排出體外，而當一些果蝠飛到椰棗這裡覓食時，如果那棵樹正在採收樹幹裡的樹液（孟加拉的一種飲食習俗），病毒就會污染到樹液，偏偏這些樹液又是在街邊現賣現喝，當地的顧客便因此遭受感染，有的甚至因此身亡。

以上只是舉出幾個例子，其他還有很多類似的情況，這些經驗構成了我的先入之見，當然就會讓我傾向於採納自然溢出說。類似這樣的例子其實並不罕見，有時候甚至會造成嚴重的後果。

過去在研究危險的新病毒時也確實發生過意外，所以一直以來都有人特別關心此類意外事件，而這樣的關心便形成了他們的先入之見，讓他們比較相信新冠病毒的實驗室洩漏說。這類的意外也許有成百上千起，這取決於你把「重大」的門檻設得有多高，以及你要怎麼定義「意外」。在一九七七那一年，流感的病毒株居然跟一九五〇年代的流感病毒非常相似，導致那一年的流感大流行，死者多達數十萬人，很多人就認為這（大概）是一次人為意外。還有凱莉・沃菲爾德（Kelly Warfield），二〇〇四年她在馬里蘭州迪特里克堡的美國陸軍傳染病醫學研究所裡進行伊波拉病毒的研究時，一向小心的她竟也不慎被針頭刺傷，也算是運氣不好，當時她正要給老鼠注射，沒想到老鼠踢了針頭一下，結果就偏轉刺進了她的拇指底部。我曾經採訪沃菲爾德一整天的時間，她的事蹟在我的《下一場人類大瘟疫》一書中占了十一頁之多，當時她被送進美國陸軍傳染病醫學研究所的一個高度防護醫療套房裡進行了三週的隔離檢疫，說是套房，其實很多人把那個地方直接叫做牢房，幸好她後來沒有出現伊波拉的症狀，所以健健康康地走出了那個「牢房」。另一樁意外也是發生在二〇〇四年，當時全球才度過SARS的恐慌約一年而已，北京一個病毒學研究所裡的兩名工作人員都分別感染了裡頭研究的病毒，最後一共導致九人染疫，其中一位還過世了。更何況在此之前一年，其實就已經曾有兩件實驗室人員意外感染SARS的案例，一件發生在新加坡，另一件發生在臺灣（譯註：這裡指的是二〇〇三年十二月詹家琮中校在臺灣唯一的P4級實驗室感染SARS的事件，他也因此成為臺灣最後一位SARS的確診病例）。

二〇一九年底，武漢的醫院裡居然出現了首批「非典型肺炎」病患，然後又在二〇二〇年初爆發成冠狀病毒疫情，事實上就這個事發地點本身來看，其實也在不同方面符合於一些人的先入之見，不論是偏向於自然起源說，還是偏向於實驗室洩漏說，兩派人可能都覺得武漢符合於自己的解釋。我們先看看武漢跟實驗室洩漏說的可能關聯，這一點比較直覺，因為這個城市有武漢病毒研究所這個研究機構，而且大家都知道裡頭的實驗室一直都在研究冠狀病毒。至於自然起源說這邊，則認為武漢是中國規模巨大的野生動物交易的集散地，涵蓋了食用、毛皮和傳統醫學等市場需求（估計每年交易金額超過七百億美元），而且有很多動物（同時也帶著牠們身上的病毒）都是在各個人潮擁擠的市場裡販售，其中一個就是華南市場，最早發現的那些病例都分布在這個市場裡頭或其周邊。

如果光看上面這些條件，那實驗室意外的說法是否比自然溢出更有可能？而中國政府的種種壓力與遮掩，又在多大程度上限制了我們所取得的證據，讓我們難以正確評估這兩種說法？由於（目前）我們並沒有看到一種明確的說法可以說清楚新冠病毒是在什麼情況下傳入人群的，所以就連專家也不得不根據一些數據和當時的環境條件來做出各自的推論，用自己的觀點來論述各種可能，然而這樣的作法就會受到他們原本的各種先入之見所影響，變成取決於各自相信怎麼樣的世界觀。

如果你想自己來評估各個說法的可能性，那或許該先暫時遠離這場爭議上頭所籠罩的種種雜音、憤怒、惡言相向與政治化傾向，只要專注在我們手頭上的證據就好。對此我也許可以幫上一點忙，在這裡把一些指標性的事件按照發生順序跟大家複述一遍，雖然這裡頭很多內容你在前面的內文裡都看過了，但也不妨喚醒一下之前的印象，而且還可以結合近期新發生的事情與新出現的因素來看，我希望這樣對大家能有些幫助，讓各位能更理解新冠病毒的來源問題，看看它現在出現的種種亂象，包括各種故事版本的細節、熱議的各方意見、解不開的爭端，以及既模糊難明又無法確定的真實情況。

二〇二〇年一月十一日，日後傳遍全球的疫情已經出現，距離武漢傳出首則新聞已經過去了十一天，就像我之前提過的，在上海有一個科學團隊，領導該團隊的人是復旦大學的張永振，他們透過「病毒學」網站發布了剛測出來的新冠病毒的基因組序列，放上這個基因組的人在雪梨，是旅居澳洲的英國生物學家愛德華．霍姆斯，他在病毒學界是非常知名的人物，這不只是因為他對RNA病毒（包括冠狀病毒）的研究，也因為他那個大光頭的形象，以及有話直說的坦率性格，前者讓他自豪自己長得很像荷馬．辛普森，而後者則讓這一行裡的每個人都親暱地稱他為艾迪。霍姆斯跟張永振一起在進行一項基因組拼組的研究計畫，他們在蘇格蘭時間的凌晨一點零五分把數據傳到了「病毒學」網站上，而此時該網站的管理員，同時也是霍姆斯的老友兼同事安德魯·蘭鮑特，正在愛丁堡這邊待命，準備一收到資料就開始進行作業。蘭鮑特和霍姆斯在公布的基因組資料上寫了一句說明：「請隨意下載、分享、使用和分析此些資料。」（我在本書裡也引述了這句話，然後又加了一段評論：「雖然兩個人都知道『此些資料』有單複數不一的問題，但他們急著要發布所以沒有時間理會這種錯誤。」如今這篇貼文依然放在「病毒學」網站上，但文章的那句說明文字底下多了一個註腳：「我們知道『資料』〔data〕是複數，但是當時實在是沒時間改了。」）

數據資料一到手，霍姆斯和一小批同事立即著手開始分析基因組，希望能找到病毒演化歷程的線索。過程裡他們不僅利用了當前的冠狀病毒知識，也運用了他們自己對於這種病毒在自然環境裡會如何發展的了解（霍姆斯二〇〇九年出版的著作《RNA病毒的產生與演化》裡就有相關內容），他們知道冠狀病毒的演化可能會進行得很快，因為它會不斷發生突變（每一次突變，指的是病毒那大約三萬個字母的基因組裡有一個字母出現了變化），還會進行重組（指一個病毒跟其他病毒在進入同一個細胞之後，在複製時交換了彼此一部分的基因組），在達爾文所說的自然選擇機制之下，這些隨機的變化就會讓病毒發生演化。霍姆斯討論此事的對象除了蘭鮑特，還有兩位其他同行，一位是加州拉霍亞的斯克里普斯研究所的克里斯提安·安德森，一位是紐奧良杜蘭大學醫學院的羅伯特·蓋瑞，後來又加入了一位哥倫比亞大學梅爾曼公共衛生學院的伊恩·利普金，這五人形成了一個遠端研究小組，一起討論要怎麼發表一篇論文來講述新冠病毒的基因組，以及該病毒的可能來源。

霍姆斯和安德森等人很快就發現該病毒很像是蝙蝠病毒，而在他們進行了更多的研究後，又發現了兩處讓他們不安的「顯著特徵」，雖然這些特徵只是整個基因組裡的兩個小小的部分，從占比上來看根本不值一提，但是卻可能具有極高的重要性，因為它們關乎病毒能否抓住人體細胞，繼而造成感染。這兩個部位的名稱都是技術性的詞彙，聽起來有點拗口，不過對病毒學家來說都是非常熟悉的東西，而且現在也已經是新冠來源問題的慣用行話了，一個叫做「弗林蛋白酶切割點」，一個叫做「受體結合區域」，雖然所有的病毒都有受體結合區域，因為這樣它們才能附著在細胞上，不過新冠的受體結合區域卻很與眾不同；至於弗林蛋白酶切割點相對就較為罕見，它會幫助病毒侵入細胞之中。最初的SARS病毒，雖然一開始嚇壞了世界各地的科學家，不過它在這兩個特徵上卻跟新冠病毒卻很不一樣，所以最後造成的死亡人數只有大約八百人。問題是，新冠病毒是怎麼變成這副模樣的呢？

一開始，安德森和霍姆斯確實擔心它可能是人為設計出來的，覺得這兩種特性有點像是被人故意用基因改造技術加進了某些冠狀病毒裡，以讓病毒更容易在人群中傳染與致病。這種可能性確實應該仔細考慮，於是霍姆斯就打電話給疾病專家傑瑞米．法拉爾，當時他是惠康信託的主任，那是一個倫敦的基金會，常年支持各項健康相關研究。法拉爾了解情況後就馬上安排了一場電話會議，找來了一群各國的科學家一起討論病毒基因組的幾個難解之處，以及病毒的可能來源，與會成員包括杜蘭大學的羅伯特．蓋瑞在內一共有十幾個人，其中有多位出色的歐洲或英國科學家，他們都是相關領域的專家，例如愛丁堡的蘭鮑特、荷蘭的馬莉恩．庫珀曼斯、德國的克里斯提安．德羅斯騰，以及美國國家過敏與傳染病研究所所長安東尼．佛奇，還有美國國家衛生研究院院長法蘭西斯・柯林斯，換句話說就是佛奇的上司也在（當時美國疾控中心主任羅伯特・雷德菲爾德〔Robert Redfield〕並未受邀參與這場電話會議，由於他是實驗室洩漏說的支持者，所以後來對沒有受邀與會一事相當不滿，認為這是針對他的蓄意排擠）。這就是著名的那場「二月一日會議」，而如果你相信某些質疑者的說法的話，據傳佛奇和柯林斯在這場會議上遊說其他人，避免讓他們提出任何關於病毒可能是人工設計出來的想法。

「外頭盛傳說佛奇告訴我們一堆有的沒的，改變了我們的想法，然後我們就買了他的帳。」霍姆斯對我說，「根本完全是胡說八道。」

安德森也同意霍姆斯的說法：「再怎麼說，這種事情都絕不可能發生。」他告訴我，有人以為安東尼・佛奇既然是美國一個重要的研究機構的負責人，有資金在手，所以就能（或是就想）干預像是霍姆斯和蘭鮑特這樣的演化病毒學家的判斷，「這件事光聽就很荒謬，對吧？」更何況人在鹿特丹的庫珀曼斯、在柏林的德羅斯騰，要說佛奇也能操縱他們，一樣是異想天開。

在上述那個二〇二三年七月由疫情特別小組委員會召開的聽證會過後不久，由於會中公開了「二月一日會議」與會者的私人電子郵件和 Slack 訊息的內容，導致安德森等人被指控是在隱匿實情、欺騙大眾。批評者聲稱，從公開的對話內容裡可以證明他們其實私底下也很擔心，也覺得病毒有可能是人為設計或從實驗室洩漏出來的，可是他們還是一直拚命阻止大家討論這兩種可能。然而根據這些研究人員自己的說法，外界所謂的明顯矛盾，其實不過就是覺得他們幾個人的觀點轉變得太快了而已，例如一開始他們確實擔心新冠病毒的受體結合區域有人為設計的跡象，可是在二月一日的電話會議過後沒多久，他們就看到有新的資料出現，有一些穿山甲也感染了某種冠狀病毒，而這些病毒也有非常相似的受體結合區域，因此他們的看法也跟著出現了改變。提供這一發現的人是休士頓的生物資訊學家馬修．黃，他從公開的數據庫裡檢測出了這一現象，然後就發表到了「病毒學」網站上，繼而引起了安德森團隊的注意。馬修．黃是一個很有意思但是卻未被大眾注意到的人物（我沒有在任何介紹這些事件的報導中看過有人提到他），他發文時用的名字是搞怪的「@torptube」，他會去跟朋友們組隊去參加撞球大賽，還會因為看到二〇二〇年一月二十六日科比．布萊恩搭直升機墜機的消息而大受衝擊，忽然就此改變了自己的人生目標。馬修發現穿山甲病毒也一樣具備新冠病毒的特性，這表示這種受體結合區域至少在自然環境裡已經演化出了一次，有可能藉由病毒的自然基因交換重組而讓新冠病毒獲得了這個特性。除了受體結合區域外，安德森等人也發現其他冠狀病毒一樣會自然產生類似新冠病毒的弗林蛋白酶切割點，例如ＭＥＲＳ病毒就是如此，不過在新冠病毒所屬的病毒亞屬（subgenus）裡，迄今為止尚未有其他病毒發現這種弗林蛋白酶切割點，這點還是要說明一下。

看到了新的資料，所以產生了新的結論，這就像是安德森在推特上所說的，是「科學如何實際運作的一個清楚的例子」。在那次電話會議的十六天後，他們在網上發表了一篇預印本論文，就是題目叫〈SARS-CoV-2 探源〉的那篇，並於四週後又刊登在《自然醫學》期刊上。安德森等共同作者在文中開宗明義表示：「從我們的分析可以清楚看到，SARS-CoV-2 並不是實驗室構作出來的產物，也不是人為蓄意設計的病毒。」所以剩下唯一的可能就是自然演化出來的，然後從動物宿主身上透過人畜共通傳播途徑感染了人類——還是說，會不會是實驗室裡收集到了一個自然演化的病毒，之後又意外洩漏了出來呢？

在那篇論文的末尾，他們進行了更加細膩的分析。雖然可以排除人為蓄意設計病毒的可能，但是「對於上述其他病毒來源的相關理論，目前都無法予以證實或否證。」他們所說的其他相關理論，除了在實驗室裡用基因編輯或傳代方式來改造病毒外，要讓病毒產生那種受體結合區域和弗林蛋白酶切割點的可能方法還有：（一）在野生動物宿主體內經由自然選擇產生。（二）在病毒溢出後，在人體內經由自然選擇產生。因此，作者們再次強調，「我們不認為任何一種跟實驗室有關的說法是可能成立的。」

很快地，大家又發現有一種冠狀病毒，它跟新冠病毒的相似度達到了已知的最高程度，不過它並不是一個真正「有血有肉」的病毒，或者說當下並不實際存在，它只被以基因組序列的形式記錄了下來。在幾年前一個礦坑裡採集的蝙蝠糞便拭子樣本裡，提取到了這個病毒的ＲＮＡ片段，從而拼裝出了它的基因組，那個地方就是著名的「墨江礦坑」，位於雲南省墨江縣裡一個叫做通關鎮的地方，在武漢西南方約一千兩百英里處。跟疫情早期從患者身上採集的新冠病毒樣本相比，其基因組的相似度達到了百分之九十六點二，這種程度的相似度（或者說只有百分之三點八的差異）代表幾年前兩者有一個共同的祖先，之後才分別獨立演化，所以這代表該病毒是新冠病毒的表親，而不是它的直系祖先。

在武漢病毒研究所裡，對蝙蝠進行採樣，然後加以測序（一開始只能得到一部分的基因組，後來技術進步了，幾乎整個基因組序列都能測出來），這些研究工作都是由石正麗指導的。石正麗和她的團隊把墨江礦坑裡找到的那個病毒序列冠上 RaTG13 的編號，意思是這個基因組取自於一隻中菊頭蝠（Ｒａ），其捕獲地點在通關（ＴＧ）鎮的礦坑，時間則是在二〇一三年。RaTG13 之所以那麼有名，並不僅是因為它有力地證明了新冠病毒從祖輩開始就寄居在蝙蝠身上，另一個原因是在某些比較怪誕的實驗室洩漏說的版本裡，墨江礦坑扮演了一定的角色。

「墨江」這個名字之所以變得駭人聽聞，有部分是因為二〇一二年時有三位礦工在地下礦坑工作了數日後，因為感染了不明的呼吸道疾病而死亡，於是大家紛紛感到懷疑，是什麼進到他們的肺裡，然後害死了他們？是真菌嗎？是病毒嗎？於是有些實驗室洩漏說的支持者就找到了兩篇用中文寫的醫學論文，這些文章原本乏人問津，但後來卻被當成證據，說裡面所描述的死者就是目前所知最早死於新冠相關病毒（也許就是 RaTG13）的人，有人說那就是在石正麗實驗室裡已經加工完畢的新冠病毒，其他人則說那是新冠病毒的前身（也就是說比表親還要更相似的直系親屬）。這種假說推定，在那幾位礦工死後一年，石正麗的團隊也許就把病毒帶回了武漢。問題是墨江礦坑的死因研究早在二〇一四年時就已經有科學家發表，刊載在《新興傳染病》期刊上（這是美國疾控中心發行的刊物，並沒有像前面提到的那兩篇中文論文那麼乏人問津），而當時這些科學家找到的是一種完全不一樣的病毒，雖然可能也很危險，但是跟新冠沒什麼關係，反倒跟立百病毒和亨德拉病毒有關，甚至病毒的帶原者也不是蝙蝠，而是老鼠。簡言之就是如果你對礦坑裡的老鼠、蝙蝠等動物進行採樣，你可能會發現一大堆你不希望在自己肺部裡看到的病毒。

認為 RaTG13 跟新冠病毒有關的說法還有一個問題，就是這個基因組跟新冠病毒的基因組相比，有超過一千一百個分散各處的基因位點並不相同。按照霍姆斯和其他冠狀病毒的基因組學專家的說法，如果要對 RaTG13 加以設計改造，讓它變成我們看到的新冠病毒，這種設想實在是既不合理又不切實際。更何況我們不能忘掉一件重要的事，那就是 RaTG13 只是一個基因組序列，它不是活體病毒，也就是說它只是病毒的資料，不是實際的生命體。要想把潛藏在蝙蝠糞便裡的病毒放到細胞裡成功培養，這是一件很難達成的任務，通常以失敗居多，《科學》期刊的資深記者喬恩·科恩曾在電子郵件裡寫了一連串的問題詢問石正麗，而她在回覆裡表示自己從未在實驗室裡成功培養出 RaTG13 的活體細胞。我跟她曾用 Zoom 進行過兩小時的訪問，她也告訴我說：「不，沒這回事，我們沒有從墨江礦坑的任何樣本裡成功培養出病毒。」

按照石正麗告訴我的說法，二〇一九年十二月三十日晚上她人在上海出席了一個會議，此時她才接到電話通知她武漢有一種不明呼吸道疾病正在蔓延，而根據實驗室初步的分析結果來看，引發疫情的很可能是一種冠狀病毒，雖然不是SARS病毒，但總之相當相似。她奉命協助確認病毒的情況，於是她立刻要求實驗室團隊開始進行作業，自己則在次日坐火車返回武漢。幾個小時內，她的實驗室收到了另一個實驗室提供的病毒部分的基因組序列，而石正麗的第一反應就是把這個序列跟自己曾經研究過的病毒序列比對看看，「然後我們發現並不一樣，」她告訴我，「所以在十二月三十一日下午的時候，我已經知道新病毒跟我們在自己實驗室裡研究過的病毒並沒有關係了。」

她也曉得有些批評者曾暗指她心虛，所以才會急著檢查自己的紀錄，這就表示她內心也知道自己有錯或有罪。對此她只是簡單答道：「這樣做很正常！」

喬恩·科恩在二〇二〇年一月三十一日刊登在《科學》期刊上的一篇報導中提到實驗室洩漏病毒的可能性，還指出最早那一批確診的病患並非全部都跟華南市場有直接關係，根據一份研究報告的統計，最初的四十一個病例裡有十四人跟華南市場無關。這麼說的話，這些人會不會是在別的地方感染病毒，而且可能根本就不是被動物感染的呢？科恩接著一一列舉了幾種不同說法，雖然內容繪聲繪影，但是都缺乏證據支持，例如有人提出新冠病毒跟某種蛇類病毒很相似（而武漢的傳統市場裡又剛好有在賣蛇），然後科恩就補了一句：「武漢病毒研究所是中國的頂級實驗室，一直都在研究蝙蝠和人類身上的冠狀病毒，如今卻受到了大力抨擊。」科恩表示，對於武漢病毒研究所在生物安全方面的程序和設備，大家已經紛紛對其安全性表示了擔憂之情。

在疫情之初的那幾個月裡，除了病毒基因組裡可以看到的內容以外，一直找不到多少跟病毒來源相關的證據，於是就在缺乏證據的情況下出現了兩種聲音，其中一邊是科學家們挾著自身的權威說話，另一邊也有人對科學家與官方的說法感到不滿，於是站出來大聲疾呼。二〇二〇年二月十九日，《柳葉刀》這本英國期刊上發表了一封公開信，上頭有二十七位科學家的連署，其中幾位在病毒學與公衛領域裡還是德高望重的名家，其餘的也是各個科學行業裡處於研究顛峰狀態的人士。這封信的內容表示他們願與中國的科學家及衛生專家們站在一起，因為他們才是當時站在第一線與病毒奮戰的人，而他們也努力想要了解和控制新冠病毒。串連這個支持活動的人是英裔的美國疾病生態學家彼得·達薩克，他不只是環境健康聯盟的主席，也跟石正麗有長年的合作關係。公開信裡除了表態支持這些中國同行之外，還表示「我們要站在一起，強烈譴責那些暗指新冠肺炎並非源於自然的陰謀論。」然而很快地，這番自信滿滿的言論就造成了反效果，而「陰謀論」一詞更是有如火上澆油一般，讓那些抱持懷疑態度的人感到怒火中燒。

與此同時，政治圈裡有一些人也開始採信了病毒是從實驗室裡洩漏出來的想法，這有一部分是因為它符合他們對中國的看法，他們認為中國政府本來就會採取高壓政策，也一貫都會隱匿實情。早在二〇二〇年一月，就連科恩那篇一月三十一日的文章都還沒發表之前，《華盛頓時報》

（*Washington Times*）上就刊登了一篇報導，裡頭暗指武漢病毒研究所跟中國軍方在祕密進行的生物武器計畫有關，而報導內容（過了近兩個月之後編輯加了一段聲明註解，表示原本的內容缺乏證據支持）的主要根據則來自於一位以色列前軍方情報人員的說法。幾週後，阿肯色州參議員湯姆・科頓（Tom Cotton）在福斯新聞台的節目上也對武漢的研究室發出了類似的質疑：「我們並沒有證據認為這個疾病就是來自於那裡，」科頓表示，「然而由於中國從一開始就是滿口的欺瞞與謊言，所以我們至少還是有必要提出這個問題來。」接著過沒多久，總統唐納・川普的態度也開始出現了改變，原本他在疫情剛開始的幾週裡對中國一直表達支持態度，還在二月七日提到習近平主席時說「我認為他處理得非常好」，可是現在風向變了，四個月後的川普，在面對群眾集會的現場裡已經改把新冠肺炎稱作是「功夫流感」。

喜歡實驗室洩漏說的政治人物並不只限於單一黨派，孟天行（Jamie Metzl）是一位作家兼政治評論員，曾在柯林頓政府裡頭工作過，有一段時間還曾擔任參議院委員會的工作人員，因而與當時的參議員喬・拜登有過密切合作。孟天行的資歷不僅非常耀眼，而且充滿了自由派的色彩，包括在牛津大學取得博士學位、在哈佛拿到法學博士（譯註：這裡指的是「Juris Doctor」，簡稱「J.D.」，雖然通常譯為博士，但學歷上相當於碩士程度，跟非英美法系國家常見的博士不同），又在大西洋理事會（Atlantic Council）擔任高級研究員，還參加過十三次鐵人三項比賽，此外他也曾擔任世衛組織所成立的人類基因組編輯專家諮詢委員會的成員。在新冠疫情初期，他就已經開始呼籲要對疫情來源進行調查，按照他的說法，這個調查必須包括「一種可能的情況，這場危機也許是武漢某一起研究相關事故所造成的。」

在二〇二〇年初表態之後，孟天行遭到了外界的抵制，這似乎讓他感到訝異與不忿，他告訴我：「當時我看到有不同的說法出現，於是就開始公開談論這個說法，但我的朋友卻回答我兩件事。」第一件事是「你是個進步派，是自由派的民主黨人」，可是他們接著又說「你講這種話，等於是在幫川普的忙。」意思就是要孟天行選對邊來站，要攻擊對手。至於朋友的第二種意見，孟天行說，有人告訴他：「你他×的以為自己是誰？人家有那麼多資深的科學家和諾貝爾獎得主，還有那麼多人都說病毒是自然產生的，你有什麼？你以為自己他×的是誰啊，敢說根據你的分析和推斷，所以有了跟人家不同的答案？」

他委婉地把話中的不雅用語給拿掉，這讓我有點驚訝，然而他忽然又說了一句：「我對這兩種意見的回答都是：『去你媽的吧。』」

後來風向出現了變化，這一方面是因為孟天行等一眾「看到有不同的說法」的人出來反對自然溢出說，加上川普也換了立場說話，加上美國民眾普遍有不相信專家的文化傾向，此外無疑還有其他因素可以繼續加上去，總之結果就是公眾的意見和媒體的焦點都變了，不過這倒也沒有影響到科學界的共識。根據皮尤研究中心（Pew Research Center）在二〇二〇年三月對美國人進行的意見調查，當時有百分之四十三的受訪者認為病毒是自然產生的；只有不到百分三十的人認為病毒來自於實驗室，包括意外洩漏或蓄意施放兩種情況。然而到了二〇二〇年九月的時候，有另一個民調機構發現接受自然起源和實驗室起源這兩種看法的人幾乎一樣多。等到二〇二一年六月時，《政客》（Politico）和哈佛大學一起進行了一項民調，結果顯示認為病毒來自實驗室的看法已經呈現二比一的壓倒性優勢，以百分之五十二的比例勝過了對方的百分之二十八。

其實孟天行本人一直抱持著某種不可知論的立場，意即他認為意外洩漏確有可能，但並非唯一的可能。在二〇二三年七月舉辦的那場聽證會之前，眾議院新冠疫情特別小組委員會在三月也辦過一場聽證會，孟天行受邀發表證詞（這次他給國會的建議就比較保守一點，沒有像回答那些說「你他×的以為自己是誰」的朋友時那麼衝了），他在發言時力主要「對所有跟病毒來源相關的假說進行全面調查，其中當然也包括實驗室洩漏說，但也不能忽略掉市場起源說，畢竟有一些我很敬重的專家們認為這種說法的可能性更大。」他還點出了其中一位專家，那就是亞利桑那大學的演化病毒學家麥可・沃羅貝。

沃羅貝是一位在加拿大出生、在牛津求學的科學家，雖然平時說話客客氣氣的，但有時也會願意接受一些很有挑戰性的假說，就像之前有人提出口服小兒麻痺疫苗造成了ＨＩＶ和愛滋病的大流行，他就願意實際進行檢驗，我在十幾年前曾採訪沃羅貝，聽他說過這段往事。早年有人對口服小兒麻痺疫苗提出質疑，認為愛滋病毒（或者說 HIV-1 的Ｍ組病毒）之所以會對人體造成感染，是因為當時要對一款口服小兒麻痺疫苗進行臨床實驗，所以就魯莽地找了一群毫無防備之心的非洲「志願者」來參與實驗，其中包括數十萬名兒童，卻在無意之中造成了感染。按照這種假說的主張，該疫苗的研發方式是用黑猩猩的細胞來培育病毒，結果卻被一種黑猩猩身上的病毒所污染，後來就變成了 HIV-1 的Ｍ組病毒。在二〇〇〇年年初時，在牛津大學讀博士的沃羅貝停下了自己的研究工作，飛到剛果民主共和國的一個戰區裡，花了幾週的時間在森林裡收集黑猩猩的糞便，為的就是檢驗上述的假說是否正確。

跟他一起進行這場瘋狂探險的還有學界的老手威廉・漢米爾頓，他是牛津很有名的一位生物學家，認為口服小兒麻痺疫苗導致愛滋的說法並不無可能，所以就帶著沃羅貝（外加沃羅貝的一位朋友傑夫．喬伊）去採集黑猩猩的樣本，並找來當地人擔任森林嚮導。然而後來幾個人急著離開了基桑加尼，因為沃羅貝有一隻手臂在森林裡弄傷了，雖然綁上了吊帶，傷口卻受到嚴重感染，而漢米爾頓更是因為身染瘧疾而生命垂危。幾個人返回英國後不久，漢米爾頓就因為併發症而去世，而採集到的樣本也在航空公司的行李處理過程裡弄丟了，幸好後來拿了回來，但檢測後只有一個樣本的檢測結果是不確定的，其餘的都沒有出現黑猩猩病毒的陽性反應。

科學工作裡的勞苦與挫折就是如此，幸好後來沃羅貝和其他科學家還是找到了其他的證據，還給口服小兒麻痺疫苗一個清白。對他來說，即使看到某個假說非常荒唐，最重要的還是讓自己保持開放的心胸，然後再按照證據的指引來證實或否證這個假說。

在當初那場非洲探險的二十年之後，面對新冠病毒，沃羅貝依然希望正面對待那些看似異想天開的假說，並予以周全的思量。他看到有些人太快就否定了實驗室洩漏說的可能性，為此他邀集了另外十七名科學家一起在二〇二一年春季時發表了一封公開信，主張「對於這場大流行病的起源問題，進一步加以釐清乃是有其必要並且可行的作法。我們必須對自然溢出與實驗室溢出的兩種假說都認真看待，直到我們有足夠的資料辨別是非為止。」這封公開信的連署人之中有一位是傑西．布魯姆，事實上他列名在第一位，沃羅貝只是從旁促成此事而已。事情的起因是沃羅貝在當年的三月二十一日寫了一封電子郵件給布魯姆，並在信中提出了一項建議：「我一直在考慮投書的事，像是寫一篇「觀點文章」（Perspective）投給《科學》期刊，或是在《紐約時報》上寫篇專欄。」

那封公開信最初是由布魯姆和另外兩人起草的，一位是波士頓的布羅德研究所的分子生物學家艾琳娜．陳，另一位是史丹佛大學的大衛．雷爾曼，他不僅是著名的微生物學家，而且長年關注生物安全與功能增益研究的相關議題。在團隊的其他人也各自貢獻了自己的意見後，這封信最終在二〇二一年的五月十四日發表在《科學》期刊上，標題就叫做「調查 COVID-19 的來源」。可是在此之後沃羅貝又進行了更多研究，他的意見也跟公開信上的某些其他共同連署人出現了分歧，尤其是其中聲量最大的一些人，雙方對於什麼樣算是「足夠的資料」有很不一樣的意見。

二〇二一年春季，各方的不同意見形成了相互較勁的幾股潮流在不斷流動，而一個由世衛組織召集的多國科學團隊剛剛結束了在武漢為期一個月的調查工作，他們此行是去跟中國科學團隊聯合調查新冠病毒的來源，然後寫出了第一階段的工作報告，文中表示實驗室洩漏說乃是「極其不可能的」。這種說法引起了沃羅貝、布魯姆等人的批評，而他們也在幾週後跟其他共同連署人在《科學》期刊上發表上述那封公開信（環境健康聯盟的彼得．達薩克也是世衛組織此次的團隊成員之一，這件事也在之後招致了批評，因為他跟武漢病毒研究所有合作關係，但是我在前文中已經提過，當初在挑人的時候，世衛組織找他加入看起來是個很合理的選擇）。其實就連世衛組織自己的祕書長譚德塞博士都希望能再進行進一步的調查，他還在發表那份報告的記者會上說道：「對世衛組織來說，所有的假說都依然值得研究。」這等於是在強調繼續研究的必要性。可是就算譚德塞有此意，第二階段的後續研究還是沒有到來，這主要是因為中方的抵制，於是世衛組織只好成立一個新型病原體來源科學諮詢小組（Scientific Advisory Group for the Origins of Novel Pathogens），其成員都是一些疾病科學家，由他們來繼續研究新冠病毒以及其他危險的新病毒的來源。

瑪麗亞．范．科霍夫（Maria Van Kerkhove）是世衛組織在新冠相關技術方面的負責人，她一直在大聲疾呼，希望各界不要阻礙研究的進展。「不論是實驗室有沒有洩漏，生物安全或生物安保措施是不是有漏洞，我們幾乎都拿不到什麼資料，這才是問題所在。」她告訴我，自己曾直接跟中國官員討論個這個問題，「而這正是讓人沮喪的地方，」她表示，「沒有資料，你就只能眼巴巴看著那些巨大的研究缺口。」

也差不多就在這時候，各個雜誌、報紙和網路平台上開始大量出現了一些熱門文章，其主題都圍繞在實驗室洩漏說的想法上。二〇二一年一月，《紐約》（*New York*）這本雜誌上刊登了一篇尼克森・貝克（Nicholson Baker）談論新冠起源的文章，而他不久前才剛剛出版了一本書，主題是美國在一九五〇年代初期進行的生物武器研究，以及他對於《資訊自由法》的不滿，而如今他又對冠狀病毒研究提出了一個「假如」（what if）的問題。尼克森・貝克之前曾在《紐約時報》工作，後來在二〇二一年五月時在《原子科學家公報》（*Bulletin of the Atomic Scientists*）上發表了一篇長文，講述了石正麗的實驗室和環境健康聯盟之間的合作關係，說他們研究的蝙蝠冠狀病毒有可能會對人類的健康造成威脅，然後貝克就暗指這種研究本身也有危險，不僅是故意要創造出對人類來說更危險的病毒，而且還可能讓病毒流出實驗室。這篇文章發表後不久，就啟發了另外一位曾與《紐約時報》有過合作的科普作家小唐納・麥克尼爾（Donald G. McNeil Jr.），讓他又進行了進一步的調查和探問，繼而也發表了一篇文章，不過寫法上要來得更為謹慎，而他的結論是：「到目前為止，我們所擁有的都只是猜測，而所有的解釋都不能令人滿意。」到了六月初的時候，《浮華世界》（*Vanity Fair*）也跟著刊登了一篇由記者凱瑟琳・埃班（Katherine Eban）撰寫的報導，文中表示武漢病毒研究所不管有沒有設計改造那些病毒，他們所做的那些研究（或者也可能是他們做的蝙蝠樣本現場採集工作造成了工作人員意外染疫）都有可能會讓病毒流出，進而危害人間。

接著輪到喬恩・史都華（Jon Stewart）登場了。在二〇二一年六月十四日，這位搞笑藝人去上了史蒂芬・寇伯特（Stephen Colbert）的脫口秀，他在節目中展現了超強大的自信和超淺薄的見識，直接宣稱自己非常肯定武漢一開始發現的病毒就是來自於武漢實驗室。「你要不要看看這個名字！」他對著大家喊道：「看看這個名字啊！」然而史都華其實搞錯了那個機構的名字，他把武漢病毒研究所說成了是「武漢新型呼吸道冠狀病毒實驗室」（Wuhan Novel Respiratory Coronavirus Lab），不過他起碼沒有說錯城市的名字就是了。至於對寇伯特數以百萬計的觀眾來說，他們會有多在乎這樣的錯誤，我們就不得而知了。

從二〇二〇年一直到二〇二一年，在各個相關領域裡擁有深厚學養的專家們也很忙碌，尤其是分子演化病毒學、獸醫病毒學、分子系統發生學（利用比對基因組來繪製譜系樹的學科）的學者。由於他們的努力，所以讓自然起源說這一派的人有了更多的數據資料和分析結果。

根據一項由兩名中國人與三名西方人共同進行的研究（肖瀟等人在二〇二一年發表的論文）顯示，從二〇一七年五月到二〇一九年十一月的這段期間，武漢的傳統市場（不只是那個著名的華南市場，還有另外其他三個）裡有許多店家都曾販售食用的野生動物，包括狸貓、白鼻心和馬來豪豬等，而且其中有許多動物身上似乎都帶著槍枝或捕獸器造成的傷口，很可能是在野外被捕獲的（這跟人工飼養的野生動物很不一樣），而且店家並沒有出示合法銷售的必要證明文件，這已經違反了中國的《野生動物保護法》。

這一點相當重要，因為它會讓當地的政府有動機在疫情出現後立刻關閉市場（他們也確實在二〇二〇年一月一日時這樣做了），並隱匿所有因當地官員執法不力而造成的非法活動。外界不僅盛傳病毒是從中國的實驗室裡洩漏出來的，而且也對中方掩蓋此事的動機做了種種假設，但我們得要記住一件事，不管你認為中國有什麼動機掩蓋實驗室洩漏事件，這些動機也都會同樣適用於「市場洩漏」事件上，因為這關係到每年產值多達七百億美元的國家級產業，為此竟然造成了毀滅性的後果，自然會造成中方掩蓋的動機。

另一項研究是在二〇二二年七月時發表在《科學》期刊上的，由麥可・沃羅貝列名第一作者，其餘作者還有愛德華・霍姆斯、馬莉恩・庫珀曼斯等人。這篇文章分析了二〇一九年十二月最早出現的一百五十多個新冠病例的空間分布模式，由此讓沃羅貝等人發現了這些病例的一個共通點：不僅華南市場的顧客和員工（以及與這些顧客或員工有過接觸的人）住得離市場很近，在其他十二月確診的病例裡，即使是沒有因任何原因去過華南市場的人，包括本人以及其密切接觸者在內，他們的住所其實距離市場相對上都算是很近。所以說，華南市場就是這個疫情的「早期爆發中心」，而這點也早已經顯示在該篇論文的標題裡。

差不多就在同一時間，有另一項與上述論文相關但兩者各自分頭完成的研究，共同作者的名單裡也有沃羅貝，不過這篇論文的第一作者是強納森・佩卡爾，而其關注的重點也變成了新冠病毒譜系樹的樣貌，結果出乎他們的意料。把疫情初期從人體採集的樣本進行基因組測序後，再比較各病毒的序列來繪製成譜系樹，結果在樹幹上長出了兩根粗大的樹枝，而每根樹枝上又分別長出許多細小的分枝，中間並沒有過渡性的分枝出現，所以看起來有點怪怪的，好像種了一棵大樹，但上頭長著的都是用來烤棉花的小樹枝，找不到可以用來當柴火的大木頭。

這兩條主要的枝幹就是所謂的譜系，兩者分別是A譜系和B譜系，所有的病毒都是之後從這兩條枝幹上長出來的，其中又以B譜系較為枝繁葉茂、成功綿延生長開來，繼而成為世界上大部分新冠病例所感染的病毒，包括所有在疫情早期跟華南市場有直接關係的病患也都是感染了B譜系的病毒。此外，有中國團隊（高福等人的研究團隊，最後以「劉文傑等人」的名義發表）從市場匆匆關閉後所採集的環境樣本中找到了A譜系的病毒，而且是在一雙被丟棄的手套上發現到了這種病毒的蹤跡。不只在市場裡，有兩位住所距離華南市場很近的新冠患者身上也檢測出了A譜系的病毒，於是佩卡爾團隊就對病毒譜系樹的分枝模式（也就是有兩根大枝幹，上頭長著一堆很小的細枝）進行了高科技的分析，最後判定這個病毒很可能早就曾多次傳染給人類了。而根據他們的判斷來看，人類所感染到的疫情很可能出現過（至少）兩次不同的開頭。

為什麼這個發現很重要？因為我們可以設想市場裡有一個攤位的狸貓身上有病毒，然後這些病毒兩度溢出感染了人類，然後我們再設想另一種情境：有兩個染疫的實驗室工作人員，他們分別把病毒帶進了同一個市場。相較於後者，第一種情境顯然遠遠更加符合科學的「簡約」原則。至於為什麼第一種情境比較不需要巧合呢？這有部分是因為地理條件，喬恩·史都華說對了一件事，武漢病毒研究所確實位在武漢市，但是有個問題，因為這個研究所跟華南市場中間還隔了一條長江，兩地之間的直線距離超過七英里。

實驗室意外說在二〇二〇年到二〇二二年期間有越來越多的人採信，而且從二〇二三年初開始又多了幾個生力軍的加持。二月二十六日這天，《華爾街日報》報導了一則美國能源部的消息，拜登總統先前曾指派幾個政府機關研究新冠病毒的來源問題，能源部也是其中之一，而此時他們提出了一個新的判斷。能源部說自己旗下的情報人員之前無法進行論斷，但是現在他們得出了結論，儘管自稱「沒什麼信心」，卻還是說新冠疫情最有可能的來源就是實驗室的洩漏事件。而且《華爾街日報》的記者還是從一份「機密情資報告」裡看到這個消息的，也就是說這份報告原本並沒有要提供給社會大眾看，而是直接送進了白宮，以及交到某些「重要的國會議員」手上，至於具體是誰就不得而知了。

第二天，CNN在網站上發布了一個後續報導，說有三位不具名人士告訴CNN，能源部的判斷之所以會發生這樣的轉變，有部分是因為他們看到了武漢市疾病預防控制中心（武漢市的另一個疾病相關機構，與武漢病毒研究所有七英里以上的距離）所進行的研究內容。這個消息引起了我的興趣，因為我知道武漢疾控中心之前才搬遷不久，所以現在它跟華南市場只有幾百公尺的距離。此時我忽然湧起一個念頭，沃羅貝等人之前就對疫情初期市場周邊聚集的病例分布情況進行過分析，而如果洩漏病毒的是武漢疾控中心，那就會與沃羅貝等人的分析結果不謀而合，武漢病毒研究所反倒因為距離太遠而不見得符合這種假設。

關於這個大膽的說法，CNN和任何其他新聞媒體後續都沒有再做更多的報導。按照世衛組織和中國聯合發布的那份研究報告來看，武漢疾控中心搬遷到華南市場旁的新址時已經是二〇一九年的十二月二日；但是按照我在中國內部的一個消息管道所說，實際的搬遷日期有提早一點，是在二〇一九年的十一月十一日，由於病毒引發疫情的時間最有可能是在十一月底，所以晚於這個時間的話似乎就不太符合條件了，如果是十一月十一日搬遷的話時間還算對得上。不過我對此還有一個更重要的判斷依據，就是有兩位對中國科研圈子很熟的人士分別告訴我同一個消息，他們說武漢市疾病預防控制中心（別把它跟北京的中國疾病預防控制中心搞混了）在新冠疫情之前並沒有冠狀病毒的研究計畫。我的其中一個消息來源是邱瑾，一位在中國出生的獨立記者，她還告訴我武漢疾控中心的主要任務都是一些技術性的工作，像是疾病監控之類的，他們並不負責進行研發工作（至於邱瑾的消息來源為何，則不太方便透露，因為可能會危及他們在中國的安全）。我的第二個消息來源（由於同樣的原因而不能具名）是透過愛德華．霍姆斯轉告我的，那人說武漢疾控中心並未研究過蝙蝠的樣本，更別說是長期保存了，雖然確實有某些武漢疾控中心的人員會捕捉蝙蝠取樣，但那些都是幫其他實驗室做的工作，樣本也都直接送到了其他地方，而且在疾控中心搬遷到新址時所有的蝙蝠樣本都已經送走了。

二〇二三年六月中旬的時候，出現了我之前提到的那邊Substack電子報的文章，聲稱胡犇和石正麗實驗室裡的另外兩個人是「首批遭到該病毒感染的人」，因此他們就是新冠疫情的源頭。寫這篇文章的人叫做麥可．謝倫伯格（Michael Shellenberger），其他還有兩位共同作者，而其文中所引述的說法來自於「美國政府裡頭」不具名的消息來源。二〇一七年時胡犇曾以第一作者的身分發表了一篇論文，裡頭談到石正麗團隊在中國南方的山洞裡（不是墨江礦坑）發現了許多冠狀病毒（後來發現其中一些病毒跟新冠病毒頗為相似），文中也說明了該團隊對其中三種病毒的實驗結果，這在當時就引發了一些人的批評，認為這種研究太過冒險。如今按照謝倫伯格等人的說法，胡犇和另外兩名科研人員都在二〇一九年十一月時感染了「類似新冠肺炎的疾病」，這就意味著實驗室的病毒很可能就是從他們這裡傳出去的。聽聞到這樣的指控，胡犇馬上寫電子郵件給《科學》期刊的喬恩．科恩並加以否認道：「我在二〇一九年秋季的時候並沒有生病，當時也並沒有出現類似新冠肺炎的各種症狀。」此外胡犇還告訴科恩，他和那兩名同事在二〇二〇年三月的時候都做過是否感染新冠的抗體檢測，結果表示他們近期內並沒有得過新冠。

二〇二三年三月時，實驗室洩漏說人氣越來越加興旺的趨勢被打斷了，打斷它的人是一位叫做弗羅倫斯・德巴爾（Florence Débarre）的科學家，任職於法國國家科學研究中心（National Center for Scientific Research），因為他發現了另一個很有意思的證據，雖然這個證據之前一直沒被注意到，但德巴爾卻獨具慧眼。這個證據是一些基因組數據，其來源二〇二〇年初時在華南市場裡採集的環境樣本，例如一些門把手表面、器材設備及其他物品，包括內文裡說過的那雙被丟棄的手套，有趣的是，這些數據資料之所以會被公開，有可能是因為失誤造成的，而德巴爾的眼睛也夠利，馬上就看出了這些資料的作用，於是有一票研究人員（包括沃羅貝和霍姆斯）就展開了研究並寫成論文，列名第一作者的是亞歷山大・克里茨－克里斯托夫（Alexander Crits-Christoph）。他們在這份數據中發現了一套模式：這些樣本裡有找到一些狸貓的DNA，而在市場西南角販售食用野生動物的各攤位上的樣本裡，則找到了一些新冠病毒基因組片段（有的樣本裡兩者兼具），比對一下就會發現兩者之間有很高的相關性。雖然樣本裡也找到了馬來豪豬和東北刺蝟的DNA，而且跟新冠病毒也有相關，但畢竟從證據來看只有狸貓才會容易感染新冠病毒，所以也就只有狸貓特別受到關注。

雖然這些發現並無法確證當時就是狸貓把病毒帶進了市場，不過還是讓這種可能性增加了幾分可信度與相關細節。

儘管德巴爾的團隊有了新發現，但是實驗室洩漏說依然強勢占據公眾輿論裡的主導地位，而且不只有在美國是如此，根據一項二〇二三年四月發布的民調，有百分之六十二的義大利受訪者、百分之五十六的法國受訪者，以及百分之五十的英國受訪者認為實驗室洩漏說最具有說服力，而且剩下的人裡頭還有很多是表示未決定（以及不清楚）的人，所以接受自然溢出說的人只占了一小部分。不只如此，在此之前某些其他國家也做了民調，結果民眾比上述結果還更支持與實驗室洩漏相關的說法，像是肯亞有百分之七十三的受訪者支持，而匈牙利有百分之六十四，巴西也有百分之五十八。

大眾之所以會偏向於實驗室洩漏說，原因可能有很多點，不過我想裡頭應該不會包括「比較有實證上的證據」這一點。我同意大家應該對於實驗室洩漏說的可能性抱持開放態度，但是大部分用來支持這種可能性的論點卻讓人難以苟同，只能算是一些間接性的推論，以及沒有證據的指控。

當然，把「實驗室洩漏說」當成單一說法來看待也會造成誤會，實驗室洩漏說就跟自然溢出說一樣，都有很多種不同的說法，比較全面且持平的稱呼應該是「與研究相關的事件」（research-related incident），這也是孟天行這一類的批評者會比較願意採納的用語。這個用法包含了好幾種可能，也許是武漢病毒研究所或武漢疾控中心或某某地方在進行一些設計上不太完善的功能增益研究，結果產生了一種危險的新型混合病毒，然後又因為高壓滅菌器失靈，或是有技術人員或研究生遭到感染，所以才把病毒傳了出去（支持這種設想的人還曾指出有一個叫做「DEFUSE」的資助計畫，該計畫在二〇一八年時由環境健康聯盟對一個美國的國防研究機構提出，有些批評者認為那是一種可能會造成危險的功能增益研究，不過該計畫並未成功獲得資金）。「與研究相關的事件」裡還有一種可能說得通的版本，而且非常可怕，就是中國有一些生物戰計畫故意創造出了殺手級的病毒，但後來因為鬧出了一些糟糕的失誤而把病毒放到了人間。又或者還有一種可能，就是有某位科學田野工作者在採集蝙蝠樣本時遭到了病毒感染，而感染地點就在墨江礦坑，也就是石正麗團隊現RaTG13的地方。

這些說法雖然都很活靈活現，但並非全都合乎邏輯，而且在我看來似乎還會彼此產生衝突。舉個例子，如果墨江礦坑的自然冠狀病毒就已經可以感染人類，還能在人群裡傳播的話，那麼它就不需要有弗林蛋白酶切割點，所以在實驗室裡因魯莽或惡意而把弗林蛋白酶切割點加到病毒裡的說法也不成立。而如果病毒在二〇一三年時就已經感染了科研採集人員，而那個人也回到了武漢，那疫情怎麼會在二〇一九年才在武漢的人群裡爆發，這中間的六年它都躲到哪裡去了？又如果病毒是在石正麗的實驗室裡被人設計出來的，不管他們是用了成熟而精妙的基因編輯技術，還是利用傳代的方式，把比較沒那麼危險的病毒放進活體細胞或甚至活老鼠身上（扯到活老鼠似乎就太牽強了），使之逐漸轉變為一種危險的病原體，然後再把病毒放入人群，總之按照這套說法，墨江礦坑根本就跟整個故事沒有關係（雖然這個事件本身就是一個很有吸引力的故事）。換句話說，「與研究相關的事件」有各式各樣的不同說法，雖然每一種都不無可能（而某些說法的可能性會比較大），但是各種說法之間會有衝突，所以你不能一股腦兒地把這些說法的可能性一一相加，然後認為這就是非自然起源諸說為真的總機率。

雖然支持實驗室洩漏說的人一直緊抓著石正麗和她的實驗室不放，但有件事大家不要忘了，石正麗的學術生涯裡也發表過許多研究成果，還曾提醒學界注意那些在自然環境裡發現到的冠狀病毒，告誡其可能造成的危險，所以她並沒有把這些病毒藏起來不告訴大家。如果她的實驗室在二〇一八年或二〇一九年時就有這麼厲害的玩意兒，這種病毒不僅跟最初的ＳＡＲＳ病毒非常相似，還多了非常適合造成人類感染的受體結合區域和弗林蛋白酶切割點，種種特性讓它變得更加危險，那麼她最合理的作法應該是去找一家頂尖期刊公布這個重大發現，這不僅對她個人的學術地位有幫助，對整個世界也有利，可是問題在於，她並沒有這樣做。

上述的推論還有一個可能的佐證，那是一些原本已經消失的證據，不過後來又重新出現在大家眼前。二〇一八年時有一位叫做崔杰的科學家組成了一個團隊，研究蝙蝠體內各種與ＳＡＲＳ較為相似的冠狀病毒，他想要收集原始ＳＡＲＳ的旁支病毒，然後把所有這些病毒一起繪製成譜系樹，以此來釐清原始ＳＡＲＳ病毒的演化路徑。崔杰曾在愛德華．霍姆斯的實驗室裡當過博士後研究員，之後又在武漢病毒研究所待了幾年，然後才到上海擔任此時的研究職位，而這次他的團隊成員裡也有霍姆斯和石正麗兩人。他們找來了從二〇一一年到二〇一六年間收集到的大量蝙蝠樣本，並從中分析出了六十種冠狀病毒的部分基因組序列，該團隊將此成果寫成一篇論文提交給一個頂尖的病毒學期刊，但是並沒有被採用。於是他們又投給另一家期刊，還是被打了回票，因為這些期刊的審核員希望能看到完整的基因組序列，不過該團隊只能檢測出部分序列而已，於是他們在二〇一八年八月的時候正式放棄了這篇論文，先把提交出去的論文給收了回來，然後就此束之高閣。這些基因組雖然不完整，但是裡頭蘊含豐富的資料，幸好他們在這段期間裡也把這些數據交給了一個國際數據庫「基因銀行」，並按照業界常規定下了四年的保密期，在保密期內只有他們可以拿到這份數據資料，以供他們萬一要重新執行這項研究計畫時使用。

然後四年就這樣過去了，在二〇二二年十月時保密期結束，這份在新冠疫情出現之前就被封存的資料如今被公開了，然後大家發現裡頭並沒有眾人企盼的某個東西——裡頭沒有新冠病毒的祖先。也就是說，雖然資料上有六十種石正麗等人在二〇一八年時覺得很有意思的冠狀病毒，但是其中沒有任何一種跟新冠病毒有足夠的相似程度。

「那個病毒在哪裡？」愛德華・霍姆斯回憶起這件事，在二〇二三年時對我說：「反正那個病毒絕對不會在這裡頭。」

在各種跟實驗室洩漏有關的說法中，還有兩個論點值得我們注意，而且每一個論點都可以用一個問題來表達：為什麼新冠病毒似乎從一開始就很能夠適應人類？而既然知道它的自然宿主就是某種蝙蝠的話，為什麼疫情出現已經超過三年了還是沒有辦法找到？

提出第一個問題的人是艾琳娜・陳，她在二〇二〇年春天的時候跟兩位共同作者一起發表了一篇論文，文中比較了新冠病毒與二〇〇三的SARS原始病毒株的突變發生率，發現「當 SARS-CoV-2 第一次在二〇一九年年底被發現時，病毒已經有事先適應的現象。」事實上，新冠病毒的適應力比早期的SARS病毒還好，當年的SARS病毒要經過好幾個月後才能達到新冠病毒這樣的傳染力。雖然他們只是把兩種病毒拿來對比了一下，但是這個觀察點依然相當有趣。艾琳娜的這篇論文是預印本，後來一直沒有刊登需要進行同儕審查的期刊上，不過她自己在二〇二一年和英國科學作家馬特・里德利一起出版了一本書叫《傳毒之害》，裡頭就收錄了她之前的看法。不久前我又一次跟艾琳娜談話，問了她是否依然認為新冠病毒從早期的時候就已經對人類有異常的適應力，還是說這病毒其實對很多種哺乳動物的適應力也都很好，並非只針對人類而已，畢竟哺乳動物裡除了人類之外，其他像是貓、狗、獅子、老虎、大猩猩、丹麥和荷蘭的水貂、愛荷華州各地的白尾鹿、安特衛普動物園裡的兩隻河馬等等，也都會染上新冠。結果她也同意，先是說「這個病毒非常擅長從一個物種身上跳到另一個物種，」然後又補了一句「二〇〇三年的SARS病毒也是這樣。」即便如此，她還是強調新冠有個地方還是跟二〇〇三年的SARS病毒很不一樣，那就是它有弗林蛋白酶切割點，所以才會「極為容易傳播」，這讓她覺得相當可疑，但我自己倒是覺得沒什麼大不了的。

至於第二個問題，也就是「為什麼還沒找到自然宿主」，這個問法會讓內行人覺得提問者對新興病毒的歷史並不熟悉。當一個新病毒忽然出現在人群裡，並引起疾病與恐慌時，尋找其自然宿主確實一定是我們當下急切的任務，然而在面對公衛緊急情況時要做這種生態研究會非常困難；然而一旦疫情（或流行病、大流行病）獲得控制後，大眾的急迫感會隨之消退，而原本很容易拿到的研究經費也會跟著消失。即便如此，只要運氣好的話，有時候發現動物宿主也是一件很簡單的事，但有時又非常困難。像是當初要確認馬蹄蝙蝠就是原始SARS病毒最有可能的宿主，整個過程花了十五年；而追查馬堡病毒的儲備宿主，發現那是埃及果蝠，更是花了四十一年（如果把等論文發表的時間算進去的話，就變成了四十二年）。還有伊波拉病毒的自然宿主，雖然很多人都聽過一些答案，但其實至今依然不清楚，而這距離它首次在薩伊共和國裡一間偏遠的教會醫院中出現的時間，也早已過去了四十七年。雖然外界常有人說伊波拉病毒和某些蝙蝠一定有關係，但這只是假設性的問題，不是已經確定的科學事實——不過對於這個主題來說，我們所做的臆測確實已經太多了。

既然如此，那為什麼大眾輿論的風向還是偏往實驗室洩漏說呢？你不需要去看我沒寫在這本書裡的那些高深難懂的數據資料，因箇中答案並不在其中，在我看來真正讓大眾內心的天平出現偏袒的，其實是憤世嫉俗的心態，以及故事本身的吸引力。

我在跟大衛・雷爾曼對談時也問了他這一點，這位生物安全專家當年也曾跟傑西・布魯姆等人一起聯名寫過那封要求調查的公開信，而他在某種程度上也同意我的看法，他告訴我：「當你灑下了懷疑的種子，或是讓大家覺得你沒有把自己知道的東西都和盤托出時，你就是在坑害自己，為此遭到外界不斷懷疑，大家永遠都會認為你在暗地裡搞了什麼鬼。」而這就讓大家自然會傾向於認定「裡頭暗藏了玄機，或是故意隱瞞了東西。」

在美國民眾內心的花園裡，原本就有許多懷疑的種子，而這些年來也早已長成了大樹，其實這是全世界普遍的現象。根據前幾年做的民調，有超過六成的美國人仍然不相信是李・哈維・奧斯華（Lee Harvey Oswald）以一己之力刺殺了甘迺迪總統。那會不會是因為大家都去看了華倫委員會（Warren Commission）做的報告，然後覺得報告很沒有說服力，而且還仔細評估過那個「魔術子彈」理論呢？不，他們只是習慣了不相信一切而已，因為對任何一個大事件而言，陰謀論的說法永遠都會比較有戲劇性，比較可以滿足大眾的心理，相較之下，正常的解釋就顯得很小家子氣、很蠢，畢竟一個在自己人生裡那麼無能的失敗者，怎麼可能用一把十三美元就能買到的步槍，在打出三發子彈的情況下有兩槍真的打中了美國總統呢？

我們大多數人形成意見時所靠的都不是精確校對過的實證證據，而是跟傑西・布魯姆所說的一樣，我們會依賴自己固有的觀念，或是選擇接受一些情節簡單、人物善惡分明、過程充滿戲劇性發展的說法，而且這些說法最好要顯得夠宏大，這樣才配得起一件大事該有的格局。然而科學的探索歷程其實是一種很複雜的故事，裡頭包含了收集資料、檢驗假設、證偽假設、修改假設、再次檢驗等等環節，而且執行這一切研究工作的人雖然都很聰明，卻也都可能犯錯。然而在另一方面，大家又很熟悉一種故事套路，就是有科學研究太過傲慢狂妄，終而釀成大錯，這種情節至少可以追溯到瑪麗・雪萊（Mary Shelley）在一八一八年出版的小說《科學怪人》上，跟艱澀的科學內容相比，這種敘事方式要來得簡單易懂多了。

卡爾・柏格斯壯（Carl Bergstrom）是一位演化生物學家，平時常發表評論釐清大眾對科學的誤解，而他經常思考的其中一件事就是科學教育是怎麼教的（或至少說是應該要怎麼教學生），要怎麼讓學生不只知道科學說了些什麼，還要知道科學本身是什麼。而我也問了柏格斯壯，為什麼人類會對重大事件的陰謀論有這麼強的偏好。

他告訴我，這種事情在湯瑪士・哈代（Thomas Hardy）的書裡就懂了。「《黛絲姑娘》（*Tess of the d'Urbervilles*）裡頭就是這樣寫的，黛絲在故事裡註定要不斷受到命運捉弄，真的是糟糕透頂！我們居然會活在一個這麼悲慘的世界裡，成天都會碰到那些幾乎不可能發生的爛事。」

我沒有讀過《黛絲姑娘》，所以有點尷尬，於是把話題拉回到新冠病毒上，提出了一個意見：「現在這場公共領域裡的爭鬥，兩邊爭的已經不是證據了，這已經是一場故事與故事之間的競爭。」

「沒錯！」柏格斯壯表示，「就是這樣。」

致謝名單

為了幫助我寫這本書，有許多傑出的科學家和一些敢言的公衛官員願意付出自己的時間與信任，耐心地對我講述這個題目，這樣的人士共有九十五位，我從二〇二一年一月七日開始用 Zoom 採訪他們，絕大多數都至少花了一個半小時。我的採訪有一部分是因人設問，針對受訪者的研究內容和科學觀點而提出相應的問題，另外有些問題則會比較針對個人一點，此外我還設計了一些統一的固定問題來讓每個受訪者回答。我除了想要聽到他們的人生故事、他們在新冠疫情期間的相關經歷，也想聽聽他們在專業方面的判斷與見解。這九十五位好心人也願意讓我錄下我們的對話內容，所以我才能把錄音交給技術高超的葛洛莉亞．蒂德（Gloria Thiede）轉錄成文字以供我引述之用，她是跟我合作了三十年的聽寫員，轉錄的內容相當忠實可靠，但凡有個人喘了口氣，或是有個人笑了一聲，乃至於有人猶豫了一下、用錯了文法後又重講一遍等等，葛洛莉亞都會一五一十地寫成文字，所以這本書裡沒有任何「重新建構出來的對話」，只要是打上了引號的敘述內容，全部都是逐字按照原來的說法寫下來的。

然而為了敘述上的方便，上述的九十五位人士並未全部寫進這本書裡，而另外有一位不在其中的人卻被收錄了進來，那就是阿里．可汗，因為我早在二〇〇九年到二〇二〇年之間曾多次採訪過他。此外，在二〇二〇年我還未開始撰寫此書之前，我也曾採訪過其他的一些專家，請教過跟新冠病毒與新冠疫情相關的問題，例如病毒大致上的演化進程、疫苗的研發工作，以及跟蝙蝠、穿山甲相關的一些知識，而且我還把採訪的內容寫成了文章，刊登在《紐約客》、《國家地理》的雜誌內文，以及《紐約時報》的專欄頁面上，我在最後面會以附錄的方式一一感謝這些受訪者，而本書中對他們的所有引述都會按照日期放在註釋裡。在本次受訪的九十五人裡，有幾位為我說明了一些跟新冠疫情相關的知識，也有一些分享了他在疫情期間的個人經歷，這些都使本書在無形之中增色不少。我後來覺得這些受訪者，我指的是他們所有人，好像是我的希臘合唱隊（Greek Chorus）一樣，差別在於他們不會像古典希臘悲劇裡的合唱隊那樣全都發出相同的聲音，而是各自對我說著不同於旁人的話，為此我深深感激他們所有人。這些受訪者的引述來源並不會列在本書的註釋裡，你可以將之理解為所有的引述都擷取自 Zoom 的採訪內容裡，因此以下我會標明採訪人物、採訪日期，以及加上一點簡短的人物介紹，把這九十五位受訪者和阿里·可汗一起按照姓氏的字母順序一一列出：

傑西·阿巴特（Jessie Abbate）

採訪日期：二〇二一年二月十八日

傑西·阿巴特是一位傳染病生態學家，專門研究疫情病原體的空間模式。她目前在法國的蒙彼利埃（Montpellier）為 Geomatys 公司（一家提供地理空間資訊的處理與分析服務的運算開發公司）進行流行病學和數據轉譯學（translational data science）方面的工作。此外她還擔任了世衛組織非洲區域辦事處的顧問，提供非洲法語區疾病事件（包括新冠肺炎）的諮詢。在二〇二〇年一月的前幾週，她接到一個美國跨國公司的聯繫，該公司在中國等地提供遠距教學服務，希望她能撰寫一份報告探討新冠病毒會對中國學校造成什麼樣的影響，然而她告訴對方，你們也許要用全球性的角度來看待這個問題，「因為這不會只是中國的問題。」

克里斯提安・安德森（Kristian G. Andersen）

採訪時間：二〇二一年一月七日

克里斯提安・安德森是一位傳染病研究員，也受過免疫學方面的訓練，目前在演化生物學、基因組學和病毒學的共同領域中相當活躍，同時也是加州拉霍亞的斯克里普斯研究所免疫學暨微生物學系的教授。從二〇〇九年起，他和團隊夥伴在西非進行伊波拉病毒和拉薩熱病毒的研究工作，對基因組流行病學這門學科的發展有巨大的貢獻。他預測在疫苗的幫助之下，未來這幾年新冠肺炎雖然還是會造成週期性的疫情，但是規模上只會跟結核病或麻疹差不多（不過這兩種疾病每年還是會奪走數萬條人命），至於某些人口中所說的那種情況，也就是新冠以後只會像是普通感冒那麼輕微，他估計是永遠都不會達到了。我們聊了將近兩小時，最後接近尾聲時我問他既然新冠的大流行那麼嚴重，會不會就此改變了人們的認知與行為，讓我們之後更能夠好好應對下一次的類似情況。「我的答案是『不會』。」他這樣回答我。

丹妮爾・安德森（Danielle Anderson）

採訪日期：二〇二一年七月六日

丹妮爾・安德森是一名病毒學家，也是墨爾本大學彼得・多赫提感染與免疫研究所（Peter Doherty Institute for Infection and Immunity）的高級研究員，之前還曾在新加坡的杜克－新加坡國立大學醫學院

（Duke-National University of Singapore Medical School）的生物安全三級實驗室擔任助理教授，更曾赴武漢病毒研究所擔任訪問學者，接受生物安全四級實驗室的相關培訓。安德森在二〇一九年十月和十一月都待在武漢病毒研究所，也是新冠疫情爆發前最後一位在那裡工作的外國人。之前有某些實驗室洩漏說的支持者引用了一份未公開的「情資報告」，說武漢病毒研究所有三名員工在二〇一九年十一月時因出現呼吸道症狀而去求醫，對此安德森告訴我：「我不知道有任何相關的情況發生。」不過她也很謹慎地指出，這有可能只是因為她沒有注意到而已。「也許真的有人生病了，而我卻並不知道。」她說，「可是有三個人住院？那應該會有人講起這件事才對，我想應該會吧。」然後她又說了一句：「我並沒有聽到任何相關的消息。」

賽門・安東尼（Simon Anthony）

採訪日期：二〇二一年六月九日

賽門・安東尼是加州大學戴維斯分校的病理學、微生物學和免疫學系副教授，專門研究新興病毒的基因組學和生態學，其中也包括冠狀病毒，在野外和實驗室裡都進行過許多研究，探討冠狀病毒與蝙蝠之間的關係。

雷夫・巴里奇（Ralph S. Baric）

採訪日期：二〇二一年三月二十三日

雷夫・巴里奇是北卡羅來納大學教堂山分校流行病學系的小威廉・凱南講座特聘教授（William R. Kenan Jr. Distinguished Professor），同時也是該校微生物學和免疫學系的教授，更是舉世公認的頂級冠狀病毒遺傳學專家。他在一九七〇年代中期拿到游泳獎學金而進了北卡羅來納州立大學，然後在那裡一路唸到微生物學博士。二〇一五年時曾在一篇名為「類ＳＡＲＳ蝙蝠冠狀病毒可能流傳於人群」的論文裡列名為資深作者，其餘的共同作者還有十三位科學家，包括石正麗在內。該文中所述的研究並沒有在武漢進行，而是在北卡羅來納州的教堂山這裡，不過依然招致某些人的批評，認為那是一種功能增益研究，不過也有一些人給予好評，認為該研究非常具有啟示性。

傑西・布魯姆（Jesse Bloom）

採訪日期：二〇二一年二月十六日

傑西・布魯姆是一名演化生物學家，也是西雅圖的福瑞德・哈金森癌症研究中心的教授，長年關注有機體的分子特性會如何反映在一些較不明確的演化特性上，例如演化潛力（evolvability）和上位作用等。而由於病毒的演化速率非常快，所以這種問題在病毒上尤為明顯。

布蘭登・博寧（Brandon J. Bonin）

採訪日期：二〇二一年四月十四日

布蘭登・博寧是加州聖荷西的聖塔克拉拉郡公共衛生實驗室主任，擁有法醫ＤＮＡ分析和血清學的碩士學位，目前正在攻讀公衛博士，從前還曾在美國海軍裡服役過四年。

唐納・柏克（Donald S. Burke）

採訪日期：二〇二一年七月八日

唐納・柏克是匹茲堡大學公共衛生學院的的榮譽退休院長，也是匹茲堡大學流行病學和醫學系的教授。他曾在美國陸軍裡服役長達二十三年，其中有一段時間曾擔任美國軍方對ＨＩＶ病毒與愛滋病研究計畫的負責人，還曾有一段時期在華特・里德陸軍研究所裡擔任新興威脅與生物技術研究部門的副主任。

查爾斯・卡里舍（Charles H. Calisher）

採訪日期：二〇二一年四月九日

查爾斯・卡里舍是科羅拉多州立大學獸醫學與生物醫學學院微生物學系的榮譽退休教授，還曾在美國疾控中心裡的蟲媒病毒識別單位（Arbovirus Reference Branch）當了十六年的主任，是一位病毒分類專家——這是一件很重要的工作，因為要先將病毒進行區分、分類與命名，然後其他科學家們才能憑此判斷病毒的種類、特性與區分方式，繼而構建與交流對此病毒的相關知識。他具有敏銳的洞察力，可以立刻看出有誰亂用文法、搞錯分類（以及誰在胡說八道），因而曾經擔任過多本書籍的編輯，而他自己也出版過多本著作，包括二〇一三年的《揭開無法穿透的面紗：從黃熱病、伊波拉出血熱到ＳＡＲＳ》（*Lifting the Impenetrable Veil: From Yellow Fever to Ebola Hemorrhagic Fever and SARS*）。

伊拉里亞・卡普亞（Ilaria Capua）

採訪日期：二〇二一年三月十七日

伊拉里亞・卡普亞是佛羅里達大學的教授，並擔任該校合一健康卓越研究與培訓中心（One Health Center of Excellence for Research and Training）的主任，還曾擔任過義大利的國會議員。她形容自己既是個訓練有素的獸醫，也是個懷抱熱情的病毒學家，從中可以看出她對病毒的能力極為感興趣。她告訴我：「你得花好長的時間腦子才轉得過來，才能看懂它們到底在幹什麼，又是怎麼辦到的。」卡普亞早期曾經研究過一種在雞隻之間傳染的支氣管炎，那也是冠狀病毒造成的疾病。此外，她一直很積極提倡「合一健康」的觀點，認為動物的健康和人類的健康之間有密不可分的關係，彼此會交互影響。

科林・卡森（Colin J. Carlson）

採訪日期：二〇二一年六月二十一日

科林・卡森是喬治城大學全球健康科學與安全中心的助理教授，研究全球氣候變遷、生物多樣性消失以及新興傳染病之間的交互關係。他用數學模型當成自己的工具與視角來研究傳染病，並使用量化數據來嘗試對已經發生和即將發生的事件進行短期預測。根據他與團隊夥伴們的研究結果，他們估計有超過兩百種蝙蝠身上都帶有乙型冠狀病毒，這一屬的病毒裡有幾個著名的角色，包括原始SARS病毒、新冠病毒，以及MERS病毒。

丹尼斯・卡羅爾（Dennis Carroll）

採訪日期：二〇二一年二月九日

丹尼斯・卡羅爾曾接受分子生物化學的訓練，也曾在美國國際開發總署的新興威脅部門裡擔任主任長達十五年的時間。他曾規劃和監督過一項新興大流行病威脅計畫（Emerging Pandemic Threats Program），其中也涵蓋了「預測」計畫，在五年裡提供了總計兩億美元的資金來研究如何辨識病原體，尤其是那些有可能會從動物宿主身上溢出到人類這裡的病毒。卡羅爾目前是 University Research Co 公司的全球健康安全高級顧問，平時住在華盛頓特區的一艘船上。

艾琳娜・陳（Alina Chan）

採訪時間：二〇二一年六月七日

艾琳娜・陳曾在同屬麻省理工學院和哈佛大學旗下的布羅德研究所擔任博士後研究員，目前也在那裡擔任科學顧問。她也曾在班傑明・德弗曼的實驗室裡擔任過博士後研究員，負責人類基因療法所使用的非病原性病毒載體的研究與設計，後來還曾跟馬特・里德利合著《傳毒之害：尋找新冠肺炎的起源》。

莎拉・科迪（Sara H. Cody）

採訪時間：二〇二一年四月七日

莎拉・科迪是一名醫生和流行病學家，現任加州聖塔克拉拉郡的衛生官員和公衛主任。在唸完醫學院和完成實習後，她在疾控中心著名的流行病情報服務計畫（Epidemic Intelligence Service）中進行了兩年的研究員，調查各地的疫情。在新冠疫情初期，她是美國本土首位發布及執行居家令的官員。她告訴我她之所以可以採取這一大膽措施，是因為聖塔克拉拉郡有一支強大的公衛專業團隊，而且法律顧問辦公室裡還有一群非常了解公衛法規的律師，所以她才能知道他們可以做什麼。

彼得・達薩克（Peter Daszak）

採訪時間：二〇二一年二月十五日

彼得・達薩克是環境健康聯盟的主席，曾在英國求學，後來成為寄生蟲生態學家，早期的主要研究對象是壺菌病（chytridiomycosis），並發現這是導致全球兩棲動物大規模減少的原因之一。這使得他對野生動物疾病產生了更廣泛的關注，同時也更關注野生動物疾病與人類的新興傳染病之間的連動關係，於是後來成為保育醫學聯盟的執行董事，並於該組織轉型成為環境健康聯盟後成為其主席。我跟他是在二〇〇六年認識的，當時是接受《國家地理》雜誌的委託，要寫一篇關於人畜共通疾病的報導，於是採訪了達薩克。

潔西卡．戴維斯（Jessica Davis）

採訪時間：二〇二一年三月二十二日

潔西卡．戴維斯目前是波士頓東北大學的網路科學計畫的博士後研究員，與亞歷山卓．韋斯皮尼亞尼（簡介見下文）合作進行研究。潔西卡雖然是物理學家，但研究的卻是各種網絡模式與傳播現象，疾病的傳播網路也是其中之一。當我採訪韋斯皮尼亞尼時，他告訴我武漢早期傳出有新病毒的消息時對他那些年輕的研究生造成了多大的影響，而且很快他們團隊建立的模式就已經預言這會變成一場大流行病。「我永遠不會忘記那些年輕人的眼神，」韋斯皮尼亞尼告訴我，「因為他們彷彿是在說，好吧，所以這是真的……那我們該怎麼辦？就這樣，當晚我回家後一直覺得身負重任。」他所說的其中一個學生就是戴維斯。在韋斯皮尼亞尼之後進到實驗室時，就問她是否看過《全境擴散》（*Contagion*）這部電影，她說沒有，於是他就建議戴維斯去看一看，做好各種準備。「我想應該就是在這一刻，我忽然意識到說，喔，這次會是一場大麻煩。」戴維斯對我說道。

安迪．多布森（Andy Dobson）

採訪時間：二〇二一年五月十一日

安迪．多布森是疾病生態學家，也是普林斯頓大學生態與演化生物學系的教授，寫過許多深具影響力的研究作品，範圍包括野生動物疾病與生態的連動關係、人類行為對生物多樣性的傷害，以及上述這兩個領域之間產生的交互作用。在做過這麼多的研究後，多布森對於病毒的演化也有了深刻的理解。我問他新冠病毒會不會朝著無害的方向逐漸演化，最後變得像是某種引起普通感冒的冠狀病毒，他告訴我不一定，為什麼呢？「先有傳播，之後病毒才能顯現毒性。」意思是說，病毒只要能成功繁殖就好，造成多少人死亡並不重要，或者說它根本就不「在意」自己殺死的人是多是少，只要能抓住每次機會讓自己多子多孫就好。

保羅・杜普雷克斯（Paul Duprex）

採訪時間：二〇二一年二月十七日、二〇二一年三月四日、二〇二一年三月十二日

保羅・杜普雷克斯是一位分子病毒學家，除了是匹茲堡大學微生物學和分子遺傳學系的教授之外，也是該校疫苗研究中心的主任。出生在北愛爾蘭阿馬郡（County Armagh）的他，一向以阿爾斯特（Ulster）人的身分自詡，也在貝爾法斯特女王大學接受教育。杜普雷克斯說起來話總是滔滔不絕，以致於我跟他的採訪得分成三次進行才能講完。他平時研究的是呼吸道ＲＮＡ病毒在分子尺度下的致病原理和減毒原理，而他和研究團隊也發現了新冠病毒有一種特殊的突變機制，它會直接刪除某些氨基酸，而不是使其發生改變，這樣的機制會讓它可以超越原本（對於ＲＮＡ病毒而言）相對較慢的突變速率，在棘蛋白這裡產生更多的變異，以此就能夠獲得對於中和抗體（neutralizing antibody）的抵抗能力。

伊莎貝拉・埃克勒（Isabella Eckerle）

採訪時間：二〇二一年三月十二日

伊莎貝拉・埃克勒是德國的一位病毒學家兼醫生，目前是日內瓦大學新興病毒性疾病中心的副教授和主任。早年她曾在非洲進行田野調查工作，設計了一種可以快速冷凍蝙蝠器官樣本的方法，以便在實驗室裡培

育出蝙蝠體內病毒的細胞系（cell line）。她近來還做了一項研究，探討成人和孩童的人體免疫系統對新冠病毒的反應。

喬恩・埃普斯坦（Jonathan H. Epstein）

採訪時間：二〇二一年五月十七日、二〇二一年六月二十三日

喬恩・埃普斯坦是一位獸醫和疾病生態學家，也是環境健康聯盟的副主席，負責科學和推廣事務。她在許多地區都有實地作業的經驗，跟中國、澳大利亞、沙烏地阿拉伯等地的同行都有合作，一起研究蝙蝠身上各種病毒的生態，包括立百病毒、亨德拉病毒、伊波拉病毒、MERS病毒和SARS病毒等，曾在二〇〇五年加入石正麗、王麟發等人的研究團隊，發現某些蝙蝠身上的冠狀病毒與原始SARS病毒非常相似。我曾跟著他在三更半夜攀爬一個破梯子，上到孟加拉一個廢棄倉房的屋頂，為的就是看他和他的團隊怎麼抓捕蝙蝠與進行採樣。埃普斯坦曾經告訴我，當你抓著一隻身上可能帶有致命病毒的大果蝠時，記得要讓手臂高於頭部，因為如果你的手臂比頭部還低的話，蝙蝠可能會抓住你的袖子然後一路爬到你的臉上——這真可以說是一條寶貴的建議，只不過我至今還沒有用到的機會。

安東尼・佛奇（Anthony S. Fauci）

採訪時間：二〇二一年二月一日

安東尼・佛奇自一九八四年以來一直擔任美國國家過敏與傳染病研究所的所長。他出生於布魯克林，就讀於曼哈頓的一所耶穌會高中，並在高中時擔任籃球隊隊長，雖然身高只有五英尺七英寸，但卻是一名速度很快、投籃很準的後衛，似乎他的人生裡常要對抗一些比自己更強大的對象。他上了醫學院後開始在實驗室裡從

事免疫學研究，後來執掌了國家過敏與傳染病研究所，既是一名科研人員，也是一位公衛官員，他就這樣帶著該所走過愛滋病最早開始大流行的那痛苦的幾十年。我跟他雖然是用 Zoom 進行採訪的，但過程非常正式而嚴肅，所以我在採訪最後轉換了一下氣氛，問他覺得誰模仿安東尼．佛奇模仿得比較好，是布萊德．彼特還是凱特．麥金儂，結果他說：「我覺得他們都很棒。」看到布萊德．彼特因為在《週六夜現場》的表演而獲得艾美獎提名，這固然讓佛奇覺得很厲害，可是凱特．麥金儂是他看過最會搞笑的女演員，佛奇忍不住說「她真的很有才華」。

休姆．菲爾德（Hume Field）

採訪時間：二〇二一年六月二十一日

休姆．菲爾德是一位獸醫、環境科學家和新興疾病流行病學家，現居於布里斯本。他的研究幫助學界判定了什麼種類的蝙蝠是什麼病毒的自然宿主，例如亨德拉病毒（在澳大利亞）、立百病毒（在馬來西亞）、SARS病毒（在中國）和雷斯頓病毒（菲律賓的一種伊波拉病毒），可謂居功厥偉。菲爾德是昆士蘭大學獸醫學院的兼任教授，也是環境健康聯盟在中國與東南亞方面的政策顧問，此外他本身還是一家茲人諮詢公司的負責人，提供與野生動物相關的新興疾病方面的諮詢服務。

羅傑．弗魯托斯（Roger Frutos）

採訪時間：二〇二一年三月二十五日

羅傑．弗魯托斯是一位研究新興傳染病發展動態的分子生物學家，也是法國國際農業發展研究中心（CIRAD）在蒙彼利埃的教授兼研究主任。對於新冠病毒的來源問題，他自己設計了一套傳播模型，原因是他對看到的各種解釋都不滿意，包括最簡單的溢出模型在內，認為那些解釋都跟目前看到的數據資料無法吻合。「裡頭一定有問題，」他告訴我，「根本就對不上，我看就覺得有問題，這幅拼圖裡的碎片是沒辦法好好組在一起的。」他認為這種解釋與資料無法對應的情況會造成很多後果，其中一個就是會讓我們無法好好應對下一次來自動物病毒的疫情。「如果我們還是照現在這種方式做事，到時候就太晚了，對吧？如果我們繼續使用這種醫療軟體的話，那等到下一次疾病出現的時候我們還是會陷入同樣的情況，我們還是只能被迫應對，而不是先採取預防行動。我想問的是，到時候會發生什麼事？是不是要等到下一個疾病到來——畢竟下一個疾病總會來的，對吧——等下一個疾病來的時候，是不是出現的就會是毒性又高、傳染力又強的病毒呢？就像是當年的西班牙大流感一樣，哇喔，到時候我們就有大麻煩了。」在採訪的後段部分，我又把他帶回這個話題上，問他這次的疫情既然那麼嚴重，會不會就讓人類知道了一定要做什麼才能避免發生下一次同樣的狀況。「恐怕不會，」他說，「我看到人們並沒有打算改變自己的作法，所以下一次我們還是不會做好準備的。」然後他頓了一頓，繼續說道：「而且一定會有下一次。」

高福（George Fu Gao）

採訪時間：二〇二一年六月七日

高福是中國疾病預防控制中心的主任，成長於山西省西北西北部的偏遠地區應縣，家裡有六個兄弟姊妹，父親是名木匠，而母親是個不識字的家庭主婦，考上大學後他被分配到山西農業大學的獸醫專業。「可是我不想當獸醫。」高福告訴我，他把自己一半的時間用來學英文，然後發現可以把獸醫科學跟人體的醫療科學結合起來。「所以我就決定花更多時間來鑽研微生物學。」他後來在北京取得碩士學位，研究的是鴨子的肝炎病毒，然後又去牛津大學讀博士，研究另一種病毒，並且在牛津大學多留了四年做博士後研究員，接著又去哈佛醫學院作了三年的博士後，然後回到牛津擔任講師，最後在二〇〇四年回到中國擔任教授，對於一個來自應縣的木匠之子來說，這實在是一段漫長的旅程。在新冠疫情爆發之前，他就已經在研究ＭＥＲＳ病毒如何利用一種跟ＳＡＲＳ病毒（以及之後的新冠病毒）不一樣的受體蛋白來結合及進入人體細胞，他也在那篇論文裡稍微提到，說受體結合區域的改變有可能會讓乙型冠狀病毒能夠感染到更多類型的宿主。此外，高福團隊還跟禮來公司和君實生物合作，開發了首個用於十二歲以下新冠患者的單株抗體（名稱叫「etesevimab」），並曾與智飛龍科馬公司合作，開發了針對新冠的蛋白次單位疫苗 ZF2001。

羅伯特·蓋瑞（Robert F. Garry）

採訪時間：二〇二一年一月十三日

羅伯特·蓋瑞是紐奧良杜蘭大學醫學院的微生物學和免疫學教授，學術生涯大部分的心力都在研究逆轉錄病毒（尤其是ＨＩＶ）致病機制，此外也研究過伊波拉、馬堡等令人聞之色變的ＲＮＡ病毒，並在獅子山共和國成立了一個實驗室，常見研究拉薩熱病毒。他還與路易斯安那州立大學醫學院的榮譽退休教授威廉·加拉赫合作，率先解釋了ＳＡＲＳ等冠狀病毒是如何利用棘蛋白來結合與侵入人體細胞，新冠病毒的機制雖然也差不多，但還是有幾個重要的不同之處。蓋瑞告訴我：「你可以看看那個棘蛋白，就可以從序列裡發現這個東西大概會像什麼模樣。」總之他的確看基因組序列就能看出這個。「像我們這種人已經不多了，」他這句話既有有分謙遜又帶著一股自信，「我瞧一眼蛋白質序列就可以看出那個蛋白質大概是用來做什麼的。」

馬里諾・加托（Marino Gatto）

採訪時間：二〇二一年二月二十二日

馬里諾・加托受過工程師的訓練，但後來轉向研究生態學，現在是米蘭理工大學的生態學榮譽退休教授。加托和團隊夥伴們繪製出了新冠肺炎在義大利的擴散地圖，並且建立了一套模型，用來預測各種防控措施對於降低疫情熱度可能會造成什麼影響。

湯瑪斯・吉勒斯皮（Thomas R. Gillespie）

採訪時間：二〇二一年二月二十二日

湯瑪斯・吉勒斯皮是亞特蘭大埃默里大學環境科學系的教授，曾接受疾病生態學方面的訓練，在博士後期間研究的是分子流行病學。他曾研究過一些人類和其他哺乳動物之間的共通病原體會如何溢出，而人類對於自然生態的干擾又會如何影響這一過程。在新冠疫情期間，他關心的不只有人類，也在關注病毒有沒有可能感染野生的黑猩猩，甚至到達確立野外循環的程度。

巴尼・葛拉漢（Barney S. Graham）

採訪時間：二〇二一年六月一日

巴尼・葛拉漢原本是美國國家過敏與傳染病研究所的病毒研究中心副主任，以及該中心裡頭的病毒病理實驗室的負責人，不久前才剛退休。他三十多年來都在研究呼吸道融合病毒，這讓他有了研發ｍＲＮＡ疫苗的想法。在退休之後，葛拉漢和他的太太搬到了亞特蘭大，以便就近跟孩子及孫子們相處。

麗莎・格拉林斯基（Lisa Gralinski）

採訪時間：二〇二一年六月二十九日

麗莎・格拉林斯基是北卡羅來納大學流行病學系的助理教授，曾在雷夫・巴里奇的實驗室裡當了五年的博士後研究員，平時研究的是冠狀病毒與人體免疫系統之間的交互作用。

芭芭拉・漢恩（Barbara A. Han）

採訪時間：二〇二一年三月九日

芭芭拉・漢恩是紐約米爾布魯克（Millbrook）的卡里生態系統研究所（Cary Institute of Ecosystem Studies）的疾病生態學家，擅長使用電腦演算法和機器學習（一種讓演算法自我改進的方式）來分析各種模式與過程，例如一些人畜共通病原體的溢出，而且還可以用這套演算法來預測疫情的爆發。她在二〇一九年年底時第一次聽到武漢有新病毒出現，「我一聽到這件事的時候，」她告訴我，「我心中就想：『真的來了。』」

維瑞蒂・希爾（Verity Hill）

採訪時間：二〇二一年二月二日

維瑞蒂・希爾目前在耶魯公共衛生學院內森・格魯博（Nathan Grubaugh）的實驗室裡當博士後研究員。她在愛丁堡大學讀研究所時曾在安德魯・蘭鮑特的實驗室裡工作，並開始鑽研分子演化學、系統發生學和流行病學。而在她讀博士班第三年讀到一半時，正忙著用基因組學來研究二〇一四年伊波拉病毒是怎麼在西非傳播疫情，此時卻傳出武漢有疫情的消息。蘭鮑特在核准她做伊波拉病毒研究時就曾告訴過她：「如果有新的疫情，你大概也要跟著改變研究內容。」所以她就跟蘭鮑特實驗室裡的其他人一樣改變了研究主軸，轉而研究新冠病毒。發生這種事其實並沒有讓她感到訝異，因為她老早就意識到，在完成論文的這四年之中本來就有可能會出現危險的新病毒。

艾瑪・霍德克羅夫特（Emma Hodcroft）

採訪時間：二〇二一年二月九日

艾瑪・霍德克羅夫特是一位分子系統發生學家，目前在伯恩大學的克里斯提安・阿特豪斯（Christian Althaus）的實驗室裡當博士後研究員，並且也是「下一株」研究計畫的成員，那是一個國際合作小組，利用目前取得的最新基因組數據來追蹤病原體（包括新冠病毒）毒株的演化，以及它與其他病原體的關聯性。在二〇二〇年一月中旬的時候，網路上可以取得的新冠病毒樣本基因組序列只有十個左右，此時霍德克羅夫特參加了一次「下一株」研究夥伴們的線上會議，會中大家決定要建立該病毒各序列的譜系樹。「因為我們認為這會幫大家看清楚各序列之間的關係，以及各自產生了什麼樣的突變。」她告訴我，「當然，我們還可以利用『下一株』的系統把譜系樹放在一個小地圖上，然後我們就可以畫出一些細部的關聯線，我們認為這會幫助大家了解未來發布的資訊內容。」

愛德華・霍姆斯（Edward C. Holmes）

採訪時間：二〇二一年二月八日

愛德華・霍姆斯是雪梨大學的教授，也是澳大利亞研究理事會桂冠研究員（ARC Australian Laureate Fellow），以及倫敦皇家學會的會員，曾撰寫過ＲＮＡ病毒演化的相關書籍。

彼得・霍特茲（Peter J. Hotez）

採訪時間：二〇二一年三月十八日

彼得・霍特茲身兼醫師與分子病毒學家的身分，不僅是休士頓貝勒醫學院兩個學系的教授，也是該校國家熱帶醫學院的院長，以及德州兒童醫院疫苗開發中心的其中一位主任，曾寫過《被遺忘的人們，被遺忘的疾病》等著作，跟其他人合寫過大概六百篇論文，更是全國各電視台上經常可以看到的評論員。他每天比你我都還要少睡好幾個小時，所以他那份長達三百頁的個人資料裡沒有出現「嗜好」這個字眼，因為他根本不可能有時間。儘管如此，他還是一個既友善又健談的人，更慷慨地奉獻一己之力，在從事科研之餘也努力跟大眾溝通科普知識。他的團隊還利用重組蛋白技術研發了一些低成本的新冠疫苗，並與一些開發中國家的疫苗製造商合作，其中有一款與 Biological E 公司合作開發的疫苗已經獲得印度公司的緊急使用授權，也許很快就會在全球各地都可以使用，霍特茲團隊的作法是想要打造出成熟穩定、價格便宜且容易取得的疫苗，而且可以用口服或鼻腔噴霧的方式來接種。「我覺得這是可行的，」他告訴我，「只是需要再花一點時間與金錢。」霍特茲還會公開站出來，堅定捍衛疫苗的必要性，對抗那些在全美聲勢越來越浩大的反科學運動，因為在這方面他有切身經歷，箇中緣由可以去看他在二〇一八年出版的一本書，講的是他小女兒的故事，書名叫《疫苗沒有害瑞秋自閉》（*Vaccines Did Not Cause Rachel's Autism*）。

彼得・哈德森（Peter J. Hudson）

採訪時間：二〇二一年四月十二日、二〇二一年五月三日

彼得・哈德森是一位野生動物疾病生態學家，也是賓州州立大學的威拉曼生物學教授（Willaman

Professor of Biology），以及該校赫克研究所（Huck Institutes）的前主任。他的研究內容廣泛，其中有一部分是後來成為人類疾病的野生動物疾病。每年在他生日前後不久，一群志同道合的人聚在一起創辦了一年一度的傳染病生態與演化大會（Ecology and Evolution of Infectious Diseases），一開始人數不多，但最後規模達到數百人之眾。他和他的妻子住在一個九十英畝大的森林自然保護區裡，並管理這個地方，他平時除了會拍攝影生動物的照片，還會自己製作家具。

威廉・卡雷許（William B. Karesh）

採訪時間：二〇二一年四月二十三日

威廉・卡雷許是一位野生動物獸醫，曾任國際野外獸醫計畫（International Field Veterinary Program）的負責人，以及國際野生生物保護學會的副主席，目前是環境健康聯盟的執行副總裁，負責健康與政策事務，就我所知，「合一健康」這個詞彙就是他為了該組織的目標而創造的，以表示他們把動物健康、人類健康和環境健康視為不可分割的整體。卡雷許去過很多地方學習和練習怎麼治療生病的野生動物，許多經歷都寫在他一九九九年出版的《與世界的盡頭有約》（*Appointment at the Ends of the World*）一書中，他也研究各種人畜共通疾病，因此了解許多的野生動物病毒。當新冠病毒剛開始在武漢的人群裡傳播時，由於還不知道它有無症狀感染的能力，卡雷許還以為它可以像ＳＡＲＳ一樣被控制住，不過他告訴我到了二〇二〇年二月時，「我已經轉換立場了，你懂的，我已經站到主張我們將會永遠與這個病毒共存的那一邊了，而且我認為真的是這樣。」

麥特·凱利（Matt Kelley）

採訪時間：二〇二一年四月二十二日

麥特·凱利曾在蒙大拿州的加拉廷郡（Gallatin County）擔任衛生官員達十一年之久，其中包括新冠疫情初期的那一年半，所以我剛好有機會（因為我就住在加拉廷郡）可以近距離觀察他有多努力，而他的努力又受到了如何嚴重的阻礙，乃至於他在新冠疫情期間遭到他想服務的人們用何種手段來加以欺凌（有些憤怒而暴力的民眾會在他家外頭徘徊，我們就在市中心的街道上組隊前往聲援，對抗暴徒）。凱利在威斯康辛州長大，是綠灣包裝工隊的球迷，大學畢業後簽約成為《奧馬哈世界先鋒報》（*Omaha World-Herald*）的商業記者，後來被該報派往華盛頓特區，在那裡當了好些年的政治記者。之後由於想要讓生活有幅度的改變，於是他就跟妻子一起參加和平工作團（Peace Corps），跑到西非國家馬利的一個小村莊裡住了兩年，擔任潔淨水資源推廣員。回到美國後，凱利去唸了一個公衛碩士，並在華盛頓特區市長辦公室從事公共衛生與心理健康系統的研究，之後又受邀到蒙大拿州一個叫博茲曼（Bozeman）的地方工作。當年在他在面試後接到了博茲曼方面的錄取電話，對方很老實地告訴他，說他原本只是第二人選，可是第一人選拒絕了這份工作。凱利告訴我：「我一直提醒自己，文斯·隆巴迪（Vince Lombardi）當年也是別人的第二選擇，所以我並不覺得這有什麼問題。」雖然他現在已經辭去了該郡的工作，不過仍然還是在研究蒙大拿州的公衛情況。

傑拉德·科伊許（Gerald T. Keusch）

採訪時間：二〇二一年三月十九日

傑拉德·科伊許是波士頓大學國家新興傳染病研究室的副主任，也是醫學和國際健康方面的教授，還曾擔任國家衛生研究院福格蒂國際中心的主任，而該中心本身就是支持國際醫學研究與研究人員培訓的單位。他對新冠疫情的威脅進行了深入而細膩的思考，並在二〇二〇年與妮可．盧里合作撰寫了一篇報告提交給全球預防監測委員會（一個世衛組織和世界銀行的附屬機構），報告名稱是「研發預防生態系統：公衛緊急情況的預防措施」（The R&D Preparedness Ecosystem: Preparedness for Health Emergencies）。科伊許語帶諷刺地告訴我，他幹了一輩子公衛方面的工作，學到最「寶貴」的一課就是「當公共衛生體系發揮作用的時候，什麼事都不會發生；而當什麼事都沒發生的時候，政客們就會說：『什麼，我們花了錢卻什麼都得不到嗎？那我們把錢拿去用在別的地方吧。』所以他們就從公衛預算裡搶走了這些資金，等到後來出了事的時候，他們又會說：『當我們需要公衛系統的時候，他們到底跑到哪去了？』好啊，是你自己不給他們錢的。這種情況就是一次又一次反覆發生的循環，我們非得扭轉過來不可。」

阿里．可汗（Ali S. Khan）

採訪時間：二〇〇九年八月十一日、二〇二〇年三月十七日、二〇二〇年三月十九日、
二〇二〇年三月二十三日

阿里．可汗內布拉斯加大學醫學中心的公共衛生學院院長，也是該校的傳染病學教授。我二〇〇六年認識他時，他還是疾控中心在亞特蘭大的人獸共通、蟲媒傳染暨腸道疾病國家中心的副主任；到了二〇一〇年，他已經成了疾控中心的公共衛生防備與應變辦公室的主任，並於二〇一四年以原職前往內布拉斯加赴任。二〇一五年時西非爆發了伊波拉疫情，世衛組織派遣了一個小組前往因應，他就是成員之一，因為他對這種病毒早已非常熟悉。到了二〇一六年，他出版了《下一場大流行》一書；然後到二〇二一年年底，他又

自願前往北馬里亞納群島對抗對抗新冠肺炎，類似這樣趕赴第一線對付傳染病的事情，他在過去這三十年來做了起碼二十多次，從阿曼蘇丹國的克里米亞－剛果出血熱，到巴西因漢他病毒出現的肺部怪症，乃至於印第安納州的猴痘，都可以看到他的付出。一個人如此熱愛自己的工作，又如此無私地奉獻一己之長幫助身在苦難裡的人，卻又能長保平常心態，幽默風趣，堪稱是一位有福之人。

埃默・基尼里（Emer Kiniry）

採訪時間：二〇二一年六月十三日

埃默・基尼里是一位高級行政助理，任職於加拿大卑詩省溫哥華的加拿大人之家兒童臨終關懷院（Canuck Place Children's Hospice），這是北美首家為面臨複雜醫療難題的兒童提供全方位服務的獨立安寧照護所。基尼里的名字「Emer」是愛爾蘭文，她也來自於愛爾蘭，出生和成長都在都柏林。她告訴我，在加拿大人之家的孩子因為免疫力太差，所以大多都沒辦法接種新冠疫苗，而這個照護所為了繼續提供服務，便採取了非常嚴格的防疫措施，包括減少員工數量、盡量採取遠端作業、暫停讓志工輪班、定期健康篩檢、保持社交距離、強制戴口罩、親友探訪不得延長時間、盡量採取線上輔導和線上醫療會議等，這麼多的限制只為了做到一件事，基尼里說：「我覺得這裡是新冠疫情期間天底下最安全的地方。」這種極端的謹慎確實保護了許多孩子與家長，畢竟他們要擔心的事情已經夠多了。

馬莉恩・庫珀曼斯（Marion Koopmans）

採訪時間：二〇二一年三月八日

馬莉恩・庫珀曼斯是一位專業的獸醫，尤其擅長獸醫的內科，同時她也是鹿特丹伊拉斯姆斯醫學中心病毒科學系的系主任與名譽教授。二〇〇三年時她率隊研究荷蘭爆發的禽流感疫情；二〇一四年時阿拉伯半島和非洲出現MERS疫情，最後發現各家飼養的單峰駱駝是病毒的中間宿主，而她在追查過程裡擔任了重要角色；還有二〇一三到二〇一六年間的伊波拉疫情，她負責從荷蘭調遣人馬設備，到獅子山共和國和賴比瑞亞成立了許多機動實驗室。她還曾帶領一個世衛組織的合作中心，以及一個專門研究新興疾病的國際研究聯盟（VEO）。

傑弗瑞・科普蘭（Jeffrey P. Koplan）

採訪時間：二〇二一年二月十八日

傑弗瑞・科普蘭是一位醫生、公衛專家，也是前疾控中心主任。在卸下疾控中心主任的職務後，他成為了埃默里大學的埃默里全球健康研究所（Emory Global Health Institute）所長，之後又擔任該校的全球健康機構的副總裁。我問他怎麼看羅伯特・雷德菲爾德在川普政府裡擔任疾控中心主任期間的表現，他說：「疾控中心主任是一個很弔詭的角色，要執行的任務本身就很弔詭。」因為你的直屬上司是衛生及公共服務部部長，是一個政務官，而這個人的上司又在白宮裡，「如果上頭的那些人相信科學的話，日子就會好過一點。」然後我又問科普蘭有沒有什麼妙法，可以反轉已經成為美國精神的一部分的科學否認主義（science denialism），他只答道：「天啊，這真是太令人沮喪了。」

貝蒂・柯柏（Bette Korber）

採訪時間：二〇二一年六月十八日

貝蒂・柯柏是一位計算機生物學家，在洛斯阿拉莫斯國家實驗室裡擔任理論生物學和生物物理實驗室的研究員，負責執行洛斯阿拉莫斯的ＨＩＶ資料庫建立暨分析計畫，可以說她大半的學術生涯裡都在研究ＨＩＶ。她的主要工作是研究病毒在免疫壓力所產生的演化現象，還會把所獲得的資訊用來設計疫苗運用策略，對付那些很容易突變的病毒。二〇〇〇年的時候，她和幾位團隊夥伴發表了一篇研究成果，確認了當前流行的ＨＩＶ亞型病毒（HIV-1 的Ｍ組病毒）是在何時從黑猩猩身上的病毒裡分化出來的，或者說當初那個關鍵性的溢出事件是在什麼時候發生的，而後造成了愛滋病的大流行。當時他們推估的時間是在一九三〇年左右，不過在幾年後，麥可．沃羅貝的團隊找到了一些更久以前的樣本，於是又把這個時間往前推到了一九〇八年左右。在新冠肺炎的研究方面，柯柏和她的團隊夥伴要感謝全球共享流感數據倡議組織，因為他們從這個資料庫裡取得了大量的新冠病毒基因組數據，不但可用的數量多，而且更新的速度也快，只要病毒一出現突變或演化就立刻可以看到。她告訴我，在ＨＩＶ的研究領域裡，所謂的「新」基因組資料通常指的是一兩年前發表或公布的東西，「相較之下，新冠病毒的研究領域裡，新資料就是上禮拜才採集的樣本，會出現這樣的轉變要多虧有了全球共享流感數據倡議組織。」她的團隊每天都會收到一份新資料，讓他們可以用來進行研究工作，而享受同樣服務的不只有他們，全球共享流感數據倡議組織也會為世界各地的生物資料學團隊提供相同的資訊。

詹斯．昆恩（Jens H. Kuhn）

採訪時間：二〇二一年四月十五日、二〇二一年五月三日

詹斯．昆恩是一位病毒學家、病毒史學家以及生物防禦專家，也是馬里蘭州迪特里克堡的整合研究機構（Integrated Research Facility）的首席科學家與病毒學主任。二〇〇一年時，他成為首位受邀到前蘇聯生物

武器機構，也就是到俄羅斯國家病毒學與生物技術中心（Vektor，位於新西伯利亞）去輪調工作的西方科學家。他曾撰寫過《絲狀病毒》（*Filoviruses*），書中匯集了他四十年來研究的各種病毒，包括伊波拉、馬堡及其他譜系相近的病毒的相關內容。我第一次見到詹斯是在加彭自由市所舉辦的一場絲狀病毒研討會上，由於我們兩個住的飯店剛好都比較小、比較陽春，所以每天早上我們會搭同一台巴士去會場所在地的飯店，於是就成了朋友。雖然他有一個醫學博士學位、兩個其他的博士學位，但是為人卻很風趣。

馬庫斯・拉塞爾達（Marcus V. G. De Lacerda）

採訪時間：二〇二一年二月十日

馬庫斯・拉塞爾達是瑪瑙斯的何托・維埃拉・多拉多熱帶醫學基金會（Fundação de Medicina Tropical Doutor Heitor Vieira Dourado）的職業醫師，也是奧斯瓦爾多・克魯斯基金會（Fiocruz）的研究員，以及亞馬遜大學的熱帶醫學教授，並且協助管理瑪瑙斯的卡洛斯・博博雷馬臨床研究所（Institute of Clinical Research Carlos Borborema）。拉塞爾達花了二十多年的時間研究瘧疾，臨床處方上常用氯奎寧來治療此病，雖然瘧疾的病原體不是病毒，不過他最近與團隊夥伴還是為新冠肺炎的研究出了一份力，他們提供了很強大的資料證據來反駁以高劑量氯奎寧治療新冠的作法。我問他，家裡有沒有人得過新冠？「喔有啊，每個人！」他說，「每個人都得過。」不過他們都算幸運，得保平安。

海蒂・拉森（Heidi J. Larson）

採訪時間：二〇二一年六月十一日

海蒂・拉森是一位人類學家，也是疫苗信任計畫（Vaccine Confidence Project）的創立者，還在二〇二〇年出版了相關書籍《止步不前：疫苗的謠言從何而起，又何以不息》（*Stuck: How Vaccine Rumors Start—And Why They Don't Go Away*）。在我們討論反疫苗的謠言前，我先問了她對於新冠病毒來自於實驗室洩漏這類謠言的看法，她說：「謠言這種東西，在你有明確的答案之前，它們會一直不斷浮現的。」尤其是在什麼都充滿不確定感的環境裡，「在這種情況下，這就是一個滋生謠言的完美沃土，因為你手上的資訊本來就不完整。」

拉馬南．拉克什米納拉揚（Ramanan Laxminarayan）

採訪時間：二〇二一年四月二十三日

拉馬南．拉克什米納拉揚是華盛頓特區的疾病動態、經濟學與政策中心（Center for Disease Dynamics, Economics and Policy）的主任與創辦人，其本身也是普林斯頓大學的資深研究學者，對抗生素耐藥性細菌和抗生素效力這些方面的問題做過許多研究，因為他認為從政策和公平正義的角度來看，抗生素乃是一個全球共享的資源。他在近期發表的一些研究成果裡檢視了新冠肺炎在印度的傳播情況，其中有許多流行病學的特殊現象，同時他也對當地的新冠致死率進行了估算。

菲利普．勒梅（Philippe Lemey）

採訪時間：二〇二一年六月十八日

菲利普．勒梅是比利時魯汶大學的副教授，在微生物學、免疫學與移植學系裡的臨床與流行病病毒實驗室任教，主要的研究方向是病毒的演化以及分子流行病學，曾與人共同撰寫論文探討新冠病毒在歐洲、巴西、美國等地的演化與傳播現象。我問他，新冠病毒是不是像實驗室洩漏說的支持者們所說的那樣，從一開始就顯得特別適合感染人類，而他的答案是否定的。「我們現在看到的情況是，你知道，這病毒已經演化成一種可以造成廣泛感染的病原體，而且它們原本在蝙蝠群體內的時候就已經對人類擁有一定的傳染力了。」說到這裡他停了一下，我也沒有催促，只是逕自思索他說的幾個字，「在蝙蝠群體內」，他的意思應該是指在病毒溢出之前。然後他接著說道：「再多引入一個關於實驗室的理論，根本就沒有必要。」我希望把他的話搞清楚，所以又追問，它已經變成了一種能夠利用所有哺乳動物的ACE2受體來造成感染的病毒了嗎？「完全正確。」他說道。

李懿澤（Henry Li）

採訪時間：二〇二一年二月十日

李懿澤是亞利桑那州立大學生物設計研究所的助理教授，他的西方同事與友人通常叫他Henry。他之前在重慶學習生物工程、在上海學習病毒學，而後在賓州大學的蘇珊·魏斯的實驗室裡當博士後，研究病毒學和免疫學。之後他並沒有像大多數人一樣，而是跟隨他的前輩魏斯的腳步，在冠狀病毒成為顯學之前就已經開始研究它們。尤其著重研究病毒宿主與病毒的互動關係，以及宿主先天的免疫反應。在二〇一八年一次上海舉辦的研討會裡，李懿澤認識了張永振，之後就開始用微信聯絡，而張永振又恰好是跟愛德華·霍姆斯合作，首次公布新冠病毒完整基因組序列的人。「他沒有先取得中國政府的允許，這讓他們生氣了，非常生氣。」李懿澤告訴我，張永振是一個勇敢的人，有時候還會有點出格，他說：「後來他們就關閉了他的實驗室。」李懿澤說，他們告訴張永振：「你以後都不能再研究新冠病毒了。」

林寶蓮（Poh Lian Lim）

採訪時間：二〇二一年六月十六日

林寶蓮是一位醫生，也是公衛官員，在新加坡國家傳染病中心的高級隔離單位（High Level Isolation Unit）擔任主任，同時也是新加坡衛生部的高級顧問。二〇〇三年八月時新加坡中央醫院曾經鬧出一起實驗室意外事故，導致一名研究生感染了原始SARS病毒，而彼時新加坡的SARS疫情原本已經結束三個月了，於是林寶蓮在二〇〇四年時帶領團隊進行調查，發現該名研究生原本是在研究西尼羅河病毒，而SARS病毒和西尼羅河病毒又同時在那個猴子的腎臟細胞中進行培育，也許就是因為這樣才接觸到SARS病毒。聽聞此事後我問林寶蓮，你有沒有想過新冠病毒可能真的是從武漢病毒研究所的實驗室裡洩漏出來的？「我通常，一般都會盡量不要評論這種事情。」她說完後又補了一句：「可能發生的事和曾經發生的事，畢竟還是不一樣的，對吧？」

伊恩．利普金（W. Ian Lipkin）

採訪時間：二〇二一年一月九日

伊恩．利普金是一位醫師，也從事病毒學的研究，他是哥倫比亞大學流行病學的約翰．斯諾（John Snow）名譽教授，也是哥倫比亞大學梅爾曼公共衛生學院的感染和免疫中心的主任，非常懂得怎麼利用和發展分子技術，並以之辨識出新的病原體，例如立百病毒等。他還曾為二〇一一年由史蒂芬．索德柏執導的電影《全境擴散》擔任科學顧問，而片中造成大流行的病原體就是以立百病毒為範本來發想的。在二〇二〇年年初時，利普金也曾跟安德森等人共同發表了〈SARS-CoV-2 探源〉一文，不過在那將近一年後他卻告訴我，其實他對某些共同作者的態度感到不太舒服，因為他們完全排除了實驗室發生意外的可能。也許石正麗的實驗室裡有某個研究生或實習生試圖從蝙蝠樣本裡培育出新病毒，結果那個人雖然成功了，但步驟上太過馬虎而導致染疫。不過他也推測石正麗本人絕對不會隱匿這種病毒，因為她是一個認真嚴謹的人，而且從職業立場上來看，真有這種發現的話她也會想要發表出來。利普金表示：「如果他們真的發現了一種像這樣的病毒，而她也知道了，那她會把病毒拿去測序，然後寫論文發表出來。」所以我們可以先排除掉她知情的可能性，「但這並不代表該病毒就不可能來自於這個實驗室。」他接著表示，雖然自己並沒有理由相信某個有這種技術的人會那麼馬虎，「但是我也不能排除這個可能。」

馬克・利普西奇（Marc Lipsitch）

採訪時間：二〇二一年六月三十日

馬克・利普西奇是哈佛大學公衛學院的流行病學教授，也是該學院傳染病動態中心的主任，向來敢於公開批評功能增益研究可能會創造出造成大流行病的病原體。不過在我們進行採訪時，他在科學界所要擔任的角色即將發生變化，因為當時已經宣布他將成為疾控中心裡頭一個新單位的科學主任，那個單位叫做預測與疫情分析中心（Forecasting and Outbreak Analytics），所以他出於謹慎起見就拒絕針對這個話題發表公開意見。不過在二〇二〇年五月的時候，利普西奇和其他共同作者曾在《科學》期刊上發表一篇論文，文中預測為了避免重要的照護機構被新冠肺炎的患者們給壓垮，所以「長期保持社交距離，或是不時做此要求，到二〇二二年都可能會是必要之舉。」接著他們還補充道：「即使是病毒已經滅絕了，對新冠病毒的監測還是要繼續進行下去，因為最晚在二〇二四年的時候，疫情就可能會捲土重來。」

發燒、頭痛、無力、體重減輕和乾咳，不過他們感染的是真菌，不像墨江的礦工感染的是病毒（一般是這樣推測的，但一直都沒有確切證據），所以魯茲和她的夥伴們都沒事。

斯派羅斯・李特拉斯（Spyros Lytras）

採訪時間：二〇二一年六月二十四日

斯派羅斯・李特拉斯是格拉斯哥大學的博士生，跟著大衛・羅伯森等導師在做研究，主攻病毒的分子演化現象，包括新冠病毒及其他譜系相近的類SARS冠狀病毒。他曾跟奧斯卡・麥克林一同撰寫了發表在《PLOS生物學》上的論文，題目是「蝙蝠體內 SARS-CoV-2 演化的自然選擇創造出廣適性病毒及高度適應人體之病原體」（Natural Selection in the Evolution of SARS- CoV-2 in Bats Created a Generalist Virus and Highly Capable Human Pathogen）。

賴瑞・馬多夫（Larry Madoff）

採訪時間：二〇二一年三月四日

賴瑞・馬多夫是麻薩諸塞大學醫學院的醫學教授，也是一位傳染病醫生，專長是新興病原體的流行病學，以及國際公共衛生。他從二〇一八年開始擔任了麻薩諸塞州公共衛生部的傳染病醫學主任，並在不久前從 ProMED 的編輯職位上退休。

瓊娜．馬澤特（Jonna A. K. Mazet）

採訪時間：二〇二一年五月十一日

瓊娜．馬澤特是一位野生動物獸醫，也是流行病學家，目前是加州大學戴維斯分校的副教務長，也是該校獸醫學院的合一健康研究所裡的流行病學與疾病生態學特優教授（Chancellor's Leadership Professor），曾於十幾年前擔任美國國際開發總署「預測」計畫的全球總負責人，指導多國團隊採集野生動物樣本，並檢測是否有可能成為人類病原體的新病毒。該計畫的各團隊一共找到了一千兩百種明顯有可能會造成人類疾病的動物病毒，其中有一百六十多種是冠狀病毒。對於如何預防與因應大流行病的到來，科學界一直有相當複雜的兩派意見，一邊主張要主動發現威脅，一邊主張被動監測現象，而「預測」計畫體現的就是主動發現派的作法，這所謂的「發現」指的是在危險的病毒溢出之前就把它們找出來；至於「監測」指的是要觀察疫情，然後在它還沒變成流行病前就加以控制。「預測」計畫曾兩度獲得五年期的政府資金，但在川普政府上台後便決定不予續發，因此本應在二〇二〇年資金用罄後結束，然而在新冠病毒侵襲美國之後不久，即便是川普政府裡的（某些）官員也無法再否認新興疫情的威脅，於是該計畫又拿到了一筆不小的補助，部分內容得以繼續執行。上頭這幾句話是我個人的觀點和說詞，其文責與瓊娜．馬澤特無關。

普拉西德．姆巴拉–金格貝尼（Placide Mbala-Kingebeni）

採訪時間：二〇二一年四月十八日

普拉西德．姆巴拉–金格貝尼是剛果民主共和國的一位醫生和微生物學家，也是該國金沙薩的國家生物醫學研究所的流行病學系主任，以及該所的病原體測序實驗室負責人。此外他還參與了「預測」計畫（請參見前面對於丹尼斯·卡羅爾和瓊娜·馬澤特的介紹）的研究工作，研究剛果民主共和國武裝部隊裡的HIV感染率，也曾在伊波拉病毒爆出疫情期間執掌病毒性出血熱醫療單位（Viral Hemorrhagic Fever Unit）。姆巴拉－金格貝尼告訴我，近幾年剛果民主共和國很不好過，先是二〇一七年在下韋萊省（Bas Uele）出現了伊波拉疫情，然後二〇一八年在赤道省（Equateur）也傳出一波相同的疫情；好不容易平息之後，他們二〇一八年八月時在北基伍省（North Kivu）又檢測到了伊波拉疫情，這次一直到二〇二〇年六月才結束。「而且這時候，在同一時間裡，我們也一樣要面對新冠肺炎的疫情。」我問他，是不是還有麻疹？「那是新的疫情了，」他表示我說對了，「新一波的麻疹疫情，二〇二〇年時連同伊波拉又一起在北基伍省爆發，然後二〇二一年在北基伍省也出現了新的伊波拉疫情。」剛果民主共和國的醫療專員和疾病學家們，例如姆巴拉－金格貝尼和讓－雅克·穆延貝·塔姆夫（Jean-Jacques Muyembe Tamfum）等人，即使是在資源極其匱乏的情況下，依然勇敢地對抗危險的病毒，堪稱是英雄般的經歷。

傑森·麥克萊倫（Jason S. Mclellan）

採訪時間：二〇二一年八月十二日

傑森·麥克萊倫是德州大學奧斯汀分校的分子生物科學教授，他曾在國家過敏和傳染病研究所的疫苗研究中心裡彼得·鄺的手下擔任博士後研究員，後來去了達特茅斯學院任教，再之後去了德州大學。在這兩段任教期間中，他與彼得·鄺、巴尼·葛拉漢等人合作研究病毒融合蛋白，因為有很多病毒（包括呼吸道融合病毒和新冠病毒）都是利用這種蛋白來附著與入侵人體細胞，而他們的研究確立了這種F蛋白形成立體結構的原理，以及這種結構所產生的其他特性。因為有了這幾個實驗室團隊的研究成果，科學家們手上新冠病毒的棘蛋白才終於可以產生穩定的形態，而這對輝瑞和莫德納研發ｍＲＮＡ疫苗來說，是非常關鍵的一步。

維內特・梅納切利（Vineet David Menachery）

採訪時間：二〇二一年四月十六日

維內特・梅納切利研究的題目是病毒與染疫宿主之間交互作用產生的動態關係，以及研究有哪些因素可能會讓某種動物病毒能夠溢出到人類身上，並使用反向遺傳系統（reverse genetic system，一種利用基因組讓病毒復活的技術）、動物實驗等方式進行研究。他目前是德州大學加爾維斯敦醫學分校的微生物學暨免疫學系的助理教授，之前當博士後研究員的時候待在教堂山，在雷夫・巴里奇的實驗室裡做了快七年的研究工作，並在此期間發表了一篇論文，由他自己列名主要作者，巴里奇則是資深作者，內容主要是講述他們如何使用反向遺傳技術來製造嵌合病毒（chimeric virus），當時他們用了一種中國馬蹄蝙蝠身上的天然冠狀病毒的棘蛋白，將之放入在實驗室裡用老鼠細胞培育出來的原始ＳＡＲＳ病毒裡，於是就合成了一種新病毒。這項研究想要探討的主要問題是，這個蝙蝠冠狀病毒 SHC014 是否會對人類產生威脅，而當他們發現這個嵌合病毒可以在人體細胞裡培育的時候，就知道它確實會對人類有威脅。然而他們在教堂山所進行的這個研究其實很有爭議，雖然也還是有一些科學家不吝稱讚他們所發表的警示，但是其他人紛紛譴責說這是一項危險的功能增益研究。「做這種研究確實有一些風險，我不否認。」梅納切利告訴我，「但是如果我們不知道這種病毒的存在，是不是就會過得更好，這我就不確定了。」他的意思是，問題在於我們是應該繼續對 SHC014 一無所知，還是讓大家看到這種病毒可能會造成威脅。「不幸的是，這是我們唯一能看到威脅何在的方法。」

潘妮・摩爾（Penny L. Moore）

採訪時間：二〇二一年六月十五日

潘妮・摩爾是約翰尼斯堡金山大學以及南非國家傳染病研究所的南非病毒與宿主關係動態研究主席（South African Research Chair of Virus-Host Dynamics），主要研究項目為ＨＩＶ病毒毒及其演化能力，以及該病毒在改變對於抗體的反應後形成的免疫逃脫效應，這個題目不僅跟ＨＩＶ疫苗的設計工作很有關係，而且在某種程度上也可以拿來跟新冠病毒及其變種病毒的演化做類比。我採訪摩爾的時候，南非才剛剛發現了新冠的貝塔變異株，之後又出現了奧米克戎變異株，她對此的反應像很多科學家一樣，擔心這些變種病毒最有可能來自於免疫有缺陷的患者，因為這些人可能會出現長期感染的現象，因此病毒可以在他們體內不斷突變與演化。南非有七百五十萬人感染了ＨＩＶ，但這還不是唯一會長期感染新冠的人。「顯然並不是只有ＨＩＶ陽性的患者身上會迸出這些變種病毒，」摩爾告訴我，「美國現在有很多研究，我想從中就可以看出，其他免疫有問題的人，不管是什麼原因，但他們的體內也會難以清除這個病毒。」

卡洛斯・莫雷爾（Carlos Medicis Morel）

採訪時間：二〇二一年三月二十六日、二〇二一年四月二十八日

卡洛斯・莫雷爾是里約熱內盧的奧斯瓦爾多・克魯茲基金會（Fiocruz）的健康科技發展中心主任，也是該基金會的榮譽主席，之前曾擔任過世衛組織的熱帶疾病研究與培訓計畫（ＴＤＲ）的負責人。我與他用Zoom進行了兩次時間很長、氣氛很好的採訪對話，他除了回答我的問題、細數自己與新冠肺炎的對抗經歷外，還好心把我介紹給他的朋友高福認識。

大衛・莫倫斯（David M. Morens）

採訪時間：二〇二一年二月二十六日

大衛・莫倫斯是一位醫生兼流行病學家，也是美國國家過敏與傳染病研究所主任安東尼・佛奇的高級顧問，這就代表他會和佛奇一起合寫科學論文，例如發表在《細胞》期刊上的〈新興大流行疾病：我們怎麼會罹患 Covid-19〉（Emerging Pandemic Diseases: How We Got to Covid-19）。不過有時候莫倫斯發表的論文會有點太具有爭議性，所以就沒有冠上佛奇的名字，例如跟查爾斯・卡里舍、傑拉德・科伊許及其他七位傑出科學家共同撰寫的〈COVID-19 的來源及其重要性〉（The Origin of COVID-19 and Why It Matters），作者們在該文末尾指出，「SARS-CoV-2 極其不可能是從實驗室裡意外洩漏出來的，這不僅是因為沒有任何實驗室擁有這種病毒，而且在基因銀行首度公布（二〇二〇年一月初）之前，任何序列資料庫裡也都沒有該病毒的其基因組序列。」至於對那些認為該病毒是人為設計、蓄意為惡的說法，莫倫斯告訴我：「大自然原本就『知道』怎麼創造厲害的病毒了，而且只要大自然一創造出這種病毒，人類也能馬上看出它們有多厲害。可是人類自己並沒有足夠的知識可以操弄病毒，沒辦法把一些基本材料變成全新的、很厲害的東西。」你可以做一百萬次的實驗來試試看，有九十九萬九千九百九十九次都會失敗的，而且他說就算你在第一百萬次成功了，你自己都不會知道——除非直接拿人體來做實驗，否則都說不準。

約翰・內茨（Johan Neyts）

採訪時間：二〇二一年六月十日

約翰・內茨是比利時魯汶大學醫學院的病毒學教授，曾擔任國際抗病毒研究協會（International Society

for Antiviral Research）的主席。他進行過許多疫苗和抗病毒藥物的研究，找出很多疾病病原的可能解方，像是冠狀病毒、副黏液病毒（例如呼吸道融合病毒）、黃熱病病毒（flaviviruse，例如登革熱病毒）等。二〇二〇年一月二十日，內茨正跟兒子在法國度假玩滑雪，有一次它們在中途休息喝杯咖啡的時候看到了新聞，他得知中國出現了新的冠狀病毒，而且還可以人傳人，於是就立刻打電話給他的研究室宣布：「好吧，現在我們要開始研究疫苗了。」

凱文・奧利瓦爾（Kevin J. Olival）

採訪時間：二〇二一年二月二十五日

凱文・奧利瓦爾是一位生態學家和演化生物學家，主要研究的是蝙蝠及其身上的病毒。他是環境健康聯盟的副主席，負責處理研究方面的事務，在二〇二〇年時曾與很多人一起寫了一篇論文，由他列名第一作者，他在文中發出警告，新冠病毒有可能會從人類身上回傳給自然環境裡的野生動物，而且不只有水貂等陸地上的哺乳動物，也許就連世界各地的蝙蝠都會因此染疫。而一旦病毒傳給了蝙蝠，由於蝙蝠具有群居和跨物種共居的習性，病毒有可能會傳得又快又遠，奧利瓦爾告訴我，最後有可能就因此讓新冠病毒進入了野外循環，不斷在全球的蝙蝠種群和人類之間來來回回地傳播。奧利瓦爾還指出，這種循環的危險不僅在於可能會讓病毒再次感染人類，而且在蝙蝠體內還可能會形成新的變種病毒或重組病毒。

麥可・奧斯特霍姆（Michael T. Osterholm）

採訪時間：二〇二一年四月二十八日

麥可・奧斯特霍姆是一位流行病學家，也是明尼蘇達大學的榮譽教授，還創立了傳染病研究與政策中心

（CIDRAP），並擔任其負責人職務。該中心提供許多服務，包括發布每天更新的新興傳染病資訊。奧斯特霍姆在公衛和職業健康領域裡擔任各界的多項顧問職務，從世界經濟論壇、外交關係協會、拜登和賀錦麗的新冠顧問委員會，乃至於美國國家橄欖球聯盟，都邀請他擔任顧問。他告訴我：「當你看到有一種病毒進入人體，然後又迅速傳播到貓、狗、大猩猩、獅子和老虎身上，那就代表這個病毒已經非常適應環境了。」然後他又說，他覺得這個病毒「確實很像是從自然界裡傳給人類的東西，就像是當初的SARS和MERS一樣。」

安妮·奧圖爾（Áine O'Toole）

採訪時間：二〇二一年二月三日

安妮·奧圖爾在愛丁堡大學的安德魯·蘭鮑特實驗室裡當博士後研究員，這個實驗室研究的是分子演化學、系統發生學和流行病學，而她則是「穿山甲」這個軟體工具的主要發明人。「穿山甲」可以把新冠病毒的基因組序列進行分類，將之編配到整個病毒譜系樹上的相關位置，並且為每個病毒譜系提供一個編號（例如 B.1.1.7）。目前穿山甲已經廣泛應用在全世界各地採集到的新冠病毒樣本上，因此可以顯示出病毒的演化脈絡，不過當初奧圖爾其實只花了一個晚上的時間製作，隔天早上就問世了。

加布里埃爾·帕加尼（Gabriele Pagani）

採訪時間：二〇二一年四月十六日

加布里埃爾·帕加尼目前是米蘭西北部一家萊尼亞諾醫院（Legnano Hospital）的傳染病醫師。二〇二〇年初時他還在路易吉·薩科醫院裡進行住院醫師培訓，當時他每天差不多要花十二、十四甚至十六個小時在醫院裡工作，以及進行阿達堡的研究（詳情請參見前面的內文），他跟父母保持著社交距離，因為他們都已經七十多歲了，不過他媽媽還是沒讓他有餓著的機會。「沒錯，義大利媽媽就是這樣的，你也知道。」他告訴我，她每天晚餐都會多煮個一人份，然後幫他留下一盤。「我在疫情裡能活下來，這也是原因之一。」他說要不然的話，他就只能一個禮拜吃六天的披薩，然後第七天大概就得空著肚子了。

莎倫・皮卡克（**Sharon J. Peacock**）

採訪時間：二〇二一年三月三十一日

莎倫・皮卡克是一位醫生和微生物學家，也是劍橋大學的公衛和微生物學教授，此外她還是英國新冠基因組學聯盟（COG-UK）的執行主任。這個聯盟是各公家機關和大學實驗室的合作組織，在皮卡克的倡議下於二〇二〇年四月時成立，目的是要對各種新冠病毒的基因組進行收集、測序和分析。皮卡克的人生和學術生涯軌跡簡直就像是狄更斯筆下的人物一樣了不起，從雜貨店員變成牙科護士，又慢慢爬升到英國公衛圈子的最頂層，她因為對知識充滿飢渴，而且也有求知的膽識，所以成就了後來的地位，可是她講起這些往事時卻又非常雲淡風輕，一點也不添油加醋。我覺得應該找海倫・米蘭（Helen Mirren）來演一部她的電影才對。

約瑟夫・佩特羅西諾（**Joseph F. Petrosino**）

採訪時間：二〇二一年八月二十六日

約瑟夫・佩特羅西諾是休士頓貝勒醫學院的病毒學及微生物學的教授，也是該院的總體基因體學暨微生物體研究中心（Center for Metagenomics and Microbiome Research）的創辦人與負責人。一開始他做的主要是生物安全防衛方面的研究，例如尋找值得研發的疫苗來預防一些可能會被當成武器利用的病原體，例如引發炭疽熱和兔熱病的細菌。二〇〇七年時國家衛生研究院啟動了「人類微生物體計畫」，之後佩特羅西諾的研究焦點就轉向了，他告訴我說是「從研究壞東西變成研究好東西」，而且也開始利用遺傳學和基因組學來研究人體內與我們共生的微生物所組成的微生物體。後來馬修·黃加入了他的實驗室擔任電腦專家，幫助設計工具，從雜亂的基因組片段中篩選出所需的相關數據。

彼得·皮奧特（Peter Piot）

採訪時間：二〇二一年四月一日、二〇二一年四月六日

彼得·皮奧特不久前才剛退休，不再擔任倫敦衛生與熱帶醫學院（London School of Hygiene and Tropical Medicine）的院長，不過現在依然還是該校的全球健康榮譽教授，之前還寫過一本《爭分奪秒：追逐致命病毒的人生》（*No Time to Lose: A Life in Pursuit of Deadly Viruses*）。皮奧特早年在根特（Ghent）學醫，後來到安特衛普擔任微生物學的研究助理，直到一九七六年他在攻讀博士期間，時局讓他來到了薩伊共和國（今日的剛果民主共和國），他成為了卡爾·強森手下團隊的一員，一同前往一個偏遠的宣教醫院對抗一個新爆發的疾病，在他們分離出造成傳播鏈的致病病毒後，就將之命名為伊波拉。在之後的這些年裡頭，皮奧特經常前往非洲工作，並且也先後在祖國比利時、新加坡、倫敦等地擔任教授職務，他還是聯合國愛滋病規劃署（ＵＮＡＩＤＳ）的首位執行主任，並擔任過聯合國的副祕書長。在二〇二〇年的三月中旬，倫敦衛生與熱帶醫學院正全面推行遠距教學與居家辦公，但皮奧特還是感染了新冠。「事情來得很突然，」他告訴我，「忽然就頭痛欲裂，不過我卻一直沒有咳嗽，我的意思是說，我是後來才開始咳嗽的。」他出現了肌肉痠痛、喉嚨痛、腹瀉和疲勞的情況，但偏偏就沒有像是一般的新冠患者那樣出現咳嗽症狀，因此不能去公立

醫院進行檢測，於是他只好去了私人診所，測出來的結果是陽性反應，然後堅持在家中養病，直到發燒燒到四十度，他的太太（前面提過的人類學家海蒂・拉森）才叫計程車把他送到醫院去，做了X光之後，發現他的肺部已經出現續發性細菌性肺炎（secondary bacterial pneumonia）的跡象，於是就讓他住院了七天。「這次的親身經驗讓我學到了一件事，而這也是我們從臨床經驗裡就已經知道的，」他告訴我，雖然新冠肺炎是通過呼吸道傳播的，但卻是「一種真正會影響全身的系統性感染」。一般的病毒並不會造成這種現象，這比他預估的情況要糟糕多了。

雷娜・普勞賴特（RAINA K. PLOWRIGHT）

採訪時間：二〇二一年三月十日

雷娜・普勞賴特是一位訓練有素的獸醫與生態學家，也是蒙大拿州立大學的流行病學副教授，長年來一直都在研究人畜共通疾病的生態，尤其是亨德拉病毒，這種病毒會寄居在她的祖國澳大利亞的狐蝠（一種果蝠）身上，溢出後會透過馬來當它的中間宿主傳給人類。這些蝙蝠在懷孕、哺育幼崽和食物不足時會增加感染亨德拉病毒的可能性，普勞賴特團隊已經清楚說明了其中的緣由。除此之外，她也會寫一些論文來探討人類利用土地所造成的改變（例如破壞森林棲地），說明那會如何致使病毒在蝙蝠的種群裡傳播，然後蝙蝠又繼續向外散播病毒，終而溢出感染人類，如此形成了一個病毒鏈的循環。

瑪喬麗・波拉克（Marjorie P. Pollack）

採訪時間：二〇二一年二月三日

瑪喬麗・波拉克是一位醫師，也是流行病學家，更是新興疾病監測計畫（ProMED-mail）的副主編。她在完成住院醫師培訓後不久就參與了疾控中心的流行病情報服務計畫，過了兩年後又再去完成一年的預防醫學住院醫師培訓，之後就一直擔任流行病醫療諮詢工作長達四十多年。二〇一九年十二月三十日那晚，當武漢首度對外敲響了警鐘時，就是她在 ProMED 值班收到了這個消息。

文森．拉卡尼羅（Vincent Racaniello）

採訪時間：二〇二一年三月二十九日

文森．拉卡尼羅是哥倫比亞大學的微生物學及免疫學系榮譽教授，專門研究小ＲＮＡ病毒科（picornaviruse）的病毒，其中包括小兒麻痺病毒、A型肝炎病毒，以及部分的一般感冒病毒，他的實驗室團隊還找到了小兒麻痺病毒用來抓住和感染人體細胞的受體 CD155，而且拉卡尼羅本人甚至主持了一個既深入又生動的播客節目《本週病毒學》（*This Week in Virology*）。我問他怎麼看新冠病毒的來源問題，又問實驗室洩漏說是否值得進一步去加以思索。「我們已經在努力想要搞清楚了，我們不是就正在努力找野生動物採樣嘛！這種作法是對的，我們根本不用跑去看什麼實驗室的紀錄，也不用找出他們當時在研究什麼，這對我們並沒有幫助。」在我們進行採訪的時候，與新冠最相似的病毒還是 RaTG13，兩者相似度達百分之九十六，他說這還不足以讓 RaTG13 成為新冠的源頭，不管有沒有人為設計或意外洩漏都是如此。「沒有人的實驗室裡有夠相似的病毒，如果有的話，他們早就拿來發表了，因為科學就是這樣！你總會想發表很厲害的東西，對吧？武漢病毒研究所裡頭根本就沒有這樣的東西。」

安德魯・蘭鮑特（Andrew Rambaut）

採訪時間：二〇二一年三月八日

安德魯・蘭鮑特是愛丁堡大學的分子演化學教授，曾與人一起創建了軟體平台ＢＥＡＳＴ（Bayesian Evolutionary Analysis Sampling Trees，即「貝葉斯演化分析取樣樹」），這是一套很有影響力的工具，可以把基因組的分子序列編配到其譜系樹上的對應位置。「貝葉斯」在此指的是一種推論方式，一個假設的發生機率會在每次獲得更多資料後進行更新，這不僅在科學上很有用處，在公共對話裡其實也很有用。蘭鮑特創建的另一個平台是「病毒學」網站，有些科學家會把他們對於新冠病毒最有意思、最重要的想法寫在這上頭。

安吉拉・拉斯姆森（Angela L. Rasmussen）

採訪時間：二〇二一年二月二日

安吉拉・拉斯姆森是一位病毒學家，也是薩克其萬大學（University of Saskatchewan）的疫苗與傳染病組織（ＶＩＤＯ）副教授，曾與喬治城大學全球健康科學與安全中心合作進行研究。她告訴我：「像是『預測』計畫這種研究方式會招到很多批評，其中之一就是它本質上跟集郵差不多，因為在自然環境裡流傳的病毒有幾千種，甚至可能幾百萬種，你要怎麼說哪一種實際上對我們有風險？」換句話說，哪種病毒可以感染人類？哪種病毒可以人傳人？哪一種病毒會造成嚴重傷害？「我認為這就是功能增益研究有用的地方。」她這句話所指的是一種非常特定的功能增益研究項目，例如製造嵌合病毒，看看如果把病毒的某個特定部分（例如受體結合區域和弗林蛋白酶切割點）加入已知的病毒病原體，之後會產生什麼功能。在她看來，這種研究是很有價值的，因為可以讓我們了解某種病毒是否具有成為人類病原體的潛力，又或者可以讓我們看清該病毒的破壞性是怎麼來的。

大衛・雷爾曼（David A. Relman）

採訪時間：二〇二一年三月二十三日

大衛・雷爾曼是史丹福大學的醫學榮譽教授、微生物學和免疫學教授，以及該校的國際安全與合作中心的高級研究員，同時也是帕羅奧圖的退伍軍人醫療系統（Veterans Affairs Health Care System）的傳染病部門主管。此外，他也是研究人體內的微生物體的先驅，還在許多國家擔任與生物安全相關的委員會或諮詢委員會裡的成員。雷爾曼對於功能增益研究一直抱持著質疑的態度，認為那可能會創造出大流行病的病原體，此外他也批評過世衛組織所召集的新冠病毒來源問題全球研究團隊。

安妮・黎蒙（Anne W. Rimoin）

採訪時間：二〇二一年三月十四日

安妮・黎蒙是加州大學洛杉磯分校菲爾丁公共衛生學院的傳染病和公衛榮譽講座教授，也是該校全球與移民健康中心（Center for Global and Immigrant Health）的主任，對剛果民主共和國的問題做了二十年的研究，主要針對猴痘、伊波拉、馬堡等病毒所造成的疾病，以及這些病毒在人類與動物的接觸過程裡產生的疫情傳染。她還創立了加州大學洛杉磯分校與剛果民主共和國的共同健康研究與培訓計畫，以此來訓練美剛兩國的流行病學家，讓他們能夠在嚴苛的環境下從事研究工作。「任何一個地方的感染，也許就會造成所有地方的感染。」黎蒙告訴我，「如果這場大流行病還不能讓大家體認到這一點，那我也不知道要怎麼樣才能辦到了。」

大衛・羅伯森（David L. Robertson）

採訪時間：二〇二一年二月二十二日

大衛・羅伯森是MRC－格拉斯哥大學病毒研究中心的研究教授，也是生物資訊學系的主任，他利用電腦工具來研究病毒演化、不同宿主在感染病毒後各自產生的變化，以及各宿主相互之間的關係，還有各個不同物種的宿主會具備哪些特異性。他的團隊裡有一位成員是斯派羅斯・李特拉斯，還有一位共同帶領團隊的約瑟夫・休斯（Joseph Hughes），這些人都是電腦能手，而且都是英國新冠基因組學聯盟裡的要角，以前所未有的規模在收集與分析基因組序列，並從中找出各種已經出現的「高關注變異株」的演化趨勢。羅伯森告訴我，現在這種研究氣氛就像是早年在做HIV和愛滋病的研究時一樣，「我為什麼要做科學這一行，因為你會覺得自己真的在做一些有意義的事情。」至於做什麼樣的事情才重要、才有意義，他又接著表示，就是不用擔心資金，甚至就連發表論文都不是第一要務，你就只管好好搞懂這些既致命又神祕的病毒就行了，他說：「這種急切感真的很吸引人，也很有意思，尤其對我們這種花了差不多二十五年研究病毒與病毒演化的人來說更是如此。」與早年的研究氣氛不同，他前些年都只能看著點點滴滴的進展，然後新冠肺炎一出現，急切感忽然又回來了，全世界現又急著想了解演化病毒學了。說到這裡，羅伯森頓了一頓，在腦子裡找尋適當的措辭後說：「結果現在我們已經支應不過來了。」因為資料實在太多了，現在有那麼多相關的預印本論文和期刊論文，還有那麼多資料數據，已經超出了他們能接收的能力。

大衛・羅德里格斯－拉扎羅（David Rodríguez-Lázaro）

採訪時間：二〇二一年四月十三日

大衛・羅德里格斯－拉扎羅是西班牙布爾戈斯大學（University of Burgos）微生物學系的主任及微生物學副教授，早年當過獸醫和微生物學家，後來專攻食品科學。他和一個由巴西與西班牙科學家組成的聯合團隊一起做了一個研究，他們對巴西沿海城市佛羅安那波里的人類污水進行PCR檢測，根據他們所發表的結果來看，他們在二〇一九年十一月二十七日的污水樣本裡檢測到了新冠病毒，這比巴西首個新冠確診病例出現的時間早了有九十一天。採訪時我問他，是否覺得如此慘重的新冠疫情會讓我們學到教訓，然後下次有新疫情的時候就能夠準備得更完善呢？他聽完後淺笑了一下說道：「不會。」然後又講了一句西班牙諺語，意思大概就是「人類是唯一會去碰熱火爐兩次的動物」。

弗洛斯特・羅威爾（Forest Rohwer）

採訪時間：二〇二一年五月四日

弗洛斯特・羅威爾是一個對許多事情都有強烈好奇心的病毒學家，他主要研究的對象是海洋病毒，但他真正想知道的，是病毒在整個地球的演化進程裡擔任了怎麼樣的角色，而它們的基因裡又蘊含著哪些重要資訊。除了病毒以外，他也研究一種叫做囊腫性纖維化（cystic fibrosis）的遺傳疾病，這種患者的免疫系統無法抵禦某些細菌的感染，導致細菌失控增長，尤其是在肺部這裡。我個人很信任弗洛斯特的判斷力、他的洞見，以及他的人格，因為我曾在一艘俄羅斯的北極研究船上跟他共度了六個禮拜，他帶了一台濃縮咖啡機和一些咖啡上船消磨時間，每天清晨，在其他人都還沒起床的時候，他就已經泡好了咖啡與人共享。弗洛斯特畢業於愛達荷大學，目前是聖地牙哥大學的教授，他第一次真正了解新冠病毒是在二〇二〇年三月時聽到愛德華・霍姆斯所做的學術報告，那是在太浩湖（Lake Tahoe）所舉辦的一場病毒學家會議上的事，弗洛斯特告訴我，那天晚上他徹夜未眠，一直在讀各種當時能看到的文獻資料，心裡想著：「我們最好能想出來該怎麼辦，因為疾控中心顯然根本不知道自己在幹什麼。」他想搞清楚為什麼第一線的診斷措施沒有發揮效用，還想了解這個病毒的相關病理學，「因為我啊，特別擔心CF的那些人。」我聽得一頭霧水，你是說哪些人？「囊腫性纖維化的人，」他答道。

帕爾迪斯・薩貝提（Pardis C. Sabeti）

採訪時間：二〇二一年四月二十九日

帕爾迪斯・薩貝提是哈佛大學系統生物學中心和哈佛大學公共衛生學院的教授，她的實驗室主要是在開發基因組方面的電腦工具，希望以此來幫助大家對致命的病毒性疾病加以檢測、控制與治療。她曾與人合作完成了一項研究，並在二〇一四年寫成論文，他們將獅子山共和國爆發伊波拉疫情時收集到的病毒基因組進行測序，從中就可以看出在疫情最初幾週內病毒的傳播模式。此外，薩貝提在二〇一八年時還曾與拉拉・薩拉希（Lara Salahi）合寫了一本《疫流文化：伊波拉危機與下一場流行病》（*Outbreak Culture: The Ebola Crisis and the Next Epidemic*）。

施佩勇（Pei-Yong Shi）

採訪時間：二〇二一年二月十三日

施佩勇是德州大學加爾維斯敦醫學分校的分子生物學的特聘講座教授，他曾在多個民間公司（諾華製藥、必治妥施貴寶）、公家單位（紐約州衛生部）以及大學實驗室中任職，主要研究的是RNA病毒，尤其是病毒的自我複製機制，為的是幫助開發各種抗病毒藥物、疫苗及診斷工具。他和團隊夥伴們（其中包括前面提過的維內特．梅納切利）開發出了一套反向遺傳系統，可以快速設計構建出新冠的變種病毒，這對於疫苗效用的評估以及抗病毒藥物的效果篩選相當有用。他們團隊把話說得很簡單，說整套系統在執行時只需分為六大步驟，但其實底下還有一百零八個小步驟要做。

石正麗（Zhengli Shi）

採訪時間：二〇二一年七月三十日

石正麗是武漢病毒研究所裡的一位資深的研究員，她在武漢讀完大學和碩士，然後在法國蒙彼利埃大學拿到了病毒學的博士學位。早在二〇〇五年開始，她就在《科學》期刊上發表了一篇具有里程碑意義的論文〈蝙蝠是類SARS冠狀病毒的自然宿主〉，直接指出了SARS病毒的來源，自此之後，她共與人合寫過七十多篇關於冠狀病毒的科學論文。

艾瑪．湯姆森（Emma C. Thomson）

採訪時間：二〇二一年三月五日

艾瑪．湯姆森是一位醫生和病毒學家，她不僅同時在格拉斯哥大學的MRC病毒研究中心以及倫敦衛生與熱帶醫學院裡擔任傳染病學教授，而且還繼續行醫，在伊麗莎白女王大學醫院診治病患，平時還要帶領實驗室團隊走訪第一線進行病毒感染的檢測工作，除了去烏干達等撒哈拉以南的非洲國家，也會在英國進行檢測研究。到了二〇二〇年初，她的實驗室也開始做新冠病毒的基因組測序，她告訴我：「我們在三月的時候做出了一個大方向上的決定。」當時MRC病毒研究中心的指導委員會召開了一次會議，「我們決定必須中止新冠病毒以外的所有研究，因為新冠馬上就會成為一個非常嚴重的問題，我們不能袖手旁觀，眼睜睜看著疫情在自己的國家爆發而不採取因應措施。」接受我採訪的時候，她已經有一年沒有遠行過了，「這很難受，」她說，「因為我此刻很希望自己身在烏干達。」

娜塔莉・索恩伯格（Natalie J. Thornburg）

採訪時間：二〇二一年五月六日

娜塔莉・索恩伯格是亞特蘭大的疾控中心的首席微生物研究員，主要從事病毒相關的免疫學和疫苗研究，研究對象包括呼吸道融合病毒、EB病毒、牛痘病毒、MERS病毒等，還有大部分會感染人類的冠狀病毒。當美國出現了第一位新冠患者，是她與其他人共同帶領的團隊成功分離出了新冠病毒並宣布確診。在二〇一九年十二月三十一日那天，她在家收拾碗盤時聽到正在刷推特的丈夫說：「呃，妳有聽說中國爆發了肺炎疫情嗎？」她回答：「哦……慘了。沒有，我沒聽說。」三週之後，華盛頓州的斯諾霍密什用快遞送來了一個樣本，做新冠檢測後發現是陽性反應，於是美國的第一個確診病例就此誕生。「這一刻啊，」索恩伯格告訴我，「我又喊了一次『慘了』。」

亞歷山卓・韋斯皮尼亞尼（Alessandro Vespignani）

採訪時間：二〇二一年三月十二日

亞歷山卓・韋斯皮尼亞尼是波士頓的東北大學網絡科學研究所的榮譽教授，曾在羅馬研習物理學，後來轉攻電腦科學，並研究社會與科技的複雜網絡會如何發展，而這些領域都跟流行病學有所交集，他最近的研究裡還有一項是旅遊禁令對於新冠病毒最早從武漢向外的傳播造成了什麼影響，另一項是阿爾發變種病毒在歐洲各地（於二〇二一年二月時）的傳播情況預測。採訪時我問了他一個也問過其他人的問題：你在二〇二〇年做過最重要的決定是什麼？「我想對我來說，是有一天我決定要告訴大家：『你看著，事情會變得非常糟糕，這會變成一場大流行病，我們的處境也會，會像是置身在科幻電影裡一樣。』說這種話是一個很重大的決定。」他說道，「二月的時候就跟別人講這種話，他們看你的感覺像是一個徹底的瘋子，表情很明顯的。」聽他說這些話的人裡有一個是他手下的研究生潔西卡．戴維斯（參見之前的介紹），她也是新冠病毒研究論文的共同作者之一，韋斯皮尼亞尼說：「我記得，她當時的表情。」他告訴戴維斯，也許妳應該去看看《全境擴散》這部電影。

蘇帕蓬．瓦查拉普魯薩迪（Supaporn Wacharapluesadee）

採訪時間：二〇二一年七月二十五日

蘇帕蓬．瓦查拉普魯薩迪是一位分子生物學家，任職於曼谷朱拉隆功國王紀念醫院的泰國紅十字會新興傳染病臨床中心，主要研究對象是新興傳染病的病原體，尤其是蝙蝠身上的病毒。她曾帶領團隊發現了泰國的第一個MERS病例，而且她的團隊還在二〇二〇年一月時首度發現了在中國境外的新冠肺炎病例。五個月後，她和團隊夥伴們又在曼谷東部一個野生動物保護區裡對馬蹄蝙蝠進行採樣，從中發現了許多RNA片段，後來拼組成一個叫做 RacCS203 的完整基因組序列，跟新冠病毒的相似度高達百分之九十一點五。該項研究的資金有部分來自於朱拉隆功國王紀念醫院，也有部分來自於美國國防部的減少生物威脅計畫（Biological Threat Reduction Program）。

王林發（Linfa Wang）

採訪時間：二〇二一年三月九日

王林發是一位研究蝙蝠病毒的分子生物學家，過去數十年裡曾經跟人合作發表了許多極為重要的蝙蝠病毒論文，其中有一篇（在二〇〇五年）首度揭露了蝙蝠就是類ＳＡＲ冠狀病毒的宿主，後來還有一篇（在二〇一七年）更是以有力的證據直接點出ＳＡＲＳ病毒的宿主就是馬蹄蝙蝠。王林發出生於上海，原本想在華東師範大學學習工程設計，後來雖然他的分數能夠報得上這所頂尖高校，但是卻因數學不夠好而無法進入物理與工程相關科系，只能去讀生物系，於是他就轉攻生物化學，因為這門學科裡也有分子相關的研究，不見得一定只能研究活體動物。「我不是那種喜歡動物的人。」王林發告訴我，他之所以喜歡蝙蝠，是因為牠們很神祕，牠們有獨特的生物學特質及習性，但他並不會想要養隻蝙蝠來當寵物，其實我們也沒多少人會想要（好吧我得要承認，我小時候是有這樣想過）。他在加州大學戴維斯分校獲得了生物化學博士學位，然後來到了澳洲維多利亞省的吉朗（Geelong），在澳洲動物衛生實驗室（Australian Animal Health Laboratory）裡成立了自己的實驗室，我曾經到那裡去採訪過他，他還帶我去參觀了生物安全四級實驗室的設施。現在王林發的身分是澳洲公民，不過工作地點在新加坡，他在杜克－新加坡國立大學聯合醫學院擔任新興傳染病研究計畫（Program in Emerging and Infectious Diseases）的教授。王林發是一位非常出色的人才，喜歡待在實驗室裡，至於那些爬山洞、抓蝙蝠、掏糞採樣的工作，他很樂意請他人代勞。

羅伯特・韋伯斯特（Robert G. Webster）

採訪時間：二〇二一年六月三日

羅伯特・韋伯斯特堪稱是流感病毒學界的宗師，他從一九六八年開始就在孟菲斯的聖猶達兒童研究醫院（St. Jude Children's Research Hospital）任職，目前是該院傳染病系的榮譽講座教授。一九六七年，韋伯斯特和他的一位科學家朋友格雷姆・拉弗（Graeme Laver）一起在澳洲東南岸的海灘上散步，他們注意到了一件事，而這件事後來成為了現代科學界對流感病毒的認識之起源。他們當時看到的是一群被海浪沖上沙灘的木豚鳥（muttonbird），兩人猜想這些鳥可能是被流感病毒殺死的，於是展開了一連串的調查工作，最後發現了一個人畜共通疾病學界的基本認知：新型人類流感病毒就是從野生水鳥那裡來的。流感屬於RNA病毒，具有強大的突變能力與快速的演化能力，因此有可能釀成大流行病，而這也讓它們跟冠狀病毒一樣，一方面非常危險，同時又極為難以預測。韋伯斯特和世衛組織的流感專家們都認為，人類的下一場大流行病很可能會是由高度致病的禽流感病毒（如H5N1）所引起的，而且這種禽流感病毒株已經演化成可以人傳人了。當韋伯斯特第一次聽說武漢出現了新型冠狀病毒時，他還覺得這病毒也許不會造成什麼大問題，因為人類接觸過的冠狀病毒有很多都相對比較溫和。他告訴我：「說老實話，我並沒有太把它當一回事。」從他的這次經驗中，我們可以領悟到一件事：如果一個RNA病毒可以嚇到羅伯特・韋伯斯特，那誰都會被它嚇到。

蘇珊・魏斯（Susan R. Weiss）

採訪時間：二〇二一年二月二日

蘇珊・魏斯研究冠狀病毒已有四十多年，其中有三十年她的身分都是賓州大學微生物學系的教授。她還記得一九八〇年在德國符茲堡（Würzburg）舉辦的第一屆國際冠狀病毒研討會，當時幾乎全世界所有的冠狀病毒學者都出席了，但那也才只有大約六十人。在她近期的研究裡，有一篇論文是跟自己從前的博士後研究員李懿澤等人合寫的，講的是新冠病毒與人類免疫反應的交互作用。他們發現相較於ＭＥＲＳ病毒，新冠病毒比較無法跟人類先天的免疫系統對抗，這也許就是新冠通常比較沒有那麼容易讓人致病的原因之一。

海瑟・威爾斯（Heather L. Wells）

採訪時間：二〇二一年六月一日

海瑟・威爾斯是哥倫比亞大學的生態、演化暨環境生物學系的博士生，在賽門・安東尼和瑪麗亞・迪克－瓦塞爾（Maria Diuk-Wasser）的共同指導下，她研究的是冠狀病毒重組現象在基因與生態方面的成因。威爾斯曾跟人合寫（由她列名第一作者）過一篇有趣的論文，探討類ＳＡＲＳ譜系的冠狀病毒跟人類的ＡＣＥ2受體產生結合現象的演化史，她和其他團隊成員在烏干達和盧安達採集蝙蝠樣本，發現了某種介於ＳＡＲＳ和新冠之間的類ＳＡＲＳ冠狀病毒的基因組片段，雖然這種病毒有受體結合區域（這點跟ＳＡＲＳ家族裡許多已知的病毒一樣），但是卻無法用來對付ＡＣＥ2受體。於是威爾斯等人就把這三種病毒跟其他許多蝙蝠冠狀病毒放在一起，按照最有可能的方式來編排這三種病毒在整個譜系樹裡的位置，結果顯示ＳＡＲＳ病毒可能是透過重組事件獲得了受體結合區域，而新冠病毒的前幾代祖先也早已具備了這項特徵。

馬修・黃（Matthew Wong）

採訪時間：二〇二一年九月九日

馬修・黃是生物資訊學的專家，他加入了一個創新微生物體暨轉譯研究計畫（Program for Innovative

Microbiome and Translational Research）的工作，該計畫隸屬於休士頓的德州大學安德森癌症中心（MD Anderson Cancer Institute），由珍妮佛．瓦戈（Jennifer Wargo）和納迪姆．阿賈米（Nadim Adjami）負責指導。之前他也曾在貝勒醫學院的約瑟夫．佩特羅西諾實驗室裡做過相同的工作（參見前文介紹），平時偶爾會在網路上寫一些吐槽心得，只要搜尋 @torptube 就能看到。

麥可．沃羅貝（Michael Worobey）

採訪時間：二〇二一年六月十四日

麥可．沃羅貝是亞利桑那大學的科研名譽教授，這位分子生物學家的研究主題是傳染病的演化，在這次的新冠疫情之前就已經與人合寫過許多重要的論文，其中有一篇研究ＨＩＶ的文章，找出造成愛滋大流行的病毒株是在一九〇八年左右溢出的（參見沃羅貝等人二〇〇八年的論文）；另外還有一篇則是釐清了一九一八年流感病毒的來源和威力（參見沃羅貝等人二〇一四年的論文）。從後面這篇論文可以看出，一九一八年的Ｈ１Ｎ１病毒株對二十到四十歲的人造成了特別高的死亡率（這個現象在多年來一直是個謎團），原因是這個年齡段的人有一個特殊的經歷，而這是其他更老或更年輕的人所沒有的，那就是他們在兒時第一次接觸到的流感病毒是Ｈ３Ｎ８，這是一種跟Ｈ１Ｎ１非常不一樣的病毒，只有在一八八九年到一九九〇年這段期間裡流行過，感染過這種病毒的人雖然也會有免疫力，但是卻對Ｈ１Ｎ１無效。二〇一四年的這篇論文也許可以代表沃羅貝對學界最重要的貢獻——至少在〈華南市場就是新冠疫情的爆發中心〉一文發表前是這樣。我只要一找到機會就會去採訪他，而只要有論文掛上了他的名字，我也一定都會去讀。

袁國勇（Kwok-Yung Yuen）

採訪時間：二〇二一年五月二十五日

袁國勇是一位醫生，還是外科醫師兼微生物學家。他是香港大學微生物學系傳染病學講座教授及霍英東基金教授，從一九九七年就開始研究禽流感病毒對人類的影響，然後又在二〇〇三年開始研究冠狀病毒對人類的影響。二〇〇五年時，他領導的團隊發現香港特別行政區裡的馬蹄蝙蝠就是類SARS冠狀病毒的宿主，而同時其他科學家（包括王林發、石正麗、李文東、彼得·達薩克和喬恩·埃普斯坦）也都發表了文章，宣布在中國其他地方找到了相同狀況的蝙蝠。在新冠疫情期間袁國勇團隊也有重大斬獲，他們發現傳統市場裡販售來食用的果子狸很可能就是新冠病毒溢出到人類這邊的中間宿主。他發現的病毒裡還有HKU1（人類冠狀病毒，是至今還在全球各地流行的普通感冒病毒），而且後來又發現了一個蝙蝠冠狀病毒HKU2（一種與豬隻流行性下痢疾病有關的病毒），此外還有幾種有可能引發人畜共通傳染病的重要冠狀病毒。袁國勇向來都在呼籲要面對活體動物市場帶來的危險，因為這種地方往往會讓新型病毒從家禽和哺乳動物身上溢出感染人類。然而大眾有自己的飲食習慣，也有長年偏好的口味，袁國勇告訴我，在香港的市場裡一隻冷凍雞的售價只有現宰活雞的一半，因為兩者的肉質不一樣。他告訴我：「我覺得沒那個價值。」我猜他這句話不只是說價格，也是在說造成疾病的風險。然後我又問他吃不吃雞肉，他說：「吃啊，我會吃雞肉的。」那你不在意吃冷凍雞嗎？「我不在意那是不是冷凍的。」接著他又講了許多對人畜共通病毒和人類行為的看法，不過我們都認為不要公開為宜。最後我又問了他一個也問過其他人的老問題：是否覺得這次慘重的疫情會讓民眾和政府學到教訓？「很遺憾，」他答道，「那是不太可能的。」然後又多說了一句，只有在記憶猶新的一小段時間裡，大家才會得到教訓。

除了以上這些人士，我在新冠疫情期間還跟其他科學家及保守派人士用電話、Skype 或電子郵件交換過意見，話題涵蓋了好幾個主題，包括病毒演化、新興病毒的病原體、穿山甲的國際走私，還有一些跟蝙蝠有關的事情，從中受益匪淺。此外，我還要感謝北卡羅來納大學教堂山分校的隆納．斯旺斯崇的慷慨相助，他在我寫這本書的晚期階段為我說明了某些抗病毒藥物的複雜機制與複雜歷史；還有猶他大學人類遺傳學研究所的史蒂芬．戈德斯坦（Stephen Goldstein），謝謝他花了許多時間仔細閱讀跟病毒起源問題有關的幾個關鍵章節。我要衷心感謝的還有以下這些人：Chantal Abergel、Brenda Ang、Steve Blake、Gustavo Caetano-Anollés、Beth Cameron、Dan Challender、Jean-Michel Claverie、Luc Evouna Embolo、Mike Fay、Amanda Fine、Patrick Forterre、Winifred Frick、Sarah Heinrich、Alice Hughes、Lisa Hywood、Zhou Jinfeng、Karl Johnson、Vivek Kapur、Thomas Ksiazek、Ade Kurniawan、Fabian Leendertz、David Lehman、Sonja Luz、Olajumoke Morenikeji、Paul Offit、Jonathan Pekar、C.J. Peters、Jane Qiu、Pierre Rollin、Chris Shepherd、Jason Shepherd、Brent Stirton、Bob Swanepoel、Eric Kaba Tah、Paul Thomson、Johanna Wysocka、Zhaomin Zhou，除了他們以外，也許還有一些我可能無意中遺漏的名字，在此謹表歉意。

要感謝的還有一些跟新冠主題相關的編輯夥伴們：《紐約客》雜誌的大衛．瑞姆尼克（David Remnick）和威靈．戴維森（Willing Davidson），因為本書有一小部分內容是先刊登在這本雜誌上的；還有《國家地理》雜誌的約翰．霍菲爾（John Hoeffel）和蘇珊．戈德堡（Susan Goldberg），有其他一小部分的內容也曾刊登在此雜誌上；以及《紐約時報》的史蒂芬妮．吉里（Stephanie Giry），是她在二〇二〇年一月時邀我寫專欄文章，所以我才開始研究這個病毒；還有一位是克里斯提安·弗雷（Christian Frei），他慷慨地跟我分享了他的資源與想法，並邀請我參與相關主題的電影座談會一起對話。

我還要特別感謝查爾斯·卡里舍、拉瑞·戈爾德（Larry Gold）、延斯·庫恩（Jens Kuhn）、克里斯提安·安德森、大衛·盧斯（David Luce）和邁克·吉爾平（Mike Gilpin），為了幫我確認書中科學內容的精確性，他們不僅讀完了整本書，也給了我寶貴的修改意見和其他建議；還有雪莉·拉多什基（Sheli Radoshitzky），她對書中相當一部分的內容也提供了同樣的幫助；當然還有上述介紹的「希臘合唱隊」成員，他們的大多數人也都幫忙校閱了一部分內容的準確性，並附上自己的註解給我。葛洛莉亞·蒂德和艾蜜莉·克里格（Emily Krieger）這兩位，從我以前寫的書開始，她們就提供了不可或缺的巨大幫助，葛洛莉亞幫我譯寫採訪錄音已經有三十幾年了，她的耳朵越來越厲害，對聲音裡的細微差別也聽得越來越仔細；至於艾蜜莉所提供的專業幫助，想必是所有非虛構類作家都想要獲得的支援火力：她幫我做了事實查核。還有嚴武丹（Wudan Yan），她也以其敏銳的眼光幫我做了一部分的事實查核，而且在我們時間快來不及的時候拔刀相助。此外余物非也提供了一些很特別又很重要的協助，除了在新聞工作方面的內容幫了忙，還幫我做中文的翻譯和口譯工作。最後是丹·克爾扎（Dan Krza）和丹·史密斯（Dan Smith），這重要的「二丹」分別有電腦專業和網站經營方面的長才，歷來都是我首選的合作夥伴。

在成書的過程裡，還有幾位提供我必要幫助的夥伴，在此要表達我深深的感謝：我的編輯鮑伯·本德（Bob Bender），以及西蒙與舒斯特（Simon & Schuster）出版社的執行長強納森·卡普（Jonathan Karp）和約翰娜·李（Johanna Li），以及出版社裡所有的團隊同仁；還有弗萊德·卻斯

（Fred Chase），他對本書的文字編輯工作既細緻又敏銳；我的經紀人，天底下最棒的阿曼達・厄本（Amanda Urban），以及她在ＩＣＭ公司的團隊，都要一併致謝。

我的太太貝西・蓋恩斯・逵曼（Betsy Gaines Quammen）也是作家，我們都在家裡工作，所以即使碰上了新冠的居家隔離禁令，我們也不會像許多人那樣忽然覺得很彆扭。我感謝上帝，也感謝貝西，感謝我們能在這個充滿歡笑與愛意的塔式木屋裡共度時光，能有快意的對話、相互的支持，以及狗兒們在身邊相伴，就連家裡的貓兒和蟒蛇，看起來也跟我們一樣喜愛這一切的美好。

57. Ibid., 6.
58. Ibid.
59. David Robertson, quoted in Jane Qiu, *MIT Technology Review*, 11/19/21. https://www.technologyreview.com/2021/11/19/1040390/covid-wuhan-natural-spillover-wuhan-wet-market-huanan/.
60. Worobey (2021).
61. Joel Achenbach, *The Washington Post*, 11/18/21. https://www.washingtonpost.com/health/2021/11/18/coronavirus-origins-wuhan-market-animals-science-journal/.

第八章

1. Calisher et al. (2020), e42.
2. *WHO-convened Global Study of the Origins of SARS-CoV-2: Terms of References for the China Part*, 11/5/20, 2. https://www.who.int/publications/m/item/who-convened-global-study-of-the-origins-of-sars-cov-2.
3. *WHO-convened Global Study of Origins of SARSCoV-2: China Part* (2021).
4. Glen Owen, *Daily Mail*, 4/11/20. https://www.daily mail.co.uk/news/article-8211257/Wuhan-lab-performing-experiments-bats-corona virus-caves.html.
5. Sarah Owermohle, *Politico*, 4/27/20. https://www.politico.com/news/2020/04/27/trump-cuts-research-bat-human-virus-china-213076.
6. Gronvall (2021).
7. Xiao et al. (2021), 3.
8. Gronvall (2021), 12.
9. Ibid., 21–22.
10. https://www.who.int/director-general/speeches/detail/who-director-general-s-remarks-at-the-member-state-briefing-on-the-report-of-the-international-team-studying-the-origins-of-sars-cov-2.
11. Bloom et al. (2021), 694.
12. Worobey (2021), 1204.
13. Bloom et al. (2021), 694.
14. Worobey et al. (2022), 1.
15. Ibid., 4.
16. Ibid., 11.
17. Isaac Chotiner, The New Yorker, 11/30/21. https://www.newyorker.com/news/q-and-a/how-south-african-researchers-identified-the-omicron-variant-of-covid.
18. Kai Kupferschmidt, *Science*, 11/27/21. https://www.science.org/content/article/patience-crucial-why-we-won-t-know-weeks-how-dangerous-omicron.
19. Martin et al. post on Virological.org, 12/5/21. https://virological.org/t/selection-analysis-identifies-significant-mutational-changes-in-omicron-that-are-likely-to-influence-both-antibody-neutralization-and-spike-function-part-1-of-2/771.
20. Quoted on Twitter by Kristian Andersen, 12/5/21; used here with permission of Edyth Parker.

23. Ibid.
24. Zhan et al. (2020), 1.
25. Jacobsen, Boston Magazine.
26. Chan and Ridley (2021), 96.
27. Sit et al. (2020), 776.
28. Qiang Zhang et al. (2020), 2013.
29. ProMED-mail post, 4/26/20.
30. ProMED-mail post, 6/17/21.
31. Reuters, 7/16/20.
32. ProMED-mail post, 10/24/20.
33. https://www.lincolnzoo.org.
34. Xu (2013), anonymous translation, corrected by Wufei Yu, 19.
35. Ibid., 20.
36. Ge et al. (2016), 31.
37. Amber Dance, Nature, 10/27/21.
38. van Aken (2007), 1.
39. https://www.nih.gov/about-nih/who-we-are/nih-director/statements/nih-lifts-funding-pause-gain-function-research.
40. https://www.cnbc.com/2021/07/20/if-anybody-is-lying-here-senator-it-is-you-fauci-tells-sen-paul-in-heated-exchange-at-senate-hearing.html. This statement is also available as video on YouTube (with transcript) here: https://www.youtube.com/watch?v=pFoaBV_cTek; and here from The Guardian: https://www.theguardian.com/us-news/video/2021/jul/20/fauci-to-rand-paul-you-do-not-know-what-you-are-talking-about-video.
41. Hu et al. (2017).
42. Ibid., 19.
43. Ibid., 1.
44. Frutos, Gavotte, and Devaux (2021), 3.
45. Ibid., 5.
46. Frutos, et al. (2021).
47. Ibid., 7.
48. Ibid.
49. Ibid.
50. Pekar et al. (2021), 415.
51. Wolfe et al. (2005), 1824.
52. Holmes et al. (2021).
53. Ibid., 1.
54. Ibid., 3.
55. Ibid., 4.
56. Ibid., 5.

the-world/.
35. James Keaton, AP, 9/8/21. https://apnews.com/article/business-health-coronavirus-pandemic-united-nations-world-health-organization-6384ff91c399679824311ac26e3c768a.

第七章

1. DQ interview with Jonathan Towner, 8/11/09.
2. DQ interview with Brian Amman, 8/11/09.
3. Xiao and Xiao (2020).
4. Ibid., 2.
5. James T. Areddy, The Wall Street Journal, 3/5/20. https://www.wsj.com/articles/coronavirus-epidemic-draws-scrutiny-to-labs-handling-deadly-pathogens-11583349777.
6. Pradhan et al. (2020), 1.
7. Ibid.
8. Ibid., 9.
9. Note by Prashant Pradhan on the Comments page of bioRxiv; hard copy in DQ files. See also Jessica McDonald, 2/7/20, posting on FactCheck.org, "Baseless Conspiracy Theories Claim New Coronavirus Was Bioengineered." https://www.factcheck.org/2020/02/baseless-conspiracy-theories-claim-new-coronavirus-was-bioengineered/.
10. Abhinandan Mishra and Dibyendu Mondal, The Sunday Guardian, 6/5/21. https://www.sundayguardianlive.com/news/fauci-described-indian-research-man-made-covid-outlandish.
11. Ibid.
12. William R. Gallaher (writing as profbillg1901) on Virological.org, 2/6/20. https://virological.org/t/tackling-rumors-of-a-suspicious-origin-of-ncov2019/384.
13. Ibid.
14. Ibid.
15. Andrew Rambaut (posting as arambaut) on Viro logical.org, 5/3/20. https://virological.org/t/tackling-rumors-of-a-suspicious-origin-of-ncov2019/384/5.
16. Steve Barger (posting as swbarg), ibid.
17. William R. Gallaher (posting as profbillg1901), 5/7/20, ibid.
18. Spyros Lytras (posting as spyroslytras) on Virological.org, 8/8/20. https://virological.org/t/the-sarbecovirus-origin-of-sars-cov-2-s-furin-cleavage-site/536.
19. Ibid.
20. MacLean et al. (2021), 1.
21. Zhan, Deverman, and Chan (2020), 1.
22. Rowan Jacobsen, Boston Magazine, 9/9/20. https://www.bostonmagazine.com/news/2020/09/09/alina-chan-broad-institute-corona virus/.

8. https://www.gov.uk/government/speeches/pm-statement-on-coro navirus-12-march-2020.
9. https://www.youtube.com/watch?v=2XRc389TvG8.
10. Kermack and McKendrick (1927).
11. Eichhorn and Potter (1917), 9.
12. Bowes (1967), 413. Bowes spelled it "mopup," but I judged that might be confusing.
13. Vincent et al. (2005), 9.
14. https://www.c-span.org/video/?470503-1/president-trump-corona virus-task-force-hold-briefing-white-house.
15. Abutaleb and Paletta (2021), 223–24.
16. https://abcnews.go.com/Politics/fauci-throws-cold-water-trumps-dec laration-malaria-drug/story?id=69716324.
17. Scott Sayare, *The New York Times Magazine*, 5/12/20. https://www.nytimes.com/2020/05/12/magazine/didier-raoult-hydroxy chloroquine.html.
18. Abutaleb and Paletta (2021), 224.
19. https://www.fda.gov/news-events/press-announce ments/coronavirus-COVID-19-update-fda-revokes-emergency-use-authorization-chloroquine-and.
20. Sheahan et al. (2017), 5.
21. Manli Wang et al. (2020), 271.
22. Yeming Wang et al. (2020), 1575.
23. https://emergency.cdc.gov/han/2021/han 00449.asp.
24. https://www.cochranelibrary.com/cdsr/doi/10.1002/14651858.CD015017.pub2/epdf/full.
25. Shuntai Zhou et al. (2021), 415.
26. RS email to DQ, 10/26/21.
27. Ibid.
28. https://www.merck.com/news/merck-and-ridge backs-investigational-oral-antiviral-molnupiravir-reduced-the-risk-of-hospital ization-or-death-by-approximately-50-percent-compared-to-placebo-for-patients-with-mild-or-mod erat/.
29. Another account of this meeting appears in Gina Kolata and Benjamin Mueller, *The New York Times*, 1/15/22. https://www.nytimes.com/2022/01/15/health/mrna-vaccine.html?searchResultPosition=6.
30. Ibid., 149.
31. David Heath and Gus Garcia-Roberts, USA Today, 1/26/21.
32. Pallesen et al. (2017), E7354.
33. https://www.who.int/news/item/22-07-2021-vaccine-inequity-undermining-global-economic-recovery.
34. Olivia Goldhill, Rosa Furneaux, and Madlen Davies, STAT News, 10/8/21. https://www.statnews.com/2021/10/08/how-covax-failed-on-its-promise-to-vaccinate-

8. https://www.si.com/soccer/2020/03/25/atalanta-valencia-coronavirus-champions-league-san-siro-milan-italy.
9. Pagani et al. (2020), 9.
10. Ibid., 1.
11. Sharon Peacock (2020), December 17.
12. *The Scottish Sun*, 1/24/20, as reported by the BBC, https://www.bbc.com/news/uk-scotland-51233161.
13. https://www.instituteforgovernment.org.uk/sites/default/files/time line-lockdown-web.pdf.
14. https://virological.org/t/preliminary-genomic-characterisation-of-an-emergent-sars-cov-2-lineage-in-the-uk-defined-by-a-novel-set-of-spike-mutations/563.
15. Ibid.
16. Amy Maxmen, Nature, 4/7/21. https://www.nature.com/articles/d41586-021-00908-0.
17. Washington et al. (2021), preprint posted on medRxiv, 2/7/21, 3.
18. Tom Phillips, *The Guardian*, 4/29/20. https://www.theguardian.com/world/2020/apr/29/so-what-bolsonaro-shrugs-off-brazil-rising-coronavirus-death-toll.
19. Buss et al. (2021), 288.
20. Ibid.
21. Ibid.
22. Cherian et al. (2021), 4.
23. Stephanie Nebehay and Emma Farge, Reuters, 5/10/21. https://www.reuters.com/business/healthcare-pharmaceuticals/who-designates-india-variant-being-global-concern-2021-05-10/.
24. Tchesnokova (2021), 15.
25. Li et al. (2021) on Virological.org, 7/7/21. https://virological.org/t/viral-infection-and-transmission-in-a-large-well-traced-outbreak-caused-by-the-delta-sars-cov-2-variant/724/1.

第六章

1. https://www.cnn.com/interactive/2020/10/politics/covid-disappearing-trump-comment-tracker/; https://www.c-span.org/video/?46 9786-1/president-trump-hosts-african-american-history-month-reception
2. https://www.cnn.com/interactive/2020/10/politic s/covid-disappearing-trump-comment-tracker/index.html.
3. Robertson (2021), 1474.
4. Ibid.
5. Eichhorn and Potter (1917), 3.
6. Ibid., 9.
7. https://www.bbc.com/news/uk-politics-54252272.

blog/2020/update-wuhan-coronavirus—2019-ncov-qa-6-an-evidence-based-hypothesis/.

4. Cao is quoted in Jon Cohen, Science, 1/26/20. https://www.science.org/content/article/wuhan-seafood-market-may-not-be-source-novel-virus-spreading-globally.
5. Huang et al. (2020), 501.
6. https://www.mundopositivo.com.br/noticias/turismo/2018 1033-veja_o_que_fazer_em_florianopolis_e_se_encante.html.
7. Nsoesie et al. (2020), preprint posted on DASH, 4. https://dash.harvard.edu/bitstream/handle/I/42669767/Satellite_Images_Baidu_COVID19_manuscript_DASH.pdf?isAllowed=y&sequence=3.
8. Worobey et al. (2020), 564.
9. Ibid., 569.
10. Ibid.
11. Abutaleb and Paletta (2021), 231.
12. https://www.foxnews.com/transcript/peter-navarro-on-how-us-is-fighting-the-spread-of-coronavirus.
13. Abutaleb and Paletta (2021), 97.
14. https://www.cdc.gov/media/releases/2020/t0225-cdc-telebriefing-covid-19.html.
15. Abutaleb and Paletta (2021), 101.
16. Rambaut et al. (2020).
17. Email from Zhaomin Zhou, 9/27/21.
18. Xiao et al. (2020), 2.
19. Ibid., 3.
20. Ibid. 5.
21. https://research.rabobank.com/far/en/sectors/animal-protein/rising-african-swine-fever-losses-to-lift-all-protein.html.
22. Ibid.
23. Xia et al. (2021), preprint, 1. https://www.preprints.org/manuscript/202102.0590/v1.
24. Pekar et al. (2021), 414.
25. Ibid., 416.
26. Ibid., 415.

第五章

1. Rausch et al. (2020), 24614.
2. Dearlove et al. (2020), 23652.
3. Ibid.
4. Korber et al. (2020), 819.
5. Ibid., 823.
6. Ibid.
7. https://www.politico.eu/article/italy-coronavirus-covid19-lombardy-lodi/.

6. Jon Cohen, Science, "Mining Corona virus Genomes for Clues to the Outbreak's Origins," 1/31/20. https://www.science.org/content/article/mining-coronavirus-genome-clues-outbreak-s-origins.
7. Fauci email to Andersen, and Andersen reply, 1/31/20. Variously published on the web after a FOIA-request release. Hard copies in DQ files.
8. Andersen tweet, June 1, 2021; hard copy in DQ files.
9. Interview with Sarah Heinrich, 7/6/20.
10. Challender et al. (2020), 265.
11. Interview with Daniel Challender, 5/29/20.
12. Interview with Olajumoke Morenikeji, 5/28/20.
13. Wufei Yu, *The New York Times*, March 5, 2020. https://www.nytimes.com/2020/03/05/opinion/coronavirus-china-pangolins.html.
14. Interview with Zhou Jinfeng, 6/4/20.
15. torptube on Virological.org. https://virological.org/t/ncov-2019-spike-protein-receptor-binding-domain-shares-high-amino-acid-identity-with-a-coronavirus-recovered-from-a-pangolin-viral-metagenomic-dataset/362.
16. Andersen et al. (2020).
17. Andersen et al. (2020), 450.
18. Ibid., 452.
19. Ibid.
20. Ibid.
21. Chen et al. (2020), 2.
22. Chan et al. (2020), 523.
23. Hung et al. (2020), 1058.
24. Lwoff (1957), 240.
25. Medawar and Medawar (1983), 275.
26. Philippe et al. (2013), 281.
27. Abergel et al. (2015), 793.
28. Andersen et al. (2020), 450.
29. Xiao et al. (2020), 287.
30. Ibid., 286.
31. Ibid., 7 (in the accelerated preview version; "crying," 290, in the published version).
32. Lam et al. (2020), 282.
33. Ibid.

第四章

1. Huang et al. (2020), 498.
2. Sarah Boseley, The Guardian, 1/24/20. https://www.theguardian.com/science/2020/jan/24/calls-for-global-ban-wild-animal-markets-amid-coronavirus-outbreak.
3. Daniel Lucey, Science Speaks, 1/25/20. https://www.idsociety.org/science-speaks-

13. Charlie Campbell, Time, 8/24/20. https://time.com/5882918/zhang-vongzhen-interview-china-coronavirus-genome/.
14. Virological.org, 1/10/20. https://virological.org/t/novel-2019-coronavirus-genome/319.
15. Chan et al. (2020).
16. China CDC Weekly, Vol. 2, No. 5, 1/21/20. http://weekly.chinacdc.cn/en/article/id/e3c63ca9-dedb-4fb6-9c1c-d057adb7 7b57.

第二章

1. Burke (1998).
2. Ibid.
3. Ibid.
4. First DQ interview with Don Burke, 11/30/11.
5. Khan (2016), p. 4.
6. *The New York Times*, 1/7/04. https://www.ny times.com/2004/01/07/world/the-sars-scare-in-china-slaughter-of-the-animals.html.
7. DQ interview with Brenda Ang, Singapore, 1/30/09.
8. Khan et al. (1999), S76, S84.
9. Pollack et al. (2012), 143–44.
10. https://www.thetimes.co.uk/article/travel-alert-after-eighth-camel-flu-death-2k8j83mzgq2.
11. https://www.youtube.com/watch?v=AE8G4cVj038; https://www.thebulwark.com/a-timeline-of-trumps-press-briefing-lies/; https://www.yahoo.com/entertainment/trump-claims-nobody-had-any-idea-coronavirus-deadly-despite-saying-otherwise-recording-055843938.html.
12. Li et al. (2005).
13. Ren et al. (2008), 1900.
14. Ge et al. (2013), 535.
15. Xu (2013), 2.
16. Ge et al. (2016), 31.
17. Cyranoski (2017), 15.
18. Hu et al. (2017), 1.

第三章

1. Ji et al. (2020), 436.
2. Ibid., 438.
3. Pradhan et al. (2020), 1.
4. This was posted, at least temporarily, to the Comments page on bioRxiv; hard copy in DQ files. Also see https://www.biorxiv.org/content/10.1101/2020.01.30.927871v2.
5. Cohen (2020a).

註釋

以下這些資料來源的註釋都只包含對於已出版材料的引述內容。在科學資料方面，除非有消除歧義的需要，否則我都只會列出第一作者。其他口語的引述內容來自我的訪談錄音，由專業人士（葛洛莉亞・蒂德）轉錄成文字，採訪的時間都寫在前面致謝名單的章節裡，若有需要知道其他事實資料的來源，則請上 www.davidquammen.com 要求提供。

第一章

1. Quoted in ProMED-mail, 12/30/19, from a machine translation of a report on Finance Sina. https://scholar.harvard.edu/files/kleeler ner/files/20191230_promed_-_undiagnosed_pneumonia_-_china_hu-_rfi_archive_number-_20191230.6864153.pdf.
2. ProMED-mail post, 12/30/19.
3. ProMED-mail post, 12/31/19.
4. Caixin Global, 2/29/20. https://www.caixinglobal.com/2020-02-29/in-depth-how-early-signs-of-a-sars-like-virus-were-spotted-spread-and-throttled-101521745.html.
5. Caixin 2/29/20, behind paywall. https://www.caixinglobal.com/2020-02-29/in-depth-how-early-signs-of-a-sars-like-virus-were-spotted-spread-and-throttled-101521745.html.
6. Jianxing Tan, 1/30/20. Caixin (in Chinese). Archived from the original on 1/31/20. Retrieved to Wikipedia on 2/6/20.
7. BBC/Frontline, 2/2/21. https://www.pbs.org/wgbh/frontline/article/a-timeline-of-chinas-response-in-the-first-days-of-COVID-19/.
8. Reuters, 12/31/21. https://www.reuters.com/article/us-china-health-pneumonia/chinese-officials-investigate-cause-of-pneumo nia-outbreak-in-wuhan-idUSKBN1YZ0GP
9. Caixin Global, 2/29/20. https://www.caixinglobal.com/2020-02-29/in-depth-how-early-signs-of-a-sars-like-virus-were-spotted-spread-and-throttled-101521745.html.
10. South China Morning Post, 12/31/20. https://www.scmp.com/news/china/politics/article/3044050/mystery-illness-hits-chinas-wuhan-city-nearly-30-hospitalised.
11. South China Morning Post, 1/1/20. https://www.scmp.com/news/china/politics/article/3044207/china-shuts-seafood-market-linked-mystery-viral-pneumonia.
12. Charlie Campbell, Time, 8/24/20. https://time.com/5882918/zhang-yongzhen-interview-china-coronavirus-genome/.

16-20 畫

11-15 畫

人物索引

1-5 畫

6-10 畫

作者簡介

大衛·逵曼（David Quammen）

專事文學與自然寫作，常為《紐約客》、《哈潑雜誌》、《大西洋月刊》、《國家地理雜誌》和《戶外》等雜誌撰稿，曾獲美國藝文學會文學獎及三次美國國家雜誌獎，著有《不情願的達爾文：《物種起源》誕生的故事》（時報文化出版）、《下一場人類大瘟疫：跨物種傳染病侵襲人類的致命接觸》（漫遊者出版）、《渡渡鳥之歌》（*The Song of the Dodo*）、《鬣蜥大飛行》（*The Flight of the Iguana*）與《樹在古拉旺荒原哭泣》（*Wild Thoughts from Wild Places*）等（以上三書皆胡桃木出版），不旅行時，住在美國蒙大拿州，家裡還有三隻俄羅斯獵狼犬、一隻有鬥雞眼的貓，以及一隻領養的蟒蛇。

葉文欽－譯者

東吳中文系與清大哲學所畢業。喜好文學與哲學，現為自由工作者，譯有《挑戰引力：我如何改革 NASA、開啟太空新時代》《歐亞海上之主：群雄紛起的海上大亂鬥》《奇異博士與哲學：另一本禁忌之書》《你懂你來說：美利堅名師大話哲學史》。

科學人文 095

爭分奪秒：科學與病毒的玩命競速

Breathless: The Scientific Race to Defeat a Deadly Virus

作者　大衛．逵曼（David Quammen）
譯者　葉文欽
主編　王育涵
責任企畫　林欣梅
美術設計　許晉維
內頁排版　張靜怡

總編輯　胡金倫
董事長　趙政岷
出版者　時報文化出版企業股份有限公司
108019 臺北市和平西路三段 240 號 7 樓
發行專線｜ 02-2306-6842
讀者服務專線｜ 0800-231-705 ｜ 02-2304-7103
讀者服務傳真｜ 02-2302-7844
郵撥｜ 1934-4724 時報文化出版公司
信箱｜ 10899 臺北華江橋郵政第 99 信箱
時報悅讀網　www.readingtimes.com.tw
人文科學線臉書　http://www.facebook.com/humanities.science
法律顧問　理律法律事務所｜陳長文律師、李念祖律師
印刷　綋億印刷有限公司
初版一刷　2024 年 11 月 15 日
定價　新臺幣 680 元

ISBN　978-626-396-881-3 ｜ Printed in Taiwan

爭分奪秒：科學與病毒的玩命競速／大衛．逵曼（David Quammen）著；葉文欽譯 .
-- 初版 . -- 臺北市：時報文化出版企業股份有限公司｜ 2024.11 ｜ 544 面；14.8×21 公分 .
譯自：Breathless: the scientific race to defeat a deadly virus. ｜ ISBN 978-626-396-881-3（平裝）
1. CST：流行病學　2. CST：傳染性疾病　3. CST：嚴重特殊傳染性肺炎｜ 412.4 ｜ 113015013